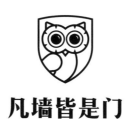

凡墙皆是门

家庭健康管理全书

冯雪 著

天津出版传媒集团

天津科学技术出版社

图书在版编目（CIP）数据

家庭健康管理全书 / 冯雪著 . -- 天津 ：天津科学
技术出版社，2025. 8（2025. 9 重印）. -- ISBN 978-7-5742-3212-9

Ⅰ . R161

中国国家版本馆 CIP 数据核字第 202599CV38 号

家庭健康管理全书
JIATING JIANKANG GUANLI QUAN SHU
责任编辑：胡艳杰
策划编辑：白丽丽　师丽媛　翁慕涵　宋如月　张慧哲
出　　版： 天津出版传媒集团
　　　　　　天津科学技术出版社
地　　址：天津市西康路 35 号
邮　　编：300051
电　　话：（022）23332695
网　　址：www.tjkjcbs.com.cn
发　　行：新华书店经销
印　　刷：北京雅图新世纪印刷科技有限公司

开本 710×1000　1/16　印张 56.5　字数 768 000
2025 年 9 月第 1 版第 2 次印刷
定价：168.00 元

目　录

第三部分
全方位构建家庭健康管理系统

第三章　日常饮食体系搭建

第四部分

家庭全周期健康管理

第五部分

家庭疾病解决方案

第十二章　疾病管理

第十三章　慢性病日常管理

第十四章　家庭急救

让你的健康管理与全球顶尖医学同步

今天的家庭健康管理，比以往任何时候都更需要认知体系的建立、系统架构的搭建，以及顶层设计的介入。因为我们正身处一个健康信息高度泛滥且极度碎片化的时代，面临着三重深层次的割裂。

第一重割裂，来自我们身边各种健康信息之间的错位。

关于"面对某个健康问题该怎么办"的声音，充斥在我们的日常生活中，从社交媒体信息到新闻推送，从"某权威研究"到"某某专家建议"，几乎无孔不入。但这些信息，即便披着"科学研究"的外衣，也不能轻信。

为什么？因为即便是吃饭、喝水、刷牙、洗澡这样简单的日常行为，也无法由一篇论文、一本书或某位专家来决定如何做更健康。在全球医学界，结论相互矛盾的研究比比皆是——上一篇论文还在倡导低脂饮食，下一篇论文就为猪油正名，鼓吹猪油炒菜没什么问题；昨天父母刚看到专家建议每天必须走够 10000 步，今天另一个短视频中专家又宣称每天走 10000 步会损伤膝关节……

单一健康信息过于片面，那么 DeepSeek、ChatGPT、豆包、Kimi 这些 AI（人工智能）工具靠谱吗？它们号称可以整合全网信息后进行逻辑分析，看起来更全面、客观。写这本书的时候，我也尝试使用了各种 AI 工具，老实说，我本来是想偷点懒的，结果差点被"带进沟里"。

它们的逻辑推理往往天衣无缝，读来令人信服，几乎看不出破绽。可当我深入查证时，我发现它们引用的许多"证据"都是伪造的：有的根本不存在，有的断章取义，却被包装得真实可信，能够自圆其说。没有深厚的医学功底，根本发现不了这些错误。正如《超越想象的 GPT 医疗》一书指出的那样，目前 GPT 仍会出现事实错误与"编造"引文等问题，这就给结论的可靠性带来了极大的风险。

除了个人信息来源的混乱，家庭内部也面临深刻的代际冲突。在中国的传统文化中，健康理念主要通过家庭文化和经验代代传承，而这份传承在今天的网络新生代身上却出现了断裂。秉持传统健康理念的父辈与信奉科学的年轻人彼此不服，互不相信。因此，建立家庭内部的健康认知体系，把家人拉回对话的轨道，十分迫切。

第二重割裂，来自我们自己的想法与行动之间的断层。

现代人普遍对健康感到焦虑，却又常常缺乏足够的行动力。这种动力缺失的原因并非简单的"懒"，而是多重复杂因素的叠加。

首先，人性的惰性确实存在。对美食难以克制，对运动提不起劲，是深藏在我们基因中的天性。但研究显示，这并不是最主要的原因。更关键的是，我们所处的社会环境在不断制造"上瘾机制"——高糖高脂的深加工食品、短视频算法、游戏成瘾机制……这一切都在精准捕捉人类神经系统的弱点，诱导我们沉溺其中、难以自拔。这种由外部设计主导的行为模式，正逐渐削弱我们的自律能力。

其次，信息过载与相互矛盾所带来的"选择悖论"，也在不断削弱我们的行动力。不同平台、不同专家说法各异，令人无所适从，久而久之，我们干脆选择"不动"，宁愿不做决定，也不愿承担出错的风险。

除了主观层面的动力不足，还有一类被动的阻力。比如，为了职场应酬，不得不大鱼大肉、推杯换盏；为了给家人更好的生活，不得不熬夜到凌晨写方案、赶进度。健康固然重要，但当工作的截止日期逼近时，你很难告诉自己

"现在我必须去锻炼"。

因此，健康行为从来不是纯粹靠意志力就能完成的。我们需要一个适用于真实社会场景的"科学循证 + 实操好用"的健康系统，帮助我们把认知转化为可执行的行动路径，从而真正实现从"知道"到"做到"的跨越。

第三重割裂，来自我们的基因与现代生活之间的"时差"。

这一重割裂是最深层的，也是最无可逃避的，那就是我们每个人的身体仍然遵循着 170 万年前的基因编程，但我们生活的环境已经发生了翻天覆地的变化。

我们的基因指挥着身体的每一个细胞、器官与代谢系统的运作。它形成于原始人类与自然搏斗、环境稳定缓慢演化的时代，并在漫长的 170 万年中几乎未曾改变。而在这 170 万年的时间里，人类生存的自然环境、社会环境也没有发生太大变化。然而，现代社会却在短短数百年内完成了上百万年的生活节奏跃迁。尤其是自工业革命以来，很多人都告别了体力劳作，拥有了丰富甚至过剩的食物，却也迎来了巨大的精神压力和不规律的生活。170 万年对比数百年，我们的基因来不及进化，身体也无法适应这飞跃式的生活方式转变——这正是现代慢性病多发的根源。

更值得警惕的是，AI 时代的来临正在进一步加剧这种基因与现实的错配：物质更加丰盛，劳动更加稀缺，我们的身体将更加"不需要动"，而健康也会变得更加难以维持。

这类问题显然不能靠"见招拆招"来解决，不能得了高血压就吃降压药，得了心梗就疏通血管，骨质疏松了就补钙……这样的健康管理方式无异于管理一座堰塞湖，水位升高了就加一层坝，再高一点就再加一层。这样做，总有一天洪水会决堤而出，身体也就如大厦将倾，无力回天。

我们必须回归顶层设计的视角，从全生命周期、关键转折点和核心生活方式出发，对家庭健康进行系统规划与主动管理。唯有如此，才能让我们这个

"古老"的身体真正适应高速变化的现代生活。

我写这本书，就是为了帮你应对上面这三重割裂。

它不喧哗，不焦虑，不贩卖神奇答案。

它写给每一个守护家人健康的人，写给为三餐劳神、为自己焦虑、为父母担心、为孩子迷茫的你。

我们相信，健康不是任务，而是一种可以设计、可以养成、可以传承的家庭生活方式。

首先，为了确保这本书讲到的医学知识足够严谨，哪怕写一个最小的健康管理方案，比如洗手、应对失眠、预防过敏等，我都会在全球权威的健康机构的官网上，如世界卫生组织（WHO）、美国食品药品监督管理局（FDA）、中国疾病预防控制中心（CDC）等，以及国际顶尖医学期刊上，如《柳叶刀》《细胞》《循环》等，查阅相关资料。我把相关领域里近 10 年的绝大部分研究、理论和临床实践数据筛查了一遍，去伪存真，评估证据等级，将那些被大多数研究和专家共同认可，并在临床实践中已经得到验证的方法呈现在这本书中。而那些仍在研究、尚无明确结论的方法，则不会被纳入我推荐的健康管理方案。在健康这件事上，没有人愿意当"小白鼠"。太多曾经令人激动的"前沿"药物或方法，在若干年之后都被证实存在严重副作用，甚至具有致命风险。

你不需要读艰涩的医学论文，只需要阅读这本书，就能让你的家庭健康认知与全球顶尖医学水平同步。

其次，光有认知显然是不够的，做不到才是今天我们面临的更大挑战。这本书的一个重要目标，就是帮助你从"懂"迈向"做"，用实际行动架起认知与健康的桥梁。

为什么我想帮你解决这个问题呢？这要从我的工作和生活谈起。

通过改变生活方式管理健康、治疗疾病，是我近 10 年来每天都在做的事。10 年前，我还在一所心血管病医院做外科重症医生。10 年里，我在这家医院创建了心脏康复中心和生活方式医学中心，与团队里的营养、运动、心理、睡眠等领域的医生并肩协作，共同见证了数以万计的患者通过健康管理消除疾病，逆转指标，重拾健康。

这数万例患者，从七八岁的孩童到近百岁的老人，每个人都有自己独特的生活方式和需求。比如，有人患有高血压，却在陪甲方吃饭时不得不喝酒；有人希望调整作息，却不得不为赶工作进度而熬夜；还有人想健身，却始终抽不出时间。

多难的人生、多无奈的境地，我都见识过了。是这些患者一次次让我相信，生命最强大的力量，来自每个人内在的自愈力。唤醒这份自愈力的关键，就是科学而人性化的健康管理。

除了拥有临床经验的医生，我还是两个孩子的妈妈、家中老人的女儿。回想前几年最难熬的那段日子——我爸爸和我公公在同一天住院做手术，而两个孩子又无人照看。那一刻，我的身份从医生转变成了一名焦急无助的患者家属。这些真实的角色担当，让我开始反复思考那些你一定也想过的问题。

我会想：如何帮助女儿们培养起健康的生活习惯，又不剥夺她们的快乐？怎么做才能让她们长大后拥有强健的身体，即使生了小病也能自我管理？如何让家中的老人辨别哪些才是真正可靠的健康知识？在日常生活中怎么做才能尽量少去医院，但危险真正来临时又能及时识别、冷静应对？我也会问自己：在繁忙与压力之中，怎样才能照顾好自己，不牺牲健康中最核心的部分，同时又能过上舒服、自由、有尊严的生活？当家庭面临重大健康抉择时，又该如何做出果断而理智的决定？

感谢所有与我相遇的患者及其家属，正是他们促使我不断在真实情境中思考、总结，并在临床中结合最扎实的研究证据，为不同的人找到真正可行的治疗方案。

我是一名医生，但我并不想向你灌输道理，我和你一样，也在生活的道场里修炼自己。我真正下过场，亲历过挣扎、无助与选择，我相信自己可以陪你走出困境，找到最适合你的健康管理方式。

在这本书中，我为你规划了一套系统的健康管理方案。你将会看到：

> 如何把生活方式当作"药方"，在日常生活中筑牢健康与长寿的根基；
>
> 如何用微小习惯撬动身体的巨大改变；
>
> 如何通过饮食、运动、睡眠与生活难题的应对，搭建全方位的健康体系；
>
> 如何在不同生命阶段科学守护健康，最终延缓衰老；
>
> 如何通过疾病预防、慢病管理、急救应对与健康监测，全面提升家庭的健康防护力。

如果这本书能让你和你的家人因为理解健康而彼此支持，因为彼此支持而从容生活，那我倾注于其中的全部知识、经验、热爱和敬意就是值得的。

PART
ONE

第 一 部 分

生活方式是
健康的根本

当下，我们正在经历一场前所未有的"健康认知革命"，这不是技术的革命，而是思维的变革——重新理解健康的意义，重新设计通往健康的路径。我们终于意识到：决定健康终局的，不是生病时医院的治疗措施，而是你每天吃什么、动多少、睡得好不好、情绪是否平稳，以及家人是否彼此支持。

过去，我们把健康交给体检报告、医生的处方或"灵丹妙药"，却忽视了身体早已发出的信号。慢性病并不"慢"，其源头是生活方式的失序——久坐、熬夜、暴饮暴食、情绪压抑，等等。这些日常的"微选择"，决定了你10年后的身体状态。

而今，我们更需要一个系统的、可以落地的家庭健康管理框架。健康不应是妈妈一个人的焦虑，也不只是"指标正常"的幻觉，而是一个家庭的共同任务和协同实践。

· 01 ·

第一章

家庭健康管理的顶层设计

————

知之愈明，则行之愈笃；行之愈笃，则知之益明。

——朱熹

001 | 家庭健康是可以设计的 系统工程

在多数人眼中，健康是一种"命运"——仿佛取决于基因、运气、医院，甚至祈祷。但如果换个视角来看，健康其实更像是一种系统运行的结果。它并非偶然发生，而是由一连串看似琐碎却环环相扣的决策、行为、环境、认知和反馈共同塑造而成的。

健康管理的思维

多数人理解健康，往往是从医院的角度出发的——身体不舒服，就去医院看病、做检查，找到问题，进行各种治疗，认为异常指标恢复正常后就万事大吉了。这种"发现问题—处理问题"的思维，可以称为"疾病管理"思维。它在临床医疗中非常重要，在健康管理上却完全不适用。

很多人误以为健康管理就是年度体检，将体检报告上代表指标异常的箭头数量作为健康评判的标准——箭头多代表不健康，无箭头则意味着很健康。在这种认知下，只要家庭成员的各项指标正常，符合体检标准，就算是完成了健康管理。但事实上，这个标准并不靠谱。

我在门诊中经常遇到这样的情况：体检报告看似正常的人，却突发心梗、脑梗或罹患肿瘤；而那些体检报告中有异常指标的人，身体状况却能一直保持稳定，并不发病。显然，体检结果的指标正常与否，与你的健康终局（如寿命长短）并无直接关系。究其根源，在于我们对健康的理解存在一定偏差。

世界卫生组织（WHO）早在成立时，就在其宪章中对"健康"做出了定义："健康不仅是无疾病或不虚弱，而是身体、心理和社会适应能力的完满状态。"（Health is a state of complete physical, mental and social well-being and not merely the absence of disease or infirmity.）

"完满"（complete well-being）的意思并不是完美无缺，而是指你的身心状态能够充分适应并满足个人生活需求。换句话说，健康意味着你的身体机能和心理状态足以支撑你应对个人发展、家庭责任和社会角色。

疾病管理和健康管理有两点关键的区别。

首先，疾病都有统一的、明确的诊断标准，而健康却没有。在世界卫生组织对于"健康"的定义下，你不难发现，健康的标准因人而异，并没有统一的要求。你的健康标准，与你的孩子、父母的完全不同。而我们所追求的，恰恰是每个家庭成员都达到与其生活需求相匹配的状态。

其次，疾病管理以结果为导向，追求明确的结论（治愈或控制），而健康管理需要不断调整以适应随时变化的生活需求，追求的是供需的动态平衡，不存在一套固定的解决方案。

健康管理和疾病管理在思维模式上截然不同。**疾病管理是一种正向思维**——当问题出现时，我们顺着问题找答案；而**健康管理则是一种逆向思维**——问题尚未出现，我们基于已知的影响健康的因素及其发展规律，根据自身的健康需求，提前提出问题，作出解答，防患于未然。

健康的目标

健康目标的确立不是一句抽象的口号，也不应被简化为"活得久"的单一追求。每个人的健康目标，都取决于他所要完成的人生任务，比如需要长期高效地思考决策，需要照护年迈的父母，需要陪伴孩子成长，需要为梦想拼搏到最后一刻，等等。

我们追求的健康目标，不应该是体检报告上的"无异常"，而是"我的身体和心理是否足以支撑我完成想做的事"。当每个家庭成员都拥有这样自洽、主动、契合自身人生"主线任务"的健康目标时，这个家庭也就自然而然会形成一个具有内生驱动力的健康生态系统。

从世界卫生组织对"健康"的定义中，我们可以拆解出健康目标的三个层面。

第一个层面是功能与需求的适配。这个层面强调身体能够灵活满足生活需求。其判断标准不是冰冷的体检数据，而是你的切身感受——你才是自己健康状态的最佳评判者。

举例来说，你的牙齿好不好，能不能满足你享受美食的需求？你的颈椎疼不疼，能不能让你舒适地完成今天伏案 4 小时的工作？你每天上班 8 小时，虽然会经历从上午的头脑清醒到下午的疲倦，但你的思维速度能否满足工作的需求？在周末，你的心肺功能是否跟得上孩子户外活动的脚步？

世界卫生组织对"健康"的定义，从头到尾都没有提到各项指标必须正常。即使体检报告显示你的各项指标都在正常范围内，但如果你总是感觉很疲劳，无法应对一天的工作和生活，这同样是不健康的表现。真正的健康评估，应该以你的切身感受为第一标准。

第二个层面是追求身体和心理的和谐统一，也就是世界卫生组织所说的"身体和心理的完满状态"。

传统的健康管理往往存在一个重大盲区——对心理健康的忽视。要评估这个层面的健康目标，既要依靠你的主观感受，也要借助一些科学的工具。比如，当你因为工作压力失眠时，就需要借助可穿戴的睡眠监测设备和专业量表，区分是暂时性失眠还是慢性睡眠障碍。再如，当你因为辅导孩子的功课而情绪激动，引发血压波动时，就需要通过连续的血压监测，区分是生理性反应还是病理征兆。

第三个层面是潜能，即当你应对困境与压力时，身心所爆发出的能量。当挑战来临，比如感冒、发热，或是工作需要你全力以赴，抑或参加高原马拉松比赛，你的身体和心理都需要储备充足的能量来度过这些艰难的时刻。要想真正提升自身的潜力或储备，我们需要未雨绸缪——让身心在日常生活中接受持续而有效的训练。

评估这个层面的健康并非易事。就身体的能量储备来说，核心的心肺功能可以通过专业医学测试来测量，但消化道、肾脏等器官的功能很难通过常规检查获得准确数据。心理抗压能力同样难以量化评估。因此，我们需要回归自身的感知，认真观察身体的各项功能，当你明显感觉到身心状态与需求不匹配、力不从心时，就是储备即将耗尽、健康即将失衡的警示信号，需要引起高度重视。

家庭健康管理并不是让家庭成员"暂时没有疾病"，而是建立并维持一种良好的健康状态。这种状态既不是靠运气获得的，也不是靠单点突击得到的，而是像建房子一样——设计、施工、修缮、运营——一步步搭建起来的"系统工程"。

"家庭健康管理系统"的常见搭建误区

家庭健康管理系统的搭建，需要形成一套从顶层设计到家庭实践的完整体系。然而在实际生活中，我们构建这一系统的方式往往局限于依赖医疗、体检或某些外部保健手段。

但仅凭这些真的足够吗？其中是否存在被我们忽视的隐患？接下来，我们通过一些真实案例，一起来看看这种依赖所隐藏的巨大风险。

误区一："亡羊补牢"的反应模式

我曾有一位医学院同窗，工作后从临床一线离开，转型为一家顶尖保险公司的健康服务总监，手里掌握着丰富的一线医疗资源，一通电话就能直达国内最好的三甲医院专家。在别人眼中，他就像是坐在健康管理金字塔顶端的人。

然而有一年冬天，我在雍和宫门口的咖啡厅碰见了一脸憔悴的他，他是来给家人上香祈福的。原来，他的父亲突发脑出血住进重症监护室，母亲确诊肺癌晚期，大儿子中考前得了严重的抑郁症，辍学在家。谈话间，他也意识到：父亲早有血压忽高忽低的征兆，母亲的病也早在两年前的咳嗽里就埋下了伏笔，自己却因为工作太忙而大意了。

家庭健康管理系统如果没有搭建，一旦出现健康问题，纵使掌握再多医疗资源也来不及补救。

误区二："发现问题"却选择忽视

刘女士是某头部科技公司的人力资源总监，健康意识非常强，每年都会做一次全套高端体检，体检项目甚至包括头发密度分析、肠道菌群评估等。然而，再高端的体检也改变不了体检报告的结果，她的脂肪肝、高血脂指标年年出现，所幸一直保持稳定，没变好也没变坏，她也一直没在意。

然而，一次出差途中，她突然晕倒在登机口，被紧急送医——急性心梗，险些猝死。后来她找我看病，我翻看了她过去 6 年的体检记录，摇头叹息："如果 3 年前开始控制血脂，你完全可以避免突发心梗。"我相信，如果知道这些她以为人人都会有的小问题会带来无可挽回的后果，她一定会尽早行动。

无知地拖延是最可怕的。健康从不缺"发现"，缺的是真正的面对和行动。

误区三："他力防护"的片面神话

周女士是一个高端社区里出了名的"养生大姐"，从干细胞疗法、纳米抗氧化针，到每月几千元的保健品、每季度一次的辟谷营，几乎一样不落。她自信地说："我花钱，就是为了让身体自动好起来。"然而她每天依然三餐不规律，刷手机到凌晨，也几乎不运动。后来，40多岁的她突然被诊断得了骨质疏松和2型糖尿病。她满脸困惑："我在健康上花这么多钱，怎么还会生病？"

外力从来不是健康系统工程的替代品，用单点工具替代系统管理，如同一栋大楼的地基裂了，却反复给墙刷油漆。这不仅没有用，反而会大大增加风险。

构建家庭健康管理系统的三个维度

构建家庭健康管理系统具有三个关键维度，这三个维度就像是一栋健康大厦的三层结构，每一层都决定了这套系统能不能稳定、持久，能不能托举整个家庭的梦想。

理念层：决定方向的是认知，而不是努力

如果没有建立正确的家庭健康管理理念，即使再努力也可能是南辕北辙。

想要找到正确的方向，就需要我们溯本求源，找到那个万变不离其宗的"宗"。家庭健康的"宗"在哪里？我们可以从影响健康的五个决定因素来分析，分别是遗传因素、环境因素、社会因素、医疗水平和生活方式。图1-1展现了不同因素对人类健康的影响力占比。

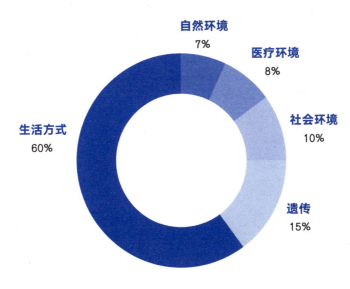

图 1-1　影响健康的不同因素占比

　　遗传因素是由先天基因决定的，我们无法改变；环境、社会和医疗水平属于外部因素，虽然个人无法主导，但仍可以适度调控。比如，面对环境污染，可以采取有效的防护措施；针对教育水平对健康的影响，可以通过提升认知来改善；当地医疗水平有限时，可以寻求更优质的医疗资源；等等。但是，这些外部因素并非影响健康的最主要因素，个人能做出的改变也有一定的局限性。

　　那么，影响健康的最重要因素是什么？无论是世界卫生组织，还是中国疾病预防控制中心，医学专家们通过各种模型和算法，最终得出了一个共识：决定健康最核心的因素，就是生活方式。

　　世界卫生组织的数据显示，全球约 75% 的非传染性疾病死亡风险都跟不良的生活方式直接相关。非传染性疾病指非病毒、细菌感染引发的疾病，如心血管疾病、糖尿病等。事实上，除新冠肺炎等重大传染病外，影响我国居民寿命和生命质量的，基本都是非传染性疾病。如果我们能管理好自己的生活方式，就可以预防 80% 以上的非传染性疾病，显著降低死亡风险。

家庭健康管理的核心，就是系统管理全家人的生活方式。管好了这些，就建立了家人健康的基本盘。相反，没有建立正确理念的健康管理，只能是**"战术上勤奋，战略上迷失"**。

策略层：核心原则要因人而异

对于健康问题绝不能一刀切，每个生命阶段、每种特殊状态都需要有针对性的健康管理方式。比如，一个青春期的孩子、一个备孕期的女性、一个糖尿病早期的老人，他们的健康重点完全不同。

评估层：系统没有反馈机制，就等于没有"升级路径"

家庭健康管理不是一件一劳永逸的事。孩子在长大，父母在变老，自己也在变，评估的标准也要根据时间变化及时调整，比如每周有没有健康复盘？每月有没有健康风险梳理？每年有没有对过去的决策进行反思？没有评估，就无法优化；没有优化，就只是重复消耗。

以上这三个维度不是并列关系，而是一个动态闭环结构：理念决定策略，策略指导行为，行为由评估产生数据，数据改进策略。这样的系统，才能不依赖个人的意志，不依赖某场突发的疾病，而真正成为一个家庭日常的健康管理系统。

健康管理是家庭的战略工程，不是一个人的修行

家庭健康管理最大的问题，是把责任推给了"最懂健康的人"，通常是那个最焦虑的人——妈妈。妈妈在无形中成为全家的营养师、康复师、心理咨询师、采购员，但这是不可能长久的。真正有力量的家庭健康管理系统，是这样的：

孩子能自己完成健康任务：正确地洗手、刷牙，饮食均衡，清晰表达情绪。

父母能理解健康共识：不被网络谣言迷惑，有参与和执行健康管理的动力。

夫妻能互为支点：一方疲惫时，另一方迅速补位；有事时，两人能达成共识。

一个健康管理系统搭建完成的家庭，能做到什么程度？

当突发状况发生时，知道谁做决策，谁补位。

当健康数据变化时，知道哪些行为要及时调整。

当家庭成员状态不佳时，家庭关系会存在一个"缓冲区"，而非直接"坍塌"。

这正体现了家庭健康的韧性。

这本书不是写给一个人的，而是写给一个家庭的。你不该是孤军奋战的人，而应该是"家庭健康共建计划"的设计者和推动者。因为真正的健康，不是你一个人做了什么，而是你用多少影响力重塑了整个家庭。

002 | 用健康的生活方式
破解长寿"密码"

　　2025 年，英国 115 岁的埃塞尔·卡特汉姆荣膺"全球在世最长寿老人"的称号。这个数字令人惊叹，但也会引发一个疑问：长寿老人的身体是否健康？科学研究给出的答案是肯定的——大多数百岁老人并非在病痛中勉强维持生命，而是凭借持久的健康状态自然延年益寿。这一现象颠覆了我们对衰老的传统认知：衰老可能并非不可抗拒的自然规律，而是一种可以干预的"疾病"。

　　过去 10 年，衰老生物学领域取得了一系列突破性进展。从实验室环境下线虫寿命的成倍延长，到百岁老人基因组的解密；从干细胞重编程技术成功逆转细胞衰老，到抗衰老药物精准清除衰老细胞——这些进展共同指向一个革命性观点：**衰老是可测量、可干预，甚至可逆转的生物过程。**

重新定义衰老

　　生老病死，人之常情。传统观念将衰老视为随着时间流逝必然会发生的功能衰退，那么，对抗衰老是不是逆天而行？答案当然是否定的，因为死亡和衰老是两回事。死亡是生命进化的原动力，如果永生不灭，进化便会停滞。换句话说，正因为死亡的存在，生命才能生生不息。

死亡可以被看作天命，但死亡前的衰老却从来不是。纵观人类历史，古今中外都有对老人鹤发童颜、行动敏捷、记忆力超群的记载。过去 200 年，人类的平均寿命大幅延长，衰老的进程也在不断延缓。而近 30 年来，科学也初步探明了衰老的基因机制和运作规律，明确了衰老的本质是细胞损伤累积与修复能力下降之间的失衡状态。因此，抗衰老并不是要逆天改命，而是在有限的生命周期内，尽可能延长健康状态。它的目标不是追求永生，而是延缓身体各项功能的衰退，让生命在终结之前保持更长久的活力。从科学角度看，这不仅可行，更是人类对生命质量的追求。

人为什么会衰老

要回答这个问题，就要追溯生命的起源，探寻生命的意义。

从哲学角度看，生命的意义这个问题太过宏大，答案也多种多样。但从生物学角度看，生命只有一个意义——繁殖，这是所有生命最根本的使命。基于这一使命，生命世代繁衍，延续至今。这里所说的繁殖不只是孕育下一代，也包括各种生命体内每一个细胞的复制和裂变。

繁殖和衰老有什么关系呢？

简单来说，**衰老是繁殖的副产品**。从受精卵开始，直到死亡，我们的细胞一直在不停地分裂、复制，进行自我繁殖。但是每一次复制都有出错的风险，比如 DNA（脱氧核糖核酸）突变、表观遗传信息丢失等，复制的次数越多，出错的风险越大，而这些错误就是衰老的根源。

DNA 突变比较容易理解，表观遗传信息是什么意思呢？你可以把 DNA 理解为电脑的硬件，它存储着与生俱来的遗传信息，表观遗传信息就是这套硬件的操作系统。研究发现，表观遗传信息能够在一定程度上影响人类的衰老进程，通过测量一个人的表观遗传信息，人们甚至可以准确估算出其生物学年龄。

表观遗传信息具体是如何工作的呢？

首先，决定细胞身份。比如，同样的DNA，是演化繁殖成为眼睛的细胞还是心脏的细胞，就取决于表观遗传信息。此外，一个细胞是强大的还是衰弱的，也会受到表观遗传信息的影响。

其次，调控细胞行为。表观遗传信息如同一个"指挥官"，决定细胞是继续繁殖，还是暂停繁殖，优先修复受损的DNA。

正是由于表观遗传信息这类调控机制，在DNA出现问题的时候，决定暂停繁殖，把有限的能量用于修复DNA，修复好之后再繁殖，每一个细胞乃至生命才有了长寿的可能。否则，错误的DNA不断积累，反而会加速衰老。

表观遗传信息是影响长寿的关键因素之一。而表观遗传信息是可变的，受到环境、压力、饮食、运动等诸多因素的影响。如果长期保持不良的生活方式（如熬夜、高糖饮食、慢性压力等），就会扰乱表观遗传信息的调控，导致细胞修复能力下降、错误复制增多，加速衰老。

因此，衰老并非不可逆，通过优化生活方式，我们可以影响基因表达，恢复细胞的"决策平衡"，让修复机制优先于无序复制。可以说，**你的每一天，都在改写自己的衰老进程**。

细胞压力训练

影响衰老的另一个因素是细胞的生存压力。

"用进废退"这一古老智慧在细胞层面有着深刻体现。研究发现，适度施加生理压力能激活细胞的防御和修复机制。比如，短暂热应激（35℃）处理可使线虫的寿命延长15%～20%；低剂量辐射处理可使果蝇寿命延长30%；间歇性低氧暴露可使小鼠的认知功能显著改善。

而对于人体来说，"良性压力"是激发身体内在修复能力、增强适应性和韧性的强大触发器。人体内的细胞也需要适度的挑战来变得更强健，抵御衰老带来的各种不适。

如何进行细胞压力训练呢？我们可以人为地给细胞制造缺氧、饥饿等良性压力。

首先，高强度间歇性运动可以给细胞带来一定程度的低氧刺激。比如，每周进行 2 次间歇性爬楼梯训练，先以较快的速度爬几层楼，然后在原地稍作休息，接着再爬，如此循环几次。高强度间歇性运动能在短时间内为身体创造一个"低氧"的压力环境，促使身体启动一系列有益的应激反应，如促进毛细血管新生、提高抗氧化能力等。

其次，在饮食上进行适当的热量限制，给细胞一定的饥饿刺激。比如，每周选择两天进行轻断食，每天只摄入 500～800 千卡的食物，且在 8 小时内吃完。注意，轻断食期间仍需保证充足的蛋白质和微量营养素，重点是减少碳水化合物和脂肪的摄入。

适当的饥饿可以刺激细胞进行自我清理，清除衰老、受损的细胞，维持细胞的年轻态，抵抗多种疾病，延缓衰老。研究表明，坚持 2 年热量限制，可使衰老速度减缓 2%～3%，相当于降低 10%～15% 的死亡风险。

如何找到适合自己的高强度间歇性运动？轻断食具体如何实行？我们会在后文详细介绍。

正如诺贝尔奖得主伊丽莎白·布莱克本所言："端粒① 会倾听我们的生活方式，并做出回应。"当我们尝试给细胞恰到好处的"压力训练"，它们回报的将是更长久、更高质量的生命。

在人类逐步攻克衰老难题的征程中，每个人都可以做自己和家人健康的

---

① 端粒是存在于细胞染色体末端的特殊结构，具有维持染色体相对稳定、保证每条染色体完整性的功能。

"首席科学家"，通过生活方式的全面改善，书写属于自己的长寿传奇。老而不衰的未来，正在从理想变为触手可及的现实。

003 | 打好慢病"攻坚战"，从日常点滴做起

如今，慢性病（下文简称"慢病"）已经成为现代人的主要死亡原因。世界卫生组织 2022 年发布的《非传染性疾病现状报告》显示，全球每年因心血管疾病、癌症、糖尿病、慢性呼吸系统疾病等慢性非传染性疾病导致的死亡人数，占全球死亡总人数的 75%。在中国，这一比例更为惊人。根据《中华医学杂志（英文版）》2024 年发表的一项研究，因慢性病导致的死亡占全国死亡总人数的 90% 以上，其中心血管疾病占全国死亡总人数的近 50%。

这些被称作"慢病"的隐形杀手，完全不像其名字所表现的那样缓慢温和，恰恰相反，它们往往悄无声息地潜伏多年，在毫无征兆的情况下突然暴发，以"心源性猝死""脑梗""肿瘤晚期"等形式猝然终结一段生命。直到疾病摊牌，很多人才看清它的真面目。

我们为何会陷入这样的健康困境？其根源在于以下三个认知错位。

第一，对健康的误解太深。我们习惯于"生病—治疗"的疾病思维，却忽视了疾病的孕育与演化过程。慢病不会像急性病那样用疼痛或发热发出警报，而是悄无声息地瓦解身体防线。当我们终于察觉时，往往已经错过最佳干预时机。

第二，低估生活方式的力量。现代医学研究已经证实，在影响健康和寿命的关键因素中，生活方式占比高达 60%，远超医疗的影响。而大多数人的生活方式并没有随着经济条件的改善而进步，反而在超加工饮食、久坐、睡眠不足、长期慢性压力中日益失序。

第三，没有构建完善的家庭健康管理系统。生病找医生看病，体检靠公司安排，这种被动应对模式指向的是"问题已出现"，而不是"风险能识别"。如果一个家庭对其成员的健康没有预警机制、干预体系和支持协同，就像一座城市没有消防队——火灾终会发生，代价只是早晚。

《黄帝内经》有云："上工治未病，中工治欲病，下工治已病。"慢病防治，就是最典型的"未病"之战。

慢病的底层逻辑

无论是困扰现代人的"三高"（高血压、高血糖、高血脂）、心梗、脑梗，还是脂肪肝、阿尔茨海默病、帕金森病，抑或颈椎病、腰背痛、抑郁症，乃至人人谈之色变的癌症，其底层原因都是慢性炎症反应。

慢性炎症是如何发生的呢？

人体是亿万年进化的杰作，人类走到今天，靠的就是对外界环境的适应和应激。适应能确保我们在不断改变的环境中存活下来，而应激则能帮我们应对当下发生的危险。适应和应激都是生命本能的产物，这两种机制完美配合，支撑人类走过漫长的进化历程。

慢性病的本质，正是进化形成的身体机制与现代社会环境之间的严重错位。我们的身体仍保留着应对饥饿的代谢模式，如今却要处理营养过剩的日常饮食；我们的应激系统原本只是应对偶发的生命威胁，比如突然出现的一头狮子，如今却要承受持续不断的心理压力。现代生活方式带来的营养过剩、过度压力、久坐不动等问题，其出现速度之快、变化之大，实在令人震惊。回顾人类进化历程，在 170 万年的历史中，这些变化不过发生在短短的 200 多年，犹如瞬息之间。身体如何能迅速适应如此剧烈的转变呢？

外环境的改变，导致了身体内环境的改变，从能量代谢到神经系统运行，每一个身体来不及适应的改变，都会触发应激反应。为了修复应激反应带来的损伤，免疫系统启动了炎症反应来保护身体不被伤害。但是，外环境的改变不是一朝一夕之事，而是年年岁岁、经久不去，身体内原本起保护性作用的炎症反应反而逐渐转化为对身体的慢性攻击，最终将身体拖垮。

慢病的源头是日复一日的生活方式

对于个人来说，慢病的发生和发展更多地源于长期不良生活方式的累积——这恰恰是最可控、最具改善空间的因素之一。

你可能会产生疑问：其他因素难道不重要吗？比如遗传因素，不是都说糖尿病患者的子女更容易患糖尿病，有中风家族史的人患中风的风险更高吗？比如环境因素，生活在山清水秀的地方，和生活在长年空气重污染的地方，健康水平能一样吗？又比如医疗条件，医疗条件好的地方对慢病的预防和治疗肯定会更好吧？

正如前文所说，遗传因素、环境因素和医疗条件确实会影响慢病的发生和发展，但综合来看，它们的影响力叠加在一起，仍远远比不上生活方式对慢病造成的影响。英国生物银行的一项研究在追踪分析了超过 50 万人的基因、生活方式和健康数据后得出一个结论，即使带着优良的血管、代谢基因出生，如果维持不健康的生活方式，中年以后的疾病患病风险反而会比基因存在一定劣势但践行基本健康生活方式的人群高 2 倍以上。

这个结论印证了"**我命由我不由天**"的健康真谛。在"健康"这个生命最重要的命题前，生活公平地给予了每个人对自身行为的自主权，你的每一个行为都会影响你的健康终局。

慢病的四个阶段

你以为的"猝不及防"，其实都是身体发出的警报被忽视的结果。

"他身体一向硬朗，怎么突然中风了？"

"她才 40 岁出头，怎么一查就是癌症晚期？"

"我才刚开始吃降压药，怎么就直接进了重症监护室？"

这些看似"突如其来"的健康危机，往往被我们归咎于命运无常。但事实上，所有慢病在爆发之前，身体会一次次地发出警告信号，只是我们常常选择性地"失聪"。

慢病的演变通常遵循四个关键阶段，每个阶段都决定着这场健康保卫战的胜负走向。接下来，我们通过以下四个案例，了解慢病演变规律，做好预防措施。

阶段一：潜伏期

大多数慢性病在此阶段尚无明显症状，需要通过自我观察、日常监测及定期体检等手段，发现潜在的征兆。这些征兆通常处于临界状态，比如腰围过大、血压达到 130/85 毫米汞柱、血糖波动较大、餐后血糖偶有超标等。潜伏期是生活方式调整最容易见效、健康最有可能回归正轨的关键时期。

我的一位邻居是 35 岁的全职妈妈，身材偏瘦，平时爱喝鲜榨果汁，经常熬夜追剧到凌晨一点，第二天早上手忙脚乱地送孩子上学。她一直觉得自己生活得挺健康，直到一次体检后，体检报告显示她的空腹血糖在边缘值，内脏脂肪超标，她吓了一跳："我一点都不胖，怎么会有这些问题？"

　　这个案例生动诠释了现代人最常见的健康认知误区：我们总把"没有症状"等同于"完全健康"，却忽略了身体正在进行的静默抗议。就像这位妈妈，虽然看起来身材偏瘦，但她的代谢系统早已拉响警报。

　　令人欣慰的是，她用实际行动演绎了健康管理的正确打开方式：当晚她就召集家人开了一个"家庭健康会议"，约定调整饮食结构，日常清淡饮食、均衡营养；在客厅放一个瑜伽垫，每天一有空就在垫子上进行原地超慢跑；还下载了一个可以打卡喝水、运动，记录每日睡眠的健康 App（应用程序）。坚持了 6 个月后，她又去体检了一次，所有指标都恢复正常了。

　　从她的身上，我们可以看到，没有任何症状的慢病"潜伏期"，并不是"安全期"，而是一个黄金干预期，那些看似微不足道的日常选择，也在很大程度上决定着你未来的健康状况。

阶段二：临界期

　　在这一时期，慢性病已经进入临床诊断阶段，患者可能会被诊断患有高血压、高血糖、慢性胃炎、乳腺结节、胃肠道息肉等。尽管已有明确诊断，但此时可能不需要进行药物治疗，通过科学、系统的生活方式干预，仍有可能逆转病情，防止进一步发展。

　　我曾接诊过一位患者，她是一位 32 岁的设计师，身材匀称，精力充沛，虽然工作压力大，但她总是能很好地安排工作和生活，自诩"精力管理高手"。然而公司组织体检，她的体检报告上赫然写着"高血压 145/95 毫米汞柱"。

　　我明确告诉她，她已经处于 1 级高血压的水平，如果现在开始调整生活方式，3～6 个月就能恢复正常指标。接下来，她做了三件事：饮食结构从高蛋白、低碳水调整为 DASH 饮食①；每天运动 20 分钟；睡前 10 分钟深慢呼吸。半年后，她的血压指标已经全部恢复正常。

根据大型临床研究的结论，通过科学的生活方式干预，60% 以上的 1 级高血压可以被阻断发展。许多慢病都存在黄金逆转期，关键不在于疾病的严重程度，而在于能否在症状临界期就采取精准有效的干预措施。

阶段三：早发期

在这一时期，慢性病开始对全身产生一定的影响，通常需要药物治疗来阻止更严重的并发症。这个阶段有两个常见的误区，一是讳疾忌医，不好好吃药，二是过度依赖药物，忽视生活方式的调整。两种方式都会导致疾病恶化。

59 岁的陈叔叔 3 年前被诊断为 2 型糖尿病，他严格按时服药，却继续着熬夜打麻将、酒桌应酬、胡吃海塞的生活。后来复查报告显示糖化血红蛋白飙升到了 9.1%。根据中国《2 型糖尿病防治指南》(2023 版)，糖化血红蛋白的正常指标为 4%~6%。陈叔叔非常惊讶："我明明按时吃药了呀！"

很多人把"吃药"等同于治病，实际上，药物只是控制患病风险的开始。如果不改变生活方式，药物只是延缓疾病的发生，并不能阻止疾病的到来。数据显示，单纯依赖药物治疗的糖尿病患者，其并发症发生率是生活方式干预者的 2~3 倍。医生开出的药物处方只完成了治疗方案的 30%，剩下的 70% 需要我们用每日践行健康的生活方式来完成。

阶段四：共病期

在这一阶段，老年人普遍多种慢性病交织并存，家人在日常陪诊、手术

---

① DASH 饮食是一种以低钠、高钾镁钙、丰富膳食纤维和低饱和脂肪为特点的科学饮食模式，旨在通过均衡摄入全谷物、蔬果、低脂乳制品和瘦肉，有效预防和控制高血压，同时改善心血管健康。

决策、术后护理等问题上耗神费力，经济负担与照护压力随之加重。在这一阶段，更应重视维护老年人的基本生活能力，科学的康复干预可能会带来生活质量的较大改善。

74 岁的王奶奶同时患有高血压、糖尿病、骨质疏松等疾病，每天大概要吃 10 种药。来我的门诊时，她儿子问我："医生，我妈现在到底应该先治哪一个病？"

实际上，王奶奶不是某一个器官出了问题，而是整个身体系统的节奏乱了。多病共存阶段，如果还像过去那样生什么病就找什么科，然后把几个医生开的药放在一起吃，就像指挥家放任交响乐团的各位乐手独奏，最后只剩嘈杂。

对于多病共存的高龄患者，治疗目标应从"治愈疾病"转向"系统调理"，以其中一个最为严重的疾病为主导来进行治疗，或由老年科、全科医生进行整体统筹。治疗的核心目标是维持患者的生活质量，保持疾病的稳定状态，防范急性发作，优化药物的联合使用，并制订清晰的家属协同照护方案。

无论是家庭健康管理的最高战略目标，还是促进长寿的细胞压力训练，以及决定九成死亡率的慢病"攻坚战"，最后都无一例外指向了生活方式。接下来，就让我们从生活的点滴习惯开始，构建你的家庭健康管理系统吧。

PART TWO

第 二 部 分

小习惯
大健康

在遥远的巴西，一只蝴蝶轻轻扇动着它那脆弱而精致的翅膀，仿佛在与微风嬉戏。这细微的动作，在大气中引发了一连串难以察觉的气流变化。这些变化如同被命运的丝线牵引，被悄无声息地传播、放大，最终在数周后，跨越重洋，在美国得克萨斯州掀起一场狂暴的龙卷风。

这就是我们所熟悉的大自然里的"蝴蝶效应"，而我们的身体也是大自然的一部分，这样的效应也在时刻发生。我们每一个微小的行为举动，都可能引发身体里意想不到的巨大变化。

种什么因，得什么果。当然不是所有的行为都有这样的能量，产生巨大的"果"需要满足两个前提，一是这个行为是你日常，甚至每天都要做的，二是这个行为有累积效应，也就是我们常说的从量变到质变。

小行为如果适当，日积月累，不仅能够减少很多慢病的发生，减少你的病痛，还能延年益寿。如果不适当，那就是大厦之将倾，一木难支。即便有发达的医疗资源，也并不能帮我们修复损坏的身体根基。

· 02 ·

第二章

日常生活习惯养成

————

我们日复一日做的事，决定了我们是怎样的人。因此，卓越不是一个行为，而是一种习惯。

——威尔·杜兰特

004 | 健康习惯：
如何用每天的小行为改变健康状态

　　健康管理的核心在于对生活方式的系统管理。那么，看似平常的生活方式究竟如何影响健康？小行动到底能有多大的能量？

　　我们可以通过三个核心原则来了解其中奥秘，分别是行动第一、水滴石穿和 100% 认知。

原则一：行动第一

　　第一个原则是"行动第一"。这个原则最简单，却也最重要，它将贯穿本书的始终。健康不是说出来的，不是靠一次体检、一两瓶保健品、一次干细胞治疗就能获得的，更不是有钱有权就能换取的，健康是这世间难得的非常公平的财富——健康是做出来的，它只属于那些真正付诸行动的人。

　　健康就藏在日常生活中的每一个小行动中：是选择爬楼梯还是乘电梯，是为家人准备营养均衡的饭菜还是随便应付，面对健康警报时是积极应对还是视而不见……这些行动积累起来，最终决定了一家人的健康状况。

　　不过，当我第一次领悟到这个道理时，一个现实的问题困扰着我：如果这些健康的生活方式有违人性怎么办？比如科学建议每周至少进行 150 分钟中等强度以上的运动，可我就是个运动"小白"，听见"运动"两个字就头疼；

再比如营养指南建议均衡膳食，三餐菜肉饭结构合理，可我偏偏是个"肉食爱好者"。这种要求做一两次尚可，但要长期坚持，不就变成了一种折磨？

你可能也有类似的困扰，别担心，解决方案其实很简单——"行动第一"，先别想那么多，按照正确的方法直接开始行动。坚持一段时间后，也许一两周，也许21天，你就会发现自己原本的喜好开始改变，思维方式也发生了转变。

为什么会这样呢？我们往往以为大脑意识具有绝对控制权，它让我们做什么，我们只能乖乖听话。我们得先喜欢一件事，想做一件事，才能行动。但近30年的脑科学研究颠覆了这一认知。

研究发现，真正通过大脑皮质深思熟虑做出的行为不超过5%，包括那些需要思考的、比较高阶的事情，比如去拜访哪个客户、买哪只股票等。然而，多达99%的行为，比如走路先迈哪条腿、午饭想吃什么、什么时候犯困等，几乎不需要思考，自然而然就产生了。

也就是说，我们日常生活中95%以上的行为，并非由大脑皮质的高级意识主导，而是由"下意识"所决定的。从神经生物学的角度来看，"下意识"行为取决于大脑皮质以下的中枢，包括位于大脑核心区域的脑干，以及包裹在脑干周围的一些边缘系统。我们可以把这些脑区理解为大脑中相对基础的神经网络，它们虽然不参与逻辑推理、问题分析等高阶思维活动，却与人类最重要的生命活动，如心跳、呼吸、血压的稳定调控，以及情绪控制、记忆储存与提取等密切相关。

这些神经网络左右了个体在生活中的大部分决定。它们对身体的指挥不是你能控制的，更严谨一点说，不是你一下子可以控制的。那么，我们就拿这些神经网络没办法了吗？当然不是。神经生物学和行为医学的研究证实，虽然这些神经网络不受控制，但它们和你的身体之间存在双向影响机制。一方面，神经网络指挥着身体行为；另一方面，身体行为能反向影响神经网络。比如，你原本走路时先迈左腿，但如果每天都刻意先迈右腿，可能 3 个月下来，"先迈右腿"这条指令就被写入神经网络，此后你就习惯先迈右腿了。更复杂的改变也同样如此，比如调整饮食偏好、培养运动习惯、建立规律作息等，都可以采用"通过改变行为来重塑大脑神经网络"这条逆向途径。

原则二：水滴石穿

那么，所有行动最终都能重塑大脑吗？并非如此。比如，你每天都吃得很少，如此坚持两周，大脑对炸鸡、拉面的渴望依然十分强烈。因为仅靠行动还不够，你的行动还需要遵循另外两个原则。

第二个原则是"水滴石穿"，小行为在经过漫长的积累后，能够爆发出惊人的力量。很多人都会注意到"漫长"这个关键点，知道长期坚持才能有好结果，但很容易忽略另一个关键点——"水滴"。这意味着相较于身体这块"大石头"，小行为要像水滴一样细微，甚至不易被察觉。

以减肥为例，如果你每天吃得极少，饿得头晕眼花，这种行为对身体的冲击就像陨石撞地球，在强大的冲击下，神经网络变得不正常，你自然不可能得到你想要的改变，只会在某一天全线崩溃，暴饮暴食。

"水滴石穿"的核心不仅在于时间的积累，从量变到质变，更重要的是每次改变的"量"要足够小。比如在饮食调整上，每天只需少量减少摄入，让身体逐步适应，两周后，再进一步减量，观察身体的适应情况。运动同样如此，对没有运动习惯的人而言，如果一开始就要求自己每天跑步 50 分钟，外加力量训练，这样的运动计划往往难以持续。更有效的方式是循序渐进，从每天快走 10 分钟开始，先坚持一周，等身体完全适应后，再逐渐增加强度。

通过这种微小而持续的调整，新的习惯会逐渐形成。更重要的是，新的习惯会反过来重塑你的思维方式，最终帮你形成健康的生活方式。

原则三：100% 认知

第三个原则是"100% 认知"，意思是对于生活方式中的每一个行为，你都要力求做到正确认知，而不是停留在老话说的"一瓶子不满，半瓶子晃荡"的状态。

不论是洗手、刷牙、喝水等日常习惯，还是极限运动、高强度加班等生活挑战，如果你对正确做法只有模糊的认知，那么你的行为大概率会出现偏差。这种偏差看似微小，乘以你一生中重复这些行为的次数，就会造成巨大影响。

如果你对生活中的每个细节都有 100% 的认知，那你就不仅能保证行为正确，还能建立坚定的信念，不会因为看到一条朋友圈的分享就动摇，改变自己的认知。

还是以减肥为例。我有个朋友听我说"要多吃蛋白质"，就在家照做了——每天减少饭量，但顿顿吃一大盘肉。半年后体检，他不仅体重没降，反而查出了高血脂。他意识到这种吃法有问题，又听说邻居靠每天晚餐只吃一根能量棒减肥成功，于是也跟风尝试，最后花钱又花时间，还是没效果。

这就是典型的对减肥的认知"半瓶子晃荡"的结果。减肥确实需要控制食量，但如果饮食结构失衡——无论是顿顿吃一大盘肉，还是只依赖能量棒——身体都会因为觉得自己营养不良而进入"保护模式"，不想让你瘦下来，结果反而更难减肥成功。实际上，如果你能在控制食量的同时保证营养均衡，3 个月就能看见明显的减肥效果，而且不会出现体检指标异常的情况。

行动第一、水滴石穿、100% 认知，这三条朴素的原则叠加，就是我们把小行为变成大能量的核心逻辑。它们不仅可以确保你当下的健康状态，而且能从行为本身切入，重塑你的神经网络，长此以往，健康的生活方式就会成为习惯。某天你会突然发现，正如《道德经》所说的"无为而无不为"，你不需要刻意去思考什么，也不用刻意去做什么，那些健康的生活方式都已经成为你生活的一部分。

005 | 洗手革命：
这件最重要的小事，你做对了吗

这一部分，我们会聚焦那些看似微不足道却至关重要的日常生活习惯。衣食住行中的每一个细微举动，因为日复一日地重复，往往很容易被忽视。但正因为天天都要做，这些看似琐碎的行为，经过 365 天的持续累积，再乘以数十年的光阴流转，其影响力将被无限放大——无论是向好的方向滋养身心，还是朝坏的方向蚕食健康。因此，持之以恒地保持良好的生活习惯，对提升生活品质至关重要，甚至说能帮你延长 30 年寿命都不为过。**这些日常生活习惯如同生命长河中的涓涓细流，最终汇成决定健康走向的磅礴力量。**

这一节，我们就来关注一件每天都要做的小事——洗手。

用什么洗手更健康

洗手重要吗？当然重要。保持手部卫生，是阻断大部分细菌、病毒入侵人体的第一道防线。无论是孩子的手足口病、大人的感冒，还是老人的肺炎，许多常见的感染性疾病都与不正确的洗手息息相关。

美国国家疾病预防控制中心（CDC）的数据显示，仅仅是勤洗手这一简单的习惯，就能让社区居民的感冒等呼吸道感染类疾病的患病率降低 21%，腹泻的患病率降低 31%，免疫力低下人群的腹泻患病风险降低 58%。尤其是换季时期，呼吸道疾病高发，正确洗手可以帮你有效守护全家健康。

那么，洗手简单吗？你可能觉得，我每天洗那么多次手，这有什么难的？但事实可能出乎意料，根据世界卫生组织的数据，即便是专业医务人员，正确洗手率也只有 38.7%，而普通人的日常正确洗手率甚至不足 1%。日本东京大学的一项研究显示，即使在新冠疫情这样的特殊时期，普通民众都很重视手卫生，也仅有 21.1% 的人能完全遵守手卫生规范。

问题的关键不在于"洗不洗"，而在于"会不会洗"。正确洗手最大的阻碍，其实不是怕麻烦、不愿意洗手，而是大部分人并未掌握正确的洗手方法。错误的洗手方式往往还会在不知不觉间传递给孩子和其他家人。

读到这里，你可能会诧异："我连洗手都不会吗？"别急，我先给你出道题，你来测一测。

下面几种洗手方式中，哪种方式是洗得最干净的？

A. 用以纯净水为主的湿纸巾擦手

B. 用自来水把手简单冲洗一下

C. 用普通香皂洗手

D. 用抗菌香皂洗手

E. 用含酒精的免洗手消毒凝胶搓手

把手洗干净的标准，就是能有效杀灭手上的细菌、病毒。就消毒而言，**免洗手消毒凝胶（选项 E）是效果最好的**，尤其是在医院、公共交通等高感染风险场所，用免洗手消毒凝胶洗手被认为是最快、最方便的杀菌方式，可以有效阻止绝大部分细菌、病毒进入身体。它也是目前世界卫生组织优先推荐给所有有条件的医院和其他公共场所的最重要的手卫生解决方案。

此外，免洗手消毒凝胶还有一项优势——不伤皮肤。很多人都有这样的经历，周末在家打扫卫生，需要多次洗手，一天下来，手部皮肤很容易干燥甚至出现裂纹。长此以往，可能会患上接触性皮炎。美国接触性皮炎学会的研究显示，在同等杀菌效果下，添加润肤成分的免洗手消毒凝胶是对手部皮肤最友好的清洁方式。

从杀菌效果来看，用以纯净水为主的湿纸巾擦手（选项 A）和用自来水洗手（选项 B）这两种方法显然没太大作用。

那么，用香皂洗手（选项 C）的效果怎么样呢？香皂在杀菌方面与免洗手消毒凝胶不相上下，但往往会由于错误的洗手方式而导致杀菌效果不理想。此外，香皂的最佳用途就是清除污渍。免洗手消毒凝胶虽然可以杀菌，却无法洗掉污渍。对于明显的污渍，比如大人炒菜时沾手上的油污，孩子画画时染手上的颜料，**用普通香皂清洗就是最佳选择**。

你可能会说，既然用免洗手消毒凝胶杀菌效果更好，用普通香皂清除污渍更可靠，如果想既杀菌又除污渍，直接买添加了抗菌、抑菌成分的香皂（选项 D）不就好了？

实际上，研究表明，**相比于抗菌香皂，普通香皂在清除细菌、病毒方面更具优势**。2013 年，美国食品药品监督管理局（FDA）发布了一项提案，明确指出，在预防疾病传播方面，所谓的抗菌、抑菌类洗护产品并未展现出比普通香皂更显著的效果。更值得警惕的是，香皂里的抗菌成分还存在一定的健康风险，比如诱导细菌产生耐药性，影响人体雄激素、雌激素、甲状腺激素的正常分泌等。基于此，2016 年，FDA 正式禁止了 19 种常见的抗菌、抑菌成分在香皂、沐浴露中的添加。

为什么会这样呢？这背后隐藏着一个关乎人类生死存亡的深层命题——人类与细菌、病毒等微生物之间的进化博弈。

数十亿年来，细菌、病毒在地球上繁盛地存活，构建了极其灵活的进化机制。每当人类研发出新型抗菌药物，这些微生物初期可能会遭遇重创，但很快就能通过基因突变"改头换面"，卷土重来。在对抗微生物的漫长战役中，人类明白了一个最基本的道理：要么斩草除根，要么放任不管，最危险的做法就是杀一半、留一半，留下星星之火。

这正是酒精成为最好用的杀菌剂的根本原因。因为它的杀菌机制简单粗暴，就是直接杀死，既不是对抗，也不是抑制，而是赤裸裸地消灭，不给细菌、病毒留下任何活路。

相反，抗菌成分则采取了完全不同的策略：抑制细菌、病毒的生长，阻止它们大规模繁殖。其抗菌效果也许刚开始还不错，但很快就会应验哲学家尼采的名言："那些杀不死我的，终将使我更强大。"这些抗菌成分实际上为细菌、病毒提供了绝佳的进化训练场，在这个过程中，它们优胜劣汰，最终演变为携带耐药基因的超级细菌、无敌病毒。

不只是抗菌香皂，人类吃的抗生素、对农作物使用的抗害虫农药也同样如此。如果不想亲手制造出强大的超级细菌、无敌病毒，人类就要减少抗菌、抑菌成分的使用。

怎么洗手

接下来，我们来仔细说说到底应该怎么洗手。有几个很容易被忽视的问题，我一定要提醒你。

首先，什么时候洗手？

洗手并不需要机械地追求次数，在需要洗手的时候去洗即可。不过，在以下几种情况下，你必须启动洗手程序。

第一，饭前便后。

第二，处理伤口前后。

第三，帮家人处理排泄物或呕吐物前后。

第四，处理宠物食品后。

第五，擤鼻涕、咳嗽或打喷嚏后。

这里首先要做一个小的区分，如果手上没有特别明显的污渍，用前面提到的免洗手消毒凝胶即可。如果有污渍，那还是要回到"水洗"这个方法。

其次，用什么洗手？

用温水还是冷水？用香皂还是洗手液？答案是没有任何区别，用什么洗手取决于你的喜好，以及洗手时的客观条件。

最后，怎么洗手？

你大概听说过"七步洗手法"，这是世界卫生组织推荐的洗手方法。能用"七步洗手法"洗手当然更好，但在实际使用中，七个步骤相对较多，孩子和老人可能记不住。所以，我来推荐一个更简单易行的"五步洗手法"。

第一步，用自来水冲洗双手，然后均匀涂抹香皂。

第二步，揉搓双手至起泡沫，将泡沫涂抹在手背、手指之间以及指甲缝里。

第三步，双手继续揉搓至少 20 秒。你可以从 1 数到 20，也可以哼唱《生日快乐》歌，从头到尾唱 2 遍大约就足够 20 秒了。

第四步，用干净的流水彻底冲洗双手。

第五步，用干净的毛巾、纸巾擦干双手，或用烘干机烘干双手。

最后一步擦干双手很重要，一双湿答答的手会很快被接触到的各种物品污染。研究数据表明，在减少手部细菌方面，一次性纸巾和烘干机具有同等效果。如果在家里，用干净的毛巾擦手也没有问题。

用免洗手消毒凝胶洗手就更简单了。首先将凝胶涂抹在手掌上，剂量可参考具体的产品标签，不同产品可能会有些许差异。其次，把凝胶均匀涂抹至双手表面，反复揉搓直至干燥。从揉搓到干燥，大约也是 20 秒。

　　免洗手消毒凝胶产品应该怎么选呢？有以下几点需要注意。

　　第一，产品的酒精含量在 60%～80%。**不能低于 60%**，否则就起不到杀菌作用了。

　　第二，最好选择小包装产品。**免洗手消毒凝胶一般开盖后有 30～90 天的保质期**，过期后杀菌效果会大打折扣。

　　除了免洗手消毒凝胶，含酒精的湿纸巾也能起到同样的作用。如果你出门在外，或孩子去上学，就可以选择比较便携的含酒精的湿纸巾。

006 ｜ 刷牙秘籍：
如何刷牙，才能远离高额牙医账单

　　你一定在小时候被父母反复叮嘱过要好好刷牙，但好好刷牙有什么意义，以及怎样才能把牙刷干净，你可能至今仍一知半解。说来惭愧，在上大学之前，我对刷牙的认识也一直停留在表面。我真正学会刷牙，是在大四的口腔医学实践课上。在课堂上，带教老师手把手教会了我正确刷牙。

　　20 多年没有好好刷牙的后果是什么？整个大二，我几乎成了牙科门诊的"常客"，为了修复那颗牙神经已经坏死的龋齿，我做了三次根管治疗，先不说高昂的治疗费用，至今我还记得电钻触及牙神经的痛。如果你也得过严重的龋齿，一定也有和我相似的经历。

　　不好好刷牙的后果，我有切身的感受，因此，我希望你和你的家人能够早日掌握正确的刷牙方式，并将其分享给更多人。

好好刷牙的三大好处

刷牙的作用比你想象的要大得多。具体来说，好好刷牙有三大好处。

第一，可以帮你省下 90% 的牙科诊疗费用。这可不是夸大其词，临床数据显示，龋齿、牙周炎、牙龈炎这些常见的口腔疾病，甚至你以为只是年纪大了才会出现的牙齿脱落，90% 以上都是由牙菌斑引起的。通过正确刷牙有效清除牙菌斑，就能预防这些疾病。省钱还是次要的，更重要的是，急性牙痛在医学疼痛分级中往往属于中重度疼痛，正确刷牙不仅能减少牙痛发作，更能让你少受看牙的罪。

第二，帮你免去一项社交尴尬事——口臭。很多人误以为口臭是由上火或胃病导致的，喝了不少中药却效果不佳。现代医学研究表明，90% 以上的口臭可以通过正确刷牙显著改善。

第三，好好刷牙的益处远不止口腔健康范畴。成为心血管临床医生后，我才知道刷牙对预防慢性疾病的重要作用。中国慢性病前瞻性研究通过对近 50 万中国成年人的长期随访发现，良好的口腔卫生行为（如规律刷牙）与多种疾病风险呈明显的负相关。与规律刷牙者相比，很少或从不刷牙者的心脑血管疾病风险增加约 12%，脑卒中风险增加约 8%，脑出血风险增加 18%，肺心病风险增加 22%，癌症风险增加 8%，全因死亡风险增加 25%。这也从侧面说明，规律刷牙对上述这些疾病有一定的积极作用。此外，国际心血管顶级刊物《循环》发表的一项研究证实，冠状动脉粥样硬化斑块的严重程度，与口腔细菌数量、牙菌斑积累程度成正比。

可见，"好好刷牙"不只应该叮嘱孩子，更是每位成年人都应该践行的健康准则。如果你想在耄耋之年仍拥有一口好牙，保持清新口气，并从当下开始防范未来可能会出现的慢性疾病，就要从好好刷牙开始。

如何刷好牙

既然刷牙如此重要，怎样才能刷好牙呢？

先来看刷牙频率。科学建议每天早晚各刷一次牙，每次持续 3 分钟。这看似简单，实际上多数人难以达标。第四次全国口腔健康流行病学调查报告显示，仅有 36.2% 的成年人能做到早晚规律刷牙。

为什么要强调早晚刷牙，尤其是晚上这次呢？

这就要从口腔的特殊环境说起。口腔是人体四大菌库之一，在这方寸之间栖息着 700 种以上的菌群，这些细菌本身并无恶意，但当你进食（尤其是摄入碳水化合物）后，食物代谢产生的酸性物质便成为细菌繁殖的温床。它们聚集在牙齿表面，形成牙菌斑。持续的酸性环境会逐渐侵蚀牙釉质，导致牙齿硬度降低，大约 1 年时间，龋齿便悄然形成。

而唾液堪称人体自带的"口腔卫士"，它们会在牙齿和口腔黏膜表面形成一层天然保护膜，其中含有的溶菌酶等成分，能有效抑制口腔中有害菌群的繁殖，守护口腔健康。正常情况下，人体每天会分泌 0.5～1.5 升唾液，但进入睡眠状态后，唾液腺的分泌功能会显著减弱，夜间唾液流速降低到白天的 1/4。简单来说，就是我们睡觉时，口腔分泌的唾液少了，其杀菌能力也降低了。因此，**睡前这一次刷牙格外重要，是守护口腔健康最关键的一道防线。**

睡前不刷牙，等于给细菌准备了一顿丰盛的大餐，为细菌的快速繁殖提供了充足的养料。细菌在牙齿上越聚越多，形成牙菌斑，不断侵蚀牙齿，导致牙齿损坏，从最初的龋齿、牙齿过敏，逐渐发展为牙龈炎、牙周炎，最终导致牙齿松动，甚至脱落。俗话说："牙疼不是病，疼起来要人命。"看牙医不仅花钱，牙疼更是让人痛不欲生。

早晚刷牙的好处远不止保护牙齿，还能大大降低慢性疾病的发病风险。上海复旦大学一项长达 6 年、覆盖超过 8000 人的研究发现，相比于平均每天刷牙不到 1 次的人，每天刷牙 1 次，高血压患病风险降低 23%；刷牙 2 次以上，患病风险降低 45%。**而每天刷牙的人，2 型糖尿病患病风险也比没有每天刷牙的人低 35%。**

每天只需早晚各刷牙 3 分钟，就能换来牙齿健康、清新口气，甚至降低慢性疾病患病风险，再没有比这更划算的事了。

为什么刷牙一定要刷够 3 分钟？这个时间可不是随便定的。研究发现，如果时间短于 3 分钟，牙刷就无法完全清洁所有牙齿的所有表面，食物残渣和牙菌斑容易残留，牙膏中的防蛀成分（如氟化物）也无法发挥功效。不过，如果刷牙时间过长，比如超过 5 分钟，牙刷与牙齿、牙龈之间的物理摩擦很容易导致牙龈萎缩，甚至磨损牙釉质和牙骨质，导致牙齿表面缺损，引发牙齿敏感。你下次刷牙时可以计个时，看看自己达标了没有。

正确的刷牙姿势

如果说早晚各刷一次牙，每次 3 分钟，很多人知道却做不到，那么正确的刷牙姿势，可能就是很多人根本就不知道的。

正确的刷牙姿势有以下三个要点。

第一，45 度角，意思是在刷牙齿内外面时，要保持刷毛与齿面呈 45 度角。也就是说，你手里的牙刷应该是倾斜的，而不是垂直于牙齿的。

第二，竖着刷，意思是从牙齿和牙龈的交界处竖着刷，上下 4～5 次，而不是横着左右来回刷。

第三，扎扎感，意思是刷牙时要稍稍用点力，这样才能有效清除顽固的牙菌斑；但也不能用力过猛，否则会损伤牙齿和牙龈。但是，刷毛有软有硬，如何把握这个力度呢？牙齿本身对力道的感知力较差，关键是要感受牙龈和牙齿交界处——刷毛刷过时，能感受到刷毛轻微的扎扎的感觉，但并不觉得疼，就像手指摸胡茬的感觉。

此外，在刷牙时，每颗牙的每一面都要照顾到，尤其是越靠后的大牙，越容易堆积牙菌斑。

上面这几个要点中，你可能会产生疑惑的应该是第二点：横着刷和竖着刷有什么区别？不都是把牙刷干净吗？横着刷明明效率更高，更符合用力习惯。

说实话，我在上大学前也是横着刷牙的，我的父亲就是这么教我的。但正因如此，他不到40岁就已经出现了严重的牙龈萎缩和牙根部受损，整日里牙齿敏感酸痛，吃什么都难受。我也没能幸免，遭遇了牙齿敏感问题。

横着刷容易产生牙齿敏感问题的原因在于，牙齿靠近牙龈的部位（专业上称为"牙颈部"）的牙骨质特别薄，厚度仅0.02～0.5毫米。当你长期横着刷牙时，这个部位的牙齿就会承受更大的摩擦力。久而久之，牙骨质会越来越薄，甚至你会在牙颈部看到一个明显的小缺口。这不是危言耸听，而是你每天横着刷牙实实在在磨出来的伤痕。

如果不改变刷牙方式，小缺口会越来越深，最终让牙髓腔暴露出来。这不但会导致牙齿过敏、牙龈萎缩，还会引发牙髓炎。牙髓是牙齿营养供给的核心区域，其中充满了神经和细小的血管。如果牙髓坏了，这颗牙齿基本就废了。

最后，我还有一个小提醒：喝了碳酸饮料之后，不要马上刷牙。因为此时牙釉质在酸性环境中变软了，如果马上刷牙，变软的牙釉质会更容易因为摩擦而受损。你可以在喝完碳酸饮料半小时后再刷牙。

与其他器官不同，牙齿的"寿命"很大程度上取决于我们对它是否用心呵护。只要我们好好对待它，它会是为数不多的一直陪伴我们的器官之一。关于怎么刷牙，还是视频看着最清楚。右边的二维码中有正确刷牙的视频，你可以扫码查看。

正确刷牙视频

007 ｜ 牙具选择：
牙刷和牙膏，你的选择科学吗

　　刷牙是我们每天必做的一件事，因此选择合适的牙具也是一件需要认真对待的事。选牙具看似简单，实则暗藏许多认知盲区。选对牙具，能让全家人的口腔护理事半功倍，如果选不对，不仅白花钱，还可能会影响家人的口腔健康。

　　口腔护理工具主要分为两类，一类属于基础清洁，包括牙刷和牙膏；一类属于辅助清洁，包括牙线、冲牙器和牙间刷等。这一节我们先来厘清牙刷和牙膏的选购误区，下一节我们再来了解辅助清洁工具。

选牙刷四字诀

　　常见的牙刷主要有普通牙刷和电动牙刷。究竟哪种牙刷更好？**其实，如果掌握正确的刷牙方法，普通牙刷和电动牙刷的清洁效果区别并不大。**

　　相较而言，普通牙刷适用范围更广。对于不满 6 个月的婴儿，父母可以用纱布帮他清洁口腔；6 个月后乳牙萌出，父母可以选择指套牙刷给宝宝清理口腔。从 1 岁开始，幼儿就可以使用牙刷了，牙刷也将从此伴随人的一生。

　　这个陪伴终生的清洁工具该如何挑选？只需记住四个字：**小、短、中、换。**

　　"小"是指牙刷的刷头要小，便于清洁牙齿的所有表面。对大多数成人来说，更合适的刷头尺寸为 1.3 厘米宽、2.5 厘米长。刷头并非越大越好，大刷头看似一次能覆盖多颗牙，但实际上可能每颗牙都刷不到位。

至于刷毛的形状，市面上种类繁多，平整型、交叉型、双层型……从清除牙菌斑的效果来说，它们并无显著差异。只要刷头小巧，各种形状的刷毛都能有效清洁牙齿，对刷毛的形状不必过于纠结。

"短"是指牙刷手柄的长度要稍微短一点。刷牙是个精细活，短手柄能提升刷牙的掌控性，儿童牙刷尤其要注意这一点。

"中"是指刷毛的软硬适中。研究表明，中等硬度的刷毛清洁效果最好。牙菌斑的黏附性很强，需要一定力度才能清除，太软的刷毛（如市面上比较流行的海绵毛）是难以做到有效清洁的。

你可能会担心，如果刷毛太硬，会不会伤害到牙龈？在我小时候，妈妈也叮嘱我牙刷要选软毛的。其实，牙龈受伤往往源于错误的刷牙方式，而非牙刷本身。如何判断刷毛软硬适中呢？你可以将刷毛轻轻按在手背上，软硬适中的刷毛不会严重变形，而且刷毛顶部经过磨圆处理，不会产生明显的刺痛感。

"换"是选牙刷四字诀里最重要的一个，指一把牙刷的寿命只有 3 个月，到期必须更换。为什么呢？因为牙刷的尼龙刷毛使用 3 个月后会变形扭曲，无法有效清除牙菌斑。更重要的是，牙刷长期和口腔细菌"近身肉搏"，即使刷毛看起来完好如初，也已经成为细菌的温床。有研究显示，使用半年以上的牙刷，其平均细菌含量可能超过家里的地板。

如果是给孩子选牙刷，重点还是这几个字，不过刷头要更小一些。国家规定，儿童牙刷刷头长度不能超过 2.9 厘米（大概是孩子 2～3 颗门牙的长度），刷毛宽度不能超过 1.1 厘米（大概 4 列刷毛）。由于儿童的牙缝更小，建议选择更细的刷毛，方便深入清洁牙缝。

普通牙刷 vs 电动牙刷

虽然只要刷牙姿势正确，电动牙刷和普通牙刷效果一样，但研究显示，**在没有掌握正确刷牙方法的情况下，电动牙刷的清洁效果相对更好**。

一项汇总了近 5 年 50 多篇"电动牙刷和普通牙刷比较研究"的文献指出，电动牙刷具有以下优势。

第一，清洁效率更高。单位时间内，电动牙刷的振动频率远超手动刷牙，其清洁效果比手动刷牙好很多，能更有效地清洁牙齿表面、牙缝，以及一些难以触及的区域。

这样的清洁效率，可以帮你省时省力，特别适合时间紧张的学生党和上班族。如果你也像我一样，每天跟在孩子屁股后面，苦口婆心地劝他刷牙刷够 3 分钟，那么电动牙刷或许是帮你减少一点亲子冲突的有效选择。

第二，缓解牙龈压力。电动牙刷可以减轻矫正牙套对牙龈的压迫，降低牙龈萎缩风险，特别适合正在正畸或者佩戴牙套的人群。

第三，有效清除牙齿表面的顽固污渍。电动牙刷的高频振动能有效清除咖啡渍、烟渍、茶渍等顽固色斑，抑制牙结石的形成，长期使用有助于牙齿美白。

第四，精准刷牙。电动牙刷振频稳定，刷牙力度合适，避免了手动刷牙力度不均的问题。

当然，电动牙刷也不是万能的，这两类人群需谨慎使用。一类是低龄儿童，孩子掌握不好电动牙刷的正确用法，很容易损伤娇嫩的牙龈。如果孩子表示不舒服，应立即停用。另一类是急性牙龈炎患者，发炎的牙龈很容易出血，而电动牙刷的高频振动可能会加重牙龈损伤，建议炎症消退后再使用。

那么，怎么挑选适合你的电动牙刷呢？其实，这比选普通牙刷更简单，只要满足三个基本条件：第一，振动模式舒适，使用起来没有不适感；第二，刷头大小合适，能清洁到每颗牙齿；第三，防水性能达标。至于能否连接手机

App、有无液晶显示屏及充电方式等，都不必过度关注。

如何挑牙膏

知道了如何选择牙刷，再来看看如何选择牙膏、漱口水这类清洁用品。

牙刷只有两大类，但牙膏的分类简直让人眼花缭乱，从成分上说，有含氟的、不含氟的，甚至还有含益生菌的；从功效上说，有防蛀牙的、美白的、去牙结石的、改善牙龈出血的、抗敏的，甚至还有抗幽门螺杆菌的——这是生生要把我们逼出选择困难症。其中哪些是真正有效，哪些是在忽悠？实际上，牙膏真正起作用的主要是三种功效：预防蛀牙、抗敏感和美白牙齿，具备这三种功效的牙膏是可以放心选择的。

第一，预防蛀牙，可以选含氟牙膏。这类牙膏适合所有人，尤其是小朋友。中华口腔医学会明确指出，使用含氟牙膏是目前全球公共卫生领域、口腔医学领域公认的有效防蛀方式，能显著降低龋齿风险。

第二，抗敏感，可以选抗敏牙膏。使用抗敏牙膏是牙医推荐的缓解牙齿敏感的有效方法之一。

牙齿敏感的本质，是牙齿表面，尤其是牙根部出现微孔，刺激性物质通过这些微孔触达牙神经，造成牙齿对冷、热、酸等刺激的异常敏感。而抗敏牙膏中的氟化亚锡、乙酸锶及磷硅酸钠钙等成分，可以堵住这些微孔，缓解牙齿敏感。在购买牙膏时，你可以着重看看成分表中是否含有这些成分。

我曾经也深受牙齿敏感问题的困扰，就是通过使用抗敏牙膏解决的，情况得到了很大改善。我还特意跟身为牙医的同学深入探讨过，如果需要使用抗敏牙膏来缓解牙齿敏感，需要注意什么问题。有两个容易被忽视却十分关键的小细节：**首先，刷牙后用极少量的水轻轻漱口，不要把牙膏中的有效成分冲刷掉；其次，针对牙齿最敏感的部位，可以直接将牙膏厚涂一层。这两种方式都**

是为了让牙膏中的有效成分更充分地填充到牙齿表面的微孔中，起到隔绝刺激性物质的作用。通常情况下，按照这样的方式坚持使用抗敏牙膏，在 1~3 个月的治疗周期内就能有效缓解牙齿敏感。

第三，美白牙齿，可以选美白牙膏。好的美白牙膏能够有效清除牙齿表面的着色物质。比如长期大量饮用咖啡、可乐后，牙齿表面容易沉积色素，色泽变得暗沉，使用美白牙膏就可以逐渐还原牙齿本来的颜色。不过，需要明确的是，牙齿本来就是淡黄色的，千万不要盲目期待使用美白牙膏后，能拥有广告中展示的那种皓白闪亮的牙齿。

除了预防蛀牙、抗过敏和美白这三种功效，市场上牙膏宣传的其他众多功效，目前都没有充分的科学依据证实其有效性，不建议盲目选择。

市场上拥有同种功效的牙膏品牌繁多、款式各异，该怎么选出适合自己的牙膏呢？我教你一个实用的方法——看成分表。

无论品牌声称牙膏具有何种独特功效，其最核心、最本质的功能就是通过摩擦作用来清洁牙齿，因此，牙膏中最关键的成分就是摩擦剂。在各种摩擦剂中，我比较推荐水合硅石，这种摩擦剂不仅刷得干净，对牙齿的损伤也比较小。相较而言，碳酸钙就属于摩擦剂中的“差等生”，硬度高，质地粗糙，长期使用含碳酸钙的牙膏，很容易对牙齿表面造成损伤。

除了摩擦剂，日常使用的牙膏中一般都含有起泡剂，这就是刷牙时满嘴泡沫的原因。严格来说，这类起泡物质对清洁牙齿并没有太大的实质性帮助，如今口腔医学已经不再提倡过多添加起泡剂。如果你使用的牙膏在刷牙时只需一点点就满嘴泡沫，说明这款牙膏的配方可能已经相对滞后了。在看成分表时，尤其要注意一种名为月桂醇硫酸酯钠的硫酸盐起泡剂，大量科学证据表明，它会严重破坏口腔菌群平衡，刺激口腔黏膜。如果无法避免，这种成分在配料表中越靠后越好，越靠后意味着含量越少。

另外，需要注意的是，几乎所有牙膏中都会添加防腐剂。防腐剂本身并不会对人体造成危害，但最好避开那些会释放甲醛的防腐剂成分，比如 DMDM 乙内酰脲。表 7-1 中列出了牙膏里的安全成分和需要避开的成分，下次买牙膏时，可以对照表格进行选择。只要是含有这些安全成分的牙膏，不论是哪种品牌或款式，建议你轮换着使用，以更好地呵护口腔健康。

表 7-1　牙膏里需避开的成分和安全成分

需要避开的成分		安全成分	
类别	成分名称	类别	成分名称
起泡剂（表面活性剂）	月桂醇硫酸酯钠	起泡剂（表面活性剂）	月桂酰肌氨酸钠
摩擦剂	碳酸钙		椰油酰胺丙基甜菜碱
	火山（浮）石		月桂基葡糖苷
防腐剂	DMDM 乙内酰脲	摩擦剂	水合硅石
			二水磷酸氢钙
			羟基磷灰石
	羟苯丙酯	防腐剂	苯甲酸钠
			山梨酸钾

　　传统研究认为，除了牙膏，漱口水也可以作为日常三餐后的口腔清洁工具。漱口水可以有效抑制牙菌斑，虽然不能与刷牙的作用相提并论，但对于口腔清洁仍有一定的辅助作用。尤其是在不方便刷牙的情况下，漱口水使用起来非常方便。不少餐馆和酒店会提供免费的漱口水，也有不少人会随身携带，以防口腔异味。

　　然而，近年来关于漱口水的研究却出现了不少反转。越来越多的研究表明，漱口水的抑菌和杀菌作用可能导致"无差别杀菌"问题，从而破坏口腔，甚至影响整个消化系统的菌群多样性。含酒精或广谱抗菌剂（如氯己定、西吡氯铵）的漱口水会减少有益菌（如放线菌）的数量，而导致核梭杆菌、牙龈卟啉单胞菌等致病菌过度繁殖。比利时的一项研究发现，每日使用含酒精漱口水 3 个月后，口腔 pH 值就会失衡，唾液的保护功能下降。菌群紊乱可能还会增加牙周炎、口腔念珠菌感染的风险，甚至与结直肠癌、食管癌存在潜在的关联。

在使用漱口水时，应特别注意以下几点。

第一，如果是口腔治疗后医生开具的漱口水，通常为短期使用。

第二，如果想要长期保健，建议选择不含酒精、含有天然抗菌成分（如茶多酚、草果提取物）或益生菌配方的漱口水，以减少对菌群的干扰。

第三，对于本身口腔或消化道菌群较为脆弱的人群，使用漱口水可能会引起菌群失调，导致口腔溃疡、异味加重或黏膜脱屑等不适，因此不适宜长期使用。

008 | 牙线真相：
如何告别牙龈出血、口腔异味

想象一下这样的场景：早上，你像往常一样认真刷牙，突然发现吐在水池里的牙膏沫里竟然带着血丝。你不禁开始犯嘀咕：这是上火导致的，还是刷牙时用力过猛了？是最近饮食过于辛辣，刺激到了牙龈，还是牙齿出了什么问题？还没理清头绪，你就匆匆上班了。本以为这只是一次偶然的情况，可没想到，第二天、第三天……同样的场景重复上演。每次看到带着血丝的牙膏沫，你的心理负担就会不由自主地加重一分。牙龈出血看似一件微不足道的小事，却在很大程度上左右了你每天的心情。这一节，我们就来深入探究一下这个问题。

你肯定感到十分困惑：为什么牙龈总是这么容易出血呢？

要弄清楚这个问题，还要从牙缝说起。别看牙缝只是小小的一个空间，毫不起眼，但是每次刷牙时，你往往很难将这里清洁到位。长此以往，细菌就在这个卫生死角"安营扎寨"。而且，在日常生活中，肉丝、菜叶等食物残渣经常会被卡在牙缝里，这就为细菌提供了充足的"食物来源"。在这样的环境中，牙菌斑大量滋生，不仅会腐蚀牙釉质、引发蛀牙，还会时不时地释放一些毒素，对牙龈造成刺激，导致牙龈出现红肿现象，甚至在刷牙时出血。可以说，牙菌斑正是引发牙周疾病的关键因素。

一旦患上牙周疾病，你不仅要支付高昂的口腔治疗费用，还可能面临其他健康风险。医学研究表明，**有牙周疾病的人群，比正常人患肺癌的风险高1.33倍，患急性心梗的风险高1.49倍，患胰腺癌的风险更是高达2.7倍。**

牙线：预防牙菌斑的重要工具

既然已经找到了牙龈出血问题的"罪魁祸首"，接下来，我们就着重探讨一下究竟如何解决这个问题。最为简单且行之有效的方法，就是正确使用牙线。

事实上，国内外几乎所有牙科保健预防指南都推荐使用牙线，因为它是清洁牙缝最有效的工具——容易操作，清洁力度达标，而且价格也很实惠。

你可能会心生疑问：我习惯用牙签清洁牙缝，这样不行吗？还真不一定行。首先，牙签质地相对较硬，且呈圆柱状，只有当牙缝较大时，牙签才能比较顺利地进出牙缝。其次，如果你没有掌握牙签的使用技巧，就很容易损伤牙龈。最后，如果经常使用牙签，强行撑开牙缝，还极有可能导致牙龈萎缩。

相比之下，牙线能很好地规避这些缺点，它是一根具有良好变形能力的耐磨细线，能够完美贴合牙齿的形状，轻松深入牙缝，把附着在牙面上的牙菌斑刮下来，将藏在牙缝里的脏东西带出来，实现牙缝的深度清洁。

一项对 70 多名受试者展开的对照试验结果显示，每天刷两次牙并且使用一次牙线的受试者，相较于每天只刷牙的受试者，牙龈炎症减少了 22.6%。这还只是坚持使用牙线 2 个月的效果。长期使用牙线，甚至能够去除高达 80% 的牙菌斑。牙线配合刷牙一起使用，是改善牙龈炎、牙龈出血问题的最佳基础治疗措施之一。

令人遗憾的是，目前牙线在国内的普及程度并不理想。一项涵盖我国 5 万多人的调查研究显示，在成年人群体中，只有 2.6% 的人能做到每天坚持使用一次牙线，剩下 97.4% 的人还没有掌握这个简单有效的口腔护理技巧。

如何正确使用牙线

目前市面上比较常见的牙线分为两种：牙线棒和牙线卷。如果你已经可以熟练使用牙线了，这两种牙线都可以选择，两者的使用效果并无明显差异。但如果你是初次尝试使用牙线，从使用的友好度来说，我更推荐牙线棒。因为使用牙线卷时，你不仅要把手洗干净，还要把手伸进口腔里，对手部动作的要求比较高。我一开始也用过牙线卷，但坚持一周就放弃了。

具体来说，在使用牙线时，首先要将牙线滑进牙缝。你可以前后拉锯式滑动，动作一定要轻柔，让牙线慢慢挤进牙缝里，注意不要让牙线卡入牙龈过深。

其次，将牙线两头拉紧，先对牙缝两侧的其中一颗牙上下滑动做刮除动作。这个动作的触及范围是从牙龈下方大约 1 毫米处到牙齿上端，重复

2~3 次。

　　最后，再对牙缝两侧的另一颗牙重复这个动作。两颗牙都清洁后，滑出牙线，继续清洁下一个牙缝。所有牙缝都清洁完成后，漱口即可。

牙线使用示范视频

　　左侧二维码中有牙线使用示范视频，你可以扫码观看，跟着练习一下。

　　还要注意的是，如果之前从未使用过牙线，那你很有可能尝试一两次就放弃了。因为你大概率会遇到两个小障碍：一是牙龈出血，二是牙根处有点酸痛。不过，不必为此担心，这些都属于刚开始使用牙线时的正常现象，出现这些症状恰恰说明你的牙缝长期没有清洁到位，很可能已经患上了牙龈炎或者牙周炎。只要你能坚持每天使用牙线来清洁牙缝，炎症就会逐渐好转，出血情况也会随之减少，牙龈自然也会变得越来越健康。如果这些症状在两周后仍然没有得到缓解，去看牙医则更为稳妥。

　　既然牙线对口腔健康如此重要，那每天应该使用几次呢？其实，每天使用一次牙线就足够了。我个人比较推荐在刷牙前使用牙线，这样可以先将牙缝中的食物残渣刮干净，后续刷牙时，牙膏中的功效成分就能更好地作用于牙齿表面。而且，用完牙线后，你可能会觉得嘴里不太干净，这时正好可以刷个牙，把嘴里的脏东西带走。

　　其实，什么时候用牙线并不那么重要，最重要的是认真、科学地使用牙线，并让使用牙线成为一种日常习惯。

牙间刷、冲牙器

　　除了牙线，还有两种与牙线有类似功效的护牙工具——牙间刷和冲牙器。

　　牙间刷，又叫牙缝刷、间隙刷，它的外形就像一个精致小巧的奶瓶刷，由一根纤细的钢丝和刷毛组合而成。牙间刷的使用方式与牙签类似，你可以把它理解为升级版的牙签，但相较于牙签，牙间刷能更好地保护牙齿和牙龈。

牙间刷的使用方法同样类似于拉锯，在牙缝中轻轻穿插几次，食物残渣、异物就能被轻松带出。此外，我们平时刷牙难以清洁到的牙齿与牙齿贴合的内面，也能通过牙间刷得到有效清洁，从而减少牙菌斑的产生。

牙间刷通常有不同的种类、形状和大小型号，在选购时，一定要根据自己想要清洁的牙缝大小进行挑选，确保选择合适的型号，否则很容易引发牙龈出血问题。另外需要注意的是，牙间刷不是一次性的，它更像一支小牙刷，每次使用之后都要清洁干净。如果使用频率较高，1～2周就需要更换。从性价比的角度来说，牙间刷的价格要略高于牙线，它比较适合牙龈萎缩严重、牙缝间隙较大的人群。

再来看看冲牙器。在一些电商平台上，你可能会看到"水牙线""气牙线"这些看似高级的产品。其实，这类产品的本质就是将传统的清洁牙缝的工具，如牙线、牙间刷等，替换为高速的水流和气流。这就有点像将一把高压水枪或气枪喷出的水流或气流对准牙缝，把里面的食物残渣及异物迅速、彻底地冲走。

冲牙器有很多优点，比如水流或气流能够完美贴合牙龈；通过调节喷头和力度，满足不同的清洁需求，免去了使用牙间刷时需要挑选型号、形状的烦恼。如果牙缝比较大，可以选择高压水流或气流模式；如果牙缝小或牙齿比较敏感，选择温和模式就可以了。

至于冲牙器的缺点，就是这类产品的体积相对较大。比如"水牙线"机身需要携带水箱，从实际使用情况来看，遇到口腔深处不好清洁的牙缝，举着冲牙器反而比较累，操作起来也没有那么灵活。而且，由于这类产品的构造比牙线、牙间刷复杂得多，其价格通常比较昂贵，是后两者的10倍以上。不过，如果经济条件允许，在家里备一个冲牙器用于日常牙齿清洁也是不错的选择。

009 | 正确护肤：
如何迈出科学护肤第一步

　　这一节，我们来探讨一个与日常生活息息相关的话题——护肤。

　　说到护肤，很多人脑海中可能会立刻浮现"变美"这个概念。事实上，保护皮肤的重要性远不止于此，它是维持身体健康的重要一环。自然界中几乎所有哺乳动物，每天都要花大量的时间来护理皮肤。它们虽然不会用眼霜、面霜、身体乳之类的护肤产品，但通过细致且恰当的清洁，它们的皮肤护理效果一点也不亚于人类。

　　人类也一样，护肤最关键的一步并非涂抹一层又一层厚重的护肤品，而是做好皮肤的清洁工作。

皮肤屏障

　　全身的皮肤清洗其实可以划分得十分细致，比如脸怎么洗，脚怎么泡，要不要搓澡，私处如何护理，等等。不过，我们要先打破所有界限，聊一聊皮肤清洁的总体原则。**全身的皮肤结构在本质上是一致的，无论是脸上的皮肤，还是腿上的皮肤，其核心功能只有两个字——屏障。**皮肤就像一道坚固的防线，将我们所有内部组织与外部环境严严实实地隔绝开来。我们在游泳池里尽情畅游时，皮肉不会因为长时间浸泡而涨破；在烈日炎炎的酷暑下，比如，我们不会轻易脱水，体内器官也不会被紫外线伤害；身处一个满是微生物的世界，我们却很少生病。这一切都要归功于皮肤强大的屏障功能。

在这道至关重要的屏障中，最关键的部位当属表皮的角质层，它如同一堵坚固的城墙，严密守护着皮下组织。在这堵城墙的外面，还精心涂抹了一层特殊的"墙漆"，它由皮肤分泌的皮脂和汗液构成。"墙"和"墙漆"紧密配合，共同构筑起了皮肤的物理屏障，二者缺一不可。**护肤的核心，就是保护好这道屏障**。

那么，该如何判断自己的皮肤屏障功能是否完整呢？下面列了几个判断标准，你可以对照一下。

> 1. 容易长痘，并且一旦长痘就是一大片。
> 2. 皮肤敏感，稍微接触一些东西就过敏。
> 3. 皮肤又油又干，毛孔粗大。
> 4. 皮肤很薄，红血丝明显。
> 5. 经常感到干燥瘙痒，甚至还会出现脱皮现象。
> 6. 容易起各种各样的疹子，如湿疹、斑疹、丘疹等。

如果你的情况符合其中一个或以上，就意味着你已经进入皮肤屏障受损的初期阶段，要引起足够重视了。

清洁皮肤四原则

皮肤屏障受损的原因多种多样，其中一个重要原因就是不正确的护肤方式。在日常护肤的各个环节中，清洁是最容易对这道屏障产生破坏的环节。我总结了清洁皮肤的四个原则，建议你牢记在心。

原则一：不用太干净

在整个护肤过程中，"不用太干净"是最重要的一个原则。你心里可能会犯嘀咕：难道不是把脸洗得干干净净，那些昂贵的精华、眼霜才能真正发挥作用吗？在常规认知里，干净似乎总是与护肤效果紧密相连。然而，我们需要明白，脸不是桌面，越清洗越干净。皮肤表面的脂肪、汗液，你可能下意识地将它们视为脏东西，想要一洗为快，但正如前文所说，它们是角质层外的一层特殊的"墙漆"，是皮肤屏障中极为重要的一部分。如果你每次洗脸、洗澡都把这个保护层洗得一干二净，角质层就会裸露在空气中。这样一来，油性皮肤会变得更油，代偿性地分泌出更多油脂；而干性皮肤则会出现干燥、发红、脱皮等一系列问题。

究竟该如何把握好清洁的度，既能洗干净，又温和不伤皮肤呢？

首先是清洗的频次和时长。

一般来说，早晚要各洗一次脸，尤其是晚上睡前必须洗脸。皮肤经过一天的风吹日晒，化妆品和防晒霜的残留、空气中的细菌和污垢、脱落的死皮细胞、皮肤自身分泌的油脂都会积聚在脸上，如果晚上不清洁脸部，这些脏东西很容易进入毛孔，引发各种炎症。

早上洗脸，如果皮肤不是特别脏，只用清水即可；晚上洗脸，建议使用温和的清洁产品，同时避免使用毛巾搓脸。如果夏天天气炎热，或是运动后大量出汗，也可以适当多洗一次脸。

除了洗脸，洗澡的频次也很有讲究。冬天由于天气较为寒冷干燥，皮肤的新陈代谢相对较慢，建议普通人2～3天洗一次澡；而老年人由于身体机能有所下降，皮肤保湿能力较弱，一周洗一次澡就可以了。夏天天气炎热，人们容易出汗，可以每天洗一次澡。那些喜爱运动或者容易出汗的人群，也可以根据自身情况增加洗澡频次。

清洗的时长也有讲究。洗脸，每次3分钟。洗澡，淋浴最好不要超过15

分钟，盆浴 20 分钟就足够了。你可以播放 3～5 首喜欢的歌，等歌播放完了，洗澡差不多该结束了。脚可以每天都泡，单次泡脚时间可以稍长一些，大约 20 分钟，但最好不要超过 30 分钟，以免对脚部皮肤造成不良影响。

其次是清洁产品的选择。

如何判断我们使用的清洁产品是否足够温和呢？一个重要的原则是选择弱酸性产品。人体的皮肤表面呈弱酸性，pH 值为 4.5～6.5，只有选择与皮肤这种弱酸性环境接近的洗面奶、沐浴露，才能既保证清洁效果，又不伤害皮肤。

不同肤质对清洁产品的 pH 值也有不同的要求。油性皮肤适合 pH 值为 5.6～6.0 的清洁产品，干性皮肤适合 pH 值为 4.5～5.0 的产品，中性皮肤适合 pH 值为 4.5～5.5 的产品。

需要特别提醒的是，私处清洁有一定的特殊性，只需用温水冲洗即可，不要盲目使用私处清洁液。研究发现，使用这些清洗液可能会导致私处的菌群紊乱，进而引发炎症、细菌感染等相关疾病。

表 9-1 中详细列出了各种肤质适合的清洁成分及其具体的化学名称，你可以对照着选择适合自己的清洁产品。

表 9-1　不同肤质适合的清洁成分

肤质	建议成分	备注
油性皮肤	月桂酸、肉豆蔻酸、氢氧化钾	不建议干性皮肤和敏感性皮肤使用，这类表活成分对皮肤有一定的刺激作用
中性皮肤	月桂基硫酸钠、月桂醇聚醚硫酸酯钠、椰油酰胺丙基和甜菜碱	清洁能力好，对皮肤刺激作用小
干性皮肤	月桂酰肌氨酸钠、椰油丙谷氨酸钠、油酰胺丙基和甜菜碱	成分温和，对皮脂层破坏小

此外，人体不同部位的皮肤，其油脂、汗液的分泌能力也存在一定差异。

因此，我们在涂抹洗面奶、沐浴露时，不需要"雨露均沾"，而要采取"厚此薄彼"的策略——重点涂抹油脂、汗液分泌较多的部位，比如鼻翼两侧、嘴巴附近、腋窝、胸背部等，对这些部位重点清洗，其余部位点到为止即可。

原则二：不过分摩擦

一般情况下，日常清洗只会损伤皮肤表面的"墙漆"，很难真正损伤到"墙体"——角质层。然而，如果在清洗过程中出现了摩擦行为，那就极有可能对"墙体"造成损伤。

很多商家会大力宣传去角质产品，宣称这是护肤过程中必不可少的步骤，但实际上，如果做好日常清洁，无论是身体还是脸部，都不需要额外去角质，尤其是干性皮肤或者敏感皮肤，更不可以随意去角质。

在日常生活中，常见的皮肤摩擦行为主要有搓澡、去角质、擦干等。

很多人都喜欢搓澡，尤其是东北地区，澡堂社交已经成为一种独特的文化现象，人们喜欢在澡堂里放松身心，享受惬意的时光。但需要注意的是，搓澡对皮肤角质层的损害是客观存在的。如果你一直正常清洗皮肤，皮肤上本来就没有过多的脏东西堆积，那么在使用搓澡巾时，以常规力度搓下来的所谓的"泥"，大概率是皮肤屏障中的一部分角质，这无形中破坏了皮肤屏障的完整性。也许有人会说，皮肤角质层不是可以再生的吗？确实如此，皮肤角质层的再生周期大约是 28 天，搓澡后的 28 天里，我们的皮肤屏障大部分时间处于不完整状态，对外界的抵御能力也会有所下降。

所以，为了保护我们的皮肤，最好不要搓澡。如果你实在喜欢搓澡，可以采取一些相对温和的方式，比如在搓澡巾上涂抹一些牛奶润滑、使用柔软的毛巾代替搓澡巾、注意控制搓澡力度等，尽可能减少对角质层的破坏。另外，搓澡的频率也不能过高，建议每 2～4 周搓一次澡。

身体的角质层对维护皮肤健康起着至关重要的作用，面部皮肤作为人体最为敏感和暴露的部位，其角质层的健康更是不容忽视。**如果你每天都认真洗脸，其实是无须额外去角质的。**无论是使用含有磨砂颗粒的产品通过物理摩擦的方式去角质，还是运用果酸等酸性成分来溶解、剥脱角质层，这两种方式都不建议采用。不过，如果你的皮肤已经习惯了去角质，不做就感觉浑身不舒服，而且你的肤质是油性或者已经出现老化迹象，可以每 2～4 周进行一次去角质护理，但切记不能超过这个频率。

　　擦干皮肤上多余的水分是护肤过程中必不可少的一个环节，因为自然风干会带走皮肤表面更多的水分，导致皮肤变得干燥紧绷。需要注意的是，无论你使用的毛巾或浴巾多么柔软，擦干皮肤的速度一定要快，毛巾、浴巾停留在皮肤上的时间越短，对皮肤造成的摩擦就越少。

　　在日常生活中，毛巾和浴巾需要定期更换和清洗，建议每 3 个月更换一次新的毛巾和浴巾，同时至少每 3 天清洗一次，确保彻底晾干后再使用，否则很容易滋生细菌。在我高中时期，很多在学校住宿的男同学都是满脸痘痘，现在回想起来，这很可能跟他们共用毛巾有关。如果实在难以确保毛巾的卫生，一次性洗脸巾也是一个不错的选择。

原则三：水温不过高

　　热水能够溶解皮脂，也有一定的清洁功效。但水温一旦过高，就容易引发一系列皮肤问题，比如皮脂分泌量减少、皮肤干燥、血管壁活力减弱，进而导致皮肤毛孔扩张、失去弹性，皱纹也随之出现。

　　以洗脸为例，最适合的洗脸水温可以参考我们的体温，大概在 37℃。当然，这个温度无须精确到具体的数值，只要手触摸水时感觉不烫手就可以了。不过，如果你是油性皮肤，出油量特别大，可以适当交替使用热水和冷水来洗脸，热水有助于溶解皮脂，冷水则可以避免毛孔扩张。

　　洗澡水同样如此，要选择和体温接近的温度，但可以稍热一点点，在

38~40℃。

　　泡脚水的温度以 40℃左右为宜，如果是脚上的角质层比较厚的人，水温可以适当再高一点点，但最好不要超过 60℃。**在 60℃的水中浸泡 5 分钟左右，就可能造成皮肤烫伤。**千万不能像"温水煮青蛙"那样，泡脚水的温度超过了这个界限却浑然不知，脚上的角质会为了修复烫伤而过度增厚，走路时就要遭罪了。

原则四：一定要保湿

　　无论是洗脸、洗澡还是泡脚之后，都要擦点保湿霜。对于保护皮肤屏障来说，保湿是不可或缺的环节。擦保湿霜很重要，但擦什么保湿霜却没那么重要。在维持皮肤屏障功能方面，最便宜的护手霜和最贵的面霜几乎没有区别。

　　回顾清洁皮肤的四大原则：不用太干净、不过分摩擦、水温不过高、一定要保湿，你会发现，这四大原则归根结底是在强调一件事——保护好皮肤屏障功能。只要做好这四点，就相当于完成了 90% 的护肤工作，其他的美白、抗衰老、化妆等，都是以屏障功能完整为前提的。

　　如果你的皮肤屏障功能已经由于过度清洁或使用化妆品而受到损伤，该怎么办呢？不用着急，**我们的皮肤屏障是具有自我修复能力的，你只要严格执行上文所说的四条原则，不在基础护肤后叠加过多的面膜、化妆品，大约经过 45 天，就可以看到皮肤屏障修复的成效了。**

010 | 享受阳光：
如何利用好生命最初的能量

　　俗话说："万物生长靠太阳。"这个道理，我们从小就耳熟能详。可是，长大参加工作后，很多人在工作日早出晚归，一到办公室就忙于工作和各种事务，一整天都没时间走到室外；周末难得休息，又选择在家待上两天。一周七天几乎都没有晒过太阳，但身体好像并没有出现什么明显的变化，久而久之，有的人可能会觉得自己已经不需要晒太阳了。不仅如此，在日常生活中，我们还会接触到各种各样的"科普"，这些"科普"强调太阳晒多了会让皮肤变黑、加速衰老，甚至会诱发皮肤癌。在这些信息的影响下，不少人对晒太阳就更敬而远之了。

人生大事：晒太阳

　　那么，我们究竟需不需要晒太阳呢？据统计，美国每年大约有 34 万人的死亡原因可能与日照不足有关。你可能从未想过，晒不够太阳，居然会像吸烟一样严重地危害你的健康，而且这种危害往往是在你毫无察觉的情况下悄然发生。

　　为什么晒不够太阳会有这么大的危害？这要从人体的一个重要营养元素——维生素 D 说起。

　　阳光中的紫外线可以促使皮肤合成大量维生素 D。人体中 80% 的维生素

D 要靠阳光照射来合成，只有 20% 是从饮食中获取的。很多人误以为只要服用维生素 D 补充剂，就可以替代晒太阳，但大多数科学研究都否认了这一观点。要想获得充足的维生素 D，还是得靠晒太阳。

维生素 D 究竟有多重要？大部分人对维生素 D 的认知，主要是其能促进钙元素的吸收，维持骨骼的强度和稳定性，有效预防骨质疏松。不过，维生素 D 还有许多不为人知的重要作用。先来看一组数据：

当人体维生素 D 的浓度从 33 纳克 / 毫升降至 12 纳克 / 毫升以下，患肿瘤的风险将增加 100%；从 60 纳克 / 毫升降至 2 纳克 / 毫升，乳腺癌的风险将增加 400%；从 20 纳克 / 毫升降至 5 纳克 / 毫升以下，2 型糖尿病的风险将增加 35%；从 20 纳克 / 毫升降至 10 纳克 / 毫升以下，患阿尔茨海默病的风险将增加 122%。如果孕妇妊娠期体内的维生素 D 浓度从 20 纳克 / 毫升降至 10 纳克 / 毫升以下，孩子患孤独症的风险也会增加 142%。

晒不够太阳的危害如此之大，那么晒好太阳又能带来哪些积极作用呢？如果妊娠期保证充足的日晒，可以使孩子患 1 型糖尿病的风险降低 67%。获得充足的日晒，患心血管疾病的风险会降低 50%。此外，夏季日照强烈，心梗病人的数量明显少于冬季。

不夸张地说，**通过晒太阳补充维生素 D，是关乎生命长度和生活质量的大事**。无论是维持骨骼强健，还是有效预防肥胖、癌症、心血管疾病、糖尿病及自身免疫性疾病等，都离不开维生素 D。

晒太阳的好处不仅体现在身体上，也体现在对精神的积极影响。科学研究表明，白天在户外接受光照的时间越长，患抑郁症的概率越低，带来的幸福感越高，同时还有助于睡眠质量的提升。

阳光可以快速增加大脑里 5-羟色胺的代谢，而 5-羟色胺恰恰是给我们带来愉悦感和幸福感的神经递质。目前医学界认为最有效的抗抑郁药，其原理也是加速 5-羟色胺的代谢。由此可见，阳光就是最便捷、最安全且永久免费的

"抗抑郁药"。每天晒 1～2 小时太阳，就能显著降低患抑郁症的风险。

如何科学晒太阳

既然晒太阳这么重要，我们该如何科学地晒太阳呢？其实了解以下三个方面的信息就可以了。

第一，晒太阳的时间。

晒太阳需要遵循一个原则：既要合成足够的维生素 D，又要避免接触过于强烈的紫外线而晒伤。我们都知道一天之中早晚凉爽、中午炎热，太阳辐射强度的变化也同样如此，早晚的紫外线强度相对较低，中午的紫外线强度则达到一天中的高峰。因此，一般来说，在晴天，可以选择紫外线强度相对较低的时段，即上午 10 点前和下午 3 点后晒太阳。在多云、阴天和雨雪天气，就要尽量在紫外线最强的时段，即上午 10 点后和下午 3 点前晒太阳。

第二，晒太阳的时长。

晒太阳也讲究"量"的积累。时间太短，无法达到预期效果；时间太长，又容易对皮肤造成损伤。此外，处于不同年龄段的人，晒太阳的时长也有一定差异。一般来说，儿童皮肤娇嫩，容易被阳光灼伤，每天晒 15～30 分钟就够了；10 岁以上的青少年正处于身体新陈代谢旺盛、钙流失速度较快的阶段，每天需要晒 1～2 小时，才能补充充足的维生素 D，为身体的生长发育提供有力支持。年轻人每天晒 10～30 分钟即可。中老年人的体质相对没有年轻人好，每天可以晒 30～60 分钟。

晒太阳的时候，你可以随意进行一些活动，只要能保证跟太阳"亲密接触"即可。冬天因为穿得较多，皮肤暴露在阳光下的面积比较小，可以适当延长晒太阳的时间。

第三，晒太阳的方式。

"无阻碍"是晒太阳过程中最容易被忽视的要点。虽然我们每天与太阳"打照面"，但好像始终与它隔了一层东西，比如玻璃、墙体、遮阳伞、厚衣服等。不知不觉中，太阳似乎成了"水中月，镜中花"。然而，科学研究表明，只有太阳的紫外线被皮肤直接吸收，才能合成维生素 D。

怎样才能让紫外线顺利到达皮肤呢？在晒太阳的时候，尽量不要让皮肤跟太阳之间隔着任何障碍物，尤其是玻璃。紫外线透过玻璃的能力较弱，如果你在家中透过玻璃窗晒太阳，其效果会大打折扣，进而影响维生素 D 的合成。所以，不论是中老年人、小婴儿，还是年轻人，建议尽量去户外晒太阳。如果身体状况不允许外出，也建议打开窗户，适当少穿一点衣服，让太阳直接晒到裸露的皮肤上，这样才能达到最佳效果。

你可能会有点疑惑：这样无遮挡地晒太阳，会不会增加患皮肤癌的风险呢？其实这是近几年公共卫生组织一直努力纠正的一个认知误区。适度多晒太阳和患皮肤癌并没有直接关系。实际上，多项研究发现，因为职业性质而长期日晒并不一定意味着会患皮肤癌，而高强度、间歇性（度假或一次性长曝）暴晒更具风险性。

既然晒太阳不会直接导致皮肤癌，那是不是就可以毫无顾忌地尽情晒了呢？当然不是。我们还需要警惕晒伤。如果不注意防护，在紫外线强烈的夏天，即使只是短时间外出活动，比如 30 分钟，皮肤就可能吸收过量的紫外线，从而导致晒伤。所以，皮肤科医生通常会建议大家外出时做好防晒措施。

既要晒太阳，又要防晒，两者看似矛盾，实际上并不冲突。简单来说，就是"抑强扶弱"，两者本质上都是控制皮肤接触阳光的量和强度的有效手段。

当阳光过强，比如夏天中午的暴晒，即使时间很短，但由于紫外线强度极高，也很容易晒伤皮肤。在这种情况下，我们就要采取"抑强"的策略，通过一定的防晒措施来降低阳光的强度。相反，冬天的下午紫外线相对较弱，难以穿透衣服，无法达到理想的晒太阳效果。这时，我们就要"扶弱"，尽量无阻碍地晒太阳，让皮肤充分接触紫外线，促使维生素 D 的合成。

为了更好地把握这个度，这里教给你两个简单的操作方法。

第一，如果面临长时间暴晒的情况，比如前往海边、高原地区，或在炎热的夏天外出，应遵循"应遮尽遮"的原则，利用衣服进行物理防晒。

第二，对于衣服难以遮盖的部位，可以选择涂抹防晒霜。

011 | 防晒真相：
如何防晒，才能真正抗衰老

晒太阳能给身体带来诸多好处，但防晒也很重要。正如前文所说，晒太阳和防晒这两件事并不冲突。我们在践行健康的生活方式时，每一个行为都讲究一个"度"，不能极端、片面地理解，否则必然会偏离我们所期望的健康目标。晒太阳的好处毋庸置疑，但如果你长时间毫不顾忌地暴露在高强度的紫外线下，肯定会导致皮肤损伤及其他器官老化问题。

不防晒的危害

长期不防晒，会带来哪些危害呢？你首先可能会想到晒黑，但其危害远不止于此。防晒不只是爱美，而是无论男女老少都必须重视的事。

举一个直观的例子。观察一下从业数十年的出租车司机，你会发现，他们同一张脸的左右两侧呈现出截然不同的状态，从皮肤状况、老年斑分布、肤色深浅，到软组织的紧致程度，一侧的脸看起来至少比另一侧的脸衰老了 10 岁。这是为什么呢？原因就在于靠近车窗一侧的脸晒到的太阳更多，晒太阳的时间也更长。反过来说，如果你每天都能正确、有效地做好防晒措施，并且坚持 10 年、20 年，相较于同龄人，你的脸一定会看起来更年轻。

阳光中的紫外线按照光的波长，主要分为 A 段和 B 段，也就是我们经常看到的 UVA（长波紫外线）和 UVB（短波紫外线）。其中，UVA 与皮肤衰老和器官老化有关，而 UVB 则与皮肤灼伤有关。这两种紫外线都会对皮肤细胞中的 DNA 造成损害，使其产生遗传缺陷或突变，进而导致皮肤过早衰老、弹性下降。它们还会延缓皮肤伤口愈合，增加感染风险，甚至诱发皮肤癌。研究表明，80% 以上的皮肤癌与皮肤长期暴露在紫外线下密切相关。根据世界卫生组织的统计数据，紫外线辐射每年大约会导致 120 万例皮肤癌病例。

需要注意的是，晒太阳后是否会患皮肤癌，受多种因素的影响，比如日晒时长、紫外线强度、个人皮肤类型、个人防晒程度等。综合来看，想要避免皮肤癌，一个统一适用的原则就是"适度"。只要适度且正确地晒太阳，基本不会引发皮肤癌。

什么时候需要防晒

我们常常会有这样的想法：今天是阴天或者多云，是不是就不用防晒了？冬天这么冷，不需要防晒了吧？其实，这两种想法都不对。

判断是否需要防晒，不能简单地根据天气状况和气温高低，而要严格参考紫外线指数。紫外线指数是一个特定的范围，晚上没有太阳，指数为 0；在热带地区、高原地区或者晴天，紫外线指数最高能达到 15。无论晴天还是阴天，无论春夏秋冬哪个季节，只要紫外线指数达到 2 以上，就必须做好防晒。

还要注意的是，虽然隔着玻璃晒太阳不利于合成维生素 D，但这并不意味着隔着玻璃就可以不做防晒。玻璃虽然能阻挡绝大部分 UVB，但仍有相当一部分 UVA 会穿透过来。所以，当你在家里、办公室或者汽车、飞机的窗边时，一旦发现阳光特别强烈，就要及时做好防晒。

另外，每个人防御紫外线伤害的能力也存在一定差异。如果你的肤色比别人浅，更容易长雀斑，而且很难被晒黑，那就要格外小心了。在长期照射紫外线的情况下，这类人患皮肤癌的概率比其他人高 2～4 倍。

防晒是每个人都要做的功课，究竟如何科学有效地防晒呢？

根据不同的紫外线指数，我们应当选择的防晒方式不尽相同。结合世界卫生组织给出的专业防晒建议，我总结了以下实用有效的日常防晒策略（表 11-1）。

表 11-1　不同等级紫外线指数防晒策略

紫外线指数	皮肤直接暴露风险程度	皮肤暴露情况下出现红斑效应时间	推荐防晒指数	防晒策略
0～2	低风险	100～180 分钟	可不使用	对一般人危害较小，但是应注意雪地和水面可能会造成紫外线指数翻倍。易受紫外线灼伤人群应注意防晒
3～5	中度风险	60～100 分钟	适当使用	需要进行防晒，可涂抹防晒霜或遮挡防晒；避免中午太阳直射时出门
6～7	高风险	30～60 分钟	SPF15+	应至少涂抹 SPF15+ 的防晒霜出门；避免在上午 10 点至下午 3 点外出；尤其应注意眼部的防护，可佩戴墨镜或使用其他遮挡措施
8～10	很高风险	20～30 分钟	SPF15+	应至少涂抹 SPF15+ 的防晒霜出门；尽量多使用防晒产品，如遮阳伞、防晒衣、墨镜等
11 以上	极高风险	20 分钟以内	SPF30+	普通人很容易被紫外线灼伤。建议多在室内活动工作，如需出门应尽量多使用上述防晒手段

防晒产品如何挑选

那么，不同类型的防晒产品应该如何挑选呢？

先来看看相对简单的物理防晒，这是最便捷有效的防晒方式。比如，可以在出门时穿高领长袖上衣和长裤，戴墨镜，戴一顶帽檐宽度在 7 厘米以上的帽子；还可以穿一件专业的防晒服，或者撑一把遮阳伞。市面上一些专业的防晒服和遮阳伞会标注出 UPF（紫外线防护系数），在购买相关物品时，你可以留意一下这个参数。比如，一件标有 UPF 50 的外套，意味着仅有 1/50 的紫外线能够到达你的皮肤。挑选遮阳伞时，除了关注 UPF 指数，UVA 透过率也不容忽视，UPF 指数大于 30 且 UVA 透过率小于 5% 的遮阳伞，防晒效果最佳。

此外，我要着重强调一下眼睛的防晒。如果你平时过度使用电子产品，已经出现了一定程度的干眼症状，一定要格外重视眼睛的防晒。**如果紫外线指数大于 3，建议佩戴墨镜；如果大于 6，则必须佩戴。**戴墨镜可不只是为了装酷，墨镜能有效减少紫外线对眼睛的损伤。要知道，全世界因白内障而失明的 1500 万人中，约 10% 与紫外线辐射有关。

挑选墨镜时，你可以留意一下，符合国家标准的防晒墨镜，通常会标注"100%UV"或者"UV400"，这代表该墨镜能阻挡所有波长的紫外线。而那种仅涂了一层有色膜的墨镜尽量别选，它不仅不具备任何防晒功能，那层膜反而会让你的瞳孔扩张，导致更多紫外线透入。

除了物理防晒法，防晒霜也是常见的防晒选择。市面上的防晒霜种类繁多，怎么挑选才能避免交"智商税"？其实也很简单，关键在于认准两个指标——防晒系数和防护谱。

防晒系数就是包装上标注的 SPF 指数，常见的有 SPF 15、SPF 30、SPF 50 等。随着防晒系数的增大，UVB 穿过防晒霜到达皮肤的数量会不断减少。

那是不是 SPF 值越大越好呢？并非如此。美国皮肤病学会认为，**SPF 大于**

15 的防晒霜足以满足紫外线指数 10 以下的所有日常防晒需求。一般情况下，并不需要追求过高的防晒系数，因为防晒系数过高会给皮肤带来不必要的负担。当然，如果你处于强紫外线环境中，比如海边或者高原，且活动时间超过 2 小时，那就更推荐使用 SPF 大于 30、具有防水防汗功能的防晒霜。

防护谱指的是防晒霜是否具备同时隔离 UVA 和 UVB 这两种紫外线的能力。你可以查看一下防晒霜的标注，如果有 "Board Spectrum（广谱防晒）" 或者 PA（防护紫外线 A 波等级）后面带若干个 "+" 的字样，就表明这款防晒霜能够隔离 UVA。如果没有找到这类标注，也不要着急淘汰这款产品，仔细查看其成分表，如果同时含有阿伏苯宗、氧化锌和二氧化钛这三种成分，就意味着它也具有同时隔离两种紫外线的广谱防晒能力。

你或许还听说过物理防晒霜、化学防晒霜、植物防晒霜等说法，其实这些产品本质都是类似的，你可以根据自己的肤质和使用感受来挑选适合自己的防晒霜。

除了选择合适的产品，防晒霜的用量和用法也会在一定程度上影响防晒效果。你可以通过 "茶匙规则" 来确定防晒霜的用量——面部、颈部涂抹大约 1 茶匙防晒霜，躯干前后两侧需 2 茶匙，两只胳膊各 1 茶匙，两条腿各 2 茶匙。按照这个用量使用，基本可以保证防晒效果。

涂抹防晒霜的最佳时间是出门前 15～30 分钟，这样能让皮肤表面形成牢固的防护膜。而且，每 2 小时需要补涂一次防晒霜。如果你去游泳、皮肤沾水，或者运动出汗导致防晒霜被冲掉，也要及时补涂。

最后来说说防晒霜的保质期问题。防晒霜以及其他各类防晒用品都有保质期。防晒霜的保质期可以参考产品包装上的使用期限。墨镜、防晒服和遮阳伞的保质期一般在 2 年左右。随着时间的推移，防晒涂层会逐渐剥落，防护效果大打折扣，需要及时更换。防晒用品过了保质期后，只能作为普通用品使用，不再具有防晒功能。

012 | 呼吸艺术：
为什么深慢呼吸是每日必修课

　　这一节，我们来探讨一件你可能没听过，或者没做过，或者虽然做过却并不重视的事——深慢呼吸。事实上，它是我最推崇的每日健康必修课。

　　人类自诞生伊始便开始呼吸，直至生命的最后一刻才停止。绝大多数人把呼吸当作一种被动的生理活动。正常成年人每分钟呼吸 12～20 次，这意味着我们每天要呼吸约 23000 次，一年呼吸超过 800 万次[①]，这样持续一生的生命活动，其工作量是相当大的。事实上，呼吸不仅是向机体提供氧气那么简单，**一呼一吸之间蕴藏着更强大的生命动力**。

　　智慧的古人早已洞察了呼吸与健康的深层关联。庄子曾言："吹呴呼吸，吐故纳新……为寿而已矣。"将吐纳的修炼视为延年益寿的要诀。中国传统武术的各大流派中，几乎所有上乘功法都以呼吸为根基。起源自古印度的瑜伽更是将全套修行架构于呼吸之上。

　　现代医学研究也从原理到循证，证实了呼吸对身心的强大改善作用，其独特价值很难被吃饭、睡觉、运动等其他健康行为完全替代。

---

① 以中间值每分钟呼吸 16 次来计算。

助你身心放松

深慢呼吸是最简单的减压放松方式。

不知道你是否经历过这样的时刻：当遇到突发情况，情绪剧烈波动，压力骤增时，你的呼吸会变得急促，身体的某些部位不自觉地绷紧，四肢无力，内心也愈发焦虑。此时，只需做一次深呼吸，就能让你平静不少。

为什么呼吸有这么神奇的效果？这要从人体的自主神经系统说起。这是一套不受主观意识直接控制，却掌管着呼吸、心跳、体温调节、器官功能及内分泌平衡等重要生理功能的系统。

自主神经系统包括交感神经和副交感神经。交感神经像汽车的"油门"，面对压力，它会让你立刻紧张起来，迅速启动身体的应激反应，调动全身资源，消耗大量能量来应对。副交感神经则扮演着"刹车"的角色，在紧张反应后，帮助身体恢复平静，进入休息状态。只有交感神经和副交感神经协调配合，我们的身心才能保持和谐健康的状态。

然而，在现代生活中，长期的压力让我们不断踩下"油门"。面对工作、生活、人际关系等多重压力，我们频繁启动交感神经，却很难激活副交感神经来放松身心。换句话说，你经常给身体踩"油门"，却几乎没有踩过"刹车"。长期处于失衡状态，我们的身心难以得到充分休息，这不仅会导致焦虑、抑郁等心理问题，还会对身体健康造成损害，增加患高血压、高血脂、心脑血管疾病甚至肿瘤的风险。

那么，有什么方法可以激活副交感神经，帮助我们找回身心的平衡呢？答案就是深慢呼吸。这几乎是目前科学界公认的、简单易学且效果显著的方法。当我们把呼吸加深、放慢，尤其是将呼吸频率降到每分钟 10 次左右时，副交感神经系统就会被激活，从而使心率和血压下降，并帮助我们进入放松、冷静的生理状态。还有研究显示，规律练习深慢呼吸，仅需 3 个月就能显著改善睡眠质量。

提高专注力

深慢呼吸还能帮我们拥有一个专注、清醒的大脑。

在这个信息爆炸的时代，专注力和高效决策的能力成为稀缺能力。当你的大脑出现卡顿或思维混乱时，深慢呼吸可能是最快速、最自然的"重启键"。

一项随机对照研究将 40 名健康受试者随机分为两组，干预组每周进行 2~3 次深慢呼吸训练，8 周后，与对照组相比，干预组的认知能力、注意力等都得到了显著提升，负面情绪也明显减少。还有研究表明，只需进行 2 分钟的深慢呼吸，就能帮助你更好地做出决策。

为什么会这样呢？在人体的胸部和腹部之间，有一块被称为"膈肌"的重要肌肉，它对呼吸效率的提升起着决定性作用。当我们进行深慢呼吸时，身体会主动调动膈肌，使呼吸不仅停留在胸部的浅层起伏，而是扩展到下胸部甚至腹部。

在深慢呼吸模式下，通气量显著增加，呼吸频率降低，每次呼吸都让氧气更充分地被肺部吸收，大幅提高换气效率。一次深慢呼吸的效果，相当于多次浅快呼吸的总和。大脑中枢对氧气供应极为敏感，提升呼吸效率，就等于为大脑提供了更优质的能量来源。

此外，当我们思绪纷杂、难以集中注意力时，深慢呼吸可以成为一个锚定点，帮助我们重新分配注意力。将深慢呼吸与正念[①] 技术相结合，能进一步增强专注力。

[①] 一种有意识地关注当下体验、不做评判的心理调节方法。

如何练习深慢呼吸

或许你会问："这种呼吸方法，难道人类不是与生俱来的吗？为什么还需要后天练习？"

人类确实天生具备这种呼吸能力，当我们还是婴儿时，就已经可以非常熟练地进行深慢呼吸了。但是，呼吸模式并不是一成不变的，随着我们的成长，久坐、缺乏运动、不良姿势、穿紧身衣服、持续感受到压力等因素共同作用，使我们更习惯于表浅的胸式呼吸。

不过，**这种与生俱来的能力可以通过练习重新唤醒**。接下来，我们就一起来进行一次完整的深慢呼吸练习。

首先，前期准备。你需要找一个安静舒适的地方坐下来，保持脊背自然挺直，肩膀放松下沉，轻轻闭上眼睛，将注意力转向呼吸。先不要改变什么，只是单纯感受自己的呼吸节奏和深度，让身体自然呼吸 1~2 分钟。

其次，腹式呼吸练习。

腹式呼吸，是指在吸气过程中，通过膈肌主动下移，使肺部充分扩张，吸入更多空气。在这个过程中，腹部会自然而然地膨胀。这正是古人所说的"气沉丹田"。在呼气过程中，膈肌会上抬，推动气体排出体外，同时腹部也会相应地回缩。

进行腹式呼吸练习时，你可以将一只手放在胸部，另一只手放在肚脐上方。呼吸时，先将肺中的空气吐尽，再用鼻子缓慢地深吸气，你会感觉到腹部就像充了气一样自然地扩张起来。吸气完成后，再通过嘴慢慢吐气，感受腹部如泄了气的气球一般回缩至原来的位置。这个阶段的练习持续 2~3 分钟，注意保持呼吸节奏，尽量避免胸部的过度起伏。

最后，深慢腹式呼吸练习。

找到腹式呼吸的感觉后，你可以尝试逐渐降低呼吸频率。理想的呼吸节奏是每分钟 6 次呼吸，每次呼吸持续约 10 秒，并尽量延长呼气时间。为什么是 6 次呢？研究发现，将呼吸频率调整至每分钟 6 次，无论是提高呼吸效率、改善肺部通气功能，还是激活副交感神经、调节压力水平，都能达到最佳效果。

从日常每分钟 12～20 次的呼吸频率降至每分钟 6 次并不容易，很多人会因为呼吸间隙过长而不自觉地屏气。改变并不是一朝一夕的事，你可以采取以下循序渐进的练习方法。

> **第一阶段**：进行每分钟 10 次的深慢呼吸。先用鼻子缓慢深吸气，心中默数 2 秒，"吸气，1、2"；然后用嘴缓缓吐气，默数 4 秒，"呼气，1、2、3、4"。每次呼吸练习持续 2～3 分钟。
>
> **第二阶段**：重复上一阶段的呼吸方法。但这一阶段要延长呼吸的时间，心里默念"吸气，1、2、3、4；呼气，1、2、3、4、5、6"。这一阶段的呼吸练习，建议每次持续 10 分钟。

你可以通过这样的练习，逐渐将呼吸频率从每分钟 10 次过渡到每分钟 6 次。在这个过程中，不要过分关注速度，而是要感受每一次呼吸的质量。

如果想加强练习效果，你还可以借助一些技巧和工具。

比如，你可以在呼气阶段融入振动唱诵法。在用嘴呼气的过程中，你可以尝试发出 A、O、M 等元音。因为声道、喉部的肌肉也连接着一部分副交感神经，唱歌、大笑、漱口及重复诵读能够收缩这部分肌肉，达到刺激副交感神经的目的。

此外，你还可以借助一些好用的工具辅助练习。比如在音乐类 App 里搜索"呼吸""助眠""静心""轻音乐""白噪声""颂钵音乐""冥想""正念"等关键词，选择合适的背景音乐，让练习的过程更愉悦；你也可以借助专业的冥想、呼吸类 App，跟随其中的指导语进行练习，让呼吸训练更加系统和高效。

完整的深慢呼吸练习大约需 15 分钟，建议你在晨起、午休、睡前半小时进行，一天练习一到两次即可。你也可以在感到特别疲劳时，用 15 分钟进行短暂的呼吸练习，作为快速恢复精力的方式。进阶练习者可以逐渐延长至 20～30 分钟，但不建议超过 1 小时，以免因久坐带来其他健康隐患。

013 | 电子产品：
长时间使用会敲响哪些健康"警钟"

电子产品陪伴我们的时间，往往比我们最亲密的人还要长。每天早上你可能就是被手机闹钟叫醒的。接下来的一整天，从家用的微波炉、油烟机、洗衣机、电吹风、电冰箱到办公使用的手机、电脑、iPad，几乎每一个工作生活环节都离不开电子产品。晚上睡觉，你可能还戴着电子手表记录睡眠情况。即使有一时半刻不用，它们也处在待机状态，在你的不远处陪着你。很多人都想知道，这些与我们朝夕相处的设备会不会给身体带来什么健康风险。

答案是：确实有可能。这一节我会把身边电子产品的所有潜在风险，以及应对和防护措施都介绍清楚。

先来说说潜在的风险，大致可以分为以下三类。

第一类是直接危害，即电子产品本身的电磁辐射可能对身体产生的影响。

第二类是间接危害，例如电子产品的光线、声音可能对你的视力、听力造成损伤。

第三类则是长时间使用电子产品带来的其他身体伤害。

电子产品对健康的不良影响

我们先来看第一类风险——电磁辐射。这是关于电子产品最让人担心，也最具争议的话题之一。这种担心并非完全没有依据。

从物理学的角度看，无论是医院里的 X 光、CT（计算机断层扫描），还是日常家电释放的电磁波，本质上都属于电磁辐射，只是能量强度和波长不同而已。因此，关于电子产品，尤其是日常高频使用的手机、iPad 等设备是否会影响健康的问题，科研界早已做了大量研究。

具体来说，辐射强度较高的主要包括微波炉、通话中的手机、联网工作的电子设备等。它们的电磁波频率在 400~2000 兆赫，确实高于普通电器。

那它们到底会不会对健康造成影响？在下结论之前，有两个前提需要说明。

第一，目前的研究整体质量不高。因为我们生活的环境中这种很弱的电磁辐射太多了，很难分清受到的具体是哪一种影响。第二，智能手机普及的历史并不长，尚无法得出基于长期、大规模人群研究的结论。

因此，以下所说的研究结果，都是基于当前的动物实验、体外实验和有限的人体研究得出的大致趋势，仅供参考。

关于心脑血管的研究证据还算比较充分，因为医学界很早就研究了心脏起搏器的电磁辐射——它可比手机离心脏要近得多，结果是没有发现任何会导致心脏损伤的证据。

关于肿瘤风险，虽然世界卫生组织下属的国际癌症研究组织（IARC）在 2013 年提出，电磁场存在致癌风险，但综合各类研究（特别是关于"儿童白血病与电磁辐射的相关性"的研究），并未发现显著证据支持这一关联。

头痛、耳鸣等不适是很多人用完手机后的典型症状。但一项大规模研究对瑞典和芬兰的电信运营商用户进行了分析，发现通话时间与头痛、耳鸣、听力损伤之间没有明确的关联。

至于最常被提及的"影响生育能力"的问题，研究中确实观察到电磁辐射在体外环境中可能会降低精子的活力，但在人体内的实证数据仍不充分；而对女性生育能力的影响则更缺乏体内的证据。

综上所述，目前并没有足够证据证明日常电子产品的电磁辐射会对健康造成明确危害，许多结果甚至相互矛盾。因此，我们不必陷入过度焦虑。

不过，如果仍然感到不安，你可以采取一些基本的防护措施。世界卫生组织的研究报告指出，各种电子设备周围的磁场强度都会随着距离的增加而迅速减小。只要保持 30 厘米以上的距离，辐射值就会大幅下降，远低于对人体有害的阈值。

接打电话时使用耳机，平时使用设备时尽量不贴脸，睡觉时别把手机放在枕头边……这些看似不起眼的小动作，就已经足够让你远离辐射风险。

准妈妈们也无须购买所谓的防辐射服。电磁波对人体是无差别穿透的，只遮住肚子意义不大。最有效的方式依然是保持距离，合理使用。

电子产品对视力、听力的危害

与其在尚无确切证据的电磁辐射风险上反复纠结，不如把注意力放在第二类有明确证据的间接危害上，也就是长期使用电子产品对视力和听力造成的影响。

先来看视力。屏幕发出的蓝光会对你的视力、睡眠有一定影响，但影响不是特别大。

根据美国眼科学会的数据，日常使用电脑、手机等设备所产生的蓝光不会直接导致眼部疾病，真正会增加眼病风险的是来自太阳的高强度蓝光和紫外线。

那为什么我们用完电子产品后眼睛如此难受呢？这其实是我们把"锅"甩给了蓝光，眼睛的疲劳与不良的使用方式有关。通常，我们每分钟眨眼约15次；但当我们专注地看屏幕或者读书时，眨眼的频率会大幅下降，从每分钟15次降到7次，甚至更少。眼睛长时间疲劳，又没有充足的泪液润滑，自然容易出现干涩、疲劳等不适。

如果想减轻电子产品对眼睛的损害，与其佩戴市场上良莠不齐的防蓝光眼镜，不如遵循简单实用的"20-20-20"原则——**每使用屏幕 20 分钟，就看向 20 英尺（约 6 米）以外的地方，持续至少 20 秒，给眼睛一个放松的机会。**同时保持正确的用眼距离，屏幕距离眼睛大约一臂长。

再来看听力。耳机可以说是现代生活的"标配"设备，不管是通勤、开会、健身、学习，很多人几乎全天佩戴。但你可能不知道，耳机对听力的损伤比你想象中要大得多。

从原理上来看，人听到声音要经历三个环节：收集、传导、神经接收。而当我们使用耳机时，每一个环节，听力都有可能受到损伤。

常见的入耳式耳机通过外耳道内的空气传递声波到鼓膜，使其产生振动，声波再到达听觉神经。大音量或者长时间的刺激会导致听毛细胞死亡，进而导致听力下降。和普通耳机相比，降噪耳机的密闭性更好，更容易导致中耳腔压力的改变，造成中耳炎、听力下降以及耳鸣。相比之下，骨传导耳机可以绕过外耳道和鼓膜，在一定程度上保护了听力。

但无论是哪种耳机，最终声音仍需经内耳感知，因此长时间佩戴都存在隐患。所以，最有效的保护听力的方法不是换耳机，而是控制音量、缩短使用时长。

保护耳朵同样可以遵循"60-60-60"原则，即 60 分贝、60% 的音量、不超过 60 分钟。耳机的音量一格通常是 10 分贝，所以最好不要超过最大音量的 60%。佩戴耳机 60 分钟之后最好休息一下。每日佩戴总时长最好不超过 4 小时。

电子产品带来的其他危害

电子产品对视力和听力的影响相对明确，也比较容易处理。但第三类风险就没那么简单了——它不是来自电子产品本身，而是来自你使用电子产品的方式，最常见的三个问题是：久坐低头、昼夜节律紊乱、户外活动减少。

说实话，要完全不用电子产品并不现实，甚至少用都很难做到。就拿我自己来说，光是写这一节的内容，就已经在电脑前坐了快 4 小时。所以，因循守旧无助于解决问题，我们还是要想办法找到拥抱时代变化的答案。

先来看电子产品使用中最常见的问题——低头久坐。

人的头大约有 5 千克重，占体重的 8%。**当头部垂直于脊柱时，颈椎承担的就是这 5 千克；但只要低头 15 度，颈椎所受压力就翻倍为 12 千克；低头 45 度时是 23 千克；而低头 60 度——也就是你坐着把手机放在大腿上看的姿势——颈椎要承担整整 27 千克的压力。**

低头看手机这个动作看起来简单，其实相当于让肩膀长时间承受一袋大米的重量。日积月累，对颈椎的损耗是实打实的，头痛、眩晕、肌肉紧张等问题往往就是这样开始出现的。

好在这类问题并不是无法避免的。只要调整姿势，合理使用电子设备，就能有效减少伤害。具体你可以参考本书中关于体态矫正和脊柱健康的两节内容。平时面对电子设备时，不要保持一个姿势超过 30 分钟，哪怕只是起来走动一下，也是在保护你自己。

久坐的危害已经是老生常谈了。久坐会导致代谢减慢、体重上升，增加患糖尿病、心脑血管疾病的风险。解决方法也一样明确——打断它。别让自己一坐就是一下午，最长不要超过 90 分钟，最好每 45 分钟就起身活动一下。

除了久坐，电子产品还会影响我们的昼夜节律。比如，你是不是经常在床上玩手机，越玩越精神，结果越睡越晚？这是因为蓝光会抑制褪黑素的分泌，从而扰乱身体的生物钟。

解决方案依然是打断——上床别带手机。你可以试试睡前把手机放在书桌上充电，而不是放在床头柜上，看看效果怎么样。

此外，在室内长时间使用电子产品，意味着我们错过了宝贵的户外活动时间。特别是对于儿童和青少年来说，长时间使用电子产品，大概率意味着近视的出现和身体素质的下降，还会影响身高、智力、情商等方方面面的发育。解决办法仍然是打断——与其反复对孩子说"别看了"，不如创造户外活动的机会，带他们走出去。

只有主动打断这些持续累积的疲劳和紊乱，身体才能喘口气、缓过来，回到可持续的健康节奏。电子产品早已成为我们生活的一部分，我们不可能彻底"断舍离"，但我们可以学着不被它牵着走，找到更平衡的使用方式。

014 | 定期复盘：
如何以"周"为单位评估健康状况

一周有 7 天，对于健康来说，这 7 天意义非凡。

为何这么说？观察一下就会发现，在日常生活中，有些行为是每天都要做一次或多次的，比如刷牙、洗脸、洗手、吃饭、喝水等；还有些行为是每周要做一次或多次的，比如每周运动 3~5 次，每周轻断食 1~2 天，每周采购新鲜食材 2~3 次等。仔细观察就会发现，这些和健康息息相关的行为，基本都是以"周"及其以下的周期（天）为时间单位的。从某种意义上说，一周可以看作健康生活方式的黄金周期。

大量医学研究成果及临床经验表明，几乎所有健康问题，只要在一周内及时做出调整，都还有挽回的余地。

举个例子。如果这一周你睡眠不足、缺乏运动、没晒太阳、没有减少盐分摄入或饮食不够健康均衡，只要你及时意识到这些问题并在这一周内做出改变，那么对健康的影响通常不会太大。但如果以"月"为单位持续忽视这些问题，那么，等你想要纠正的时候，就可能会付出相当沉重的代价。比如，这个月你一直低头看手机或电脑，颈肩部肌肉长期处于紧张状态，甚至导致一定程度的强直痉挛，这时，你不仅会遭受严重的疼痛折磨，纠正这一问题的过程也会相当漫长。更具实践性的做法是，以"周"为单位进行健康行动，在周末考察自己一周的健康状态。

那么，具体如何考察呢？你可以列一个周末健康清单，主要做两件事：第一，盘点这一周的行为，给一周的健康状况打分；第二，趁着周末时间相对自由，针对这一周出现的问题，给出具体的解决方案。

给一周的健康状况打分

如何给一周的健康状况打分呢？结合美国《生活方式医学》中关于健康生活方式的评估体系，以及我所在的健康生活方式医学中心在临床中最常用的远程监测指标，我给你梳理了一套精简版的打分系统。这套打分系统分为以下三步。

第一，一周体重波动情况。

体重是衡量一周健康状况的关键指标，它能直观地反映出诸多身体信息。从体重数据中，我们至少可以洞察三件事：一是这周摄入的食物总量，二是身体消耗的总能量，三是身体代谢功能的强弱。

通常情况下，体重波动范围应该控制在 0.5 千克以内。如果正处于减重期，或本周遭遇了重大事件、生病或做手术等情况，体重波动也不宜超过 1.5 千克。

或许你会心生疑问：正常情况下，控制体重波动可以理解，为何减肥时也不能多减一些体重呢？实际上，这是有科学依据的。即便你有足够的毅力减少食物摄入并增加运动量，每周减重也不宜超过 1.5 千克，最好控制在 1 千克以内。因为身体在短期内感知到如此大幅度的能量变化时，会本能地认为我们正面临严重的营养不良，进而启动一系列保护机制。一方面，身体会尽力避免体重快速下降，接下来即使你再少吃多动，也很难收获同样的减重效果。另一方面，大脑会产生饥饿感，促使你补充流失的能量。如此一来，你可能会更渴望吃东西，一旦难以抵御这种饥饿感，减肥计划往往就会以失败告终。**大量证据表明，将每周减重量控制在 0.5～1 千克，更有利于实现长期减重目标。**

除此之外，我们可能也会遇到家人手术后体重下降，或者有增重需求的情况。研究发现，为了避免身体出现严重的能量代谢紊乱，无论是减重还是增重，短时间内的体重波动都应控制在 1.5 千克以下。

举个例子。我所工作的医院每年都会接收大量冠心病患者进行支架植入术。术后观察发现，这些患者在术后的前两周，很容易出现体重迅速下降的情况。究其原因，一方面是手术本身对身体造成了消耗；另一方面，很多患者因为担心冠心病病情，不敢正常进食。然而，大量研究经过长期追踪后发现，术后半年内，体重迅速下降的患者比体重相对稳定的患者更容易再次出现心梗、心功能不全等严重的并发症。由此可见，我们的身体遭遇感冒发烧，或者其他严重疾病，甚至进行手术等情况时，更要注重保持能量代谢的平衡，满足身体修复的需求。

那么，为什么要以周为单位来衡量体重变化呢？天天称体重不行吗？

确实不行，因为每天的体重波动是多种因素共同作用的结果，它不仅跟我们的饮食摄入和能量消耗有关，还和当天的饮水量、身体的代谢情况、排尿排便情况等因素密切相关。如果仅仅依据一天的体重波动来衡量饮食摄入情况，不仅难以得出有价值的结论，还可能被这种不准确的"规律"误导。此外，如果处于减重期，每天称体重还会无形中增加你的焦虑。

相比之下，每周的体重变化能够更可靠地反映我们的健康状况。你可以设定一个固定的时间，比如每周六早上起床后空腹称一次体重，与上周六的空腹体重进行对比。如果体重波动在 0.5 千克以内，可以给自己打 30 分；波动在 1 千克以内，打 20 分；1.5 千克，10 分；超过 1.5 千克，则不计分。通过这种方式，我们能更科学地了解自己的体重变化情况。

第二，一周日均步数和分布情况。

如今智能手机上的很多 App 都有步数统计功能。打开统计步数的 App，你能清晰地看到当天的具体步数。在当天步数的页面上，通常还可以找到本周、本月及本年度的步数统计情况。这些数据一般会以条形图的形式呈现，让你对自己的步数情况一目了然。除了具体的步数，条形图上通常还会呈现不同时间段的日均步数，以及一天中不同时刻的步数分布情况（图 14-1）。

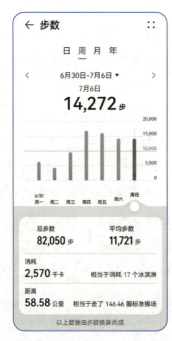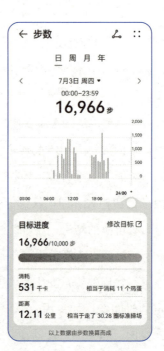

图 14-1　我的每日步数（左）和步数分布（右）示意图

先来看日均步数。以我为例，我的步速较快，约每分钟 100 步，这相当于中等强度的运动。我的日均步数在 8000 步以上，意味着我每天的运动时间接近 80 分钟。即使在走路过程中存在一些低速的、无效的情况，粗略估算下来，每天的有效运动时间也有 50 分钟。如此一来，即使没有专门抽出完整的时间进行运动，我每周的运动总量和强度也基本达标了。

但如果你的日均步数较低，比如不足 4000 步，这就意味着你每天的活动量小且零散，很难将其算作有效的运动时间。此时，你需要尝试安排专门的运动时间来弥补运动量的不足，确保每周的运动总时长达到 150 分钟。

再来看看步数分布情况，它不仅是简单的数据展示，而且是一个更高阶的健康指标，能直观反映出你一周以来久坐的时间及身体姿势的交替情况。

举个例子。打开某一天的步数分布图，页面显示你的步数分布比较分散，几乎每个时间段都有长长短短的小竖线，这意味着你在这一天中进行了多次间歇性活动，没有久坐，身体姿势也大概率在不断交替变化。相反，如果你在某一天的日均步数比较高，但步数都集中在某一个很小的时间段内，全天其他时间段的步数寥寥无几，那么你就要反思是不是这一天坐得太久，身体姿势长时间保持单一状态。

如果日均步数达到 8000 步，且步数分布比较均匀，比如白天每 2 个小时就有走动，那就算达到标准，计 30 分；其中一个达标，计 15 分。

第三，一周平均睡眠时间。

你可以通过戴智能手表来监测自己一周的睡眠时间和睡眠质量，也可以通过每天的入睡时间和起床时间来大致估算平均睡眠时长。

比较理想的一周平均睡眠时间为 6～8 小时。即便无法达到这个标准，最少也不能低于 5 小时，同时最多不能超过 9 小时。

如果平均睡眠时间为 6～8 小时，可以得 40 分；5 或 9 小时，得 20 分；低于 5 小时或高于 10 小时，得 0 分。

体重、步数和睡眠三项指标的总分设定为 100 分，把你的三项得分相加，分数越高，说明你的健康状况越好。如果总分在 60 分以下，意味着你的健康状况不佳，你一定要高度重视，对本周的生活方式进行全面复盘，找出可能影响健康的不利因素，及时做出调整。

做出进一步规划

在完成各项健康指标的评估后，接下来，就要根据每项指标的具体分数，分别为下周和周末制订合理的计划。

首先来看体重。

若体重这一项拿到了满分，说明你这一周的体重管理非常成功。在周末，你可以按照轻断食 16：8 的原则进行饮食安排。如果周六晚上没有聚会安排，你还可以尝试不吃晚饭，给肠胃适当的休息时间，同时也有助于进一步调整身体的代谢状态。

如果体重的增长超出了计划，得到了 20 分，你就需要适当调整下周的饮食和运动计划。你可以选择其中两天进行轻断食，连续两天进行或者分开进行都可以。

如果体重的下降超出了计划，得到了 20 分，甚至是 0 分，你就要深刻反思其中的原因，可以从饮食、运动、生活习惯以及身体状况等多个方面进行排查。如果自己无法分析出问题所在，建议你记录三天的饮食日记，借助一些专业 App 来分析能量的摄入和消耗情况，从而找出问题的根源。

其次来看步数。

如果步数拿不到满分，接下来的调整方式相对比较简单。如果是因为日均步数未达到目标值被扣分，你可以利用周末的时间尽情运动，健身、跑步、打球、爬山都可以，补齐 150 分钟的运动时间。

如果是因为步数分布情况被扣分，说明你一周中可能存在久坐时间过长的情况，你可以在下周的工作日每隔 90 分钟定一个闹钟，定时提醒自己起身活动，变换一下身体姿势，进行简单的伸展运动，以缓解身体的疲劳和僵硬。

最后来看睡眠。

睡眠没有达到满分的情况分析和调整方式相对复杂一些。你需要先明确睡眠问题的根源。如果是因为工作任务紧迫，频繁加班，导致睡眠时间减少而被扣分，那你就可以在周末好好补觉。如果是入睡困难或容易早醒导致睡眠时间不足而被扣分，那就需要你结合后文睡眠、焦虑、抑郁的相关量表进行初步评估，关注一下自己的心理健康。如果自测结果显示存在一定问题，建议及时寻求医生的帮助。

PART
THREE

第 三 部 分

全方位构建
家庭健康管理
系统

从这部分开始，我们将正式进入家庭健康管理的核心战场——全方位构建家庭健康管理系统。

我们每天都在和"衰老"作战，与"炎症"周旋，与"压力"博弈。在这些看不见的战斗背后，你有一个随时可以调动的强大后盾——身体的巨大潜能与自我修复。它们就藏在你对营养摄入的精准管理、运动系统的科学重塑、睡眠节律的深度探索，以及对生活难题的科学应对中。它们是生命延缓衰老的基本盘，也是你在抵御疾病侵袭时所依赖的能量来源。

家庭健康管理系统就建立在你可执行、有正反馈，进而能坚持的家庭日常策略之上。例如，如何在不牺牲口腹之欲的前提下吃得抗炎、抗老；如何用最节约时间的方式锻炼出持久代谢力；如何利用一套可复制的"入睡仪式"，让睡眠变成你的免疫修复车间；如何识别压力红灯，守住情绪底线。

这样一来，你不用刻意改变，生活中的医学智慧，就能让你生活中一动一静、一运一作都成为关于健康的修行。众里寻他千百度，蓦然回首时，你会发现：吃饭还是吃饭，睡觉还是睡觉，运动还是运动，呼吸还是呼吸，但在智慧的加持下，平凡的生活细节也会助你走上健康之路。

· 03 ·

第三章

日常饮食体系搭建

———

吃是本能，吃得聪明才是艺术。

——弗朗索瓦·德·拉罗什富科

015 | 健康饮食：
如何兼顾健康与美味

我们每天都要完成许多日常活动：睡觉、吃饭、运动、喝水、刷牙……在所有与健康相关的活动中，睡眠无疑是首要的，而吃饭则可以说是仅次于睡眠的重要事项。相比之下，无论是运动、喝水，还是口腔清洁，虽不可忽视，但其重要性仍稍逊一筹。

中国自古讲究"民以食为天"。吃饭不仅是为了填饱肚子，更承载着人们对美好生活的向往和追求。然而，当"好好吃饭""吃得健康"被提及时，很多人往往第一时间联想到"清淡、乏味"，仿佛美味与健康天然对立，无法兼得。

然而事实并非如此。在保持充分选择自由的基础上，我们依然可以吃得健康、吃得满足。营养学家、临床医生和基础医学研究者经过长期探索后发现，**健康饮食的关键并不在于严格限制某些食材，而在于合理搭配蛋白质、碳水化合物和脂肪的比例**。换句话说，只要合理搭配"菜、肉、蛋、奶、饭"等主要食物类别，至于你选小白菜还是西蓝花，配鸡肉还是牛肉，吃松花蛋还是鸡蛋，基本上都可以根据自己的喜好自由选择。

均衡膳食

那么，怎么搭配食物才更健康呢？

按照常理，应该根据不同人的情况，制订个性化的饮食方案。事实上，营养学家和医生曾经也是这样思考的。过去，低脂饮食模式在心血管领域十分流行，生酮饮食在减肥界盛行多年，低碳水饮食对控制血糖非常有效，纯素食、蛋奶素食、旧石器时代饮食[①]等也各有各的支持者。再加上各地传统饮食搭配，医学研究中探讨过的饮食方案怎么也有个百十种。

经过数十年、数千项研究的积累，有一种饮食模式超越了所有其他方案。它不仅适用于健康人群，对于大多数疾病患者来说也是最佳选择。这就是均衡膳食。全世界居民的膳食指南都将均衡膳食作为核心原则，从而最大限度地满足不同年龄段和不同能量水平健康人群的营养需求。你熟悉的地中海饮食[②]、DASH 饮食也都是基于均衡膳食的理念形成的。

即使在不同的健康状况下，均衡膳食依然是最优选择。它可以帮助改善血脂、血压，有效控制慢性病的发展。对于已经患病的人群来说，饮食越接近健康的均衡比例，心血管疾病、癌症和呼吸道疾病的死亡率就越低。

均衡膳食搭配需要满足四个关键标准。

标准一：碳水化合物的能量应占总能量的 50%～65%。也就是说，主食所提供的能量应占全天总能量的一半多一点。此外，蔬菜虽然提供的能量较少，但它们也含有一定量的碳水化合物，因此蔬菜的总量应占每餐食物总量的大约一半。

---

① 这种饮食模式的宗旨是模仿旧石器时代人类祖先的饮食习惯，以脂肪含量少、较精瘦的肉类和鱼类为主，适量摄入水果、蔬菜、坚果等，避免摄入谷物、豆类、乳制品等。
② 一种以新鲜蔬果、全谷物、橄榄油、坚果、鱼类为主，减少红肉和加工食品摄入的饮食模式，因有助于心血管健康和情绪稳定而受到广泛推荐。

这个看似简单的比例，医学界用了数十年，走了好多弯路才确认。很多人一减肥就不吃主食，但越来越多的研究表明，低碳水饮食仅在短期减重或血糖控制中有一些效果，一旦持续超过 1～2 年，减重效果不仅不如均衡配比的健康餐，还可能引发高血脂、高血压等健康问题。

《柳叶刀》期刊上发表的一项研究分析了 1.5 万名 45～64 岁成人的饮食，结果显示：碳水化合物摄入低于 40% 或高于 70% 均与死亡率升高相关，而碳水摄入占总能量 50%～55% 的人群，其死亡率最低、寿命最长。

标准二：脂肪的能量应占总能量的 20%～30%。 不饱和脂肪酸最好占到脂肪总能量的 1/3 以上，而饱和脂肪的能量最好控制在总能量的 10% 以下。

过去，医学家（尤其是心脑血管领域）往往"谈脂色变"。但现在人们已经意识到，脂肪是身体不可或缺的能量来源。而且，饱和脂肪与不饱和脂肪的正确比例，是预防心脑血管疾病的关键。研究也发现，低脂饮食和低碳水饮食一样，与均衡饮食相比，并没有显著的减重优势。低脂饮食既不能有效减掉更多体重，在体重维持方面也没有明显的优势。

标准三：蛋白质的摄入量应为每天每千克体重 1～1.5 克，换算下来，蛋白质的摄入量应占总能量的 10%～20%。 适量的蛋白质有助于维持肌肉质量、修复身体组织，并支持免疫系统的功能。优质蛋白质的来源包括瘦肉、鱼类、鸡蛋、豆类和低脂乳制品等。

标准四：最后也是最重要的一条，所有的能量来源——碳水化合物、脂肪和蛋白质——最好都来自天然食物，而不是加工甚至深加工食物。 关于天然食物与加工、深加工食物的区别，我们将在后续章节中进行更详细的探讨。

秘密武器：四格餐盘

总结一下，均衡饮食的比例大致为 50%～65% 的碳水化合物、20%～30%

的脂肪和 10% ～20% 的蛋白质。无论是点外卖、在家做饭，还是应酬时，都可以应用这一饮食比例。具体操作很简单，分两步走。

第一步，为自己准备一个合适的四格餐盘。成人一般可以选择直径约 23 厘米的 9 寸餐盘，将餐盘划分成四个均等的格子，分别对应每类食物的分量。

像这样的四格餐盘能带来哪些好处呢？

首先，它在减肥方面效果显著。2021 年，一项综合分析多个研究结果的研究显示，使用分量控制餐盘的人体重平均减少了 2.02 千克，BMI（身体质量指数）显著降低了 0.87 千克 / 平方米。2023 年，一项发表在《家庭医学年鉴》上的研究指出，超重人群使用四格餐盘规划日常饮食 6 个月后，腰围平均减少了 2.18 厘米，12 个月后腰围平均减少 3.15 厘米。

其次，研究还发现，糖尿病患者使用四格餐盘规划一日三餐后，血糖控制更加平稳，效果甚至超过了传统的糖尿病治疗方案。相关研究表明，血糖管理不佳的糖尿病患者使用餐盘 6 个月后，糖化血红蛋白下降了 1.13%，体重减少了 3.64 千克。

再次，四格餐盘的使用门槛非常低，无论是小朋友还是老年人，都能轻松理解并快速使用。如果要求每天摄入多少营养素、多少能量，规定各种食物的比例，这样的操作会显得过于复杂且不易坚持。但是有了这个餐盘后就不一样了——我们在选择食物时有了更大的灵活性，操作起来简单，且更容易坚持。

最后，四格餐盘还能潜移默化地改变我们的饮食习惯。研究发现，使用四格餐盘的人更倾向于选择健康食品，尤其是小朋友更愿意吃蔬菜了。

第二步，规划四个格子，每个格子对应以下四类食物。

·蔬菜类

·谷薯类（即主食，包括米、面、馒头、红薯、山药、土豆等）

·鱼肉蛋豆类（包括鸡鸭鱼肉、猪牛羊肉、鸡蛋和豆类等）

·水果类

这四格并不是平均分配的，其中蔬菜类占比35%，谷薯类占比25%，鱼肉蛋豆类占比25%，水果类占比15%。如果你的这一餐没有水果，就把水果那一格拿出来给蔬菜。这样餐盘的一半是蔬菜，另一半是鱼肉蛋豆和谷薯类。

另外，每天再搭配一杯牛奶，就能完成一顿均衡的三餐。图15-1是四格餐盘示意图，你可以在网上找一找类似的实物。

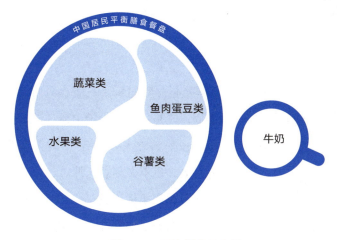

图 15-1　四格餐盘示意图

无论是点外卖还是在家做饭，你都可以用四格餐盘来盛装食物。在外应酬时，你也可以将面前的餐盘想象成四个分区，分几次将四类食物摆放在盘中，然后开始享用。

完成这两步，你的饮食已经妥妥在及格线以上了，接下来我再给你一些加分建议：**四格餐盘内的食物尽量多样化。主食方面，推荐多吃粗粮和薯类；肉类方面，每周至少吃两次鱼肉；蔬菜方面，建议深色蔬菜（如西蓝花、胡萝卜、花椰菜等深绿色、橙色、紫色的蔬菜）占蔬菜总量的至少一半。**

　　这些小建议可以记在心里，尽量按建议去做。即便今天没有完全做到，明天再试试。只要你努力去做，就会逐渐养成健康的饮食习惯。

016 | 饮食底线：
吃饭最重要的原则是什么

　　说到吃这件事，大概没有谁不关心。我们每天三餐，外加零食、饮料，不断在吃与不吃之间做选择。说到底，吃是每个人生活中最日常，也最难放下的欲望。《礼记》早就讲过："饮食男女，人之大欲存焉。"对美食的向往，是写在我们基因里的本能，很难彻底克服，也不必刻意压抑。

　　在日常看诊中，我最不愿做的事就是跟患者说教——"你只能这么吃""你应该那么吃"。人同此心，心同此理。我自己也是个美食爱好者，非常理解，吃的乐趣不只是能量的补充，更是生活中不可或缺的体验。

　　正因如此，**在"吃"这件事上，我始终坚持一个原则：能少说道理就少说。但如果必须提出一个饮食建议，那我会说两个字：天然。**

　　天然食物好，这谁不知道呢？可真要落实到日常生活中，远比想象中复杂。不信，你想想看——

　　你吃的大米在来到你家之前，要经过去壳、研磨、精选、清洗、浸泡、蒸煮等步骤，这样还算纯天然食物吗？你平时炒菜用的酱油是纯天然的吗？有一段时间"科技与狠活"闹得沸沸扬扬，人们对天然食品产生了很大的争议。那怎么才能挑到真正天然的调味品？超市货架上那些琳琅满目的包装食品，里面有没有真正天然的？……

"天然"这两个字看似简单，做起来却一点不轻松。但别担心，接下来我会告诉你什么样的食物可以算"天然"，它具体又分为哪三个层次。只要你能尽量把饮食习惯靠近这三个层次，哪怕偶尔吃多了点、搭配不那么均衡，也不会对身体造成什么大的影响。

无额外添加

天然饮食的第一层标准是尽量少添加，最好只保留食物本身的成分。

我们现在吃的很多食物都经过了一定的加工。简单的粗加工，如分拣、清洗、包装都是可以接受的；但如果是经过多道工艺、加入大量成分的深加工食品，就需要格外注意了——它们已经被世界卫生组织列为影响人类健康的重要因素之一。

怎么判断是不是深加工食品呢？很简单，**看看配料表。添加剂越多，加工程度往往越深**。为了改善口感、颜色，延长保质期，食品工业允许在加工过程中使用添加剂。根据中国商品分类标准，目前允许使用的食品添加剂多达35类、2400多种，常见的有防腐剂、色素、甜味剂、膨松剂、增稠剂、香精等，它们被应用在上万种食品中。

那这些添加剂到底能不能吃？根据现有的科学研究，我们只能说，在规定剂量范围内，食品添加剂对人体健康没有明显的短期危害。但研究尚未确定的是，这些物质对长期健康究竟有益还是有害。

为什么没法研究？原因你完全可以想象：我们不可能安排一组人只吃含

某种添加剂的食物，另一组人完全不吃，然后跟踪 10 年以上看他们谁更健康。这样的实验在伦理上难以通过，现实中也几乎无法实施。

但另一方面，又有足够多的科学研究发现，长期吃添加剂多的食品的人，肥胖、"三高"、心脑血管疾病、肿瘤、过敏性疾病的发病率都会大幅度提高。

比如，有一些食用色素和防腐剂与儿童多动症相关；深加工肉制品因为含有亚硝酸盐成分，被世界卫生组织列为"对人类有致癌作用"的食品；玉米糖浆这种十分常见的甜味剂，与全球肥胖流行明确相关；人工甜味剂如阿斯巴甜、蔗糖素、糖精，虽然在一定程度上可以减少糖的摄入，但它们可能会扰乱肠道菌群，甚至影响血糖代谢。

基于此，至少可以得出一个初步结论：**添加剂越多的食品，整体安全性越差**。

此外，像盐、糖、各种植物油等调味品，添加剂也应尽量控制，越少越好。举个例子，老祖宗烧菜用的酱油，是用豆子、小麦或者麸皮加水和盐发酵得到的，这些都是酱油里应该有的天然成分。但如果你在配料表上看到很多生僻、冗长的名字，多半就是添加剂，它们本不该出现在一瓶天然酿造的酱油里，当然越少越好。

现在不少食品品牌开始强调"配料表干净"，这是一个非常积极的趋势。如果我们在挑选食物、选择零食时也坚持这个标准，那整个食品行业就会朝着更健康的方向前进，我们每个人也会因此受益。

全食物

天然饮食的第二个层次叫"全食物"。简单来说，就是食物越接近天然的完整状态越好。

什么是天然的完整状态？最典型的两个例子是全谷物和全水果。

真正的全谷物或由其制成的食品，应该保留谷物中的所有天然组成部分和营养成分。如果经过加工，也必须确保其营养含量与原始谷物相当。

比如，白米饭、白面馒头虽然配料表干净，符合"无额外添加"的第一层标准，但它们经过了去壳、清洗等一系列加工，尤其是去壳，破坏了小麦、稻米的完整性。要知道，胚芽和麸皮是谷物营养非常重要的一部分，含有大量膳食纤维、优质脂肪、维生素 A、维生素 B、维生素 E，以及镁、铁、锌等矿物质。而精加工的米、面无法提供这些营养成分。

那哪些食物才属于全谷物？常见的包括小米、藜麦、糙米、黑米、红米、大麦、燕麦、莜麦和全麦等。这类谷物在加工过程中尽可能保留了种子的完整结构，包括麸皮、胚芽和胚乳，是较为理想的主食选择。

对于市面上销售的全谷物加工食品，也要格外留意。并不是商品名中出现"全麦"字样就一定符合全谷物标准。判断的关键是配料表——"全麦"必须排在配料表的首位，才说明它是产品的主要原料。根据美国食品药品监督管理局的规定，**只有当全谷物含量不低于 51% 的产品，才可以标注为"全谷物食品"**。

所以，全麦面包虽然相较白面包略胜一筹，但往往仍含有不少添加剂，不完全符合"天然无添加"的标准，还是要少选。反倒是纯燕麦粥、燕麦奶，配料表里只有燕麦和水，健康得多。

当然了，如果家里原先一直吃精米白面，一下子改成全谷物，孩子可能不乐意，老人也可能说吃完肠胃不舒服。怎么办呢？有两个办法。

一是逐步替换。起初用全谷物替代白米或白面的 1/5，3 个月后提升至 1/3，约 1 年后可逐步过渡到 1/2。米饭可以考虑盖饭，面条可以考虑炸酱、打卤、浇头，跟菜一起吃，就没那么明显了。

二是改变形态。将杂粮打成米糊或豆浆，替代白米粥，既营养丰富又更易被接受。

全水果的原则跟全谷物一致——尽量保留水果的原始形态。能连皮吃的水果建议保留果皮；若必须去皮，也应避免进一步加工（如榨汁、滤渣等），以免丢失宝贵的膳食纤维和维生素。最推荐的是新鲜水果，其次是真空包装、冷藏或冷冻的果块。

未经过滤的鲜榨果汁行不行呢？虽然这类果汁保留了一部分膳食纤维，但由于绕过了咀嚼环节，升糖速度仍快于整果，对于血糖偏高或需要控糖的人群，依然不太推荐。

水果干则是一个替代选项，适用于暂时无法获取新鲜水果的场景。建议选择配料表中仅含水果本身，采用自然风干或冻干技术的产品。但要注意，风干过程会使水果损失一部分水溶性维生素，而且水果风干脱水后体积变小，果糖等能量成分的变化却不大，容易吃多，导致热量超标。

相反，天然形态的食物因富含水分和纤维，能够有效延缓胃排空速度、增强饱腹感，帮助减少无意识进食的次数和总量。坚持选择全食物，不仅能优化营养结构，还能更自然地控制饮食总量，让健康成为一种顺其自然的习惯。

食物多样性

天然饮食的第三个层次，是你吃的食物要接近大自然里的多样性。

首先，你餐盘里的食物应该是五颜六色、多种多样的。

不同颜色和种类的食物，往往含有不同的营养成分。例如，青椒富含维生素C，西红柿含有番茄红素，茄子中的花青素有抗氧化作用。这些天然活性物质和微量元素彼此协同，共同支持身体各项功能的正常运行。因此，《中国居民膳食指南》推荐每天摄入不少于12种不同种类的食物，种类越多样，营养越均衡。

那么，直接吃维生素片、补充抗氧化保健品可以吗？

大量研究表明，补充单一营养素往往无法有效降低慢性病风险。天然食物的优势，恰恰在于它们包含多种有益成分的协同作用。这也就解释了为什么含有一种或几种抗氧化剂的营养保健品，对于疾病预防没有像天然食物这么大的作用。

其次，按照自然界生物链的构成，我们吃植物性食物的比例应远远高于动物性食物。

在蛋白质方面，应当同时摄入植物蛋白（如豆类及其制品）和动物蛋白（如禽肉、鱼类和蛋类）。而对于脂肪，只要来源天然，就不必过度回避。过去数十年对脂肪的误解，已经在今天被逐渐纠正了。研究发现，与精制糖或淀粉相比，天然脂肪对胰岛素的刺激最小。如果你吃的脂肪具有多样性，你的不饱和脂肪酸、饱和脂肪酸就可以达到均衡，脂肪的代谢就会很健康。

至于碳水化合物，也无须"谈碳色变"。真正需要控制的，是那些经过高度精加工、容易上瘾的碳水食品。比如精制糖、甜点、白面包这类食品，确实会刺激多巴胺通路，让人忍不住越吃越多。而粗粮、薯类、全谷物等结构完整的碳水来源，不仅能提供稳定能量，还富含膳食纤维，有助于控制食量、维持代谢健康。

总之，如果记不住复杂的营养规则，不妨记住这一个原则："天然"是底线。**只要做到三点——不额外添加、保留完整结构、确保摄入多样，你的饮食就已经在很高的健康水平上了**。如此一来，既保住了身体的根本，也保留了对美食的热爱。吃得安心，吃得开心，才是可持续的健康之道。

017 | 规律三餐：
一日三餐必须规律吗

不知道你是否也有这样的感觉：在现代社会，一日三餐已经不再是雷打不动的了。

美国心脏病学会的研究显示，美国职场中几乎没有人严格遵循早中晚三餐的规律。人们每天吃东西的次数最少为 4.2 次，最多可达 10.5 次，只有凌晨 1～6 点这 5 个小时没什么人吃东西。也就是说，美国的职场人几乎全天都在进食。而在中国，我们也正经历这一变化。我观察到，**现在的孩子们已经不会用"你吃了吗"来跟同学打招呼了，因为他们随时都可以吃点什么。**

但与之相反的一个现象是，该吃饭的时候大家好像又不吃。不少年轻人因为时间紧张不吃早饭。一些过了 40 岁的朋友则坚持"过午不食"，即不吃晚饭。还有的人嫌食堂难吃，选择跳过午饭，晚上回家再多吃点。除此之外，坚持一天一次轻断食的人也不在少数。

那么问题来了：我们到底该吃几顿饭？什么时候吃对身体最好呢？这一节我们把这些问题一次性说清楚。

一日三餐可以不吃吗

关于早餐，有一个标准定义：**早餐是在起床后 2 小时内、上午 10 点之**

前，开始一天活动前的第一顿饭。只喝饮料不算早餐，再晚就算午餐了。

一项关于中国居民早餐的调研显示，35%的人无法做到每天吃早餐，11%的人经常不吃早餐。早晨时间确实紧张，但我仍然建议你不要跳过这一餐，因为这可能带来三方面负面影响。

第一，不吃早餐更容易导致营养不足。据统计，在不吃早餐的人中，有74%的人，维生素和矿物质的摄入量未达到推荐量的2/3，并且他们会喝更多的含糖饮料。

第二，不吃早餐更容易长胖。经常吃早餐的人，超重或肥胖的风险比不吃早餐的人低约50%。在早上，身体的生物钟可以指挥能量代谢得更快、更多，因此吃进去的食物更容易被消耗，而不会堆积成脂肪。此外，吃了早餐，中午就饿得慢，不容易暴饮暴食。因此，吃早餐被医学专家视为控制体重的有效策略。

第三，不吃早餐更容易患上"三高"和心脑血管疾病。要知道，仅仅不吃早餐这一项就会使患糖尿病的风险增加21%。还有一项大型前瞻性研究发现，不吃早餐的男性与经常吃早餐的男性相比，患冠心病的风险高出27%。

综上所述，结论已经很明确了：早餐不能不吃。接下来你可能会问：午餐可不可以不吃？

其实，跳过午餐的人并不多。毕竟，我们经过一上午的工作，下午还需要继续忙碌，通常不会轻易跳过午餐。不过，也有不少人会为了晚上的聚会，选择不吃午餐，留着肚子晚上多吃点，这样做可以吗？

其实不太行。一项长达15年、覆盖18万人的追踪研究发现，不吃午餐的人与每天吃三顿饭的相比，死亡率增加了12%。这表明，长期不吃午餐可能会对健康产生负面影响。

再来看看晚餐。"过午不食"的说法源自佛教的一个教规，跟养生并没有什么直接关系，也没有太多循证医学的证据。在医学领域，不吃晚餐这一策略主要是在减肥时使用，并不是健康人的常规饮食模式。

一些高水平的随机对照研究表明，不吃晚餐，其余两顿随便吃，摄入的热量居然比规律吃三餐高。日本的一项研究发现，无论男女，如果不吃晚餐，3年后体重更有可能增加，甚至超重和肥胖的风险也会增加。

还有一些比较新的吃法，比如将一天的饭集中到一顿，或者今天少吃晚饭、明天少吃早饭，这样随意一点的方式怎么样呢？一项涉及 2.4 万人、平均跟踪 7.7 年的研究指出，每日三餐，最好一餐也不要少。与每天吃三顿饭的人相比，每天只吃一顿饭的人，心血管疾病的死亡风险会增加 83%；每天吃两顿饭的人虽然情况稍微好一点，但全因死亡风险仍然会增加 7%，心血管疾病死亡风险增加 10%。

这样看来，一天三顿饭，哪一顿都不能少。那么，如果把三顿变成四顿、六顿，多吃几顿是不是更好呢？

关于这个问题的研究有很多，但结果并不一致。美国医学会的结论是，在摄入热量相同的前提下，增加进食次数并不能显著降低体重，也无法有效改善高血压、高血脂等代谢风险因素。换句话说，想靠少食多餐来减肥、养生可能并不靠谱。相反，频繁进食更容易导致热量摄入不知不觉超标，越吃越胖。

总结一下，就是饮食不规律不利于健康。三餐按时吃，是目前最稳定、最可靠的健康饮食方式。

接下来的问题是，这三餐哪一顿该多吃一点，哪一顿又可以少吃一点呢？国内一项长期跟踪研究为我们提供了线索。这项研究覆盖了 9 个省份、3000 多名参与者，在长达 10 年的时间里追踪了来自不同省份参与者的饮食模式和认知能力表现。研究团队将饮食模式划分为 6 种：三餐均衡、早餐为主、午餐为主、晚餐为主、加餐丰富、不吃早餐。可以说，我们能想到的各种饮食模式，这项研究几乎都考察到了。结果哪一种赢了呢？

"三餐均衡"赢了——**每天三餐吃得大致相当的人，认知能力表现得最为**

理想。相比之下，其余五种饮食模式的参与者，在认知测试中表现都相对较差，尤其是"不吃早餐"的群体，认知能力下降最为明显。

还有一项研究尝试了一种特别的饮食模式：早餐和晚餐摄入的热量高，中午吃得少。结果发现，这种分配三餐的方式不但容易导致体重增加，还会使胰岛素抵抗指数显著上升，不利于血糖控制。

这里还需要特别提醒一点：现在很多人下班晚，有时会跳过晚饭，到了深夜 10 点、11 点来一顿加餐。这样的饮食习惯危害极大，必须引起重视。有研究发现，与前面提到的早晚高热量饮食相比，深夜进食带来的健康风险更高。深夜加餐，罹患冠心病的风险会增加 55%；如果在睡前两小时内摄入较高热量，超重或肥胖的概率会增加 80%。

所以，如果真的很饿，宁可晚餐吃得丰富一些，也不要等到深夜再进食。

一日三餐饮食均衡的重要性

那么，为什么要吃三餐？这背后的原理究竟是什么？

要回答这个问题，我们得从一个更基础的问题出发——我们为什么要吃饭？这就势必要提到本书中经常出现的关键词——生物钟。

你之所以会感到饥饿，并不仅仅是因为进行了剧烈的脑力或体力活动。即使整天躺着不动，你也会感到饿。因为只要你醒着，你的身体就在消耗能量。

吃饭这件事，归根结底是为了配合生物钟这个与太阳节律同步的生命节奏。假设我们每天的睡眠时间是 8 小时，那么我们一天中清醒的时间大概是 16 小时。在这 16 小时里，我们每隔 4~6 小时需要吃一餐来补充能量，平均下来，自然就是三餐的节奏。这意味着你的三餐时间应该和你的生物钟，也就是"起床—入睡"的节律匹配。比如，你早上 7 点起床，晚上 11 点睡觉，那么理想的三餐时间就是早上 8 点、下午 1 点、傍晚 6 点。

如果打乱这个节律，比如晚吃、少吃，会发生什么呢？科学家发现，我们大脑里有一个"中央生物钟"，而身体各个器官，尤其是与能量摄入和代谢有关的器官，也有各自的"外周生物钟"。在正常状态下，中央生物钟主导节奏，外周生物钟协同配合，共同完成对能量的感知、利用和储存。但如果你经常打乱饮食时间，比如不吃早餐、晚饭拖到深夜，甚至临睡前再来一顿夜宵，就会导致外周生物钟节律紊乱，反过来干扰中央生物钟。久而久之，内分泌系统、神经系统、代谢系统就会失去平衡，你的身体就跟着乱套了，糖尿病、冠心病等慢性病的患病风险也会随之增加。医学界已经有充分的证据可以证明这一点，我们就没必要再拿自己的身体去试验了。

轻断食 ≠ 三餐不规律

不过，你心里可能还会有疑问：前面不是提倡每周进行 1～2 次轻断食吗？轻断食主张一天吃一顿或者两顿饭，怎么现在又强调一天吃三餐对健康最有利呢？

如果你想到了这个问题，恭喜你，你已经可以对健康管理进行独立思考了。下面我们来具体解释一下这两者的区别。

首先，轻断食并不是简单地少吃几顿饭。科学意义上的轻断食，是指在保证营养均衡的前提下，适度减少总能量摄入。而日常生活中我们说的"一天吃一顿或两顿"，很多时候是把原本应分散在三餐中的热量集中到一顿或两顿摄入，这对身体是一种负担，不仅容易引发血糖波动，还可能干扰消化系统，跟轻断食是两码事。

其次，三餐规律是健康的基本盘。规律的一日三餐是身体稳定运行、维持生物节律的基础。而轻断食是在这个基础上的短期调节，人为给身体创造一个"恶劣"的环境，让它去突破当下的状态。我们的身体既需要稳定的节律，也需要偶尔的突破。但如果天天挑战极限、忽视节律，任谁也受不了。

一日三餐，不仅是一种"习惯成自然"的生活方式，更是医学研究反复验证的健康共识。有规律、吃得健康的一日三餐，是值得长期坚持的生活方式。

018 抗炎饮食：
如何通过饮食扑灭慢性病的隐形之火

现代高糖高脂、低纤维的饮食结构正在重塑我们的肠道生态，导致肠道屏障功能受损，激活炎症反应。也就是说，有很多炎症确实是被我们"吃"出来的。同时，其他不良生活方式也在身体里不断制造炎症，这些炎症成为滋养慢性病的土壤，它们会削弱人体组织修复能力、加速细胞衰老、破坏免疫平衡，最终成为心脑血管疾病、糖尿病、癌症等疾病的导火索。

按照"从哪里来，回哪里去"的哲学思想，既然不健康的饮食会引发炎症，那么健康的饮食能否成为对抗炎症的利器？我们是否可以通过调整饮食来"吃"掉体内已有的炎症？

科学给出了肯定的答案。

多项临床研究都提供了有力证据——饮食有促炎和抗炎之分，长期摄入会带来健康层面的巨大改变。哈佛大学一项长达 32 年的随访研究证实，长期摄入促炎饮食的人群，其心脏病风险会升高 46%。

DII（Dietary Inflammatory Index，膳食炎症指数）是由美国哥伦比亚南卡罗来纳州大学研究团队于 2009 年首次提出的膳食评估工具。该指数基于 1950 年至 2007 年全球范围内关于食物成分与炎症标志物关系的科学研究，通过系统分析大量数据建立而成，是目前唯一经过大样本验证且持续优化的膳食炎症量化评估体系。DII 评分系统采用了一套科学严谨的赋值标准。

促炎成分（+1 分）：经研究证实可显著提升促炎因子（如 IL-1β、IL-6、TNF-α、CRP 等）或降低抗炎因子（如 IL-4、IL-10 等）的食物成分。

抗炎成分（–1 分）：经研究正式能有效降低促炎因子或提升抗炎因子的食物成分。

中性成分（0 分）：对炎症标志物无显著影响的成分。

通过分析个体日常饮食中 45 种营养成分的摄入情况，累计各项成分的炎症赋值得出总分，总分大于 0 为促炎饮食，总分小于 0 为抗炎饮食。总分数值大小直接反映了膳食的炎症影响强度。这一量化工具为临床研究和健康管理提供了重要的膳食评估依据。

抗炎饮食的高下之分

目前，一些有效的抗炎营养素已经得到了明确的科学验证（表 18-1）。

表 18-1　有效抗炎营养素及其来源

营养素	来源
大豆异黄酮	大豆及其制品
β- 胡萝卜素	橘色蔬菜，如胡萝卜、南瓜等
黄酮醇	洋葱、羽衣甘蓝、西蓝花、苹果、浆果等
Omega-3 脂肪酸	深海鱼类和坚果
维生素 C	蔬菜和柑橘类水果
膳食纤维	全谷物，如藜麦、燕麦、糙米等
姜黄素	姜黄、生姜、肉桂等
花青素	红色、紫色的蔬菜

虽然食物可以抗炎，但我们在日常饮食中，可能会遇到两个问题。

第一，可以在食谱中无限添加抗炎食物吗？

比如，既然深海鱼类可以抗炎，那我每顿饭都吃深海鱼可以吗？答案是否定的，虽然深海鱼类含有抗炎成分，但过量摄入会导致脂肪比例失衡。当脂肪摄入量超过每日人体需求，反而会引发促炎效应。

第二，可以只吃最喜欢的抗炎食物吗？

比如，我可以每天只吃喜欢的豆制品来抗炎吗？答案也是否定的。研究表明，单一食物的抗炎效果是有限的，摄入 3 份大豆的抗炎效果与 1 份相当，但 1 份大豆搭配 1 份蔬菜和 1 份深海鱼，却能产生 1+1+1 > 3 的协同效应。每种抗炎食物的核心作用机制不同，多样化的饮食结构才能释放协同效应，构建强大的抗炎体系。

抗炎饮食模式

目前比较受欢迎的抗炎饮食模式有两个：一个是地中海饮食，在《美国新闻与世界报道》发布的最佳饮食榜单中，地中海饮食连续多年被评选为最佳饮食模式；另一个是由美国亚利桑那大学整合医学中心创始人安德鲁·威尔博士开发的抗炎饮食金字塔，这个金字塔共有 12 层，越靠近底层的食物，越应该是日常饮食的主要组成。

结合地中海饮食和抗炎饮食金字塔，我为你梳理了一个比较方便易操作的抗炎饮食模式（表 18-2）。

表 18-2　抗炎饮食模式

层级	种类	具体说明
基础层（每日核心）	蔬菜（每天 4～5 份）	每份约为 80 克，深绿叶菜、十字花科蔬菜优先
	水果（每天 3～4 份）	每份约为 1 个中等大小的水果，如 1 个苹果或 2 个李子。建议多食用浆果类水果，富含花青素
	全谷物（每天 3～5 份）	每份为半碗煮熟的燕麦、糙米、荞麦等
	杂豆（每天 1～2 份）	每份为半碗煮熟的豆类，如红豆、黑豆、鹰嘴豆等
核心层（关键抗炎物质载体）	优质油脂（每天 5～7 份）	特级初榨橄榄油（1 汤匙 / 份）、核桃（2 颗 / 份）、亚麻籽（1 汤匙 / 份）等
	鱼类（每周 2～6 份）	每份约为 113 克鱼肉或海鲜，如三文鱼、沙丁鱼等
	豆制品（每天 1～2 份）	豆浆 240 毫升，豆腐 120 克，黄豆 28 克等
强化层（抗炎增效剂）	亚洲菌菇（不限量）	香菇、金针菇、平菇等
	健康香料（不限量）	大蒜、姜黄、生姜、罗勒叶、肉桂、迷迭香、百里香等
	茶饮（每天 2～3 杯）	白茶、绿茶、乌龙茶等
限控层（谨慎选择）	红酒（每天不超过 2 杯）	可选，如果原本不喝酒，则没必要喝
	健康甜品（极少量）	无糖果干、黑巧克力、水果冰沙等

除了针对普通人的抗炎食物，对于不同的慢性疾病患者，还需要有侧重性地精准抗炎。

比如，对高血压患者来说，高钠饮食会激活血管内皮的炎症反应，而钾、镁离子能有效中和钠的负面效应。全球医学权威刊物《高血压》的相关研究表明，每日摄入充足钾和镁的人群，其收缩压 / 舒张压比钾镁缺乏者平均降低 11.4/5.5 毫米汞柱。对于高血压患者，可以食用"钾镁黄金组合"：早餐搭配 1 根香蕉（约补钾 468 毫克），晚餐食用少盐的紫菜蛋汤（每碗约含镁 105毫克）。

再如，对关节炎患者来说，浆果类与姜黄素的协同作用可靶向抑制关键致痛因子。多食用樱桃等浆果，可以有效抑制关节疼痛炎症因子。《营养学》期刊发表的研究显示，持续 6 周每天吃 10 颗樱桃，患者的疼痛指数会下降35%。而姜黄素配合高钙奶制品，既能起到止痛作用，还可以补充钙质，预防骨质疏松。

家庭餐桌的抗炎计划

想要真正实现精准抗炎，膳食炎症指数（DII）是关键指标。表 18-3 和表18-4 分别列举了排名前 15 的抗炎食物和促炎食物，以及食用这些食物的具体方法。你可以根据这两个表格，优化家庭冰箱的食材储备，让每一餐都成为对抗慢性炎症的"武器库"。

此外，即使是抗炎食材，也要注意低温烹饪，因为高温也会产生促炎物质。具体来说，首选的烹饪方式是蒸煮，接下来依次是快炒、烤制、油炸。

当每一餐的选择都成为对抗慢性炎症的武器，餐桌便不再是疾病的温床，而是健康的堡垒。掌握抗炎饮食的智慧，便是将健康的主动权牢牢握在自己手中，于日常烟火里扑灭无声燃烧的慢性病之火。

18-3　抗炎食物排名表

排名	食物名称	DII 评分	核心抗炎成分	家用推荐
1	亚麻籽	−0.98	Omega-3 脂肪酸、木酚素	每日 1 勺（约 10 克）拌酸奶 / 燕麦，避免高温烹调
2	野生三文鱼	−0.85	EPA/DHA	每周 2 次，每次食用掌心大小（约 80 克），清蒸或低温烤制
3	特级初榨橄榄油	−0.73	橄榄苦苷、单不饱和脂肪酸	凉拌或低温炒，每日 2 汤匙（30 毫升）
4	蓝莓	−0.68	花青素、维生素 C	每日约 20 颗，直接食用或打蔬果汁
5	黑巧克力（≥85%）	−0.65	黄烷醇、多酚	每日 10 克，选择无添加糖产品
6	菠菜	−0.63	叶黄素、镁	沸水焯 30 秒后凉拌，每日 1 把（生重 50 克）
7	绿茶	−0.61	儿茶素	每日 2～3 杯（300 毫升，6～8 克茶叶），水温 ≤80℃，避免破坏活性
8	核桃	−0.58	α- 亚麻酸、褪黑素	每日 2 颗整仁，加入粥或沙拉里
9	羽衣甘蓝	−0.56	硫代葡萄糖苷	撕碎做沙拉，每周 3～5 次，每次 50 克
10	紫甘蓝	−0.54	花青素、异硫氰酸酯	切丝凉拌，每周 3～5 次，每次 50 克
11	姜黄粉	−0.52	姜黄素	做姜黄奶，或搭配黑胡椒做咖喱，每日 1～3 克
12	奇亚籽	−0.49	Omega-3 脂肪酸、膳食纤维	泡发后加牛奶 / 椰奶，每日 10 克
13	香菇	−0.47	β- 葡聚糖	煮汤或炒菜，每次 50 克（鲜重）
14	黑枸杞	−0.45	原花青素	泡水（水温 ≤60℃），每日 5 克
15	柑橘类水果	−0.43	维生素 C、橙皮素	每日 1 个橙子或 2 个柑橘

　　注：燕麦、黑米、西蓝花、番茄、樱桃、杏仁、大豆、黑茶、红葡萄、石榴、洋葱、大蒜、苹果、芹菜、甜椒等也属于抗炎食物，可以酌情轮替食用。

18-4　促炎食物排名表

排名	食物名称	DII 评分	核心促炎成分	家用推荐
1	人造奶油	+0.89	反式脂肪酸	彻底禁用，改用牛油果酱涂抹面包
2	油炸薯片	+0.76	丙烯酰胺、反式脂肪酸	替换为烤紫薯片或坚果
3	加工香肠	+0.72	亚硝酸盐、饱和脂肪酸	选择自制鸡肉肠（鸡胸肉搭配香料）
4	棕榈油	+0.68	饱和脂肪酸	避免购买含棕榈油的零食，如饼干、方便面等
5	肥猪肉	+0.65	饱和脂肪酸	每周食用 ≤2 次，替换为瘦猪里脊
6	含糖饮料（可乐等）	+0.63	果葡糖浆、精制糖	改喝柠檬水或乌龙茶
7	蛋糕（预包装）	+0.60	反式脂肪酸、精制碳水	替换为全麦面包
8	黄油	+0.58	饱和脂肪酸	烹调改用特级初榨橄榄油，烘焙用牛油果替代
9	辣条	+0.55	反式脂肪酸、高钠	彻底避免
10	炸鸡	+0.52	晚期糖基化终末产物	改用空气炸锅制作（无油）
11	动物内脏（过量）	+0.49	血红素铁	每月 ≤1 次，每次 ≤50 克
12	椰子油（精炼）	+0.47	饱和脂肪酸	冷榨椰子油可少量外用（护肤），避免高温烹饪
13	白砂糖	+0.45	精制糖	用椰枣浆、肉桂粉调味，替代白砂糖
14	方便面	+0.43	反式脂肪酸、高钠	非油炸方便面搭配水煮青菜替代
15	培根	+0.40	亚硝酸盐、饱和脂肪酸	用煎杏鲍菇片替代

注：起酥油、冰激凌、膨化食品、烤肠、人造黄油、煎炸油（反复使用）、奶油蛋糕、速溶咖啡伴侣、薯条、红糖（精制）、午餐肉、蛋黄酱、奶精、盐渍话梅、即食咖喱酱等也属于促炎食物，应酌情酌量食用。

019 | 发酵食品：
为什么你该吃更多发酵食品

　　如果说整个人类饮食史上有什么"神来之笔"，那发酵一定算一个。无论在哪个国家或地区，许多食物的发酵，最初只是因为储存时间过长而"变质"的偶然。但这种偶然却在不经意间创造出了新的风味和价值，让发酵食物成为人类日常饮食的一部分，最终被写入各国的饮食文化中。

　　比如，西方有用苹果酿醋、用葡萄酿酒、将牛奶发酵成奶酪的传统；中国也有把大米酿成醋或黄酒，将黄豆发酵成豆豉、豆瓣酱、酱油等的做法。这一节，我们就来看看发酵的植物性食物有哪些意想不到的营养价值，它们有没有可能作为保健食品助力我们的健康。

　　除了植物，肉类也可以做成发酵食物。然而，肉类在发酵或腌制的过程中，如果储存时间过长，容易产生亚硝胺等致癌物。根据国际癌症研究机构的分类，这类加工肉制品属于 2A 类致癌物，因此不在本节讨论范围内。

发酵食物及其作用

　　我们先给发酵食物下一个明确的定义：它是指原材料在酵母、细菌、霉菌等微生物及其分泌的酶的作用下，经一定时间转化而成的食品。经过发酵的食物，往往比原材料含有更丰富的营养成分，比如维生素、氨基酸、活性酶

（也称酵素）、有机酸、有益菌群等。拥有这么多"好东西"，发酵食物的健康价值不言而喻，它们也被称为"活着的食材"。

如果按原料来分类，发酵食物大致可分为以下四类。

> **豆类发酵品：**如酱油、豆豉、豆酱、豆腐乳、纳豆。
>
> **乳制品发酵品：**如酸奶、酪乳、奶酪。
>
> **谷物类发酵品：**如黄酒、米酒、白酒、啤酒、红酒、食醋。
>
> **蔬菜与茶类发酵品：**如泡菜、酸菜、雪菜、康普茶等。

发酵食物到底能给身体带来哪些好处？

2021 年，《细胞》发表了一项关于"饮食模式与免疫调节"的研究。研究团队招募了 39 名健康成年人，进行为期 10 周的饮食干预实验，将他们分为两组：一组遵循高纤维饮食（如水果、蔬菜、豆类、谷物、坚果），另一组则食用发酵食品（如酸奶、发酵干酪、发酵蔬菜）。

研究人员在实验前后分别采集了参与者的血液和粪便样本，进行分析。结果发现，**食用发酵食物的那一组，其肠道微生物的多样性显著提升，且食用量越多，效果越明显。**而肠道菌群的丰富程度，与免疫系统的稳定性、代谢功能和情绪健康息息相关。

更令人惊喜的是，"发酵组"的血液样本中，共有 19 种炎症相关蛋白的水平出现下降，说明参与者体内的炎症反应减弱，免疫系统被过度激活的风险降低了。这为抗炎饮食策略提供了新的方向。

除了增强免疫力、调节炎症外，发酵食物还有助于提高营养吸收效率、缓解胃肠负担。发酵过程中产生的微生物和酶类，能部分分解食材中的复杂成分，减轻人体消化系统的工作负担。例如，对于乳糖不耐受的人群来说，直接饮用牛奶可能会引发不适，但选择经过充分发酵的乳制品（如酸奶、切达奶酪等），就能显著减轻症状。

摄入多少合适

没错，发酵食品远不只是风味独特，它们还蕴含着诸多意想不到的健康价值。那么，具体应该吃多少才合适呢？

根据《细胞》发表的研究建议，**每天摄入 6 份发酵食品，对肠道健康和免疫系统都有明显的益处。**

1 份发酵食品的标准大致是 170 克液体，比如酸奶、酪乳、格瓦斯、开菲尔、康普茶；再加上大约 250 克固体，比如泡菜、酸菜或其他发酵食物。

如果你对"格瓦斯""开菲尔""康普茶"这些名字不太熟悉，也不必担心。它们是国外流行的发酵茶饮、发酵乳饮或低酒精度饮料，你完全可以用常见的酸奶来替代，营养价值相近。

按照每日 6 份发酵食物的推荐量，你可以这样搭配：2 杯 170 克的酸奶 +3 份泡菜或酸菜 +1 份豆豉。

另外，《中国居民膳食指南》也推荐每天摄入 300 毫升液态奶或等量的乳制品，包括酸奶和奶酪等。如果你选择 340 克酸奶作为发酵乳制品的来源，恰好也满足这一建议。但要注意，无论是酸奶还是其他发酵饮料，尽量选择无糖或低糖款，不添加额外糖分。

那剩下的 3 份酸菜和 1 份豆豉应该怎么安排呢？

很简单，可以直接用它们来做菜。以东北酸菜为例，3 份的量大约是 200 克。烹饪前先用清水冲洗、浸泡一会儿，去除一部分盐分，然后拿来炖肉或炒菜就很合适。注意，烹饪时就不要再额外放含盐调味品了，以免钠摄入超标。

还有一个日常的小建议：把发酵调味品放在盐罐子旁边，每次做饭想加盐时，不妨改成加一勺豆瓣酱或豆豉。这样不仅可以控盐，还能顺便增加发酵食品的摄入，一举两得。

你可能有一个疑问，不是说发酵食品是"活着的食材"吗？那煮熟之后，这些活性酶和益生菌不就被"杀死"了吗？还有效果吗？

确实，许多益生菌菌株会在超过43℃时开始失去活力。当温度达到49℃时，大多数益生菌菌株都会被杀死。但有很多研究都证明，益生菌死亡并不意味着它们完全丧失了价值。

一项汇总了40项随机临床试验的系统性回顾研究发现，**即便益生菌在加工中被加热灭活，其保健效果仍然显著：在86%的疾病预防研究、69%的疾病治疗研究中，灭活益生菌的效果与活菌基本相当。**所以你完全不用担心高温烹饪会让发酵食物失去保健效果——即使菌株已经死亡，它们的细胞壁、代谢产物仍然能在体内发挥作用，对肠道健康和免疫调节依然有益。

020 | 科学吃肉：
吃肉到底有什么讲究

在家里的餐桌上，你肯定也有过类似困扰：孩子无肉不欢，老人却因为担心"三高"，希望菜品最好都是偏素的；老公高尿酸不能吃鱼，老妈的心脏病医生却主张最好多吃鱼；奶奶心疼大孙子，每次都要从农村的集市上背来家养的土猪肉，说没激素、肉香，而你更信得过有检疫证明的猪肉；更别提冰箱里那些吃不完的肉菜，冷藏的、冷冻的混在一起，也不知道它们是否安全、营养是否还在。

这一节，我们就来看看吃肉背后的健康讲究。

谁适合吃什么肉

在一个家庭中，想把肉吃得健康，其实绕不开两类核心问题：第一，谁适合吃什么肉、吃多少？第二，肉该怎么选、怎么烹饪、怎么存放。我们从第一类问题说起。

在正式讨论这个问题之前，我们不妨先从营养角度对肉类做一个简单的分类。肉通常可以为红肉和白肉两大类：红肉主要包括猪肉、牛肉、羊肉；白肉则包括两类，一类是家禽类，如鸡、鸭、鸽子等；另一类是水产类，如鱼、虾、贝类等海鲜。表 20-1 简要总结了三类肉的营养特点，便于你初步了解。

表 20-1　不同肉类的营养特点

类别	蛋白质含量	脂肪含量	优点
红肉	高（18～22 克 /100 克）	中等偏高（猪肉高、牛羊肉适中）	富含铁、维生素 B_{12}
家禽类白肉	高（19～22 克 /100 克）	低至中等	脂肪较少，易于消化
水产类白肉	中等偏高，不及前两种	极低至低	富含不饱和脂肪酸

你会发现，这张表中没有"缺点"一栏。因为只要是天然食材，合理烹调、适量摄入，无论哪种肉都是健康饮食的一部分，并不存在"谁更高级"的说法，关键在于谁适合吃哪种肉。我们分两种常见情况来说。

第一种情况是，一家人都没有慢性的代谢性疾病，也就是我们常说的高血压、高血脂、高血糖、高尿酸，以及慢性的心脑血管疾病，那么吃肉就不需要太多限制。红肉、白肉都可以吃，关键在于搭配合理、不过量。老人不必因为怕"三高"而完全避开红肉，孩子也不能因为喜欢就只吃红肉。**红白搭配、种类多样、注意分量，才是科学吃肉的基本原则。**

第二种情况是，家庭成员有慢性病或代谢性异常，那就要根据不同人的健康状况进行个性化调整。以下是几个常见情境的参考建议。

有心脑血管疾病的家人，应该优先选择水产白肉，如鱼类和虾类。这类肉饱和脂肪酸含量低，不饱和脂肪酸比例高，有助于保护血管健康。

高尿酸或者痛风的家人优选白肉。很多人一听高尿酸，就联想到"不能吃海鲜"，其实真正需要警惕的是高嘌呤食物。嘌呤含量最高的，是红肉以及贝壳类水产（如蛤蜊、牡蛎、扇贝等），这些应尽量避免。相比之下，其他种类的白肉，包括大多数鱼类和虾类，嘌呤含量相对较低，在控制总量的前提下是可以适量食用的。

至于高血压、高血脂和高血糖这类"三高"人群，属于典型的心脑血管疾病高风险群体，饮食应以低脂、低盐、清淡为主。白肉依然是首选，但这并不意味着要完全避开红肉。红肉中的瘦肉部分，如猪里脊、猪瘦肉、牛羊瘦肉，蛋白质含量高、脂肪较低，是可以纳入饮食的。

吃多少肉

解决了"吃什么肉"的问题，我们再看看每天到底该吃多少肉。

根据《中国居民膳食指南》，成年人的每日动物性食物总量应控制在120～200克，其中"纯肉类"建议在40～75克。即便是65岁以上的老年人，每天也应摄入40～50克。推荐量差别并不大。

其中唯一的例外是家里的青少年，他们正处在生长发育的高峰期，每天

应摄入 50～75 克肉类。

还有一点需要特别说明：膳食指南中提到的"40～75 克"是指熟肉的重量。考虑到我们平常很少会称量熟肉，我帮你换算一下，40～75 克熟肉大致相当于 100～150 克生肉。

建议把这些肉合理分配到一日三餐中，而不是集中在某一顿"猛吃"。可以参考以下安排。

> 早餐选择易消化的白肉，比如 10 克鸡胸肉或鱼肉，如果不方便，也可以合并到午餐一起吃。
>
> 午餐适当摄入红肉，如 40 克瘦牛肉或猪肉，满足下午的能量需求。
>
> 晚餐优先选择鱼、虾或家禽类白肉，控制在 20 克以内，避免加重晚间的消化负担。

买什么样的肉更安全

买什么样的肉更安全？这个问题常常在家庭餐桌上引发争论。老人偏爱"土猪肉"，年轻人更信赖超市的检疫标识。代际的争论，其实反映的是我们在选择肉类时的普遍困惑：到底哪种肉更安全？

从目前的整体养殖环境来看，想要准确判断某一块肉是否农药、兽药残留少，是否抗生素用得少，是否使用激素，其实非常困难。这往往取决于养殖者的具体操作方式，比如遇到病害时怎么处理、是否为了加快出栏而超量用药等，外行几乎无法判断。

我查阅了近几年畜牧、家禽和水产养殖领域的顶级期刊论文，其中有一项研究对全球范围内的大型肉类生产企业和散户养殖场进行了为期 5 年的抽检，涵盖数百种农残、药残、寄生虫和微生物项目。其总体结论是：大厂出品和散养肉各有优劣。

散养猪肉在农残含量上略低一些，虽然没有显著差异，但批次间波动大，不同散户之间，甚至同一户不同时间的养殖结果差别都很明显。这主要取决于当地的环境条件，如果水源、空气质量好，农残自然少；反之同理。而在寄生虫和微生物污染方面，散养猪肉的风险则相对较高。

我还查阅了我国目前关于肉类产品的一系列国家标准，包括《鲜（冻）畜禽产品食品安全国家标准》《畜禽肉质量分级导则》《畜禽肉水分限量标准》等。这些标准对大厂生产的肉类提出了明确的标注和检测要求，产品必须接受检验检疫并标明等级。但对农贸市场上来自散户的肉类，则没有强制标注要求。这意味着，大厂产品在流程和监管层面更规范，理论上更安全。

不过，也不能完全依赖标准。比如前些年，某些大品牌依然出现了瘦肉精等安全问题，说明标准本身再好，也需要严格执行才能真正保障安全。

此外，我还查阅了中国消费者协会、国家市场监督管理总局等部门近年来的抽检通报，发现一些标注了"有机""散养""无抗生素"的大厂产品，比起大厂出品的其他产品和农贸集市的散户散养的产品，确实有更多保障，农残检出率基本符合有机标准，或者低于国家标准，是更安全可靠的选择。

尽管上述信息都来自科学检测和权威研究，但面对种类繁多、标签各异的肉类产品，普通消费者依然很容易感到困惑——到底该买哪种才更安全？

综合现有研究与实际购买经验，我给你三个层次的建议，帮助你在复杂市场中做出更稳妥的选择。

第一优选：标注"有机""无抗""无激素""散养"的大厂产品。

这类产品的生产商往往具备更规范的生产流程、更严格的品控体系，以及相对完善的检测机制。它们在养殖过程中会尽量减少微生物和寄生虫污染，控制农药残留，并定期送检抽检。虽然抽检不能覆盖每一个批次，但由于监管更严、品牌形象重要，企业通常更重视质量和安全控制。整体来看，这类产品出现安全问题的概率较低，是值得优先选择的来源。

第二可选：你熟悉且信得过的农村散户肉源。

比如你熟悉的某位养殖户，家住环境优良、水源清洁的乡村地区，不靠近工业污染源，你也了解他在饲养过程中的基本习惯，这样的肉类来源也可以纳入考虑。散户肉类在农残方面通常表现良好，但由于缺乏系统化的检测，寄生虫和微生物污染的风险相对较高。因此，如果选择这类产品，一定要确保彻底煮熟、蒸透，不要生食或半生食用。

第三备选：正规大厂出品的普通肉类产品。

如果无法判断散户的实际养殖情况，那选择正规渠道购买的大厂肉制品，仍然是一个相对稳妥的方案。它们按国家标准出厂，必须经过检验检疫，产品有追溯机制，一旦出现问题也必须接受公众监督。从风险控制的角度来看，这种肉比完全无法验证来源的肉品更可靠。

肉该怎么存放和解冻

最后，我们来看肉类存放和解冻的问题。

作为家庭掌勺人，你可能最关注的是肉本身安不安全，但从历年食品安全事件和医院接诊病例来看，真正的"重灾区"反而是家里的存放和处理环节。换句话说，肉类在家中因为变质、腐败或未彻底煮熟导致的健康问题，要远远多于肉本身质量导致的健康问题。

根据 2021—2024 年的食源性疾病数据，家庭肉品管理存在三大风险，尤其需要注意。

风险一：冷冻不等于保险。

现代家庭的冰箱冷冻室越来越大，于是很多人养成了囤肉的习惯。逢年过节、朋友送礼或单位发放的大块冻肉，常常被压在冰箱最底层，一年也想不起来几次。人们误以为把肉冻在冰箱里，就像存钱进银行，随时取用都不会变质。但事实上，-18℃的低温只能延缓细菌繁殖，却无法阻止肉类自身的氧化反应。研究表明，冻藏超过 4 个月的猪肉，其蛋白结构已开始受损，脂肪氧化的产物含量也大幅升高，这些醛酮类物质有明确的细胞毒性，长期摄入会加重身体代谢负担。

要规避这个风险，只需掌握以下几个小技巧。

首先，先分割，再冷冻。将整块肉按每次烹饪所需的分量分装，最好用食品级保鲜袋封好，并标明日期。

其次，定期查看，有计划地消耗。"好记性不如烂笔头"，冷冻肉类一旦放进冰箱，如果没有清楚记录，很容易被遗忘。你可以每月检查一遍，将快过期的优先吃掉。

再次，遵守时限，切忌超期。红肉如猪、牛、羊肉建议冷冻控制在 4 个月内，禽肉不超过 3 个月，鱼类则最多保存 2 个月。超过这个期限，不仅风味严重受损，还可能引发健康风险。

最后，绝对禁止反复解冻。每次解冻，肉表面的细菌都会大量繁殖。实验数据显示，**经过 3 次反复冻融的猪肉，内毒素水平最高可达每克 8 个单位，而正常安全值还不到 0.25 个单位。**食用这种肉不仅可能损伤肝细胞，还可能导致系统性感染，并被认为与脂肪肝的发生有关。

风险二：随便解冻。

不少家庭在解冻肉类时，常常把整块肉放入盆中用水泡，或直接丢在厨房台面上自然解冻。小时候我也有过类似经历。放暑假时，妈妈打电话让我下午 3 点把冰箱里的肉拿出来解冻，方便晚上做饭。可偏偏我总是忘，导致晚上吃不到肉。后来为了不忘，刚接完电话我就把肉拿出来，可是南方夏天太热，没有空调，到傍晚肉就臭了。多年后我才知道，其实无论是否记得拿出来，这种方法本身就是错误的。

常见的三种错误解冻方式各有隐患。

冷水浸泡解冻通常需要至少 1 小时，在此过程中，肉类表面容易滋生大量微生物，且泡在水中，肉里的蛋白质、维生素 B 等营养成分也会大量流失。

热水浸泡解冻同样会增加细菌滋生风险，且会使肉的外层蛋白质迅速变性，营养流失更严重。

室温自然解冻时，肉类长时间暴露在空气中，不仅容易滋生细菌，还会发生脂肪和蛋白质的氧化反应，既影响口感，也带来安全隐患。

最推荐的方法是提前将肉从冷冻室转移到冷藏室，在 3～5℃的环境下缓慢解冻，一般 12 小时左右即可。如果早上出门前把晚上要吃的肉移到冷藏室，傍晚就能安全食用，既保留了口感，又最大程度地减少了营养流失。注意，肉在冷藏室放置不能超过 48 小时，否则同样有变质风险。

如果忘了提前解冻，还有一个补救办法，就是使用微波炉的解冻程序。现在的微波炉大多有这项功能，能快速融化冰块，避免细菌滋生，虽然有时肉的中心可能会稍微熟一点，但仍比用冷水或热水浸泡安全得多。

风险三：表面分开，实则混用。

生熟分开是厨房最基本的卫生原则，大多数人都听说过，但执行力度却远远不够。很多人家中确实准备了两块砧板，但使用后用洗洁精一冲，就又混着用了。尤其是家里有孩子的，若没有明显标识，小朋友拿错钻板也很常见。此外，冰箱内部也容易存在"隐性污染"：生肉应放在最底层，防止血水滴落；熟食、水果则应密封放在上层。冷冻层里的冰棍、熟食等，如果和生肉共处一个空气层，若生肉未密封好，也可能带来污染风险。

因此，家中要做到真正意义上的生熟分开，不仅仅是工具分开，更包括操作路径和储存空间的全流程分开。

说到底，家里肉吃出问题，多半不是因为肉不好，而是冷冻、解冻、生熟处理这些环节没做好。与其花钱追求肉的高品质，不如先把这些事做好。因为你吃进去的，不只是肉的原始质量，更是你处理它的方式。

021 | 减盐行动：
如何做到减盐不减味

在我们的生活中，有一种每天都会吃的、必不可少的调味品，那就是盐。《中国居民膳食指南》推荐成年人每天的食盐摄入量不超过 5 克。可在现实中，中国人平均每天摄入的盐量超过 10 克，是推荐上限的 2 倍多。超标这么多，对身体健康是很大的负担，但让人一下子吃得清汤寡水、完全放弃美味实在太难了，而且炒菜放盐之前还要称一下克重也太麻烦了。

如何不超标地吃盐，还能吃得有滋有味？我们一起来看看。

高盐高钠的危害

盐之所以被我们喜爱，不仅因为它是调味品的"灵魂"，更因为它满足了身体对钠的生理需求。

为了在陆地环境中站起来，人类的身体需要钠来维持血压。可以说，人类对盐的喜好几乎是刻在基因里的。不仅如此，我们的肾脏还进化出了一套机制，更倾向于把钠保存在体内，而不是排出体外。摄入多、排出少，这就是人类在进化过程中形成的钠的代谢机制。

过去数百万年里，人类祖先从天然食物中获取的钠非常有限，每日摄入的盐不足 0.5 克。哪怕到 500 年前，盐仍是珍贵资源，是最常被征税和交易的商品之一。但如今，盐可以说是唾手可得，全球大多数国家居民的平均盐摄入量高达每日 10 克，是历史摄入量的 20 倍左右。然而，我们的生理机制却没能随之进化和适应，这多出来的钠就成了身体的负担。

长期高盐饮食对健康的危害是多方面的。摄入大量的盐会增加患胃癌、慢性肾病的风险，并增加患骨质疏松症的可能性。证据更充分的是钠的摄入量与血压之间的关系。无论是成人还是儿童，钠的摄入量越高，血压就越高——二者存在明确的线性关系。在医学研究中，血压常被用作衡量心血管风险的"替代指标"，也就是说，钠摄入越多，心血管疾病风险越高。如果我们每天减少食用 1 克盐，预计能减少 4% 的冠心病、6% 的中风风险，对于我们国家来说，就相当于预防 900 万例的心血管危险事件，减少 400 万例致命性事件。

根据美国心脏协会的研究，2010 年，大约有 1/10 的美国人死于钠的过量摄入。**高盐饮食已经成为与全谷物摄入不足和水果摄入不足并列的全球三大饮食风险之一。**

每天吃咸一点看似只是口味上的小事，但时间一长，却会变成关乎健康甚至生死的大事。

许多人认为，少吃盐和吃得美味仿佛"鱼与熊掌不可兼得"。但经过多年的研究与探索，医学专家和烹饪大师们正致力于化解这一矛盾——少盐的食物也可以美味。

接下来，我将基于全球最新研究，为你梳理一套科学有效的减盐策略。

当心加工食品里的盐

在策略层面，你要做的第一件事就是找到含盐量较高的食品。你可能首先会想到炒菜时放的盐，但实际上，大部分盐是我们在不经意间摄入的。下面这些才是真正的含盐"大户"。

各种零食，比如饼干、奶酪、薯片、豆制品，以及口味丰富的坚果等。

各种半成品食物，比如熟食、挂面、罐头，以及速冻的饺子、馄饨、包子等。

各种腌腊制品，比如香肠、肉干、鱼干等。

这些食品中有很多是你吃到嘴里一点也不咸的东西，有些甚至是甜的。有句老话叫作"要想甜，来点咸"，你可能没想到，很多甜味零食（如蜜饯、话梅、雪糕、蛋糕、冰激凌、布丁、奶茶、蛋挞、面包、叉烧肉）中含盐量也很高，吃一点就可能让你一天的盐摄入量超标。

这些食物有一个共同特点：它们大多属于加工食品。为了延长保质期和改善口感，加盐成了最常用的手段。据统计，加工食品和预制食品是美国食物中钠的最大来源，占比 75%。而我们中国人每天摄入的盐，也有很大部分来自加工食品。

那该怎么办呢？其实，这类食品虽然是盐的"重灾区"，但也是最容易控制的。只要看好营养成分表，就能清楚地了解它们的含盐量，找到不含盐或含盐量低的食物，从而避免吃下太多的盐。当然，如果你能选择更多新鲜食材，自然会减少对加工食品的依赖，从而避免在不知不觉中摄入过量的盐。

学会看营养成分表

学会看营养成分表，你就能在吃到爱吃的零食时，守住"少盐"的底线。

我国是全球盐消费量最大的国家之一，因此在食品包装上把钠作为一个单独的指标标注出来，是国家的硬性要求。在购买食品时，你可以着重看一下营养成分表中的钠一栏，看看每 100 克食物中的钠含量是多少。建议选低于 200 毫克，也就是每 100 克食物中的钠含量占日摄入量参考值 10% 以下的食物；超过 400 毫克的就不要选了。当然，如果有高血压这样的慢性疾病，选择食物时应更加严格，最好选择钠含量低于 120 毫克 /100 克的。

这里还要提醒一句：不是所有钠都来自咸味。有些食物尝起来不咸，却含有谷氨酸钠、柠檬酸钠、碳酸氢钠、海藻酸钠等添加剂，同样会显著提高钠摄入量。

一个很典型的例子是挂面，仔细看看它的营养成分表就会发现，挂面的钠含量往往是超标的，甚至高达 600 毫克 /100 克。还有一些标榜"劲道"的产品由于加入了碳酸氢钠，钠含量甚至会飙升到 1200 毫克 /100 克。不过，只要你多留意营养成分表，还是能在超市里找到钠含量达标的挂面的。

天然脂肪代替高钠

你可能会担心：如果一味控制盐的添加，那食物还能好吃吗？

我曾经也有类似的疑问。幸运的是，过去 10 年的医学与营养研究为我们提供了一个令人满意的解决方案：**食用健康的脂肪和油，以减少和替代对盐的依赖**。这里的关键词是"健康的"。换句话说，如果食物中的脂肪和油脂是健康的、天然的，就不用太过计较。

这与我们长期以来"吃得清淡才健康"的观念似乎有些冲突。实际上，这种观念已经有些过时了。对于低脂和无脂产品的推广，主要出现在 20 世纪 90 年代，现在已经证实这种做法并没有充分的科学证据。许多生产商当时将有益脂肪和有害脂肪一同从食物中剔除，导致食物口感不好，他们就增加了糖和钠的含量，反而让食物给身体造成的负担更重。

大量研究已经证明，在总热量相同的情况下，低脂饮食在减肥方面并不比中、高脂饮食更有效。相反，适量减少盐的摄入，并适当增加天然脂肪的比例，不仅有助于控制血压，也对健康更有益。所以，放轻松，沙拉酱不一定非要选零脂的，红烧肉也可以用五花肉来做。放心地拥抱健康脂肪，可能是烹饪时最具吸引力的减盐策略。

训练你的味蕾

基于前文提到的所有策略，我还想教你一条终极策略：**训练你的味蕾，让它恢复对食物味道的敏感度，回到小时候的味觉状态。**

每个人出生时，味蕾都是非常敏感的。以婴儿期为例，母乳中的钠含量大约是每升 230 毫克，婴儿每天摄入的钠大约为 200 毫克，这已经足够满足他们的需求了。然而，随着我们长大，过多的盐和糖不断刺激味觉，导致我们的味蕾逐渐麻木，品尝食物时的敏感度也开始下降。

因此，如果我们想重新感受食物本身的美味，就不能让过多的盐进一步伤害我们的味蕾。根据哈佛大学和美国烹饪学会的共同研究，恢复味蕾敏感度的关键，在于逐渐减少饮食中的钠含量。每次减少不超过 25% 的钠，就能有效改变口味偏好，降低对咸味的依赖。随着时间的推移，你会发现，不再需要高盐的食物，你同样能感受到美味。

烹饪前的减盐准备

在日常生活中，有什么简单的措施能帮助我们控制盐的摄入量，做到减盐不减味呢？

首先，购买小号的盐勺。你可以在网上找到各种规格，建议逐渐减小规格，直到使用最小号的盐勺。

中国人炒菜煲汤时很少说放几克盐，通常都是凭感觉放几勺盐。做饭时的盐勺换小了，全家人吃盐的量真的能减少。中国疾控中心在山东省6个区域进行的一项大规模研究发现，仅通过更换盐勺，3年内就让当地居民每日平均减少摄入3.49克盐，收缩压下降5.3～10.9毫米汞柱。

你可能会担心，习惯了重口味，这么减盐会不会不适应？其实，研究表明，对于大多数食物和调料，只要钠含量减少不超过25%，普通人几乎察觉不到明显的味道差异。所以，你可以从大到小、循序渐进地更换家里的盐勺，直到使用1毫升的盐勺，每勺大约是2克盐。

这样做不仅可以减少盐的摄入，也便于精准算出全家人的盐摄入量。例如，三口之家一天的盐量为15克，去掉其他食物中的1～2克，每餐控制在6克左右，即每顿三个菜的话，每个菜用一勺盐，在此基础上酌情调配。

其次，改造你家的调料罐——把盐、酱油、酱料等调味品都换成低钠或无钠的版本。市面上有许多低钠或无钠的调味料可供选择，比如低盐酱油、无盐烧烤酱等，它们能够在不影响食物风味的前提下，让你有效地减少盐分的摄入。

用一些风味浓郁的调料替换咸味，也是烹饪前可以做的减盐准备。我特别推荐香辛味的葱、姜、蒜、花椒、辣椒、胡椒。有证据显示，这些调料不仅含有对心脑血管有益的成分，还能提高味蕾对咸味的敏感度，从而让人减少对盐的依赖，一举两得。

你可以把一些中国传统调料（如米醋、八角、肉桂、豆蔻、香叶等）放在厨房更显眼的位置，这样，做每道菜时，你都能想到加入这些独特的调味料，提升风味。另外，配菜可以多用西红柿和香菜，它们也能丰富菜肴的味道层次。

以鲜减盐

要想减少盐的摄入，另一个有效的方法是通过增加鲜味来降低咸味。

鲜味被称为酸、甜、苦、咸之外的"第五种味道"，近年来科学家们已将其纳入主流学术研究。研究发现，当食物天然富含一种名为"L-谷氨酸"的化合物时，吃下它，就会激活人体内对鲜味的味觉感受器。也就是说，将富含鲜味成分的食物加入你的日常饮食，就可以在不添加盐的情况下增加美味。煮熟的鸡肉、鱼肉、牛肉、大豆，以及蘑菇、西红柿、海藻、胡萝卜和白菜等食物都富含鲜味成分。

当然，一些鲜味食物也含有较高的钠，如酱油、鱼露、蚝油、奶酪、味噌、虾酱等。但研究发现，如果少量使用这些食材，而不是直接添加盐，依然可以有效降低菜肴中的钠含量。

另外，我们并不需要完全放弃含钠的调味品。虽然泡菜、酸豆角、腌肉、陈年奶酪、芥末、番茄酱、豆瓣酱、辣酱等单独看来钠含量很高，但如果选择低钠版本，少量使用，那么它们作为盐的替代品，也可以帮助我们在减少钠摄入的同时，增加食物的风味层次。

烹饪时的减盐技巧

在日常烹饪中，也有一些具体的技巧可以帮助你减少钠的摄入。举个例子，假设你家今晚要做烤鸡腿，怎么做才能让盐量最少且味道不减呢？

我们首先要确定是蒸煮还是烧烤。对于鸡腿来说，蒸煮和烧烤的营养价值差别不大，但烧烤能带来更浓郁的风味，而蒸煮会使食物的味道变淡，就有可能需要双倍的盐来提味。

在烤制鸡腿前，你可能会想把它切开腌制一下。这时候你可以考虑用低盐的调料代替盐，如葱、姜、小米辣、料酒、蚝油和低盐酱油。特别要注意的是，腌制后可以用水冲洗鸡腿，而不是直接对带调料的鸡腿进行烤制。研究发现，这个技巧可以减少40%的钠含量，因为钠易溶于水，水一冲，表面的钠就没了，但不会过于影响食材内部的味道。所以，不光是涂了酱料的鸡腿，罐头类食品、即食食品，我都建议你清洗一下再吃。

腌制好鸡腿后，你可以去掉骨头，加入胡萝卜、芹菜、芦笋或西蓝花等食材进行烧烤。这样，烧烤过程中就不需要再加盐了。这种做法被称为"不加双份盐"。

简单来说，不加双份盐就是将本身已经含盐的食材与其他无盐的食材搭配在一起，避免给同一道菜加两次盐。比如，你在沙拉中加入了一点奶酪，奶酪已经有咸味了，那就大可不必在沙拉中加入过多的沙拉酱。你在煲汤时加了一块火腿，或者一块南风肉 ①，那么汤就不需要再放盐了。一锅糙米饭拌着西红柿牛腩吃，一碗莜面鱼鱼拌着炸酱吃，都不需要额外加盐。

烤鸡腿出锅后，你原来可能习惯抬手就撒点盐，现在我们要改掉这个习惯——先尝一尝味道，再决定是否加盐。

在烹饪过程中，食物会释放出它们本身的味道，之前加了盐的食材也会释放出盐，如果不尝一下，习惯性地放盐，可能就放多了。所以，无论是烤鸡腿，还是做别的菜，出锅前一定要尝一尝，如果味道已经够咸了，一勺盐不放也行。

烹饪过程中的控盐是一套综合技巧。通过适当的煎烤、冲洗腌制食物、避免加双份盐和尝过后再加盐，你可以在日常烹饪中减少盐的使用量。可别小看它——这一套操作下来，你一餐的盐摄入量大约能减少60%。

---

① 南风肉，介于火腿和咸肉之间的一种腌制猪肉，是江南一带的传统名菜。

餐桌仪式感

现在，菜已经做好，该端上桌了。为了"减盐不减味"，这时候你还有一件事可以做——在餐桌旁准备一瓶可研磨的海盐，为一顿饭增添一点生活的仪式感与浪漫。

也许你很难想象，这一做法居然被正式写进了哈佛大学与美国烹饪学会联合发布的研究报告。具体操作非常简单：如果一道菜、汤或主食在烹饪过程中未加盐，只需撒上一点点海盐，就能达到减盐提味的目的。

它背后的原理其实是一种心理效应。像海盐、玫瑰盐、蒜盐这类瓶装调味盐，虽然钠含量与普通食盐相差无几，但当你亲手在餐桌上研磨、撒到食物上时，这种参与感和仪式感会增强你对食物风味的感知。研究表明，我们并不只是用味蕾在吃饭，视觉、嗅觉、听觉，甚至动手的过程，都会影响我们对食物美味程度的判断。正如烹饪学家所说，在食物真正入口之前，我们的大脑已经"尝"过它了。

此外，你不妨在餐桌上再添一些"小惊喜"——准备一碟炒香的芝麻、研磨一些坚果、切几片柠檬、备一小碟蒜蓉醋，让家人自由搭配出自己喜欢的风味组合。吃饭时，也不必特别强调"这餐是低钠的"，这样做反而会降低食欲。不妨换个方式，说"今天是海盐风味""芝麻坚果香""柠檬清新口感"或者"蒜香开胃"，这样的表达不仅贴近食物本身，也能唤醒家人对风味的期待。

健康饮食不应是负担，也不必牺牲风味。它可以是对生活品质的升级，是你通往美好人生的一部分，不必刻意为之，却能在日常生活中悄然实现，水到渠成。

022 | 烹调用油：
如何选对油、用对量、吃对法

　　食用油是我们每一天、每一餐甚至每道菜中必不可少的东西。既然是每天必需的，时间一久，油的摄入量必然会对身体产生重大影响。各大营养指南对蛋白质和碳水化合物等的摄入量有明确规定，但对于食用油的指导通常仅限于对总量的限制，其他方面则缺乏具体说明。

　　那么，如何确保你日常的食用油摄入是健康的呢？你只需要弄清楚三个问题：吃多少、选哪种、怎么吃。

吃多少油更健康

　　"吃多少油更健康"是三个问题中最简单，也相对比较清晰的。

　　近些年，新闻中有关地沟油、氢化植物油的报道让我们"闻油色变"。事实上，根据《中国居民膳食指南》的建议，成人每天的食用油量应在 25～30 克，约等于你家常用的白瓷勺 3 勺。这个建议意味着食用油可以放心吃，只是摄入量有上限。

　　对于食用油，我们没必要污名化它。它并不是深加工和黑科技的产物，而是天然食物的一部分。早在春秋战国时期，我们的祖先就知道如何用食用油来煎炸食物了。《礼记》记载："煎诸膏，膏必灭之。"这里的"膏"就是动物来源的食用油。这句话的意思是，煎炸食物时，油一定要把食物完全浸没。

实际上，只要不超出推荐的摄入量，食用油对心脑血管健康并不会构成风险。很多食用油来自植物，其中的不饱和脂肪酸是我们必需的脂肪来源，能够帮助身体正常代谢脂肪，降低患高血脂的风险。

那么，如何精准地控制每天的食用油摄入量呢?

粗略地计算，如果把 30 克食用油分到三餐，每人每餐就是 10 克左右。假设晚饭在家里吃，一家三口人对应 30 克油，炒三个菜、凉拌一个菜、煲一个汤（汤里不用额外放油）的话，每个菜大约用 3/4 勺油。

如果想更加精准，你可以买一个带刻度的、上下隔离的油壶，在购物平台搜索"按压式定量油壶"就能找到。30 克大约等于 30 毫升，你可以先将晚餐需要的油量泵到油壶上层，按照这个量炒菜，确保不超标。

这样一来，你的早餐和午餐还有 20 克食用油的限额。早餐一般不超过 5 克油，所以即使午餐点个外卖，或者食堂的饭菜油水大一点，也基本不会超标。

对于日常的炒菜、凉拌菜、烧烤、涮锅和炖煮菜等，不必太过担心油量超标。但需要注意的是，**油炸食品和零食往往是食用油的重灾区。一根油条含有 15～30 克油，你吃一根，这一天油的限额就快用完了。**

选哪种油更健康

相较于吃多少油，"选什么油更健康"可能是让人更困惑的问题——走到超市的食用油货架前，各种油琳琅满目，数量多达三五十种，如何从中做出选择呢? 我建议你可以从油的质量等级入手。

按照国家规定，所有食用油都会在标签上标注质量等级，分为一级、二级、三级、四级。[①] 质量等级主要表示的是精炼程度，精炼的意思是通过不断提纯，使油看起来更澄清，杂质更少。一级油表示精炼度最高，纯度也最高。

但精炼度高的油就一定更健康吗？不一定。精炼过程中，虽然油的纯度提高了，但一些植物简单压榨后产生的"杂质"，比如维生素 E、植物甾醇、磷脂、多酚等也被去除了。而这些物质不仅能让食用油营养更加丰富，还能增加香味。

那么提纯食用油有什么意义呢？其实是为了让油更稳定，更适合加热。食用油的纯度越高，其烟点通常也越高。烟点是指油开始分解并产生烟雾的温度，这意味着烟点与油在加热时的稳定性和适合高温烹饪的程度密切相关。高纯度的油在高温下更稳定，因此在进行高温烹饪时，选择质量等级高的食用油更为适宜。回想一下小时候，家里炒菜用的是家人从街头打回来的、经过简单压榨的菜籽油，放到锅里还没怎么加热就开始冒烟了。虽然这种油香气扑鼻，但由于烟点较低，过高的温度容易导致油的分解，对健康不利。

需要注意的是，橄榄油的等级与其他油有所不同。它的精炼程度分级并不是从一级开始，而是初级，精炼程度最低的是特级初榨橄榄油，属于橄榄果第一次压榨出来的"头道油"，营养成分最为丰富。混合橄榄油则是特级初榨橄榄油与精炼橄榄油的混合。

了解了质量等级后，再来看油的种类的选择。常见的花生油、葵花籽油、菜籽油、橄榄油，哪种更有利于健康呢？

要选择健康的油，我们需要关注油脂中脂肪酸的比例。油脂中的脂肪酸分为饱和脂肪酸和不饱和脂肪酸，后者又分为单不饱和脂肪酸和多不饱和脂肪酸。这些脂肪酸对于人类健康至关重要。特别是饱和脂肪酸，即使它相对会带来更多的肥胖和心脑血管疾病，但我们依然需要它来增加能量储备、增强免疫

---

① 　橄榄油和特种油脂除外。

力——所以它并不是"洪水猛兽"。

你可能听说过，植物油通常富含不饱和脂肪酸，而动物油，比如猪油、黄油则以饱和脂肪酸为主。这种说法有一定依据，但并不全面。以猪油为例，它其实也含有约 47.5% 的单不饱和脂肪酸和 11.7% 的多不饱和脂肪酸，饱和脂肪酸只占 40% 左右。也就是说，即便是动物来源的油脂，其脂肪酸结构也不单一。只要是天然来源的油脂，都有营养价值。

如果你和家人都比较健康，建议不同类型的油可以轮换着吃。这样既能摄取多种脂肪酸，也能兼顾风味与营养。但如果你或家人存在营养过剩、"三高"、心脑血管疾病等问题，就要特别注意油脂中脂肪酸的结构。根据目前的科学共识，从健康的角度看，脂肪酸的优劣大致排序如下。

> 单不饱和脂肪酸 ＞ 多不饱和脂肪酸 ＞ 饱和脂肪酸；在多不饱和脂肪酸中，Omega-3 脂肪酸＞ Omega-6 脂肪酸

在单不饱和脂肪酸的含量上，橄榄油是当之无愧的"冠军"。大量研究表明，橄榄油（尤其是特级初榨橄榄油）有助于降低患心血管疾病的风险。一项覆盖 6 万多人的研究显示，使用等量橄榄油替代人造黄油、普通黄油或乳制品脂肪，可使患心血管病的风险降低 5%～7%；而在高风险人群中，使用特级初榨橄榄油代替饱和脂肪，脑血管相关的死亡率甚至可降低 31%。此外，和很多人想象的不一样，橄榄油其实结构稳定，耐热性强，可用于日常大部分炒菜、炖煮，不用担心营养流失或油烟问题。

但对于中国人来说，橄榄油不太适合大众口味，双低菜籽油倒是一个很不错的选择。它不仅富含单不饱和脂肪酸，而且通过品种改良，大大降低了原本菜籽油中可能对心血管或甲状腺有害的芥酸和硫苷的含量，其脂肪酸组成也非常接近橄榄油。

另外，在多不饱和脂肪酸占比较高的油类中，亚麻籽油、紫苏籽油等因为含有大量的 Omega-3 而备受推崇。但需要注意，这类多不饱和脂肪酸含量高的油脂稳定性较差，更适合用于凉拌或低温烹饪，不太适合高温炒菜。

在更常见的食用油中，花生油和稻米油的 Omega-3 含量相对较低。比起葵花子油、玉米油、大豆油，可能更适合日常食用，但依旧建议适量食用。

总结一下，如果你和家人身体状况良好，可以尝试多种油轮换使用；但如果已有相关健康问题，建议以特级初榨橄榄油或双低菜籽油为主，既满足日常烹饪所需，也能在细节上为健康加分。

怎么吃油更健康

最后一个关键问题是：怎么吃油，才真正对健康有益？这往往也是我们最容易忽视的。

首先要强调的是，所有食用油都不建议长时间高温加热。这不仅涉及烟点和高温氧化的问题，还因为随着油温的升高，油烟也会随之增加。油烟中含有多种有害物质，不仅会破坏食物本身的营养结构，还可能对身体造成慢性伤害。美国心脏协会甚至明确提出：一旦油开始冒烟，就不建议再吃了。

尤其是多不饱和脂肪酸，结构最不稳定，在高温下非常容易分解，产生具有毒性的醛类物质，比如苯并芘，这是一种被国际癌症研究机构列为一级致癌物的物质，与亚硝胺类、黄曲霉毒素并称为"食品三大致癌物"。此外，油脂在高温下也可能生成反式脂肪酸，这类物质长期摄入同样对心血管有害。所以，并不是只有深加工的食物、食品添加剂里才会有反式脂肪酸，日常高温炒菜若不注意油的选择，也可能无意中把它制造出来。

相较之下，饱和脂肪酸（如猪油、牛油）在加热过程中相对稳定，不容易产生有害物质。而在植物油中，特级初榨橄榄油的耐热性较好，是在必须进行高温烹调时更稳妥的选择。

表 22-1 总结了常见食用油的成分含量和推荐用途，可以帮助你在厨房里做出更健康的选择。

表 22-1　常见食用油的成分含量及推荐用途

名称	单不饱和脂酸	多不饱和脂肪酸		饱和脂肪酸（%）	推荐用途
	油酸（%）	亚油酸（%）	亚麻酸（%）		
葵花子油	25	60	4	11	炒、炖
花生油	43	34	极少	19	煎、炒、炖
玉米油	30	50～55	极少	15	煎、炒、炖
菜籽油	55～60	10～20	5～10	6～7	烤、炒
大豆油	22～25	50～55	5～9	15	炒、炖
椰子油	6～7	1～2	极少	85	烤
橄榄油	75～80	7	极少	10	凉菜、沙拉、煎、炒、炖
茶油/油茶籽油	77～79	10	1	7～8	凉菜、沙拉
核桃油	19.6	65	7～8	7	凉菜、沙拉
芝麻油	38～40	40～43	极少	13～15	低温炒
亚麻籽油	19	14.8	56	8	凉菜、沙拉
棕榈油	40～45	10～15	极少	35～45	煎、炸
调和油	20～40	30～50	5～7	10～15	煎、炒、炖
猪油	47.5	11.5	极少	40	煎、炸、烤

最后，还有几个细节需要提醒。

第一，优先选择小包装的食用油。油一旦开封，接触空气和光照，就容易氧化变质。即使肉眼看不出"坏"，其中的营养成分也可能逐渐流失，还会产生对身体不利的氧化产物。相比之下，小包装用得快，更能保证油的新鲜度与营养价值。

第二，定期清洗油壶，晾干后再装油。很多人换油时，直接把新油倒进用过的油壶里，表面上是方便了，实际上却容易让残留的旧油污染整瓶新油，加速变质。保持油壶清洁干燥，是延长油良好品质的关键一步。

第三，避免重复使用任何食用油。比如，炸丸子剩下的油，不要留着再炒菜。

第四，放油的位置要避开高温区域。不要把油壶放在炉灶边上。长时间受热会让油变质得更快，哪怕没有开封，也会悄悄流失风味和营养。

食用油虽然常见，却藏着不少门道。其实，早在几千年前，我们的老祖宗就已经对用油这件事颇有讲究——不仅重视营养搭配，还十分注重食材与季节的匹配。

比如《礼记》中就有记载：春天宜用牛油烹羔羊、乳猪，秋天适合用猪油炖牛肉，冬天则推荐用羊油煮鲜鱼。这种搭配不仅考虑到时令与身体调养，更兼顾食材本身的风味平衡。美味和健康从不矛盾，它们就藏身于我们的认知与挑选之间。

023 | 酱和醋：
怎么选得明白、吃得安心

古人讲，开门七件事：柴米油盐酱醋茶。其中的"酱"与"醋"，不仅是调味品，更是中国厨房文化中不可或缺的灵魂角色。

酱香提鲜，醋意生津。只要锅里有油、碗里有饭，几滴酱油、几勺酱料、几滴食醋，几乎是每一道家常菜的"标配"。它们既塑造了菜肴的风味，也在不知不觉中影响着一家人的健康。

但问题也随之而来：酱油、豆瓣酱、甜面酱、辣酱、蒸鱼豉油……品类繁多，配料复杂；米醋、陈醋、香醋、果醋……风味各异，酸度不同。我们怎么选、怎么吃，才能在不牺牲美味的前提下，更好地守护健康？

这一节我们就来系统梳理厨房中"酱"与"醋"的门道，帮你选得明白、吃得安心。

酱和酱油：营养与美味兼得

酱油是绝大多数家庭炒菜、调味时不可或缺的调料。它的雏形可以追溯到周代的"醢"——用盐腌制的肉酱。当时的御厨发现，肉类或鱼类经过盐渍发酵后会渗出一种带有鲜味的液体。最初，这只是食材在保存过程中的"副产品"，却意外展现出了独特的调味价值。

到了汉代，随着大豆种植的普及，人们开始用豆类替代昂贵的肉类来制作酱料。《齐民要术》曾记载了"豆酱清"，豆酱在发酵过程中自然分层，顶部清液被取出单独使用，可以被看作早期的酱油。至宋代，酱油已广泛流通，成为市面上的独立商品。

酱油与豆酱的发明，是古人将生存经验升华为味觉艺术的成果。它们起源于偶然，却在一代代厨艺实践中不断演进，最终成为中餐风味的灵魂。而令人意想不到的是，这些传统调味品还蕴含着不容忽视的营养价值。

首先，大豆中原本含有一些抗营养因子，如胰蛋白酶抑制剂和植酸，会干扰蛋白质与矿物质的吸收。而发酵过程中微生物分泌的酶，能有效分解这些物质，大大提升营养的可利用性。

其次，大豆蛋白在发酵中被分解为小分子肽和游离氨基酸，这些物质不仅更易被人体吸收，也是酱油鲜味的基础来源。

再次，发酵还能将酱料中的碳水化合物转化为单糖和寡糖，既增加风味，也为肠道益生菌提供了能量来源，助力肠道健康。

最后，一些发酵成熟度较高的优质酱油还富含具有抗氧化作用的成分，如 ACE 抑制肽（有助于调节血压）和吲哚类生物碱（具备一定的神经保护作用），为健康加分。

然而，随着食品工业的发展，酱油瓶背后的配料表变得越来越复杂，"呈味核苷酸二钠""乙酰化淀粉己二酸酯""5-肌苷酸二钠"……这些陌生的化学名称看得人一头雾水，既不明所以，也难判断是否安全。

这些添加成分曾一度引发公众对酱油的信任危机。那段时间，面对超市货架上一整排形形色色的酱油产品，许多人开始犹豫、小心，不知道该如何选择。

正因如此，我们更有必要重新认识这些传统调味品。接下来，让我们梳理一下这一瓶瓶、一罐罐蕴含古老智慧的酱与酱油，看看哪些值得继续保留在餐桌上，哪些则应贴上"高风险"的标签。

酱油的辨识

事实上，优质的天然酿造酱油本身并没有问题，真正值得警惕的，是可能被掺入酱油中的各种工业添加成分。我们可以从以下几个关键角度入手，更科学地判断酱油品质，在超市货架前更快地做出正确选择。

第一，配料表清晰简洁。

一瓶好酱油的配料应尽量简单，理想情况是只包含水、大豆、小麦和食盐这四种原料，最多不超过五项。如果有"有机"标识，那么有机大豆可以视作加分项。此外还需留意一个细节：尽量优先选择以完整大豆而非脱脂大豆为原料的产品。脱脂大豆看起来是更健康的选择，但实际上，完整大豆中所含的脂类，在发酵过程中能被微生物转化为脂肪酸酯等有益物质，而脱脂过程往往会造成大豆中脂溶性活性物质的流失，反而影响营养价值。

除了基础原料，有些配料表上会出现一些不必要甚至需要避免的成分。比如，苯甲酸钠是常见的防腐剂，但传统发酵酱油只需依靠高盐环境和70～80℃加热30分钟的巴氏杀菌工艺，就足以实现防腐，根本无须额外添加。再比如，谷氨酸钠和呈味核苷酸等增鲜成分虽然并不属于危险添加物，但其存在说明这款酱油的鲜味并非完全来自天然发酵，而是靠"味精类"成分补足。此外，焦糖色素等人工色素也只是为了改善外观，并无营养价值，更非必需品。

特别需要注意的是，有些酱油的配料表中会出现"酸水解植物蛋白""水解植物蛋白"等字样，它们意味着这并非传统工艺酿造出的酱油，而是化学水解制成的配制酱油。这类产品不仅营养和风味欠缺，还可能含有微量有害物，应尽量避免购买。

第二，避免钠含量超标。

传统酱油的钠含量普遍偏高，购买时，应优先选择标有"低盐酱油"或"减盐酱油"的品类。

减盐酱油的含盐量应低于 14.25 克 /100 毫升，相当于每 15 毫升的酱油含盐量不超过 2.14 克，换算成钠含量为不超过 840 毫克。有一点需要特别留意，不同品牌在营养成分表中标注的"每份"的量并不统一，有的按 10 毫升计算，有的则按 15 毫升，购买时一定要注意换算，避免误判。

第三，认准产品标准号。

判断酱油是否为天然发酵，还有一个最关键的识别线索——执行标准编号。所有酱油产品都必须符合国家食品安全标准 GB 2717—2018，这是最基本的安全底线。在此基础上，优先选择标注 GB/T 18186 的产品，它指的是"高盐稀态发酵酱油"。这种工艺通常需要 5 个月左右的发酵周期，允许米曲霉、鲁氏酵母、嗜盐四联球菌等微生物充分代谢，既积累了风味物质，也保留了部分有益活性成分。如果找不到这种编号的产品，也可以选择 GB/T 18187 的"低盐固态发酵酱油"，虽然发酵周期仅约 30 天，风味和营养积累相对较弱，但它依然属于传统发酵工艺，远好于化学水解的配制酱油。

除了这些与健康直接相关的指标，还有一些额外的参考信息可以帮助我们更好地判断酱油的风味质量。比如"氨基酸态氮"含量代表了酱油中游离氨基酸有多少，也被称为"鲜味指数"。在国家标准中，特级酱油的氨基酸态氮含量需达到 0.8 克 /100 毫升以上，一级为 0.7 克以上，二级为 0.55 克以上，三级为 0.4 克以上，低于 0.4 克 /100 毫升则不达标。数值越高，酱油的鲜味通常也越浓。

不过需要提醒的是，这一指标也不宜盲目追求过高。真正采用天然发酵工艺的优质酱油，氨基酸态氮含量达到 1.2 克 /100 毫升已经是非常优秀的水准。若看到远高于这个数值的酱油，反而要留心是否存在人为添加的情况。

酱的选择

在日常烹饪中，许多家庭常用的酱料大多是以豆酱为基础制成的。这类酱料以大豆为主要原料，经发酵而成，包括豆瓣酱、黄豆酱、大酱、甜面酱等，有些还会加入辣椒、蔬菜或肉类，形成风味各异的复合酱料。

除了含有蛋白质、氨基酸等基础营养成分，豆酱还富含异黄酮，具有抗炎、抗氧化、调节激素水平、保护骨密度等多重健康功效。此外，优质豆酱中还含有丰富的发酵活菌、短链脂肪酸等活性成分，有助于维持肠道菌群平衡和增强免疫力。

因此，在家庭烹饪中，如果挑得好、用得当、存得住，适当使用豆酱往往比单纯加盐或酱油更具营养价值和风味优势。

首先要"挑得好"。挑选豆酱的方法与酱油类似，关键看配料表和营养成分表。优选配料简单、成分天然的产品，最好只包含大豆、食盐和菌种，避免使用人工防腐剂（如苯甲酸钠）或增稠剂（如黄原胶）。有些产品会使用天然香料（如大蒜或生姜）作为防腐手段，更值得优先选择。在营养成分方面，高蛋白（蛋白质含量不低于 10 克 /100 克）、低钠（钠含量不高于 1000 毫克 /100 克）的豆酱为佳；如果标签上注明"富含异黄酮"或"含活性益生菌"，则说明其营养密度更高。

其次要"用得当"。这指的是烹饪中的添加方式要合理。豆酱的含盐量一般在 10%～20%，使用时应避免额外加盐，否则容易钠摄入量超标。建议将豆酱直接作为调味料使用，替代部分甚至全部食盐或酱油等其他含钠调料。例如，炒青菜时用一勺（约 15 克）豆瓣酱，就足以替代约 1/4 勺盐，同时还能降低 30%～50% 的钠摄入量。

此外，烹饪温度也很关键。豆酱中的益生菌和某些热敏性营养物质在高温下容易失活，一般在 80℃以上就会开始降解。为了尽量保留其营养价值，建议在出锅前再加入豆酱，或者使用低温烹调方式，如蒸或焖，避免长时间高温翻炒或煮制。

最后要"存得住"。如果在选购时已经刻意避免含人工防腐剂的产品，后续的储存方式就变得尤其重要。实际上，能够长期保存且无须冷藏的酱料，往往存在一定的工业添加。配料干净的豆酱通常保质期较短，需要冷藏保存。购买时优选真空包装、避光设计的冷藏产品，回家后及时放入冰箱，并注意保存期限。别让一款原本健康的好酱在冰箱里放成了"毒品"。

醋的选择

相比酱油和豆酱，食醋的挑选相对简单，把握好三个要点即可。

首先，看酸度，也就是"总酸"数值。总酸反映了醋的酸味强度，一般以每 100 毫升中含有多少克酸性物质来衡量。只要总酸含量不低于 3.5 克/100 毫升，就属于基本合格的食醋。总酸在 5 度以下的醋较为温和，适合日常烹饪调味；5～6 度的醋酸度适中，适合蘸食或凉拌；总酸超过 6 可以视为优质陈醋。如果酸度高于 10，则需警惕醋中是否掺入了"醋酸"等工业合成酸，不建议选购。

其次，看产品执行标准。优质酿造醋通常会标注国家推荐标准 GB/T 18187，而廉价的勾兑醋通常标注的是以 SB/T 开头的标准。两者差别巨大。GB/T 18187 的产品采用天然发酵工艺，是正规粮食发酵醋的标志。这样的醋即使价格略高，也远比勾兑醋值得信赖。

最后，看发酵方式。食醋根据工艺不同，可分为液态发酵食醋和固态发酵食醋。固态发酵使用整粒粮食，发酵周期长，能形成更丰富的香气和有机物，风味浓郁、营养密度高，是更优的选择。反之，液态发酵多以淀粉糖化液为基底，成本低，时间短，风味也较为单薄。

在满足以上三项标准后，还有一个额外的小技巧可以帮助你感受醋的品质：轻轻摇晃瓶身，观察泡沫。如果泡沫丰富且持久不易消散，往往意味着醋中含有较多天然发酵生成的氨基酸和有机物，说明发酵时间足、工艺扎实。但这个方法仅供参考，前提是产品本身已经符合上述三项核心标准。

选对了醋，不仅能调味，更能带来健康收益。已有多项研究证实，食醋的适量摄入，对血压、血糖、营养吸收等多个方面都具有积极作用。

一是帮助控盐补钾，辅助控制血压。酸味能降低人对咸味的敏感度，适当多加醋有助于减少食盐的使用，从而间接降低钠摄入量。而陈醋中的钾含量也相当可观，每 100 克可达 700 毫克以上，有助于人体内的钾钠平衡，对血压控制有积极意义。

二是提升营养保留度。乙酸能够减缓维生素 C 等热敏性营养素的氧化损失，炒菜时滴入少量醋，不仅能提味，还能在一定程度上保护蔬菜中的营养。例如，在烹调富含花青素的紫茄子或紫洋葱时加点醋，不仅会使菜品色泽更鲜亮，还能减少蔬菜中活性成分的流失。

三是帮助控制血糖。2020 年和 2022 年的两项高质量临床研究表明，饭前或饭中摄入适量的乙酸类调味品（如醋），可以降低餐后血糖波动，延缓血糖上升速度，有助于糖尿病患者控制血糖或预防胰岛素抵抗。但如果胃肠功能较弱，不建议空腹直接饮用，应根据个体耐受性合理使用。

最后要提醒的是，我们要避免对食醋的"神化"。比如"熏醋防感冒"，就并无确切依据。乙酸的沸点高达 118℃，熏蒸时并不会有效释放乙酸分子，对病毒和细菌的杀灭作用极其有限。而"软化血管""溶解血脂"等说法，目前也缺乏大规模的临床证据支撑，所以摄入食醋不能作为日常保健的主要手段。

"酸甜苦辣咸"，酸为五味之首。一滴醋，三分酸，醋不仅能平衡味觉，也能悄悄守护健康。与其让它默默待在厨房角落，不如把它请上餐桌，成为一日三餐的"常驻嘉宾"。

024 | 油烟防护：
如何远离厨房里的一级致癌物

这一节，我们来看一个被很多人忽视的健康隐患——厨房油烟。

现代人生活节奏快，许多年轻人习惯了点外卖加下馆子，已经很少做饭了。但如果总是在外面吃饭，饮食结构往往难以平衡，外面的饭菜高油、高盐、高糖，营养密度却很低，长期下来容易导致肥胖和代谢问题。就我个人而言，我还是更喜欢在家吃饭，也喜欢和孩子们一起动手做菜。这样不仅吃得更安心，更重要的是，热乎乎的家常饭总能带来家的温暖和人间的烟火气。

然而，这浓浓的烟火气背后，其实藏着不小的危险。厨房油烟已经被列为一级致癌物，值得我们认真对待。

油烟的危害

研究显示，**我国非吸烟人群的肺癌发病率正在逐年上升，目前非吸烟肺癌患者已占所有肺癌病例的25%**。而造成这一趋势的主要原因之一，正是室内空气污染。

一项针对中国人群的研究指出，燃煤和厨房油烟的混合污染是诱发肺癌的核心危险因素。在农村，如果缺乏清洁燃料，厨房空气长期受到污染，肺癌发病率会升高；而在城市，频繁高温炒菜所产生的油烟同样会显著增加肺癌风险，尤其在没有安装抽油烟机或排烟效果不佳的情况下。

在动物实验中，科学家将油烟中的致癌物质丙烯醛注入雄性小鼠体内，结果发现小鼠支气管出现了明显的癌病变。

更值得关注的是，油烟污染带来的健康危害远不止引发肺部疾病。数据显示，因油烟暴露导致的死亡病例中，有 26% 的人死于中风，34% 的人死于冠心病。这又是为什么呢？

医学研究发现，油烟颗粒进入肺部后，会导致免疫系统产生大量炎症因子，尤其是白细胞介素-6。这些炎症因子不仅会引发呼吸系统的慢性炎症，还会通过血液循环在全身扩散，反复作用于身体中最脆弱的部位。如果你本身就有心血管健康隐患，这些炎症因子可能会加速血管老化、破坏血管壁，从而诱发冠心病，甚至心梗。

此外，长期暴露在油烟环境中，还会影响睡眠质量。有研究发现，厨房通风不良，或即便使用了抽油烟机但烹饪时间超过 30 分钟的人群，普遍存在入睡困难、入睡时间延长、白天精神不佳等问题。这可能与油烟对呼吸功能和中枢神经系统的潜在损害有关。

虽然油烟带来的健康风险在男女之间并无显著差异，但女性，尤其是育龄女性和孕妇，还需要格外注意。

有研究发现，如果女性在 20～40 岁以及 40 岁以后这两个关键阶段坚持正确使用抽油烟机，将显著降低患癌风险。

油烟的危害还可能影响下一代。研究表明，孕期长期暴露于厨房油烟的女性，其新生儿可能面临体重异常、早产风险增加等问题。

如何挑选一台靠谱的抽油烟机

有没有办法既享受做饭的乐趣，又最大程度地避开油烟的伤害呢？

要回答这个问题，我们首先要搞清楚：**油烟对身体造成伤害的程度，主要取决于两个因素——一是油烟的浓度，二是我们暴露在油烟中的时间。**只要把这两点控制好，就能显著降低油烟对身体的伤害。

那该怎么做呢？在所有方法中，最有效也最直接的，就是选一台抽力够强的抽油烟机，从源头把油烟迅速排出厨房，减少吸入，自然也就降低了健康风险。

没错，挑选抽油烟机时，外观是否好看、功能是否"高端"，其实都不是最重要的，关键要看它能不能发挥作用。哪怕你家里有保姆做饭，自己不常下厨，也不能忽视油烟的危害。厨房里一旦油烟弥漫，有害物质很容易通过门缝、空调口扩散到整个家里，影响家人健康。因此，抽油烟机不是装修的"锦上添花"，而是一笔必须认真对待的健康投资。购买抽油烟机时，建议你重点参考三项硬指标：风量、风压、油脂分离度。

风量是最重要的一个指标，代表了抽油烟机每分钟能抽吸、净化多大体积的空气。如果你家炒菜比较多，建议优先选择 17 立方米 / 分钟以上的抽油烟机，这个数值越大，抽吸力度越强，油烟排出的效果也就越好。另外，斜面式抽油烟机在结构设计上更贴近灶台，抽油烟效率更高，也推荐你选择。

风压决定油烟能不能顺利排出去，尤其住在低楼层的家庭，烟道阻力大，更需要高风压来防止油烟倒灌。选购抽油烟机时一定要留意产品标注的最大静压值。

油脂分离度衡量的是抽油烟机把油脂和空气分离的能力。分离度高意味着抽油烟机更不容易积油，也更耐用。

至于手势控制、智能联动、静音设计等附加功能，当然可以作为参考，但前提是以上三项硬指标要合格。硬指标不过关，再高级的附加功能也无法帮你排走油烟。

正确使用抽油烟机

选对抽油烟机后，我们再来看看使用过程中的注意事项。

第一，掌握正确的开关机时间。

很多人都是等到油烟扑面而来才想起开抽油烟机，其实这时已经晚了。正确的做法是：开火前提前 3 分钟开启抽油烟机，关火后延迟 5 分钟再关闭。这是因为锅一旦加热，就会持续产生油烟；而炒菜刚结束时，残余油烟的浓度往往是最高的，此时立刻关闭抽油烟机，等于让这些有害气体滞留在厨房，反而更危险。

第二，炖菜、煲汤也要开抽油烟机。

不要以为只有炒菜才需要抽油烟，炖煮过程中也会产生大量不可见的污染物，比如燃气废气、水蒸气、霉菌颗粒等，它们虽然肉眼不可见，但同样会危害呼吸系统。因此，无论是热油快炒，还是慢炖长煮，都建议把抽油烟机打开。

第三，抽油烟机要定期清洗。

哪怕再好的抽油烟机，使用久了也会积累油污，影响风量，降低净化效率。你可以做一个简单的小测试：爆炒时，关掉厨房的大灯，仅留油烟机的顶灯，让家人在侧面观察抽烟效果——如果发现大量油烟外漏、吸力明显不足，那就说明是时候清洗抽油烟机了。

第四，做完饭别着急收拾厨房。

油烟分为可见的和不可见的两种，后者的沉降速度更慢，最久需要 6 小时才能完全消散，而且它对人体健康的危害往往更大。所以，建议你做完饭关火后，尽快关上厨房门，开窗通风，尽量等到 2 小时后再进入厨房清理。

从烹饪方式入手，减少油烟危害

从烹饪本身入手，也可以减少油烟的危害。

医学研究发现，影响油烟危害的因素很多，包括烹饪方式、温度、炊具、燃料类型、食用油种类等。

在所有烹饪方式中，烧烤产生的油烟混合物浓度最高，而油炸食物产生的油烟有害物含量最高，煎炸其次，炒饭、炒菜相对较低。当然，不需要用油进行高温烹制的方式，产生的油烟浓度是最小的，比如清蒸、炖煮等。

需要特别提醒的是，即使你烹饪时使用的是密闭的烤箱、空气炸锅，也不能掉以轻心。这些设备虽然排风好、密闭性强，但依然会产生油烟。一旦开盖或使用频繁，污染依旧存在。因此，做饭时最好全程打开抽油烟机，别心存侥幸。

此外，在烹饪过程中，选择什么样的食用油，对油烟的多少也有很大影响。前文说过一个关键概念——烟点。烟点越高，油越耐热；烟点越低，加热时越容易冒烟，从而释放有害物质。

花生油、玉米油和大豆油的烟点是230℃左右，性质较为稳定，适合高温烹饪、爆炒煎炸；橄榄油的烟点大约是170℃，相当于用中火炒菜，或者用烤箱烘焙饼干时的温度；亚麻籽油的烟点最低，只有107℃，只比水沸腾的温度高一点。至于葵花子油，它的油烟醛类含量最高，也就是毒性相对较大，所以不推荐作为高温烹饪油。单从油烟醛类来看，含量较低的是菜籽油和棕榈油。

不同的食用油有各自的特点，选择时只需要记住一个原则：尽量减少高温烹饪，使用这些油的时候，别超过它们的烟点，基本上就不会出大问题。表24-1详细列出了各类油的烟点，供你参考。

表 24-1　不同油的烟点

油	烟点（℃）
橄榄油	170
菜籽油	190～205
花生油	230
玉米油	230
葵花子油	230
大豆油	230
椰子油	175
芝麻油	200
亚麻籽油	107

　　当然，油烟机再好、清洗再勤，也总有排烟不畅、油烟扑面的时候；食用油再讲究，也难免哪天你就想来一道猛火爆炒的菜，或者煎一块外焦里嫩的牛排。所以最后，我再教你一个实用又简单的小妙招——**在厨房常备 PM2.5防护口罩**。做饭时戴上，可以过滤 90% 以上的油烟颗粒和有害物质，真正把污染挡在身体之外，既方便又有效。

　　既要美味，又要健康，这是我一直推崇的生活方式。毕竟下厨这件事关乎你和家人的幸福感，而浓浓的烟火气才是家该有的样子。

025 | 加工食材：
如何成为大厨和营养师的结合体

　　这一节，我们来聊一个每天都要花点心思的小课题：怎么处理手头的食材，才能做到健康、方便又好吃？

　　无论是自己下厨，还是叫外卖，我们每天吃饭前总要面对一道选择题：煎、炒、烹、炸，到底选哪种？有一天我加班回家，一进门就看到桌上放着老公打包回来的三盒菜：清蒸鱼、小酥肉，还有一份炝炒土豆丝。他知道我晚上下班晚，中午特地多点了些。这三盒菜怎么处理，才能让晚饭省时又营养，味道也不打折？这成了我回到家后面对的第一道"考题"。

　　我先处理的是清蒸鱼：把鱼换到家里的瓷盘里，盖个盘子，放进微波炉，高火加热一分半钟就能上桌。虽然现在很多打包盒都标注了可以加热，但塑料毕竟存在分解的风险，能换容器尽量还是换掉更安心。

　　小酥肉是油炸的，平常在家我很少做，但既然打包回来了，就当作给孩子们的小惊喜。我拿出一个锡纸盘，铺上两层厚吸油纸，把肉摆好，送进空气炸锅，设定180℃，三四分钟后出锅，趁热上桌。

　　与此同时，我切了些胡萝卜丝、芹菜丝和豆腐丝，跟土豆丝一起倒进锅里。打包回来的土豆丝油大盐大，加上这些杂菜，大火翻炒一两分钟，关火，淋点酱油，一道相对健康的菜就完成了。

　　这顿饭还少不了我早上出门前用高压锅煲的海带排骨汤。现在只需打开锅盖，加点盐，撒点葱花，就能热气腾腾地上桌。再搭配我从单位食堂带回来的杂粮窝头，我们一家四口的晚饭就这样轻松搞定了。

借着这顿饭，我想和你聊聊，作为一个医生、妈妈，同时也是美食爱好者，我平时是怎么在有限的时间里处理食材，尽可能兼顾健康、效率和味道的。

加工食材方法的重要性

选择正确的食材加工方式，不仅能最大程度地保留营养，还往往更简单、更美味。而一顿吃得舒服的饭，也能大大提升你下次动手做饭的积极性。

这不仅仅是"吃得好"的问题，更是"吃得对"的选择。因为不同的加工方式对食材营养的影响巨大——营养价值甚至能相差十几倍到几十倍。

比如，和生土豆相比，微波处理后的土豆，抗氧化能力仅下降 6.31%；而用大火爆炒后，这一能力则骤降 61.38%。也就是说，炒土豆丝可能会带来不小的营养流失。

那是不是所有的菜都不能炒呢？也不是。以竹笋为例，水煮后，其维生素 C 的保留率为 47.37%，清蒸时上升到 57.83%，而炒制的保留率却高达 78.87%。所以，"竹笋炒肉"反倒是更营养的搭配。

当然，我们没必要把每种食材最合适的加工方式都背下来。中国的烹饪方式丰富多样，真要一一搞清楚，三年五载都未必学得完。而且，为了营养而只用一种做法来处理所有食物，多少也会让人失去做饭的乐趣。

更可行的办法是掌握几条简单、实用、通用的原则，灵活应对大多数家常菜的处理需求。接下来，我会分享五条我自己反复验证过的食品加工建议，好记、好操作、适用性强，能解决你在日常做饭时最常遇到的问题。

建议一：清蒸和炖

清蒸和炖是最能保留营养的两种烹饪方式，但其前提是食材新鲜。

清蒸最常见的是蒸鱼，其实很多肉类也适合蒸着吃。鸡、鸽子、排骨等能用来煲汤的食材，基本都可以清蒸。如果你觉得蒸出来的味道太清淡，不妨用蒜、醋、酱油、小米辣、香菜调一个酱汁，或者用蒸出来的原汤加点盐和酱油，也能调出好味道。

除了鱼和肉，蔬菜里的茄子、娃娃菜、瓜果类，甚至玉米、南瓜、土豆、红薯、山药、芋头等杂粮和薯类，也非常适合蒸着吃。这样不仅能减少营养流失，还能一锅搞定主食和菜肴，非常适合忙碌的家庭。

你还可以试试蒸水果——家里快放坏的枣、山楂、杏之类的水果，上锅一蒸，往往比直接吃更好吃。蒸熟后捣成果泥，密封冷冻后加点气泡水，就成了夏天常见的水果茶。桃子、苹果、梨蒸熟切块，加冰糖水一起密封在罐里，就是孩子特别期盼的水果罐头。

至于那些不适合蒸也蒸不烂的肉类，最简单的方法就是炖。现在各种电饭锅、高压锅、电焖锅都支持定时炖煮，根本不需要你守在灶台边。只要早上从冷冻室拿出食材丢进锅里，加水，不放盐（盐放早了容易让肉质紧缩、不易炖烂），设定好程序，晚上回家打开锅盖，加点盐就能上桌，省心又实在。

建议二：生吃和快炒

蔬菜尽量别水煮，快炒、生吃才是更好的选择。

今天一说到减肥餐，我们往往会想到水煮菜。可是水煮菜难吃不说，还没有营养。举个例子，紫甘蓝加盖蒸 5 分钟后，维生素 C 保留率仍有 97%，蒸 20 分钟也还有 91%；而如果用与食材同等分量的水煮 10 分钟，维生素 C

就会流失将近 40%。虽然这个研究数据只针对维生素 C，但基本可以推测，大部分水溶性维生素和活性物质在水煮过程中都难逃流失的命运。那么蔬菜该怎么吃呢？

如果能生吃，当然是最省事的选择——比如生菜、西红柿、黄瓜等，洗净后直接吃或凉拌，基本不会破坏其中的活性营养。

不能生吃的蔬菜，推荐蒸和快炒两种加工方法。如果你觉得蒸菜口味寡淡，不太容易接受，那快炒也是一个不错的替代方案。高温快炒时间短、出汁少，可以有效地保留蔬菜中的营养成分。

值得一提的是，快炒可能会带来不一样的营养吸收效果。比如西红柿，生吃更有利于摄取维生素 C；而在加热炒熟之后，虽然维生素 C 会有所损失，但其中的番茄红素却会大量释放。这种天然色素属于强效的抗氧化物质，对预防心脑血管疾病、消化系统癌症等慢性病具有积极作用。研究发现，西红柿经过油炒后，番茄红素的生物利用率大幅提升，人体吸收效率比生吃时高出 3 倍以上。

简单来说，如果要保留蔬菜中的水溶性维生素，比如维生素 C，生吃更有营养；而富含脂溶性维生素的蔬菜，比如菠菜、胡萝卜，炒着吃更容易被吸收。所以一个理想的搭配方式是：一天的蔬菜摄入中，既有生吃的，也有快炒的。搭配合理，营养吸收更全面，口感也更丰富。

建议三：使用空气炸锅

说到旺火快炒，对肉类的处理其实也是一样的道理——关键是尽量缩短加热时间，减少营养物质（特别是活性成分）的损失。而且，煎肉时如果时间过长，还可能生成少量杂环胺类物质，这是一类被证实与癌症相关的化合物。

但说实话，外焦里嫩的肉实在太香了，很多人都难以抗拒。如果你也偶尔想解个馋，那我推荐给你一个厨房"神器"——空气炸锅，它是家庭煎炸、烧烤的一个相对健康的工具。

烧烤可以说是人类最早掌握的烹饪方式之一，食材不上水、不放油，能最大程度地保留原味和营养。但它也有两个明显问题：一是明火烹饪会产生大量油烟，其中包含已知的致癌物质；二是高温直接接触食材，容易破坏蛋白质和淀粉的结构，造成营养流失。而空气炸锅本质上是一个带热风循环的小烤箱。它没有明火，温度也更可控，通常不超过200℃，既避免了明火烧烤带来的油烟问题，也减少了高温对蛋白质和淀粉结构的破坏，如果你想做叉烧肉、烤青花鱼或复热一些半成品，用空气炸锅是个非常不错的选择。

当然，如果你对外焦里嫩的食物没那么馋，那么空气炸锅并不是你的必备品。因为只要温度超过120℃，淀粉和蛋白质类的食物就会产生一种叫丙烯酰胺的物质。动物实验显示它具有潜在致癌性，虽然目前对人体的证据还不充分，也没有规定明确的安全摄入量，但从健康角度出发，还是建议减少使用频率，避免每天都吃用空气炸锅加工的食品。

建议四：用焗代替红烧

说到烹饪的工具，还有一条建议——准备一个好砂锅，用来焗菜，替代日常的红烧。

焗这种烹饪方法，广东的朋友应该比较熟悉，包括盐焗、酒焗、干焗等。它的原理很简单，就是把食材放到砂锅里，加入少量调料，借由食材本身的水分和油分在密闭环境中焖熟。相比红烧，焗菜几乎不放油，少放水，既能保留营养，又能减少油盐摄入，成品味道也毫不逊色。

网上有很多简单易学的焗菜做法，比如盐焗鸡、干焗排骨、焗南瓜等，你可以搜一搜，做一做。掌握了这类做法之后，你会发现，很多原本需要红烧的菜，其实都可以用焗的方式来复制。

这种方法不仅省油省盐，还能最大程度地保留食材的本味。食物的鲜味被封在锅中，自然不需要重口味调料来提味，也就更适合日常健康饮食。

建议五：善用调料

学会在厨房里巧用调料，既能唤醒你疲惫的味蕾，也能为健康加分。

研究发现，葱类所含的低聚果糖、多糖、含硫化合物和酚类化合物可以起到抗炎、抗病毒的作用；姜中以姜辣素为主的抗氧化、抗菌成分，可能有助于降低患结直肠癌的风险；每天吃 0.5～1 瓣大蒜，或许能帮助降低 9% 的胆固醇水平。

除了常见的葱姜蒜，像百里香、肉桂、迷迭香这样的香辛料也具有抗氧化、抗菌、抗炎等功能。适量地尝试不同风味的香料组合，不仅能丰富菜品的口感，还能帮你减少对重油重盐的依赖。

如果你不那么排斥酸味，还可以加点醋。一些营养物质，比如维生素 C、维生素 B_1、维生素 B_2，在酸性环境中更容易被保留，不容易被分解。你完全可以在做菜时加点醋，或是拿番茄来搭配。

此外，还有一个重要技巧：盐要晚放。研究发现，同样是煮菠菜，如果提前加盐，其维生素 C 的损失比出锅前加盐多了一倍以上。这个原则同样适用于炒菜、煮汤、蒸菜等多种场景。

总之，做菜时加调料不仅是为了好吃，也是为了帮助我们用更健康的方式做出美味。掌握这些小技巧，哪怕少油少盐，你也能轻松做出一桌有滋有味的饭菜。

在这个时代，我们一边期盼家人能多陪伴彼此，一边又倾向于图省事外出就餐，自己下厨的机会越来越少。其实，想要家庭和睦，有时并不复杂，和爱人、孩子、父母一起做一顿饭，往往就是最简单有效的一步。厨房里的柴米油盐酱醋茶，不仅会见证你与爱人共同生活的点滴，也会为孩子们提供最生动的"身教"食育课堂，更会唤起父母对你的成长点滴的温馨记忆。家的味道，正是在这锅碗瓢盆间，在饭菜的香气中悄然凝聚。

正所谓"未有和气萃焉，而家不吉昌者"，家和，方能万事兴。

026 农药残留：
如何科学应对农药残留

这一节，我们来聊一个我其实并不想开启，但又无法回避的话题：农药残留（下文简称"农残"）。

之所以不愿开启，是因为这个话题非常令人焦虑——从农作物的种植、加工到包装、运输，各个环节中都可能存在农药或化学成分的残留。它们可能藏在你每天吃的饭菜、喝的牛奶里，也可能藏在你穿的衣服、睡的床单上，甚至手边的外卖包装盒中。这些看不见、摸不着的化学残留，正在悄无声息地渗透进我们的生活，对健康构成长期隐患。

但正因为无法回避，我们才更需要正视它。接下来，我会从一个普通家庭的视角出发，看看我们能做些什么来最大程度地降低这一风险。

农药残留的健康危害

农业和水产养殖中滥用药物造成的化学污染，一直威胁着世界各地的食品生产和供应。国际医学界普遍认为，农药及其代谢产物对人体健康具有明确的危害，不仅可能引发急性中毒，而且与多种慢性疾病相关。

1999 年，某单位 15 人集体食物中毒，职工食堂提供的青菜经检测发现含有有机磷类农药。2022 年，一个老人将自家门前种植的蔬菜送给子女食用，结果多名家人陆续中毒，三女儿最终不幸去世。检测发现，蔬菜和土壤中残留有剧毒农药"鼠毒强"。

这类事件在全球范围内每年都在发生。据世界卫生组织统计，全球每年有超过 50 万例农药中毒事件，死亡人数超过 11.5 万人。

除了农药中毒，果蔬中的农残同样不可小觑。2012—2017 年，我国开展了一项覆盖 45 个重点城市的大型检测研究，分析了超过 4 万批次果蔬样本。**在被检测的 135 种果蔬中，有 81.6% 的样本检出农药残留，涉及多达 532 种不同的农药成分。**

而农残带来的危害远比许多人想象的严重。研究发现，85% 以上的癌症、80 余种疾病都与农残有关。比如，包括有机磷在内的大多数农药会增加患糖尿病的风险，损害男性生殖系统；而除虫菊酯类农药的含量与帕金森病的发病率呈正相关；许多农残还可能导致大脑功能紊乱、肝功能受损、儿童生长发育迟缓等问题。

解决农残的五大方案

现实情况如此严峻，为了家庭的健康，我们应该怎么应对呢？我总结了五个行之有效的方案。

第一，挑选食材有讲究。

第一种挑选方法是选择低农残蔬果。事实上，不同果蔬对农药的依赖程度差异很大。有些作物极易感染病虫害，需要频繁喷洒农药；而有些天然"体质强壮"，即便少打药也能顺利生长。我们在买菜时完全可以优先选择后者。

上述覆盖我国 45 个重点城市的大型检测显示，农药残留种类最多的果蔬前六名是芹菜、苹果、西红柿、黄瓜、葡萄、菜豆。而在毒性较强和非法添加农药含量较高的果蔬中，排名靠前的是芹菜、苹果、菠菜、韭菜、生菜、黄瓜。

相反，**像香菜、茼蒿、蒿子秆这些带有特殊气味的蔬菜，本身就有天然的驱虫作用，农药用量普遍较低。**

还有一点容易被忽视——应尽量避开有压痕或破损的果蔬。这些部位不仅容易腐烂、滋生细菌，更可能让农药顺着伤口渗透到果蔬内部，普通清洗根本难以去除。

第二种挑选方法是看认证。

目前，中国绿色食品发展中心、农业农村部农产品质量安全中心都有授权的检测机构，会按照国家有机食品标准检测 52 种农药，并出具检测报告。对于普通消费者来说，这些认证报告的可信度相对较高，能够作为参考依据。

购买果蔬时，可以留意包装上是否标注了"无公害农产品""绿色食品""中国有机产品"这三类认证标志（图 26-1）。

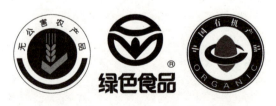

图 26-1　三类认证标志

它们代表了不同等级的安全标准。无公害农产品只要求有毒、有害物质的残留量低于国家标准，但不禁止使用生长激素。绿色食品对化肥、农药、生长激素的使用量都有限制，要求更严格。有机产品要求在种植、生产、运输环节都不能使用化肥、农药和生长激素，是安全等级最高的一类食品。

购买时，还要确认一下认证的真实性。有这三类认证的食品包装上除了印有准确的字样，还要有认证机构的名称和验证码，缺一不可。你可以通过中国食品农产品认证信息系统核查认证的真伪。

第二，给果蔬削皮。

很多人担心削皮会浪费营养，但在某些果蔬身上，皮恰恰是农药残留的"重灾区"。比如柑橘类果皮中常有农残，果肉中却很少；芒果削皮后，能有效去除不同类型的杀虫剂；桃子用热的小苏打水浸泡后剥皮，甚至可以清除超过99%的四氯磷脂残留。

蔬菜也一样。像番茄、茄子这类表皮光滑的果实类蔬菜，农药很容易穿透蜡质层进入果肉，仅靠清水难以洗净，削皮处理会更彻底。相关研究也显示，削皮对番茄、茄子的营养成分影响不大，却能去除60%以上的农药残留。同理，土豆削皮后，像芬硝基磷、氯丙胺等农药残留也几乎能被完全清除。

还要提醒一点，如果不是有机蔬菜，尽量别吃根部。很多人误以为"根越深，营养越足"，实际上，根部往往是农药残留的富集区，尤其不建议给儿童和老年人食用。

第三，使用简单的酸碱液清洗，比如加盐、醋或小苏打。

但是，有很多蔬菜，比如菠菜、小白菜这类叶菜，是没法削皮的。常见的处理方法就是用清水冲洗，再泡一会儿。这真的有用吗？

很遗憾，清水冲洗的效果非常有限。研究数据显示，仅用清水冲洗，只能减少18%～27%的农残，且主要是易溶于水的农药种类——这些原本对人体的影响也相对较小。

那老一辈常用的方法——把蔬菜泡半小时再洗一遍呢？

也不太管用。《食品控制》杂志刊登的一项研究显示，将蔬菜浸泡5分钟、10分钟、20分钟，像氯氰菊酯、DDT（双对氯苯基三氯乙烷）这样的农残含量几乎没有变化。甚至还有研究发现，如果浸泡时间超过15分钟，农药反而可能通过果皮渗透进果肉，得不偿失。

究竟该怎么对付这些洗不掉的农残呢？

全球二十多项研究一致显示，盐、醋和小苏打三种物质对去除农残都有显著效果。去除率因果蔬和农药类型不同而异，范围在38%～97%，是目前最实用，也最安全的家庭去农残方法之一。

具体做法是，在大约1升水里加10～20克（1～2勺）食盐、醋或者小苏打，浸泡果蔬10分钟后再冲洗。过程中要注意两点：一是食盐、醋、小苏打不要混用，如果醋和小苏打一起放，酸碱中和会影响效果；二是一次不要放太多，以免损伤蔬菜的表皮。

综合比较，小苏打的去污能力通常更强，但不是对所有农药都有效，所以建议根据自家食材情况灵活选择。

那么果蔬洗涤剂能用吗？研究证明，用洗涤剂确实比用清水洗效果好，但洗涤剂很容易冲不干净，造成二次污染。

第四，焯水。顾名思义，就是将蔬菜放入沸水中，一两分钟后再过一遍冷水。

研究显示，辣椒、茄子等蔬菜焯水后几乎可以彻底清除农残；菜花、西蓝花的清除率约为92%，秋葵也能达到75%。有研究对比了酸碱浸泡与焯水两种处理方式的农残去除率，前者在20%～89%，而焯水能达到52%～100%，显然焯水更胜一筹。

不过这里要特别提醒一点：建议在焯水后再用冷水冲洗一次蔬菜，焯完蔬菜的水也不要再用来煮汤、炒菜，因为高温可能会使某些农药分解成毒性更大的代谢物。

当然，焯水确实会损失一部分营养素，尤其是维生素 C，但如果你的蔬菜不是有机种植的，或者属于农残风险较高的种类，那还是建议优先考虑焯水，避免有害物质损伤身体。

第五，采用臭氧机、超声波清洗器。

对于这些"高科技洗菜设备"，很多人心里可能会打一个问号：它们到底能不能有效去除农残呢？

先说结论：它们并不完全是智商税，但也不能盲目依赖。

先看臭氧机。臭氧确实有分解部分农药的能力，但前提是浓度足够、反应时间够长。然而，很多家用臭氧设备在使用一段时间后容易出现臭氧浓度下降、密封性变差等问题，导致去农残效果不稳定。

至于超声波设备，大功率的超声波确实在去除农残方面表现不错，相关研究显示，其平均去除率大约能达到 70%。其原理是通过高频振动产生微小气泡，从而剥离附着在果蔬表面的农药。但市面上很多产品功率较小或设计不当，效果有限，选购时需格外谨慎。

所以，如果你打算使用这类设备，建议选择品质可靠、口碑较好、具备安全认证的产品，并严格按照说明使用，同时搭配其他清洗方法（比如削皮、盐水浸泡或焯水等），效果会更稳妥。

农产品安全问题，是当下中国面临的重大健康隐患之一。与其被动等待这一问题在全社会层面上彻底解决，不如从自身做起，采取更多真实可行的应对方式。办法总比困难多，如果能将这一节提到的方法结合运用，问题也就有了有效的解法。而且，大众认知的日益统一，将更有可能快速推动这类社会性问题得到系统解决。

027 | 化工残留：
如何科学应对化工残留

　　除了农药残留，化工残留也非常值得我们关注。我们每天吃的肉类、水产、鸡蛋，接触的厨房清洁用品、塑料包装、保鲜膜等，都可能存在化工残留，比如抗生素、重金属、洗涤用品中的表面活性剂、塑化剂等。

　　这些看不见、摸不着的"隐形敌人"，通过饮食、皮肤接触等途径悄然进入身体，日积月累，可能成为影响健康的巨大变量。这一节，我们就从"吃进去的"讲到"用在身上的"，把抗生素残留、重金属残留、洗洁精和洗衣液的化工残留，以及塑料容器和保鲜膜中的塑化剂问题一一说清楚，并告诉你具体该怎么应对。

抗生素残留

　　抗生素主要残留在我们日常摄入的肉类和鸡蛋中。

　　早在 2006 年，欧盟就已全面禁止将抗生素类生长促进剂用于畜禽养殖，目的就是降低抗生素残留对人体健康和生态环境的潜在危害。虽然我国也在逐步加强监管，但在养殖源头控制抗生素的使用仍面临不小的挑战。作为消费者，我们应该主动采取一些措施，为自己把好这一关。

　　首先，要看清标签，优先选择"无抗"食品。这类产品要么完全不使用抗生素，要么抗生素残留量极低，安全性更高。特别是在挑选鸡肉、鸭肉、鸡蛋等禽类产品时，建议优先购买有"无抗"标志的大品牌产品。大品牌通常有更严格的检测流程，抗生素的使用也更规范。

但我也知道，很多老人就是认为散养土鸡、土鸡蛋更有营养。事实真的如此吗？我和兽药行业的朋友讨论过这个问题，他们普遍不建议购买农户散养的鸡和鸡蛋。原因很简单：许多散养农户并不具备科学用药的知识，往往不知道该如何合理控制抗生素的使用量，甚至可能随意添加生长激素。而且，小规模养殖场缺乏专业的防疫和检测手段，很难有效应对禽流感这样的传染病。没有监管和检验保障的"散养"，表面上看起来健康天然，实际上可能更不安全。

其次，掌握正确的烹饪方法。多项研究表明，抗生素的降解依赖于温度。常见的抗生素如 β - 内酰胺类、喹诺酮类、磺胺类、大环内酯类、四环素类和氨基糖苷类，只要加热时间足够长，就能有效降解。所以，如果你担心抗生素残留，建议炖煮时间稍微长一些。另外，紫外线照射也能促进抗生素失活，有条件也可以尝试。

重金属残留

农药、抗生素达到一定剂量才会危害健康，但重金属不一样——常见的重金属，比如铅、镉、汞、砷和铝，哪怕浓度很低，也会产生很大的毒性。

关于重金属残留，联合国粮食及农业组织和世界卫生组织曾共同做过一项全球性的研究回顾，其中超过 20% 的数据都来自中国，对于我们判断国内的重金属污染现状具有很强的参考价值。

从不同食物类别来看，重金属残留最容易出现在鱼类和贝类中。数据显示，全球膳食汞摄入中，有 85%～90% 来自鱼类和贝类。幸运的是，中国在这方面整体控制得还算不错。研究显示，德国鱼类的重金属平均含量为全球最高，其次是土耳其；伊朗、孟加拉国处于第二梯队；而中国则处于含量相对较低的第三梯队。

因此，不必迷信进口水产品，至少在重金属方面，很多欧美国家的反而更容易超标。

再来看其他食物。蔬菜方面，重金属含量最高的是葡萄牙和南非；谷物方面，澳大利亚的问题相对严重，下次购买进口麦片或杂粮时，不妨注意一下产地。

既然重金属残留主要集中在鱼类和贝类中，怎么挑选水产品才能更安全呢？

第一，看产地。 重金属是不可生物降解的污染物，会积累、迁移到土壤环境中。因此，水产品的污染水平往往取决于养殖或捕捞区域的环境条件。如果某个地区没有重工业污染，水质干净、生态良好，那么产自该地的水产就不容易重金属残留超标。

第二，选对种类。 不同鱼类对重金属的吸收和富集能力差异很大。根据美国食品药品监督管理局的数据，通常体型越大、越接近食物链顶端的鱼类，越容易富集汞等重金属。而一些体型较小、生命周期较短的鱼类则相对安全。表 27-1 列出了重金属残留相对较少的水产品，可以作为你购买时的参考。

表 27-1　重金属残留较少的水产品

最佳选择					
鲲鱼	鲱鱼	扇贝	大西洋黄鱼	美国龙虾/刺龙虾	大西洋鲭鱼
鲻鱼	虾	黑海鲈	牡蛎	鳐鱼	鲳鱼
胡瓜鱼	鲶鱼	舌鳎鱼	蛤蜊	淡水鲈鱼	海洋鲈鱼
鱿鱼	鳕鱼	罗非鱼	螃蟹	梭鱼	淡水鳟鱼
淡水龙虾	鲽鱼	金枪鱼	比目鱼	狭鳕鱼	白鲑鱼
黑线鳕鱼	三文鱼	牙鳕	无须鳕	沙丁鱼	-

续表

较好的选择					
鳉鱼	安康鱼	方头鱼（大西洋）	牛鱼	岩鱼	长鳍金枪鱼
鲤鱼	银鳕鱼	智利海鲈鱼	红鲈	黄鳍金枪鱼	鲷鱼
白花鱼 / 太平洋黄花鱼	石斑鱼	西班牙鲭鱼	大比目鱼	条纹鲈鱼（海洋）	海豚鱼
应避免的选择					
大耳马鲛	鲨鱼	方头鱼（墨西哥湾）	马林鱼	剑鱼	大眼吞拿鱼
橙连鳍鲑	-	-	-	-	-

洗涤用品残留

除了可能"吃进去"的化工残留，还有两类常见的隐性风险：洗涤用品残留和塑化剂。

先来看我们每天都要用到的洗涤剂、洗衣液等清洁产品。总体来说，这类产品只要通过了国家标准认证，就是相对安全的。洗涤剂里的大多数表面活性剂是无毒的，不会对身体构成实质危害。至于网络上流传的"洗洁精致癌"的说法，目前没有任何权威证据支持。

相比"成分本身是否有毒"，更值得我们关注的，其实是清洗不彻底带来的残留问题。我为你总结了三个实用的应对方法。

第一，选对产品。 购买时尽量选择符合"食品接触级"（A 类）标准的洗洁精。这类产品在配方上更温和、更安全，比如对甲醛含量的要求，A 类标准是不得超过 0.05%，而 B 类则放宽到 0.1%。

第二，冲洗要彻底。 研究显示，用流水冲洗 2～3 次，就能将残留降到国家标准（0.1 毫克 / 平方厘米）以下。若能持续冲洗 30 秒，残留量甚至可以降到 0.01 毫克 / 平方厘米以下。这个操作成本很低，却能大大降低残留风险。

　　第三，适当稀释洗洁精。如果还是担心残留问题，你可以用清水将洗洁精稀释后再使用，洗洁精和水的比例建议在 1∶1 至 1∶5。温水浸泡、延长清洗时间也有助于减少残留。

　　除了人工洗碗，很多家庭还会使用洗碗机。现在市面上各种洗碗机专用的三合一洗碗块、洗碗粉、漂洗剂、消泡剂层出不穷，的确方便好用。但你可能不知道，其中某些成分可能与肥胖、炎症性肠病、代谢异常等健康问题存在潜在关联。

　　一项国际权威研究显示，漂洗剂即使被稀释至 1∶20000 的超低浓度，依然会损伤肠道上皮的屏障功能。而进一步分析发现，罪魁祸首是其中的乙醇乙氧基酯，这种成分毒性较强，且容易残留在餐具表面。

　　看起来是不是很可怕？好在乙醇乙氧基酯不会渗透到餐具内部，只要彻底冲洗干净，就可以大幅降低风险。所以，如果你家使用洗碗机，建议在洗涤程序结束后，再手动启动一次"快洗"或"漂洗"程序，用清水把餐具冲一遍。

　　有一点要特别注意：如果你的洗碗机在漂洗阶段还会自动添加洗涤剂，那这个步骤就没有意义了，反而可能产生更多残留。这种情况下，建议你更换成三合一洗碗块，这样漂洗的时候用的就是纯清水了。

　　当然，如果想更保险，你也可以在下一次吃饭前用流水冲洗餐具 30 秒。研究表明，这样的简单冲洗能去除 90% 以上的漂洗剂残留。

塑化剂的危害

　　最后，我们来看看塑化剂的问题。它们广泛存在于生活中的各类塑料制品中，比如外卖盒、矿泉水瓶、保鲜膜，甚至一些家具。

虽然我们不会直接"吃"塑料，但越来越多的研究发现，塑料制品在日常使用中会释放出大量塑料微粒。这些微粒非常小，直径不到 1 微米，能够随意穿过细胞膜，进入人体细胞。更要命的是，它们数量庞大且极其常见，只需将一个塑料餐盒在微波炉中加热 3 分钟，就可能释放出超过 20 亿个塑料微粒。

美国国家标准与技术研究院的一项实验指出，将 100℃的热水倒入外带咖啡杯，静置 20 分钟后，每升水中可检测出上万亿个塑料微粒。换句话说，你喝下一杯热咖啡，可能一并喝下了 5000 亿个塑料微粒。

这些微粒对健康的影响正在被逐步揭示。根据首都医科大学的研究，塑料微粒可能干扰人体内分泌系统，增加出生缺陷风险，影响男性生殖能力，并与胰岛素抵抗、记忆力下降有关。更有研究首次发现，炎症性肠病患者的粪便中，塑料微粒含量明显高于健康人。调查显示，他们普遍频繁地使用塑料容器来盛放食物。

尽管关于塑料微粒对人体的具体危害还有待进一步确认，但可以肯定的是，它们难以降解，甚至可能在自然环境中存留数百年。那我们该如何自我保护呢？

两个关键词很重要：**食品级和避免加热**。具体来说，用微波炉加热的时候，尽量不要使用塑料容器，就算标有"食品级"的也要少用。下次点外卖时，记得换成家里的陶瓷或玻璃碗来加热，别为了少洗一个碗而把塑料微粒吃进肚子里。

此外，保鲜膜采用的也是常用的食品级接触材料，一般分为聚乙烯（PE）和聚氯乙烯（PVC），其中前者相对更安全。如果你家用的是聚氯乙烯的保鲜膜，一定不要放入微波炉加热，尤其不要与肉类或油脂类食物一起加热，因为"高温 + 油脂"的组合会促使其释放出有毒物质。在选购保鲜膜时，可以查看外包装上是否标有"CCC 认证"标志，它代表产品通过了国家强制性安全标准检测，是判断产品安全性的一个可靠参考。

生活中隐藏的化工残留，其实并没有想象中那么遥不可及。但只要你多留一个心眼，掌握正确的方法，就能把风险大幅降低。从今天开始，试着做出一点点改变，你会发现，守护家人和自己的健康并没有那么难。

028 | 食品挑选：
如何看懂标签背后的玄机

去超市购物时，你可能很容易选择困难：看着货架上臻选开心果生牛乳上的广告语"生牛乳搭配坚果，营养美味两不误"，你觉得它一定是一款健康饮品，本想直接放进购物车，然而，目光扫向配料表，"开心果粉"几个字瞬间打破了你美好的想象。因为"××粉"大概率是香精、糖和植脂末的混合体。

我们每天会面对数十种包装食品，如何穿透营销迷雾，识破配料表上的"语言陷阱"？这不仅是选择一款食品，更是守护家人健康的重要防线。

解析配料表

真正的危险往往隐藏在那些经过美化的名称里。它们披着天然、专业甚至健康的外衣，实则是危害健康的"骗子"。

配料表的排序是最诚实的：含量越高，排名越靠前。这是国家的强制性要求，也是消费者判断食品真实成分的重要依据。当全麦面包的配料表首位赫然写着小麦粉（而非全麦粉），当草莓酸奶配料表上的草莓果酱竟然排在生牛乳之后，这场语言陷阱的真面目已不言而喻——你所购买的，可能只是一块白面包的变体，或者一瓶精心调味的饮料。这种现象在食品行业中屡见不鲜，商家往往会在产品名称和包装设计上大做文章，营造出健康、天然的形象，但配料表却暴露了产品的真实面貌。

比如，"果葡糖浆"听起来像是从水果中提取的天然糖分，实际上却是高度加工的人工甜味剂；"植物奶精"给人以植物性健康食品的错觉，实际上却含有大量反式脂肪酸。这些巧妙的命名方式让普通消费者很难识别其真实属性，在不知不觉中摄入大量不健康的物质。表 28-1 列了一份食品配料识别清单，它将成为你在超市购买食品时的"排雷指南"，帮助你透过这些美化的名称看清食品添加剂的真面目，做出更明智的选择。

表 28-1　食品配料识别清单

伪装名称	真实身份与危害	常见藏身之处	一眼识破关键
精炼植物油	部分产品可能含反式脂肪酸，会导致心脑血管疾病患病风险增加	饼干、蛋糕、速溶咖啡等	警惕"精炼"二字
起酥油	含有大量反式脂肪酸，会导致糖尿病风险增加	酥皮点心、蛋挞等	"起酥"属于氢化工艺，警惕"起酥""氢化"等字样
植物奶油	反式脂肪酸的主要来源，会导致低密度脂蛋白胆固醇水平飙升	奶茶奶盖、冰激凌等	口感异常顺滑
××味/粉固体饮料	实际为香精、糖、植脂末混合物，会导致肥胖或代谢紊乱	××味乳制品、儿童零食等	"味/粉""固体饮料"等字样
海藻糖	升糖指数为70，高于蔗糖，是一种隐形糖陷阱	"0蔗糖"饮料、健康零食等	本质仍是糖

续表

伪装名称	真实身份与危害	常见藏身之处	一眼识破关键
麦芽糊精	快速升糖的精制碳水	婴幼儿米粉、冲饮粉等	虚假的浓稠感
抗性糊精／菊粉	属于人工纤维，过量食用会致腹胀、腹泻	高纤代餐粉、酵素产品等	着重查看是否为人工添加纤维
卡拉胶	天然增稠剂，过量服用会导致肠道炎症	果冻、软糖、冰激凌等	追求"Q弹"口感
亚硝酸钠／硝酸钠	护色剂，高温下会生成致癌物亚硝胺	加工肉制品、腌肉等	加工肉类必查项
焦糖色素（III/IV类）	着色剂，含有潜在致癌物4-甲基咪唑	可乐、酱油、烘焙食品等	深色饮品高风险
苯甲酸钠+维生素C	防腐剂组合，可能生成微量苯	碳酸饮料、果汁等	在成分表中同时出现时需警惕

解密营养成分表

营养成分表是预包装食品标签上强制标示的核心内容，它通过标准化的数据格式，向消费者展示食品中能量及关键营养素的含量。按照国家标准，营养成分表必须标注能量、蛋白质、脂肪、碳水化合物和钠这五个核心项目，同时还可能包含其他重要的营养素信息。理论上说，这是消费者做出健康选择的重要依据。

然而，一些商家会巧妙利用消费者对营养成分表理解的盲区，通过技术性的数据处理和呈现方式，比如调整计量单位、巧妙设置参考分量等手段，让本来高糖、高脂、高钠的食品看起来更健康。这些陷阱往往隐藏在看似客观的数字背后，如果不仔细辨别，很容易被误导。接下来，我们来拆解几个最常见的"陷阱"，帮你练就一双"火眼金睛"，真正读懂营养成分表背后的真相。

第一，"钠含量障眼法"。

精明的商家经常会在营养成分表中标注"每份"含量，这样做可以让数字看起来更小。在购买食品时，请你务必将"份"换算为"100克/毫升"，换算后的数据很可能触目惊心。比如，一包日式梅饼标注"每份（15克）钠含量0.3克"，乍看不高，但换算一下，100克梅饼竟然含有2克钠（相当于5克盐①）。要知道，成人每日钠建议摄入量也才2克。通常来说，每100克食品中的钠含量超过800毫克就属于高盐食品了。

第二，"添加糖"的隐身衣。

现行中国法规尚未强制要求食品单独标注"添加糖"，因此，"添加糖"能伪装成各种身份，如白砂糖、果葡糖浆、蜂蜜，甚至浓缩果汁。世界卫生组织建议每日添加糖摄入量应小于25克，而一瓶风味酸奶的添加糖可能高达15～20克，这样一杯酸奶下肚，你的"本日甜蜜配额"就所剩无几了。

第三，"零反式脂肪"的谎言。

按照规定，每份反式脂肪含量小于0.3克，即可标注为零含量，但是，如果配料表中出现"氢化植物油""精炼植物油""起酥油""植脂末""人造奶油"等字样，即使标注为"零反式脂肪"，也意味着它含有反式脂肪。

第四，"膳食纤维"的真相。

膳食纤维虽然对人体有益，但并非所有纤维都如此，在购买食品时，要注意查看其膳食纤维的来源。天然食物（如全谷物、豆类、蔬果等）中的纤维是最佳选择，它们不仅纤维含量丰富，还自带维生素、矿物质和植物活性成分，有助于提升健康水平。而人工纤维（如抗性糊精、菊粉）虽然纤维含

---

① 1克盐约等400毫克钠。

量高，但过量摄入可能会导致肠胃不适，且其综合营养价值远不如天然膳食纤维。

第五，"蛋白质"的障眼法。

蛋白质来源丰富多样，但其质量却天差地别。具体来说，动物蛋白（如乳清蛋白、酪蛋白）最好，植物蛋白（如大豆分离蛋白、豌豆蛋白）次之，蛋白制品（如蛋白粉、蛋白棒）最差。比如，宣称高蛋白的植物汉堡的主要蛋白来源是大豆分离蛋白，其人体吸收率通常低于动物蛋白，且可能缺乏某些人体必需的氨基酸。因此，如果需要摄入蛋白质，建议选择纯动物蛋白或者动物蛋白占比较高的产品。

回头看本节开篇的开心果生牛乳，你知道如何判断它是否健康了吗？我们来用上文说到的三个方法拆解一下。

第一，看配料表排序。如果开心果粉排在生牛乳、水甚至白砂糖之后，意味着真正的开心果含量微乎其微（通常不足 5%）。

第二，看配料名称。如果配料中的配料名称含"××味 / 粉""植脂末"等，基本就可以确定其为人工调味，并非完全使用真实食材。配料表越模糊不清（如仅写"复合调味料"），没有使用真实食材的风险越高。

第三，看营养成分表。一瓶货真价实的牛奶，其蛋白质含量通常为 3 克 /100 毫升。如果蛋白质含量只有 1.2 克 /100 毫升，而碳水化合物含量却很高，那就只能将其视为一种饮料。

认准认证标识

在琳琅满目的食品货架上，我们经常能看到各种认证标识：有机认证、绿色食品、无公害农产品、地理标志保护产品等，这些标识往往被商家作为产品的卖点重点宣传。然而，真正的认证标识背后有着严格的审核程序和监管体系，一些商家可能会利用消费者对认证标识的信任，使用模糊不清或者夸大其词的标识来误导购买决策。我们在选购食品时，务必擦亮双眼，辨别真伪。

首先，认准权威认证标识。

权威认证标识主要有两个。一个是中国有机产品认证标志，这是国内对农药、化肥等使用限制最严格的认证之一。购买食品时，需认准绿色的"中国有机产品"标志和英文"ORGANIC"，以及 17 位有机码。也可以登录"中国食品农产品认证信息系统"网站，输入 17 位有机码验证真伪。

另一个是国际健康声称认证（如欧盟标准）。如果产品声称具有"富含钙质，有助于骨骼健康"等功效，在欧盟体系下，产品包装上必须附带欧盟官方批准的编码（如欧洲食品安全局健康声称编号）。这类认证意味着其功效经过欧洲食品安全局基于大量科学研究的严格评估。

其次，警惕"伪健康"烟幕弹。

"纯天然""农家自产""古法酿造"等词汇缺乏官方标准定义，法律约束力极低。这些宣传语营造的健康形象可能与其产品的真实成分（如高盐、高糖）或生产过程中的卫生状况相去甚远。所以，在选购食品时，千万别被营销出来的情怀"收割"，切记"天然"不等于安全，更不等于健康。再如，各种协会、媒体颁发的"金奖""优选"等奖项，实际上多为商业评选，不代表科学认可或安全认证。

选购食品时，建议优先查看配料表和营养成分表，这些才是相对真实反映食品情况的核心信息。对于宣称具有特殊功效的产品，可要求商家出示相关认证文件，并通过官方渠道核实真伪。

查看保质期与存储方式

除了配料表和营养成分表，食品包装上往往还有两类非常重要的信息：

保质期和储存方式。再好的食品，如果过了保质期才食用，或者储存不当，不仅会失去原有的营养和风味，更可能滋生有害微生物或产生毒素，从"营养佳品"变成"健康杀手"。

先来看看保质期。"保质期"和"最佳赏味期"是两个完全不同的概念：保质期是食品安全的底线，意思是在此日期前食用通常不会引发健康问题；而最佳赏味期则关乎食品的巅峰风味和部分营养成分（如维生素）的保留程度。在这方面，日本的"赏味期限"制度值得借鉴，它更注重食品的食用体验，在赏味期限内食用，能够品尝到食品的最佳风味。

通常人们更容易关注冷藏食品的保质期，但冷冻食品的保质期同样需要重视。很多人以为"冷冻 = 永久保鲜"，其实这是一个常见的误区。长期冷冻虽然能抑制细菌繁殖，但会严重影响食品的口感和营养价值。更值得注意的是，冷冻并不能完全杀死细菌，某些耐寒菌株在低温下只是进入休眠状态，一旦解冻就会重新活跃。因此，也要注意冷冻食品包装上的保质期，并尽量在3～6个月内食用完毕，这样才能确保食品安全和最佳食用体验。

再来看看食品的储存方式。含有活性成分的食品尤其要注意储存时的温度控制。可以说，温度是活性成分的"生死判官"。

比如益生菌，含有活性益生菌的酸奶或饮品必须严格保持 2～6℃ 的全程冷链环境。研究显示，这类产品在常温下放置 1 周，其活性益生菌的死亡率高达 90% 以上。因此，如果你在常温货架上看到所谓的"益生菌"产品，尽量不要购买，其中的益生菌很可能已经"全军覆没"。

再如维生素 C，这种营养素对光、热和氧气都极其敏感。在光照和常温条件下，采用透明瓶装的果汁或添加维生素 C 补充剂的饮料，其维生素 C 含量会快速衰减，48 小时后可能损失过半。这也解释了为什么专业营养补充剂通常采用深色或不透光的包装。

油脂类食品的储存同样需要特别注意。这类食品必须存放在避光、阴凉的环境中，以防止氧化酸败，产生有害物质。尤其是开封后的坚果类食品，由于接触空气的表面积增大，氧化的速度会显著加快。因此建议将开封后的坚果密封保存，并尽快食用完毕。

标签背后的食品工业迷思与未来

我们拆解食品标签的含义，并不是想要否定现代工业食品的价值，而是倡导建立在理性认知基础上的自主选择权。在关于食品安全的讨论中，我们需要以辩证思维看待其中的复杂性。

比如现在备受市场追捧的"清洁标签"。"清洁标签"以最大化还原食品的天然属性为原则，赢得了消费者的信任和支持。然而，消费者对"无添加""纯天然"的狂热追求，却被部分商家利用。为了迎合"无防腐剂"的标签，一些果酱转而采用超高浓度的糖（糖本身就是天然防腐剂）或酒精来替代化学防腐剂。高糖果酱增加了消费者过量摄入糖分的健康风险；使用酒精成分作防腐剂，如果家庭储存条件不当，未能严格密封，会导致酒精挥发，从而引发更严重的肉毒杆菌污染风险，美国 FDA 就曾因此召回多款标榜"无防腐剂"的产品。事实上，合理使用经过严格安全评估的食品添加剂，恰恰是现代食品工业保障食品安全、减少资源浪费（如延长保质期）、提升营养价值（如添加营养强化剂）的重要手段。

再如，关于"超加工食品"（UPF）的全球性讨论持续升温。巴西圣保罗大学的研究人员提出了 NOVA 食品分类系统，该系统将食品按加工程度分为4类。第4类"超加工食品"特指那些工业化配方食品，通常包含5种以上配料，并大量使用增味剂、乳化剂、色素、防腐剂等添加剂，典型代表包括可乐、薯片、火腿肠、冰激凌等。越来越多的大型流行病学研究显示，高 UPF 摄入量与肥胖、心血管疾病、癌症甚至全因死亡率之间存在一定的相关性。其致病机制可能涉及能量密度高、低饱腹感、破坏食物基质、添加剂潜在影响等复杂因素。值得注意的是，欧盟已开始探索实施食品加工度星级标识制度（如1星代表微加工或未加工，4星代表超加工），通过直观的视觉符号帮助消费者快速识别。

展望未来，食品标签必将向透明化、智能化、个性化的方向演进。通过扫描产品二维码，消费者不仅能获取详尽的成分解析和科学的风险评估，还能基于个人健康数据（如有无高血压、糖尿病等）给出定制化的膳食建议。这场由消费者意识觉醒和技术进步共同推动的食品标签革命，正在重塑食品行业的信息披露标准，促使整个产业向更真实、更负责任的方向发展。

开启家庭"标签革命"

掌握理论知识只是第一步，将所学运用到实际生活中，让知识发挥其应有的作用，才是最重要的。食品安全关乎每个家庭成员的健康，而你现在掌握了科学的判断工具和方法，就有能力在日常购物中做出明智的选择，从源头把控食品质量，让家人吃得更安心、更健康。以下是五个实战策略，帮助你将标签识别技能转化为具体的行动指南。

第一，"5行原则"快筛。在超市里拿起食品，先看配料表。如果配料超过5行，或者发现有"氢化、精炼、起酥、味/粉、植脂末"等危险词语，直接放回货架！这是最快速的初步过滤。

第二，手机"扫描枪"。打开微信小程序搜索"食品添加剂查询""成分扫描"等，查看相关添加剂的危害和合理数值范围。理想的小程序能扫描产品条形码，并生成一份"风险雷达图"，直观显示该产品反式脂肪风险、添加糖含量、钠含量、添加剂复杂度等关键指标的评分，帮助消费者做出购买选择。

第三，制作"口袋排雷卡"。将上文提到的"食品配料识别清单"打印出来，做成一张便携卡片，放进钱包里随身携带，让它成为你购物时的健康导航仪。

第四，亲子购物游戏。带孩子去超市购物，教他识别配料表中的关键危险词，并告诉孩子："配料表里有'植脂末'或'精炼植物油'的东西不能买！"从小培养孩子的健康意识。

第五，家庭食品柜"诚实计划"。拆掉零食的包装，把零食倒进透明玻璃罐中，并在罐子上贴一个手写的"真实成分标签"，如"薯片：土豆＋棕榈油＋盐＋味精＋香精"。这不仅是提醒，更是一场关于食物本质的家庭对话。让健康选择看得见、摸得着。

看懂食品标签，不是为了成为化学专家，而是要做家人健康的智慧守护者。每一次对配料表的审视，都是对营销话术的祛魅，帮助你基于科学证据而非广告情绪，做出清醒选择，为家庭的健康堡垒添砖加瓦。

029 | 零食成瘾：
如何摆脱零食成瘾

也许你家里有这样一个抽屉，里面装着孩子们放学后的奖励、生病时的安慰，或者是你自己深夜加班时的一点小满足——没错，就是零食。

它是家庭常备的囤货选项，是孩子的快乐源泉，也是成年人疗愈情绪的"深夜搭子"。它的魅力无须多言，但它也确实容易让人又爱又怕：选得好，它可以是你的健康加油站；选不好，它就可能成为一个不折不扣的健康陷阱。

先来说说什么是零食。严格意义上说，零食并不特指某一类具体的食物，除了一日三餐，你吃的所有食物其实都属于零食的范畴。

心理学家发现，吃零食和被抚摸带来的安慰感有着相似的神经机制：前者通过咀嚼与血糖上升安抚情绪，后者则是通过皮肤触感传递安全感。这意味着吃零食不只是满足口腹之欲，更是一种缓解情绪紧张、释放心理压力的方式。你可能有过这样的体验：当工作或学习让人精疲力竭时，来几粒坚果，或者喝一杯奶茶，确实能让人"回血"。

然而，几块100克的小饼干，热量就高达450千卡，而同样重量的米饭只有120千卡左右。一不小心多吃了几块饼干，等于不知不觉又吃了一顿饭。这样长期下来，不但会打破一日三餐的规律，变成一日四五餐，还会让你每天摄入的热量远远超标。对很多肥胖或者正在减重的人来说，零食更是一种抵挡不住的诱惑。所以，很多减肥指南干脆对零食明令禁止。

但在我看来，零食本身并不是问题的根源，真正的问题在于你怎么选、怎么吃、什么时候吃。为此，我参考了大量国内外关于零食的高水平研究，整理出了一套实用的"零食管理四步法"。

第一步，为零食划分安全等级，贴上红、黄、绿三类标签。

第二步，建立起对零食的"评价性条件反射"，提升识别能力。

第三步，在家中常备"安全"零食，远离高风险的"雷区"。

第四步，掌握吃零食的最佳时机，让它为健康加分而非添乱。

这一节，我们就从第一步开始——学会识别零食的安全等级，优先把那些成瘾性强、风险高的零食从日常饮食中剔除。下一节，我会梳理一份科学可靠的健康零食清单，帮你掌握选购、储备和适量享用零食的方法，让零食真正为你的身体和情绪服务。

红色标签零食

我们先来看看最不健康，也最容易让人一吃就停不下来的红色标签零食。

这类零食往往"入口即上头"：一片接一片地吃薯片，一口接一口地吃蛋糕——你可能也体验过这种停不下来的感觉。

为什么会这样？因为这些零食激活了大脑的奖赏机制，通过刺激"成瘾回路"，让你暂时失去了对饱腹感和热量的感知能力。这时候，你几乎没法理性地判断自己是不是已经吃得太多了，或者是不是能量已经严重超标了。

这类让人容易上瘾的零食，通常具备几个共通特征：以碳水化合物为主，混合脂肪，有很高的升糖指数，而且能量密度特别高，极有可能是深加工食品。

从研究来看，成瘾性进食主要是由碳水化合物引发的。如果一款零食的主要成分是脂肪或蛋白质，虽然你可能会吃多，但通常不会出现"完全停不下来"的情况。而一旦加入了碳水，就很容易触发大脑的奖赏系统，让人持续进食。

这里所说的"碳水"并不是指粗粮、蔬菜这类复合型碳水，而是像白面、白糖、玉米糖浆这类精制碳水化合物，它们不仅会让血糖迅速上升，还因缺乏膳食纤维而导致饱腹感维持时间短，更容易让人吃过量。

"能量密度"这个概念是指单位质量中所含的热量。能量密度越高的食物，摄入后提供的能量越多，但在胃里却不占什么空间，因此更容易引发身体对它的渴求。换句话说，这类食物会让人吃得快、吃得多，却不容易感觉饱。

而同时具备"高碳水、高脂肪、高能量密度"这三个特征的食物，几乎不可能是天然食品，也很少是轻度加工的原形食物，通常都是深度加工出来的。

那我们要如何精准识别这类高风险零食呢？其实不难，按照国家对于食品安全标签的相关规定，只要根据以下四个关键指标，就能快速辨别。

第一，这类零食中的精制碳水化合物占比通常在 40% 以上，同时脂肪含量也不低，一般占比在 15% 左右。这里需要特别提醒一下：**我们国家食品标签上标注的"%"，并不是指这个成分在食品中的占比，而是指每 100 克食品中该成分的含量在每日推荐摄入量中的占比。**所以我们判断的时候，建议直接看每 100 克中的具体含量（以克计），再除以 100 来换算成百分比。

比如，奥利奥饼干的营养成分表中写着每 100 克含碳水化合物 67.5 克，那就是 67.5%；脂肪含量是 21.5 克，也就是 21.5%。这样的比例自然不低。

第二，这类零食的能量密度高，一般能达到 2000 千焦 /100 克，约合 400 千卡。大部分食物会标注每 100 克的热量，但也有小包装食品用每 20 克来显示，记得换算一下。

第三，这类零食的钠含量超过 400 毫克 /100 克。

第四，所有的高糖饮料也都要列入红色标签食品里。

我们需要做的，不是完全戒掉零食，而是学会避开这类高风险选项。只要主动拒绝红色标签食品，你就已经远离了最容易上瘾的那一类零食。

黄色标签零食

了解了最需要警惕的红色标签零食，接下来我们看中间一档的黄色标签零食。这类零食的范围非常广，包括杂粮饼干、麻辣鸭脖、调味酸奶、果汁、水果干等，风险等级不一，需要具体分析。我给你"三个阶梯"原则作为参考。按照这套原则选零食，即便偶尔吃蛋糕或冰激凌，也不用太担心成瘾或热量超标的问题。

黄色标签零食的第一阶梯依然是一些深加工食物。要先判断配料表中的主料是否与实际食物相匹配，再遵循少加糖、天然油脂的原则来挑选。

比如冰激凌的主要成分应该是牛奶、稀奶油、奶粉或乳清粉等奶源类原料。如果主料不是这些，而是植脂末等替代品，就不太推荐。巧克力冰激凌的优选配料是巧克力、可可脂、可可粉、可可液块，尽量避开代可可脂，因为这类成分常常含有反式脂肪酸。而在各种不同种类的冰激凌中，白砂糖肯定是越少越好。

教你一个认识配料表的小技巧：配料表的成分是按含量从高到低排列的，白砂糖越靠后，含量通常也越低。如果没有控糖或减肥的需求，你就不必刻意选择添加了阿斯巴甜、三氯蔗糖等甜味剂的冰激凌。这些代糖的长期安全性目前仍有一些争议，可能还不如白砂糖靠谱。

此外，还可以关注蛋白质含量。如果蛋白质含量在 3 克 /100 克以上，说明这款冰激凌的营养价值相对较高。还有一个判断食品中是否含有反式脂肪的小窍门：如果配料表中没有"氢化植物油"，说明不含反式脂肪；如果营养成分表标注"反式脂肪酸 0 克"，则表示含量低于 0.3 克 /100 克，也属于相对安全的范围。

第二阶梯是简单加工的天然食品。这类零食以天然食材为基础，只做少量加工，是日常生活中非常实用的健康选择。

根据我自己给孩子准备零食的经验，推荐你从两类食物入手：一类是豆制品，比如豆浆、豆干，还有我最喜欢的炒豆子；另一类是简单加工的肉类，比如我女儿爱吃的鸡胗、牛肉干、烤鱼片等。

挑选零食的一个重要原则是添加成分越少越好。如果确实需要调味，就选择我们日常在家也会用的基础调料，如盐、酱油、料酒、花椒、辣椒等。钠含量建议控制在 200 毫克 /100 克以下。

第三阶梯的食品更健康，与第二阶梯有相似之处，只是需要你自己动手开发一下。

比如我们安徽的小零食崩豆豆，就是把带皮的蚕豆放入铁锅干炒，然后装罐，撒点盐就行了。你还可以尝试自制芒果干，把芒果洗净、去皮、切片，放入烤箱，以 80℃热风模式烘烤 6 小时，或者自然晾晒一两天。类似的食物还有烤地瓜、煮玉米、蒸山药，这些都可以作为日常零食储备，营养、口感、饱腹感都很不错。

按照这个思路，你会发现，很多天然食材只要经过简单处理，就能变身为美味又健康的小零食。推荐的烹饪方式包括蒸、煮、干炒或无油烧烤——不额外加糖，尽量少放盐，就能最大限度地保留食材的本味和营养。

这类零食其实已经可以纳入你的日常饮食结构。只要你合理计算每日摄入的总能量，把它们作为水果、主食的替代或补充部分，融入一天的饮食计划中，就完全可以放心食用。

那么，在红色标签零食和黄色标签零食以外，什么样的零食才真正值得被贴上绿色标签呢？

主要包括三类：第一，新鲜完整的水果，或不加糖、不加盐的纯水果干；第二，原味坚果，如烘烤或炒制的杏仁、核桃、腰果等，前提是不加额外的糖和盐；第三，基础乳制品，包括鲜牛奶、原味酸奶、低糖发酵乳制品等。

这三类零食不仅可以吃，而且建议每天都吃。它们营养密度高，饱腹感强，是理想的正餐辅助食品，能帮助你更好地补充蛋白质、钙、膳食纤维和健康脂肪，提升整体饮食质量，实现真正的营养均衡。

030 | 零食清单：
医生妈妈眼中的健康零食有哪些

作为一个爱吃零食的医生，还是两个爱吃零食的孩子的妈妈，这一节我想跟你分享一下，我是如何准备自己家的零食清单的。

上一节提到，绿色标签零食主要有三类：水果、坚果、牛奶及乳制品。下面我们就逐类分析一下。

水果类

"每天一苹果，医生远离我。"这句话你肯定听过。但现实是，在中国，每天吃水果的人群占比仅为 18%，而其中又有超过八成的人摄入量不到指南推荐的每天 200～350 克。吃不够水果，已经被列为当前我国饮食结构中的突出问题之一。

你可能会想：很多水果含糖量高，吃多了会不会增加患糖尿病的风险？这个担忧其实已经被权威医学研究明确否定了。

世界顶级医学期刊《新英格兰医学杂志》曾发表了一项覆盖中国 45 万人的大型随访研究，结果发现：每天吃水果的人，不仅血压和血糖水平更低，心血管疾病的患病率也明显更低；与不吃或很少吃水果的人相比，他们的心血管死亡风险低 40%。另外，中国的一项慢病前瞻性研究也指出，多吃新鲜水果能降低约 12% 的新发糖尿病风险，还能降低 17% 的癌症患病风险。

也就是说，吃水果不仅不会导致糖尿病，反而对健康的好处非常多，其中就包括预防糖尿病。

那应该怎么吃水果比较好呢？我建议每天选 2～3 种水果搭配食用，水果的种类越多，所含的维生素和微量元素可能也越丰富。如果你关注抗炎和抗氧化效果，不妨多选几种颜色不同的水果，不同颜色代表着不同的抗氧化成分，有可能产生叠加的健康益处。

以我们一家四口为例，四个人，一天总共应该吃大约一斤半的水果，我会准备半斤草莓、半斤葡萄，再把一个苹果和一个橙子切成小块，放在餐桌上。孩子们嘴馋时顺手加个餐，不知不觉就完成了一天的水果摄入量。

但是要注意一点，果汁不能代替水果。如果你实在不方便吃水果，也不建议用果汁替代——相比之下，晒干、无添加的天然水果干是更好的备选方案。

坚果类

松子、腰果、开心果、核桃仁、葵花子、南瓜子、花生……这些都是我非常推荐纳入日常零食清单的营养好物。下午运动完来一小把，或在晚饭前稍感饥饿时用来垫垫肚子——这样的小习惯，能帮助你更均衡地补充一天所需的营养。

美国一项覆盖近 19 万人的研究发现，相比 4 年里从不吃坚果的人，每天吃半份坚果（约 15 克）的人，其患心血管疾病和中风的风险分别降低了 14% 和 28%；而且每多吃半份，患心血管疾病和中风的风险还能进一步分别下降约 10% 和 20%。更有意思的是，在减肥期间用坚果代替高碳水化合物零食，平均还能减少 2.2 厘米的腰围。

尽管吃坚果有这么多好处，目前我国居民的摄入量却远远不够——人均每天仅为 1.4 克，甚至不到一粒花生的量。

那么一天该吃多少呢？一个简单的判断方法是抓一把，自己一只手刚好能握住的量就差不多了。但要注意避开那些经过深度加工的坚果，比如油炸、盐焗、裹糖、裹面糊的品种，如琥珀核桃或兰花豆，这些都不属于绿色零食的范畴。

牛奶及发酵乳制品

鲜牛奶、酸奶和奶酪等都是优质的营养来源。根据《中国居民膳食指南》的推荐，成年人每天应摄入 300 毫升牛奶，或 300 克酸奶、30 克奶酪。

如果平时很关注健康，你也许会注意到，对于牛奶这种传统营养食品，近 10 年来的研究结论并不完全一致，公众和学界对其健康价值持续在进行讨论。比如，2022 年一项涵盖 50 万名中国人的研究发现，摄入乳制品和肝癌、淋巴瘤的风险有一定的相关性。《欧洲心脏病学杂志》发表的一项针对 1900 多名稳定型心绞痛患者的研究则发现，每增加摄入 50 克牛奶，患心脑血管疾病的风险会增加 6%～7%。

但这些只是关于牛奶和乳制品研究的冰山一角。大量研究依然证明，乳制品对心脑血管疾病有明确的预防作用。比如，一项涉及 15 万人的分析发现，每天喝 300 毫升的全脂奶，能够降低 28% 的高血压、高血脂、高血糖、肥胖等代谢综合征的风险。但要注意的是，如果你喝的是低脂牛奶，可能就没有这个效果了。

当然，如果对牛奶还有顾虑，你也可以选择酸奶和奶酪。到目前为止，关于这两类发酵乳制品的研究结果相对一致：它们在补充蛋白质、钙质，以及改善肠道菌群等方面都有显著的健康价值，属于推荐每天摄入的绿色零食。

在购买酸奶和奶酪时，挑选方法很关键。

先说酸奶。市面上的酸奶种类繁多，还有的打着"希腊酸奶""老酸奶""无糖酸奶"的标签，乍一看很健康，但仔细看配料表，你会发现不少都添加了代糖、明胶、稀奶油，甚至还有多种添加剂。事实上，从原料上来区分，真正的酸奶只有两种：发酵乳和风味发酵乳。

发酵乳是用牛奶和菌种发酵而成的酸奶。想要绿色零食，你就认准发酵乳。如果嫌酸，不妨自行添加一些甜味的水果。

风味发酵乳则是厂家为了让发酵乳好喝，在生产的时候添加糖或者甜味剂来中和酸味。举个例子，一杯 100 克的风味发酵乳，碳水化合物含量为 17.8 克，除去牛奶本身所含的大约 4.4 克乳糖，剩下的 13.4 克糖都是另外添加的。因此，所有的风味发酵乳都不能算绿色零食。下次买酸奶，你一定要看看包装上有没有"风味"这两个字。这个标签一般比较醒目，很容易识别。

奶酪的挑选同样有不少"坑"，挑选原则和酸奶类似：配料表越简单越好。优质奶酪的配料表里主要包含两样东西——牛奶和菌种。如果发现配料中添加剂超过四种，或者名称中出现了"再制干酪"的字样，建议你避开。再制干酪就像酸奶里的风味发酵乳，意味着这是一种重新加工、额外添加了油脂和乳化剂的产品，不属于健康零食。

管理零食的三个关键步骤

至此，我们已经讲清楚了零食的分类原则，也列出了可以每天吃的绿色零食清单：水果、坚果、牛奶及乳制品。这些不仅是我推荐你常备在家的零食，也是各国营养指南提倡可以每天都吃的健康食物。

完成分类只是第一步，接下来还有三个关键步骤，能真正帮你把零食管理这件事落到实处。

首先，用标签建立条件反射。

建议你给家里或办公室的所有零食都贴上便签，按照红、黄、绿三类分别标记——绿色零食打上绿色对勾，黄色零食画一个黄色圆圈，红色零食则用醒目的红叉标出。

这个看似简单的动作，其实是在帮你建立一种评价性条件反射。营养学研究发现，只要坚持 3 个月左右的标记训练，在面对零食时，人们就会下意识地避开那些打了红叉的品类。比如，看到打了红叉的薯片、黄油曲奇，人们选择水果的概率会显著上升。

如果你想从今天就开始行动，我为你准备了一份常见零食的分级参考（表 30-1）。红色标签的零食，建议你不要购买也不要吃；黄色的可以偶尔吃，但一周不要超过 2 次，每次不超过 50 克；绿色零食每天都可以吃，只是需要注意总量，大体上是水果 250 克、坚果一把、牛奶 300 毫升。

表 30-1　常见零食分级参考

级别	食品名称	规格	热量
红色标签食物	炭烤腰果	100 克 / 袋	646 千卡
	多味花生	100 克 / 袋	640 千卡
	芝士条	40 克 / 包	186 千卡
	薯片	70 克 / 包	371 千卡
	巧克力涂层饼干	10 克 / 块	51 千卡
	夹心饼干	50 克 / 包	240 千卡
	奶酪味威化饼干	10 克 / 块	49 千卡
	大米饼	24 克 / 个	130 千卡
	雪饼	10 克 / 包	48 千卡
	仙贝	6 克 / 包	34 千卡

续表

级别	食品名称	规格	热量
红色标签食物	桃酥	40 克 / 块	198 千卡
	小蛋糕	67 克 / 个	238 千卡
	好丽友派	34 克 / 个	149 千卡
	蛋黄派	23 克 / 个	104 千卡
	Q 蒂	28 克 / 个	136 千卡
	椰子糖	5 克 / 颗	23 千卡
	酥心糖	5 克 / 颗	52 千卡
	水果糖	45 克 / 包	187 千卡
	沙琪玛	160 克 / 包	808 千卡
	士力架	20 克 / 块	98 千卡
	无糖可乐	350 毫升 / 听	140 千卡
黄色标签食物	奶糖	5 克 / 颗	26 千卡
	蟹黄味蚕豆	15 克 / 包	74 千卡
	芒果干	50 克 / 包	155 千卡
	车厘子干	50 克 / 包	175 千卡
	枇杷果干	50 克 / 包	173 千卡
	腌制鸡腿	40 克 / 包	73 千卡
	腌制鸭舌	30 克 / 包	110 千卡
	海苔	100 克 / 包	365 千卡
	玉米肠	40 克 / 根	78 千卡
	果冻	200 克 / 袋	128 千卡
	蛋黄酥	40 克 / 个	150 克

级别	食品名称	规格	热量
黄色标签食物	半熟芝士蛋糕	36 克 / 个	106 千卡
	鱿鱼丝	100 克 / 包	316 千卡
	牛肉粒	100 克 / 包	400 千卡
	无骨凤爪	188 克 / 包	478 千卡
绿色标签食物	核桃 腰果 巴旦木 碧根果 夏威夷果	梨 香蕉 苹果 小番茄 葡萄干	牛奶 奶酪 纯酸奶

其次，在家里备足绿色零食。

没有谁的意志力经得起无限的考验。与其坚决抵制零食，不如备足绿色零食，想吃了就来一点，还能给自己带来不少乐趣和心理上的慰藉。

此外，家里如果有孩子，尤其要重视零食的准备。研究显示，从孕期到孩子 2 岁，是建立饮食偏好和健康基础的关键窗口期。这一阶段应尽量少给孩子吃高糖、高盐、重添加的零食。可以多准备一些应季水果、蔬菜，自己做些简单的果泥，也可以选择正规品牌、无添加的儿童零食。

5 岁以下的儿童，要尽量多喝白水和牛奶，少喝或者不喝果汁，避开所有添加糖的饮料。尤其是可乐这类含有咖啡因的碳酸饮料，已经被研究证实具有成瘾性，会在一定程度上影响儿童的大脑发育，非常不推荐儿童饮用。

最后，控制吃零食的时间。

最推荐的吃零食时间是上午和下午两餐之间。多项国际研究显示，晚上吃零食最容易导致肥胖，而且吃得越晚，BMI 越高。这与人体的昼夜节律有关，晚上进食会扰乱代谢节奏，更容易造成能量过剩和脂肪堆积。

相比之下，在上午或下午稍有饥饿的时候，适当吃点健康零食，不仅不会引起体重上升，而且能稳定情绪和能量水平。比如吃一个苹果、来一把坚果、喝一杯无糖酸奶或发酵乳，都是非常合适的选择。

贴标签、提前准备、选对时机，这三件事看似简单，却能有效地改变你和零食的关系。**它们的目标并不是让你戒掉零食，而是帮你把零食这个生活中的"小确幸"变成健康生活的一部分。生活是自己的，只有把健康的生活方式变成自己喜欢的生活，你才能获得真正的健康。**

031 | 外卖攻略：
外卖怎么点才健康

你是不是和我一样经常点外卖？对我来说，一周吃三四次外卖几乎是常态。今天中午手术排得太满，错过了食堂饭点；明天晚上加班回家太晚，懒得做饭；周末孩子嚷着想换个口味……这些时候，打开外卖 App 下单，等饭菜送上门，已经成了再自然不过的事。尤其遇上大风天、大雪天，外卖小哥简直就是"从天而降的英雄"。

回想起没有外卖的那些年，哪个医生的抽屉里不塞着几包方便面……现在有了外卖，不仅能让你按时吃上热饭，还能选口味、挑菜系，实实在在地提升了生活便利度，以至于不管去了哪个国家，我们都会怀念中国的"外卖"。

20 世纪 70 年代，美国 18～65 岁的成年人中，每周吃快餐的比例还不到10%；到了 2017—2018 年，这一比例已攀升至 40.7%。而在中国，过去 30年，快餐支出增长了 80 倍。2019 年，饿了么与中国营养学会联合发布的《外卖营养报告》显示，全国在线点餐用户已达 4.66 亿人，差不多占总人口的 1/3，年销售额高达 329 亿美元。

当外卖逐渐成为更多人的主要饮食方式时，我们需要停下来问一句：外卖到底健不健康？怎么吃才能吃得更放心？

长期吃外卖，身体究竟会怎样

2022 年，《营养素》杂志调查了日本 671 名 10～14 岁孩子的饮食情况，结果显示，经常吃成品食品（如超市里的香肠、薯条、爆米花、卤鸡爪等）的孩子营养素摄入不足、热量摄入超标的比例显著升高。而经常吃外卖的孩子虽然整体热量摄入没有超标，但维生素、矿物质、膳食纤维等营养素摄入不足的比例显著上升了。相比之下，那些经常吃冷冻原材料类食品的孩子，营养状况还算平衡。

从这个角度看，外卖当然比泡面或者某些成品食品强，但如果长期依赖外卖，还是容易导致包括膳食纤维在内的 10 多种营养素摄入不足。这种情况被称为隐性饥饿。

所谓隐性饥饿，不是指吃不饱，而是指饮食质量低、营养密度不足造成的慢性营养不良。据估计，我国至少有 2.5 亿人处于这种状态。他们每日摄入的热量足够甚至偏多，但体内却缺乏维生素、膳食纤维和微量元素。如果这种状态持续下去，身体会误以为还没有吃够，不停地释放饥饿感，促使人不断进食，以补偿营养缺口。但身体并不知道，它再怎么吃也吃不到需要的膳食纤维、维生素和微量元素，结果越吃越饿、越吃越胖。在儿童和青少年中，这种趋势尤为明显。

问题出在哪儿？其实，并不一定是外卖本身不健康，而是你点的种类有问题。有一项针对蚌埠市大学生的调查显示，在 2000 多名受访者中，超过一半的人在点外卖时倾向于选择烧烤、炸鸡、比萨、汉堡等典型的高油、高盐、高糖类食品。长此以往，这样的饮食结构自然难以保证营养均衡。外卖之所以"背锅"，往往是因为我们总在重复选择最不健康的那一类。

点外卖的三大注意事项

那我们该怎么点外卖，才不会掉进隐性饥饿的陷阱呢？我总结了三点，你照着做就行。

第一，要在不饿的时候点外卖。

比如中午要点外卖，你可以提前在 10 点下单，预约 12 点送达。如果忘了提前点，等到真的很饿时，就别急着点，先吃点健康零食垫垫肚子，过三五分钟再点单。

为什么要这样做？有两方面的原因。一是你的外卖可以避开高峰期准时送达，这时候你没有饿到极点，不会吃得太多。二是有研究表明，人在饥饿状态下更容易被"重口味"吸引，会下意识地选择高油、高盐、高热量的食物，也容易点多。这不仅忽略了营养搭配，还增加了肥胖的风险。

我的建议是，可以在办公室里、车上或者背包里常备一些健康零食，比如酸奶、奶酪、坚果、水果、高纤维燕麦棒等，饿的时候先拿这些垫垫肚子。这会让你在点外卖的时候更加理智。同理，逛超市也要吃饱了再去，否则你会看见什么零食都想买。

第二，心里默念"蔬菜、主食、肉"这三样。

点外卖时，最容易被忽略的就是蔬菜。但从营养角度看，蔬菜往往是我们最缺乏的，又该优先补足的部分。所以，建议你优先选菜，其他都配合着它来，可以是单独的蔬菜，也可以是肉炒菜。然后看看有没有杂粮类的主食，比如玉米、杂粮饼、莜面鱼鱼。最后根据菜和主食里的蛋白质含量把肉补齐。

现在不少餐馆推出了一人份套餐，肉、菜、主食都有，是个不错的选择。点单时你可以留意一下蔬菜的量，不够的话就单加一份蔬菜。套餐里附带的饮料尽量不选，可以换成一份汤或者一杯酸奶。

如果你今天想简单点，一份主食就能解决问题，吃饺子最合适。半份蔬菜饺子，半份肉饺子，再加一份小凉菜，营养也很均衡。如果选面条、馄饨、米粉、米线，往往蛋白质和蔬菜不够，可以加一个卤蛋、一份烫青菜。

如果今天豪横一点，和几个小伙伴一起点外卖，选了八大菜系中的一种，那么一般蛋白质和脂肪就够了。点菜的时候，记得加上凉菜、沙拉，避免点油炸食品。

如果今天想吃健康沙拉，也别忘了检查沙拉的成分，蛋白质、主食、蔬菜都有才真正健康。全素沙拉吃完容易饿，到下午可能会忍不住乱吃零食。

前面说的这些，基本已经覆盖了我们日常最常点的外卖品类。但你可能发现了另一个问题：外卖吃来吃去，蔬菜总是不够，而且很多菜都偏油偏咸。营养不均衡的问题依然难以避免，那怎么办？

有个好办法推荐给你，那就是用好线上超市，额外准备一些水果和蔬菜。我自己点外卖的时候，会顺带在生鲜超市下一单，把最近几天要吃的蔬菜、水果买齐。现在很多公司都配备冰箱和微波炉，中午把蔬菜简单洗一洗，微波炉里热 30 秒到 1 分钟，拿出来就熟了，吃不完的放在冰箱密封储存，两三天内营养不会流失太多。我自己也常买那种混合好的即食沙拉菜，不用洗，调个酱料就能吃。如果外卖本身偏咸，还能直接拌进去中和口味。

如果频繁吃外卖，那你也可以有针对性地补充不同种类的维生素和微量元素。比如周一吃富含维生素 A 的果蔬，像胡萝卜、西红柿、芒果、杏子，或吃一个煮鸡蛋；周二把外卖的主食换成粗粮，补充维生素 B；周三带些富含维生素 C 的水果，如橙子、菠萝；周四准备一些坚果，如核桃仁、杏仁，或者直接带一小包"每日坚果"。

当然，如果觉得这些搭配太麻烦，你也可以选择一款靠谱的复合维生素片作为基础营养补充，简单有效，避免长期饮食结构单一带来的隐性饥饿问题。

第三，用好下单备注功能，把外卖变得更适合你。

点外卖时，别忽略备注栏。想吃得更健康，这个功能一定要用起来。如果怕酱料太咸，容易引起高血压，可以备注"麻烦少放点盐""麻烦酱料单放""麻烦不放盐，打包点酱油""麻烦别放添加剂（鸡精、味精、辣椒酱）"等。

如果怕油重，可以备注菜的做法，例如"麻烦换个做菜方式（白灼、蒸、煮、凉拌等）"；实在不行，可以直接备注"麻烦少油"。

一般最后加一句"我会给好评的"，商家一般都会尽量满足你的要求。无形中，你和大厨就完成了一次定制化的交流。

吃外卖时可采取的策略

外卖点好了，食物也送到手上了。这个时候，怎么吃其实也有讲究。建议你分"两步走"，把这顿饭吃得更健康、更安心。

第一步，备一个四格餐盘，把食物放进去再吃。

还是老样子，我们用一半的餐盘装蔬菜，1/4 放肉，1/4 放主食。这样既控制了总量，又能让你快速判断这一餐是否营养均衡。餐盘里放不下的，就留在外卖盒里下顿接着吃，或者带回家。

第二步，避免用塑料盒加热外卖。

很多人图省事，收到外卖如果已经凉了，就把塑料外卖盒直接放进微波炉加热，但这其实有健康隐患。你可以看一下外卖盒底部的三角形回收标志，里面会标有数字（1～7）和材质代码（如 PP、PET、PS、PC 等）。简单来说，**只有标注"5-PP"材质的塑料盒是可以放进微波炉加热的，其他的材质**

都不行。

最稳妥的做法是把食物倒入可加热的器皿后再加热。如果在外无法使用自己的餐具，你也可以选择热水浴加热。研究表明，相比微波加热，热水浴更不容易使有害化合物（如双酚类）迁移到食物中。

还有一个进阶做法，适合那些希望控制食欲、正在尝试减肥的朋友——**尝试正念进食**。

很多时候，我们吃得太多，其实并不是因为真的那么饿，而是因为我们吃饭时注意力根本不在"吃"这件事上。我们一边看手机，一边聊天，饭菜不知不觉地进了肚子。正念进食的核心，就是帮你把注意力拉回来，真正感受吃饭的过程。

做法很简单。你可以从第一口开始慢慢咀嚼，感受每一口食物的味道、温度、口感；同时问问自己："这口和上一口有什么不同？我真的还想继续吃吗？"还要注意自己吃东西时的情绪变化——是满足，是满足后的厌倦，还是只是机械地继续。这样静下来慢慢吃，你会发现自己更容易感受到饱，也更容易停下来。

已有研究证实，正念进食不仅可以帮助控制食欲，还能让大脑获得短暂的"清空"与休息。在节奏飞快的生活中，它是一种温和的调节方式，更是一种与身体重新连接的练习。

所以，不管你是想减肥，还是只想吃得更轻松、更舒服——试着放下手机，专心吃饭。你会发现，哪怕是最普通的一顿外卖，也能吃出满足感。

032 | 饭局应对：
应酬饭局，如何吃得健康又得体

在中国，饭局无处不在。从婚丧嫁娶到朋友叙旧、恋人约会、商务谈判，乃至一家人周末小聚，几乎所有重要的社交活动都离不开一顿饭，这些饭局往往会在餐馆里进行。身在其中，不管你是主角，还是"打酱油"的，饭菜终究要进你的肚子里——它好不好吃、健不健康，都实实在在地影响着你的身体。

那么，餐馆里的饭菜质量到底如何？国外对此已经做了不少研究。综合57篇相关文献的分析结果，我们基本可以得出结论：不太理想。餐馆里饭菜的盐、糖、脂肪、蛋白质的含量普遍偏高，而钙、维生素C等微量营养素的含量则明显不足。长期在餐馆饮食，不论是成人还是儿童，都容易超重甚至肥胖。

你可能会说，那是欧美的快餐文化，中国菜不是更讲究吗？

中国美食确实博大精深，但从营养学角度看，八大菜系也存在共性问题。中国营养学国家级团队研究了八大菜系中的几百道经典菜肴，发现它们普遍存在三大问题。

第一，高油高热量，尤其是动物油脂使用频繁。比如一份500克的川菜，用油量远远超过推荐的每人每天25～30克的摄入量。

第二，高盐。比如，江浙菜通常被认为是少盐的，但实际上，一份500克的浙菜，钠含量高达1840.8毫克，接近世界卫生组织建议的每人每日上限

（2000毫克）。

第三，肉多菜少，特别是畜肉类的用量很大，蔬菜相对较少。回忆一下日常饭局就不难发现，点菜总是肉菜居多，蔬菜永远是最后的点缀，就连菜单上的蔬菜菜品大多也浓缩在最后一页。

这种"高油、高盐、肉多、菜少"的组合与健康饮食的基本原则背道而驰。更别说在外吃饭很难保证食材的新鲜和多样性，也往往无法覆盖膳食指南推荐的各类食物。

那么问题来了：在离不开饭局的社会里，怎样才能吃得既得体，又不伤身体？

掌握点菜权，吃得更健康

聚餐场景通常可以分成两类。第一类场景是你可以建议或者决定吃什么。如果你能选，我建议你一定要带着同伴去吃火锅。没有第二或者第三选项，就选吃火锅。

为什么？前文提到的那些问题——高油、高盐、肉多、菜少、食材不新鲜，在火锅面前都能找到解决办法。

火锅的食材基本都是原样呈现，烹饪方式以水煮为主，既保留了原味，也能直接检验食材的新鲜程度。这完全验证了那句老话："最高端的食材往往只需要最简单的烹饪方式。"

怎么吃火锅能吃出健康？

第一步，选锅底。

锅底首选清汤锅，比如北京的铜锅涮肉，一般只放大葱、姜片，几乎不加盐。

其次是高汤、菌汤、番茄汤，油、盐虽然有一些，但仍在可接受范围内。

207

最后才是麻辣锅，尤其是牛油锅。要知道，一块牛油大概 80 克，远超每人每日推荐摄入量。如果实在想解馋，建议你点鸳鸯锅或四宫格火锅，其中至少留一格清水。食材在重口味的格子里煮完后，再放清水里涮一下，既去油又不减味。

第二步，挑蘸料。

关于蘸料，不同地区的口味偏好不同：广东人爱吃海鲜汁，川渝人爱吃油碟、干料，北方人爱吃麻酱。但从健康的角度来看，有些选项要特别注意。

最不建议选的是香油碟。一份香油碟 60～70 毫升，油量远远超标。就算你一顿饭只用了一半香油，也超过了建议的每日食用油摄入量。

相比之下，麻酱、干料碟、海鲜汁会好一些，但也要控制摄入量。

每 100 克麻酱的脂肪含量大约是 53.8 克，钠含量大约是 2.3 克。如果选麻酱，建议不超过 20 克，大约是 2/3 大汤勺，或者 2 小勺。此外，麻酱里不要再额外加其他含盐的作料，如韭菜花、腐乳、蚝油等。

干料碟和海鲜汁主要考虑钠含量。干料的钠含量在 3.6 克 /100 克，建议摄入量不超过普通勺子 1 勺。海鲜汁等同于稀释不到 1 倍的酱油，建议最多摄入 10 毫升，也就是 1 勺。

如果觉得不够味，你完全可以自由搭配更健康的蘸料：如果喜欢油碟，可以拿醋打底，加蒜泥和香油，味道相差不大，但健康很多。如果喜欢麻酱，可以按上面说的量再兑 10 毫升水。如果喜欢海鲜汁，也可以兑点清汤，多加点小米辣、香菜、小葱，既健康又不影响美味。

第三步，安排涮菜顺序。

没错，涮菜顺序很关键。更健康的涮菜顺序是一盘菜配一盘肉，先涮菜后涮肉，两轮之后涮主食。

蔬菜怎么选？看颜色。所有的菜里，深色蔬菜应该占一半。深色蔬菜指的是深绿色、深黄色、紫色、红色等颜色的蔬菜。我把常见的深色蔬菜列在下面，供你参考。

> 绿色：西蓝花、包菜、生菜、菠菜、黄瓜、莜麦菜、小油菜等。
>
> 深黄色：南瓜、韭黄、娃娃菜、竹笋、黄豆芽、黄花菜等。
>
> 紫色：紫甘蓝、茄子、紫洋葱、紫薯等。
>
> 红色：西红柿、红辣椒、胡萝卜、甜菜等。

肉类推荐鱼、虾、鸡。要想吃得尽兴，鱼火锅就很不错，推荐每天吃150～250 克鱼肉，可以按照一个人吃 1～2 盘的量来点。

如果实在馋牛羊肉，每人每天红肉类的建议摄入量为 75 克。这大概是多少呢？火锅店一盘肉一般为 100～120 克，所以你可以按照 1 个人半盘肉的量来点。

这里一定要提醒你，肉要选择纯天然的、新鲜的。所有的加工肉，比如午餐肉、火腿肠、鱼丸，最好都不要选。

至于主食，没必要只涮面，像山药、玉米、土豆、红薯这些粗粮类食材都可以涮，好吃又更营养。

为什么要按照先菜后肉再主食的顺序？吃火锅，最大的问题就是脂肪和蛋白质超标，这往往是因为你先涮肉，肉吃饱之后再吃菜和主食，自然就超标了。只要保证涮菜的顺序，就能很好地控制二者的摄入量。

没有点菜权，怎么吃得健康

但很多时候，聚会属于第二类场景：你没有点菜权，只能跟着吃。这种情况下该怎么办？有三个比较靠谱的方法。

第一，用好你面前的餐盘。

这是最简单也最有效的一招。你可以把自己面前的盘子想象成一个"虚拟四格餐盘"，在心里把盘子分成四格：两格放蔬菜，一格放主食，一格放肉类。

不要着急夹菜，等凉菜、热菜、豆制品、主食都上得差不多了，再来"规划"你的四格餐盘。这样做的好处，是帮你在食物种类琳琅满目的场合中，始终守住基本的营养结构。

第二，调整吃饭顺序。

中国的饭局一般先上凉菜，后上热菜，热菜一般是先上肉菜和一两道简单素菜，然后就上主食了。如果按这个顺序吃，既不可能保持营养均衡，能量也很可能超标。

其实，更合理的做法是先喝汤。这会让你更容易有饱腹感，把能量超标的事杜绝一半。

同时，凉菜中的蔬菜一般都保留了较多的营养素，能量也不会太高，如果在菜没上齐的时候饿了，你可以先吃凉菜。

等热菜上得差不多了，再把你相中的鱼肉、虾肉、鸡肉、鸭肉和蔬菜一起放进餐盘。吃的时候，尽量肉和蔬菜交替吃。如果只吃肉，很容易导致蛋白质和脂肪摄入量超标；如果只吃菜，又难以获得满足感，容易暴食。肉和菜吃到六七分饱就停下来，等一会儿再吃主食。为什么强调"主食要后吃"呢？因为很多营养研究发现，我们的身体对碳水化合物，尤其是精制碳水的需求几乎没有上限。

最后，等主食上来，也拿一些放进心里规划的四格餐盘里，和刚才剩下的菜、肉一起吃完。

如果这顿饭最后有甜品，建议你吃一杯酸奶或一点水果。这样既满足了口腹之欲，又不会让这顿饭"前功尽弃"。

至此，一顿既应酬得体又健康合理的饭局圆满结束。

　　当然，科学应酬还有一个进阶技巧，就是不要总吃同一类菜。我的门诊里有不少人一周七天几乎顿顿在外应酬，他们不是不能点菜，而是"懒得换"，总去同一家馆子，点同样的菜。这时我通常会建议他们，有意识地轮换菜系。

　　回到前文提过的八大菜系，研究发现，不同菜系在营养上各有优势和短板。比如川菜的膳食纤维、维生素 C 含量最高，但脂肪含量也高；浙菜的钠含量较高；淮扬菜的钙、镁含量较高；而粤菜的营养相对于其他菜系是最均衡的。

　　所以，别老吃自己喜欢的那一口，试着每周在不同菜系间做个轮换。但不管吃哪个菜系，油炸的肉类或者甜点都属于"高碳水、高脂肪、低蛋白"食物，尽量少吃。

　　饭局上总惦记着怎么吃得更健康、怎么点菜，你是否觉得这似乎违背了聚会应有的随性与热闹？别担心，《菜根谭》有言："涉世浅，点染亦浅；历事深，机械亦深。故君子与其练达，不若朴鲁。"这句话，完全可以为你的清醒与克制增添底气。

　　中国人的饭局，不只是吃饭那么简单，里面藏着人情世故、生意往来，也蕴含着友情、爱情与亲情的温度。但别忘了，它同样承载着你的身体健康。若我们能在觥筹交错间多一分健康选择的理智，就能少一些随波逐流的盲从；在推杯换盏中守住内心的分寸，就能多一分看清饭局本质的清醒。在这虚虚实实的人际往来中，适度的节制不是扫兴，而是诚实地看见自己。

· 04 ·

第四章

饮品选择攻略

饮食者，人之命脉也。

——李时珍

033 | 喝水指南：
每天必须喝 8 杯水吗

　　说到健康生活，很多人首先想到的是控制饮食、坚持锻炼、早睡早起。其实，还有一件更基础却常被忽视的事——喝水。

　　水是生命之源。地球表面约 70% 被海洋覆盖，而从海洋生物到陆地生物再到人类，体内的含水量也与此相仿。年龄越小，含水量越高：新生儿体内水分占比高达 80%～90%，年轻人为 60%～70%。可以说，我们每个人真的都是"水做的"。

　　可就是"喝水"这样一件我们每天都在做的事，却有很多人并没完全搞明白：什么时候该喝水？等口干舌燥再喝，还来得及吗？"每天 8 杯水"有科学依据吗？一整天忙得顾不上喝水，只喝一两杯，有多大问题？如果水喝得太多，会不会给身体带来负担……

　　喝水虽是小事，但每天要做很多次，这样的事细究起来都不简单。这一节我们就来看看如何把水喝健康。

口渴是一个滞后信号

　　在没有什么活动量、环境温度不高的情况下，人体每天的水分消耗最少，但也有 2.5 升。一项研究显示，在不同国家，每天从所有来源（包括饮料、食

物、汤粥和直接饮水）摄入水分不足 1.8 升的人群，占总人口的比例从 19%
到 71% 不等。这意味着，相当多的人每天的饮水量比最低需求还少 700 毫
升。喝水不足，其实是我们身边非常常见的问题。

渴了就喝水，这是人类的本能，为什么会有缺水的风险呢？事实上，"口
渴"这个信号可能并不够及时，也不够准确。

通常情况下，当你感到口渴时，你的身体其实已经流失了大约相当于体
重 2% 的水分。以一个体重 60 千克的成年人为例，这相当于体内已经缺失超
过 1200 毫升的水分。这个水量有多重要？你可以这样理解：它大致等于血液
中约 10% 的水分流失。在我们的身体内部，由于大部分水分储存在细胞里，
转运速度有限，所以真正最先丢失的往往是血液中的水分。失血 10%，我们
一定会立刻察觉不适；但丢失血液里 10% 的水时，我们往往毫无警觉。

为什么口渴的感觉会滞后？这是因为当身体开始流失水分时，最先被激
活的并不是"口渴"的感觉中枢，而是一种名为"血管加压素"的神经内分泌
激素。它的作用是减少尿液生成，通过控制排尿来"节水"。这可以理解为进
化中的一种节能策略：在无法马上获取水源时，人体会优先通过内部调节来应
对缺水。所以，当你丢失血液中 5% 的水时，你可能是完全无感的。

此外，在剧烈运动或大量出汗的时候，你往往也不会觉得渴。这是因为
口渴是由血液浓缩引发的生理反应。但汗液中不仅含水，还含大量电解质（如
钠盐）。当水和盐同时流失时，血液浓度可能并未升高，甚至被"稀释"了，
从而导致大脑并未收到口渴的信号。

有两项大型马拉松赛事研究将选手分成了两组：一组选手随意饮水，渴
了就喝；另一组按计划补水，不渴也要喝。结果显示，前一组平均脱水超过
1200 毫升，个别严重者甚至达到 4000 毫升，但他们几乎都没有感觉到明显
的口渴。

可见，"渴了再喝"并不可靠。那么，我们还能依靠什么来判断是否该

补水？

虽然目前医学界尚未给出统一的、精准的判断标准——毕竟个体差异太大，水的摄入与消耗又受众多因素影响——但有两条比较可行的判断方法。

第一，看尿液颜色。身体会通过减少排尿来保住水分。如果你恰好去了趟卫生间，发现尿液呈深黄色，就代表身体正在通过浓缩尿液节约水分，此时你已经处于缺水状态，应及时补水。当然，这个方法的前提是得有排尿行为，否则你依然无法察觉。

第二，观察自己是否口干舌燥。一旦出现这种情况，说明你已经处于轻度脱水状态，需要马上补水。而且这个时候，喝水不能只图"解渴"，还要持续小口慢饮，直到渴感完全缓解，也适当多补一些。比如，孩子从外面玩耍回来，抱怨"渴死了"，但往往喝完一杯水就停下了，这远远不够——你需要在接下来的半小时内提醒她再喝几次，才能真正补足水分。

如果长期喝水不足，会带来哪些问题呢？严重脱水会直接威胁器官供血。即便是轻度脱水，身体应对缺水而释放的血管升压素也会导致连锁反应。有研究发现，它与 2 型糖尿病、代谢综合征、慢性肾病、心血管疾病，甚至过早死亡的风险显著相关。

过去 25 年的研究还表明，增加每日水的摄入，有助于降低肾结石的发生与复发风险，延缓多囊肾病进展，还可能在一定程度上预防泌尿系统肿瘤，如膀胱癌。

虽然目前针对"喝水能防病"的证据仍然有限，但从安全性、经济性、操作简便性来看，多喝水已被广泛认为是一种行之有效的健康干预方式，尤其对于肾脏疾病、糖尿病等疾病的高风险人群来说，更是值得长期坚持的日常习惯。

找到适合自己的饮水总量

既然"口渴"这个信号本身就存在滞后性，而缺水又确实会带来健康风险，那搞清楚每天到底该喝多少水就成了关键问题。我们可以规定一个总量，即使不渴，也应尽可能主动补水。比如，把水杯放在随手可及的地方，开会或聊天时顺手喝一口；设置手机喝水提醒；在学校里由老师带着孩子们一起喝水，也是很好的实践方式。

很多人听说过"每天 8 杯水"的说法，不过它更完整的版本是"8×8 法则"：每天饮用 8 杯水，每杯约 8 盎司，合计约 1900 毫升。这一说法常被媒体和健康类畅销书引用，它的最早来源可追溯到 1945 年美国国家研究委员会的建议——当时推荐成年人每日摄入约 2500 毫升水分，其中包含水果、汤粥等食物的水分。后来"食物也能提供水分"这一点被忽略，逐渐演变成每天必须额外喝 8 杯水的误解。

其实，我们每天需要补充的水的总量，可以通过人体的代谢损耗进行反推——我们体内的水分并不是静态的，而是处于一种高代谢的状态。为了维持人体的正常生理活动，每一分、每一秒身体都在损失水分：具体来说，通过尿液排出约 1500 毫升，粪便平均 100 毫升，呼吸平均 500 毫升，汗液平均 500 毫升，在炎热天气或剧烈活动时还要更多。加起来，一般成年人每天会损失 2500 毫升左右的水。

基于这些损耗，**美国国家医学院建议，成年男性每日水摄入量应为 3700 毫升，女性应为 2700 毫升。欧洲食品安全局的建议稍低一些，男性 2500 毫升，女性 2000 毫升。**不同年龄和生理状态的人群均有相应标准，你可以参考表 33-1。

表 33-1　美国国家医学院和欧洲食品安全局建议的每日饮水量 [①]

人生阶段	年龄 / 性别	美国国家医学院（毫升 / 天）	欧洲食品安全局（毫升 / 天）
婴儿	0～6 个月	700	680
	7～12 个月	800	800～1000
儿童及青少年	1～2 岁	1300	1100～1200
	2～3 岁	1300	1300
	4～8 岁	1700	1600
	9～13 岁 / 男	2400	2100
	9～13 岁 / 女	2100	1900
	14～18 岁 / 男	3300	2500
	14～18 岁 / 女	2300	2000
成年人	男性	3700	2500
	女性	2700	2000
	孕妇（≥19 岁）	3000	2300
	哺乳期妇女（≥19 岁）	3800	2600～2700

　　当然，并不是说这些水都要靠"喝"来补足。我们每天从食物中就能摄入不少水分——一顿饭能提供 300～400 毫升，三顿饭合起来差不多就是 1000 毫升；婴儿的摄入则主要来自乳汁。此外，茶水、咖啡、水果等也能贡献约 1000 毫升的水分。

　　所以，如果你不是进行大量运动或长时间在高温环境中工作，日常额外补充 1000～1500 毫升的水（约 6 杯）就足够了。

　　需要提醒的是，"喝 8 杯水"的口号虽然让大家更关注饮水，但也带来了

---

① 每日饮水量为每日喝水的总摄入量，包括饮用水、饮料及食物中的水分。

一些副作用。研究发现，在这个观念普及后的 20 年里，美国人的平均饮水量从 1600 毫升增加到了 2100 毫升，但与此同时，含糖饮料的摄入翻了一倍，果汁的摄入更是增加了 3 倍。这样一来，虽然摄入的水量是增加了，但健康风险也随之上升了。

所以，关键不是喝够 "8 杯"，而是喝得正确、喝得科学，补充足量干净的水，而不是靠饮料和果汁来 "凑数"。

喝水的节奏

了解了每天需要补充的水量后，接下来我们解决几个实际操作层面的问题：什么时候喝水？每次喝多少水才合理？

关于喝水的时间，我的建议是早上起来喝一小杯水，其余时间随便喝。

研究发现，晨起补充水分，有助于降低血液黏稠度，加速排出一整晚的代谢产物，对慢性病患者和 "三高" 人群尤其有益。但这杯水的量不宜过多，200 毫升以内就够了，也不建议加盐或蜂蜜——这类加料水不仅不能有效补水，反而可能增加血液浓度。也不用急着刚醒就喝，等刷完牙、口腔干净了再喝不迟。

至于睡前要不要喝水，完全看个人情况。如果你不会因为起夜而影响睡眠，那睡前就可以喝。目前没有研究明确说明睡前喝或不喝水对身体有好或坏的直接影响，因此你可以根据自己的习惯灵活安排。

如果想减重，那你可以试着在饭前喝点水。一些研究发现，饭前喝水能增加饱腹感，减少每餐摄入量，还有助于提高能量消耗。

不管什么时候喝水、每次喝多少，人体每天的总含水量基本都是恒定的。也就是说，不管喝进去多少，最终都会通过尿液、汗液、呼吸等方式排出去。因此，我们不必为每天的总饮水量设定严格的上限。

但这并不代表一次可以喝太多水——如果身体并没有严重缺水，建议每小时的饮水量在 500～800 毫升，不要超过 800 毫升。因为在正常状态下，肾脏每小时的最大过滤能力大致也在这个范围，超过了这个范围，就可能增加肾脏负担。

比较理想的做法是，每隔 1～2 小时补充一次水，每次大约 200 毫升。你可以泡一壶茶、冲一杯咖啡，或者给自己设一个提醒，这样就能达到定时补水的效果。

喝水是一件小事，却也藏着生活的智慧。饮水的时机、总量、节奏并不复杂，关键在于养成定时饮水的习惯。它不仅有益健康，更像是生活中的一种仪式感——坐得太久了，思绪疲惫了，话说多了，都可以喝一口水，恰如按下生活的"暂停键"，给身体和心灵一个喘息的机会。

034 | 喝水选择：
喝什么水对健康最有益

作为家庭健康清单的关键事项，想要健康喝水，还要解决一个重要的问题：喝什么样的水对健康最有益？

这个问题可以从两方面来讨论：一是水的温度，二是水的种类。

水的温度

老一辈常说不能喝凉水，我们自己也总把"多喝热水"挂在嘴边。这种说法到底有没有道理呢？

从目前大多数医学研究的结果来看，真正需要警惕的，其实是太热的水。2016年，世界卫生组织下属的国际癌症研究机构把"饮用65℃以上的水"列为致癌因素。机构主任怀尔德也明确指出，热饮带来风险的关键在于温度，而不是饮料本身。食道癌高发的国家，比如中国、伊朗，都有喝滚烫的茶的习惯。

至于饮用65℃以下的水，不管是温水、凉水还是冰水，目前都没发现会增加疾病风险。你可以根据自己的体质和喜好来选择水的温度，没有必要过度忌讳冷水。

不过，理论归理论，生活里还有一个常见问题：很多人习惯了喝烫的茶、热的汤，嘴唇和舌头对高温已经"练"出了一定的耐受力，可能感觉不出水到底有多烫。我自己就有这样的经历。后来我干脆买了一个食物温度计，每次倒完水测一测温度，如果高了，就等降到60℃左右再喝。这样来回两三次，我就大概知道60℃的水喝起来是什么感觉了，之后不用温度计测也可以做出判断。现在很多家庭都有能够显示水温的饮水机，可以将水温设定在40~50℃，口渴的时候一杯温水下肚，对身心都是慰藉。

总之，你要牢牢守住入口的所有热水，不能吹一吹就喝，而要晾到60℃以下再喝。尤其是小孩，没必要非盯着他们喝热水。如果孩子喝点凉水就肚子疼、感冒，与其靠喝热水缓解，不如从提升免疫力这个根本的角度去解决问题。

喝什么种类的水

在关于喝水的所有问题中，"喝什么种类的水"可能是对健康影响最大的一个。

抛开饭菜、水果和汤不谈，我们每天大约需要通过直接饮水摄入1000～1500毫升的水分。其中白水应该占绝大多数，其次可以是茶或咖啡。果汁不要超过150毫升，含糖饮料则建议尽量避免。如果你习惯用茶来代替白水，也没有太大问题，但前提是不加糖、不加奶、不加调味剂。奶茶、风味咖啡、碳酸饮料等含糖饮品不仅无法替代白水，长期饮用还会增加肥胖和代谢疾病风险。

但如果你去超市逛一圈，各种名目的水可能会让你眼花缭乱：纯净水、蒸馏水、矿泉水、矿物质水、弱碱水、富氢水……到底该怎么选？我们来一一梳理。

纯净水是通过反渗透、离子交换等方式净化过的水，去除了绝大多数杂质和矿物质。这是最常见，也最干净的一类饮用水。

蒸馏水是在纯净水的基础上，通过加热蒸发再冷凝，把几乎所有成分都去掉了，矿物质也所剩无几。

矿泉水采自地下深层水源，含有一定量的天然矿物质和微量元素，比如钙、镁、钾等。这类水的成分稳定，吸收性也较好。

矿物质水其实是在人为净化的纯净水里，额外加入一些矿物质，使其成分接近天然矿泉水。它和矿泉水在包装上容易混淆，需要注意区分。

这四种水的主体就是干净的水，区别在于有没有矿物质和微量元素。若是按更高的标准来说，天然矿泉水是最好的，其中含有天然的微量元素，而且容易被人体吸收。但从改善健康的意义上来说，这点矿物质和微量元素的作用微乎其微。市场上的矿泉水和纯净水之争已经持续了许久，归根到底大部分是商业炒作。事实上，无论选择哪一种水，对健康的影响并无实质差异。只要日常饮食均衡，你的身体并不需要从水中补充这点矿物质。

再来看看弱碱水。这类水含有一定的碱性成分，有的是天然形成的，有的是人工添加的。有些说法认为，人体血液是弱碱性的，因此喝弱碱水有益健康。实际上，人体有一套稳定的酸碱调节机制，pH 值始终维持在 7.35～7.45，不太可能被一杯水打破。所以，弱碱水并没有特别的保健功效，不需要刻意去喝。

最后来看近年来很火的富氢水，也叫"水素水"，它是往水里溶解了氢气。确实有研究认为，氢气可能具有抗氧化、抗炎、抗细胞应激的作用，但问题是，我们的肠道本身就会产生大量氢气，每天大约 140 毫升。肠道菌群越健康，产生的氢气就越多。

作为对比，每 100 毫升水中最多可溶解 1.83 毫升氢气。且不说市面上卖的富氢水大概率达不到这个浓度，就算达到了，你一天喝一升富氢水，也只有十几毫升氢气，和身体肠道产生的氢气比起来微乎其微。与其花钱喝富氢水，不如多吃点富含膳食纤维的蔬菜来养好肠道菌群，效果可能更直接。

针对喝水这一用途，无论是纯净水、蒸馏水、凉白开，还是矿泉水、弱碱水、富氢水，本质上区别都不大。你完全可以放心地选择最普通的水来补充水分，不必为各种名目的水多花冤枉钱。

居家饮水

那么，如果是自来水，需不需要安装净水器呢？要不要安装净水器，完全取决于你有没有额外的需求。从健康角度来说，只要是符合国家标准的自来水，烧开、晾凉都可以喝，完全不会有问题。

首先是口感问题。我国北方很多地区的自来水硬度偏高，烧开后水垢多，喝起来口感发涩，不如矿泉水清甜。这时候安装一台净水器，不仅能让水质更柔和，清理水壶也更省事。

其次是从健康角度考虑。肾结石病人能不能喝硬度比较高的自来水，目前在医学界是有争议的。世界卫生组织建议，饮用水的硬度最好低于500毫克/升，100～200毫克/升是较为理想的范围。我国自来水的标准普遍低于这个数值，所以可以放心饮用。但如果家人有肾结石病史，或者希望更安心一些，使用净水设备过滤一下也未尝不可。

有些人可能会问：水净化得太彻底，会不会把矿物质都过滤掉，时间长了影响营养摄入？其实完全不用担心。这与选择矿泉水还是纯净水道理一样——水中那点矿物质含量非常有限，远不及你从食物中获得的营养，根本不足以对身体造成影响。所以净化到什么程度，你完全可以按照自己的需求和喜好来决定。

如何选择"功能水"

在某些特殊情况下，你可能还需要一些功能性饮品，也就是我们常说的"功能水"。

第一类是维生素功能水。这类饮料的代表包括红牛、东鹏特饮、维他命水等，通常含有糖、牛磺酸、烟酸及多种维生素，主要用于提神、缓解疲劳，帮助提升短期的运动或工作表现。但需要注意的是，这类饮料只能在有特定需求时适量饮用，不能像白开水那样随意畅饮。以红牛为例，官方推荐的每日饮用上限是2瓶。

第二类是电解质水，也就是我们常说的运动饮料。它适合在长时间剧烈运动或高温环境中使用，补充因大量出汗而流失的水分和电解质，如钠、钾、钙、镁等。需要强调的是，只有在运动强度较高、时间超过1小时的情况下

（比如长跑、打一下午球）才真正需要这类饮料。普通的日常锻炼一般并不需要。

如果运动剧烈，出汗量过大，可能会导致水和盐同时流失——在这种情况下人体不容易察觉，但这对身体危害很大。这时候，仅靠白水已经不足以补充流失的成分，电解质水才是更合适的选择。

至于该喝多少，你可以用"体重差"来估算。比如，打篮球前你体重60千克，运动后变成58.8千克，说明出汗约1.2千克，此时就应补充1.2～1.5升运动饮料，确保水分和电解质补充到位。

第三类是苏打水。它的主要添加成分是碳酸氢钠，能够在一定程度上碱化尿液，减少尿酸结晶，从而帮助预防或缓解痛风。有高尿酸血症或痛风的人群可以适当饮用。但要提醒的是，服用碳酸氢钠片才能真正起到治疗效果，苏打水只能作为辅助选择。

在选购苏打水时，要特别留意成分标签，避免误买含糖的"苏打饮料""气泡苏打水""水果味苏打水"等。这类饮料中的糖分会加重高尿酸问题，不仅无益，反而有害。

近年来，超市里的水成为商家的"必争之地"，层出不穷的广告语更是让人眼花缭乱。但经过这一节的深入剖析，相信你会看清背后的逻辑，兜兜转转，最终还是回归到最简单、最本真的选择——白水。下次再遇到类似的宣传，你就不会轻易被"带节奏"了。

035 | 科学选奶：
不同牛奶有什么高下之分

不久以前，超市货架上的牛奶还只是几个品牌、几种口味；而现在，我们几乎要在牛奶面前"迷失"了。品牌不说，光是品类就足以让人眼花缭乱：脱脂、低脂、高蛋白、有机、0乳糖、舒化奶、高钙……各种营养卖点轮番登场；广告语更是层出不穷，"不是所有牛奶都叫×××""快乐每一天""营养每个人的要强"，仿佛每一句都直击你的情绪痛点。

而当消费者好不容易搞明白一款牛奶的配方、营养结构和宣传语代表的含义，没过多久，又有新品上市：水牛奶、娟姗奶、黑土地奶、沙漠奶……传统的天然食品开始推陈出新、与时俱进。更何况这些牛奶的宣传还会通过你追的剧、刷的综艺、看的短视频反复出现，精准"种草"，让你几乎不自觉地就买回家。

这一切都说明，牛奶是一个巨大的消费市场，值得商家倾尽全力去营销。但正因如此，我们消费者更需要拥有一双"营养侦探"的慧眼，在这片牛奶"江湖"里既不花冤枉钱，也不被花言巧语牵着鼻子走，找到真正适合自己和家庭的那一款。

你可能会说："没关系啊，牛奶也不贵，我多花点钱，给家人喝最好的，总没错吧？"事实上，这样做可能是错误的。

我接诊过一对来看高血脂的母女。两人在单位年底体检时都查出了低密度脂蛋白胆固醇偏高。女儿听过我在得到 App 上的课程，知道这个指标和冠心病风险密切相关，于是立刻带母亲来看门诊。

她们生活条件好、饮食讲究、体形匀称，也不熬夜、不抽烟，怎么看都不像得高血脂的典型人群。母亲年纪稍大，有些风险倒可以理解，可女儿才 28 岁。我怀疑问题出在她们长期共同的饮食习惯上，于是请她们拍摄三天的饮食记录发给我。

一看照片，早晨妈妈喝一杯现煮奶茶，女儿喝一杯自制拿铁；下午一人一杯酸奶，晚上睡前再来一杯纯牛奶——看起来再正常不过了。但她们特别提到，这种牛奶口感尤其香浓，是朋友推荐的"高品质纯牛奶"，她们已经坚持喝了半年。我有些不放心，让她们把喝的牛奶带来给我看看。

问题果然出在这里：她们每天各喝两大杯（每杯约 330 毫升）水牛奶，外加一盒奶皮子酸奶（380 克）。这些奶的确是天然牧场出品，无添加、高蛋白、高钙，价格也不便宜。但营养成分表一查，脂肪含量惊人。

我们来算一笔账：水牛奶的乳脂含量高达 7.59%，两杯（共 660 毫升）就是约 50 克乳脂，相当于直接吃下两大块黄油。而那盒奶皮子酸奶的脂肪含量是 8～10 克 /100 克，一整盒就含有 30 克左右脂肪。加起来，她们每天从牛奶里摄入的脂肪就接近 80 克。喝了小半年，日积月累，血脂升高也就不难理解了。

所以，**贵，并不代表安全；"营养"，也不等于适合所有人**。尤其在健康问题上，花钱花得明白，比花得多更重要。选牛奶不是选奢侈品，真正重要的，是它是否适合你的身体、你的生活方式。

适合自己、适合家人的那一款牛奶，才是最值得的选择。下面我们就把关于牛奶的问题梳理清楚。

第一，我们每天到底该喝多少奶？

《中国居民膳食指南》建议每天奶制品的摄入量应相当于 300 毫升的液态

奶。按照这个标准，只需在早餐喝一杯牛奶（200～250毫升），下午再补一杯酸奶（100～125毫升），就能基本满足需求。如果牛奶喝得不够，也可以早餐加一片奶酪。

需要注意的是，牛奶、酸奶、奶酪等是合并计算的。如果分开计算，就容易导致总量超标。就像前文的那对母女，她们每天饮用的牛奶和酸奶总量远远超出了推荐摄入值，结果不仅没有获得额外的益处，反而因摄入过多乳脂而导致低密度脂蛋白胆固醇升高。

第二，蛋白质含量选多少合适？

普通牛奶中蛋白质的平均含量约为3%。也就是说，一瓶300毫升的牛奶能提供大约9克蛋白质。别小看这3%，牛奶中的蛋白质主要由乳清蛋白和酪蛋白组成，它们的必需氨基酸组成与人体需求高度匹配，消化吸收率非常高，几乎可以实现"喝进去多少，就吸收多少"。

但近年来，牛奶市场的"蛋白质竞争"愈发激烈，常见的蛋白质含量从3克/100毫升迅速攀升至5克甚至6克/100毫升。你不必担心这背后有什么"科技与狠活"，因为牛奶本身大部分是水，厂家只是通过浓缩、离心、超滤等加工手段，提高了蛋白质在牛奶中的比例。

不过要注意，蛋白质含量提升的同时，牛奶中的脂肪、矿物质、乳糖及各种风味物质的浓度也会升高。这类牛奶喝起来确实更香浓、口感更顺滑，也容易品尝到天然的甜味，但价格通常也更高。在选择这类产品时，建议仔细查看营养成分表，合理评估自己的脂肪摄入量。

第三，脂肪和糖怎么选？

很多人拒绝牛奶的首要理由是乳糖不耐受，这是喝奶不适的最常见原因之一。其实根据《乳糖不耐受与科学饮奶专家共识》，亚洲有一半人口都存在乳糖不耐受或乳糖吸收不良的问题。

但乳糖不耐受并不等于必须完全放弃奶制品。即使不能耐受乳糖，人体依然需要从奶制品中摄取钙等营养素。一个比较友好的替代方式是选择酸奶或发酵乳，这类产品中的乳糖在发酵过程中已被部分分解，更容易被乳糖不耐人群接受。市面上也有不少"0 乳糖"牛奶或"舒化奶"，通过添加乳糖酶将乳糖预先分解，乳糖不耐人群也能安心饮用。

不过，在选择这些产品时需要注意另外一件事：很多酸奶或牛奶为了改善口感，会额外添加糖、香精或果酱。这会显著提高其含糖量，不利于控制血糖和总热量摄入。因此建议优先选择配料表干净、不含添加糖的纯牛奶或原味酸奶。

至于脂肪含量，普通牛奶大约为 3 克 /100 毫升。这些脂肪属于动物性脂肪，也就是我们常说的饱和脂肪。对于血脂异常或希望控制体重的人群来说，建议选择低脂或脱脂奶作为日常饮品。

但如果你身体健康、代谢正常，我更推荐你选择全脂牛奶。毕竟脂肪是人体必需的营养成分之一，不仅有助于脂溶性维生素的吸收，还能增强饱腹感，在控制总摄入的前提下，饮用全脂牛奶反而更利于饮食平衡。

第四，加工方式怎么挑？

不同牛奶的保质期差别不小，有的 7 天，有的 15 天，还有的甚至长达半年。其原因是加工方式的不同。

保质期最短的是巴氏消毒鲜牛奶，采用低温短时间加热的方式进行杀菌，能最大程度地保留牛奶中的维生素和活性蛋白质。但由于加热温度低、杀菌强度有限，其保质期一般为 5～10 天，需要冷藏保存。原则上，加工越简单，营养损失越少。如果你准备在短时间内饮用，推荐优先选择这类巴氏鲜奶。

保质期最长的是常温奶，采用超高温灭菌技术，可在常温下保存 4～6 个月。这种方式会导致部分热敏感营养素（如部分维生素、活性蛋白）有所损失，但蛋白质等主要营养成分仍能较好地保留。对于需要囤货或外出无冷藏条件的情况，常温奶是方便、稳定、性价比高的选择。

此外，市面上还有一种**"延长货架期"巴氏杀菌乳**（ESL 乳），保质期一般为 10～15 天。它通过陶瓷膜过滤、离心除菌等工艺去除大部分微生物，再结合低温巴氏杀菌和无菌灌装，兼顾营养保留和货架期延长。虽然目前还没有明确的国家标准分类，但这种用新型加工技术生产出的牛奶也是一种兼具营养与便利的折中选择。

表 35-1 列出了三种牛奶加工方式的对比情况，供你参考。

表 35-1　三种牛奶加工方式对比

	鲜牛奶	常温奶	"延长货架期"巴氏杀菌乳
杀菌方式	巴氏杀菌： 低温长时间（63～65℃，保持 30 分钟） 高温短时间（72～76℃，保持 15 秒；或 80～85℃，保持 10～15 秒）	超高温灭菌：135～150℃，保持 4～15 秒	陶瓷膜过滤与离心除菌后，结合低温巴氏杀菌与无菌灌装处理
营养价值	乳蛋白、矿物质、维生素损失较小	乳蛋白、矿物质、维生素损失略高于鲜牛奶	活性蛋白等具有抗氧化、免疫调节作用的成分随着杀菌温度升高而损失更多
保质期	一般冷藏 5～10 天	一般常温 4～6 个月	一般冷藏 10～15 天
口感	更接近生牛乳，清甜	更浓郁	接近鲜牛乳

第五，家中的老人更适合喝什么奶？

进入中年，尤其是更年期前后，我们对奶制品的选择可以逐步调整。这一阶段，人体对钙的需求明显上升，而代谢饱和脂肪的能力则开始减弱。因此，中老年人适合选择钙含量更高、脂肪含量更低的奶制品。

高钙奶是一个不错的选择，其钙含量一般在 130～150 毫克 /100 毫升，远高于普通牛奶（不少于 120 毫克 /100 毫升）的标准。但与此同时，也要注意脂肪的控制，最好在 4%～5%。而已经有高血脂、动脉硬化等问题或心脑血管疾病的老年人，更建议选择脱脂奶。脱脂奶的口感可能不如全脂奶顺滑浓郁，可以换成脱脂酸奶，在其中加入牛油果泥、坚果碎等天然食材，既提升风味，也增强营养。

随着年龄进一步增长，部分老年人会出现新的乳制品不耐问题。这并不意味着不能喝奶，而是需要换一种更容易消化吸收的形式。此时，可以尝试选择 A2 型 β - 酪蛋白牛奶。

普通牛奶中通常含有两种类型的 β - 酪蛋白：A1 型和 A2 型。研究发现，一些人饮奶后出现的不适症状，可能正是由 A1 型 β - 酪蛋白引起的。而 A2 牛奶仅含 A2 型 β - 酪蛋白，相较而言更温和、不易引起不适，更适合消化功能减弱的老年人，或存在轻度蛋白过敏的人群。

除了几类纯牛奶，市面上还有一些披着"牛奶"外衣的饮料型产品，需要格外警惕。例如复原乳是用奶粉加水复原而成，在加工过程中往往添加了糖、香精等成分，属于调制乳。常见的早餐奶、核桃乳也大多属于此类。这类产品蛋白质含量低、添加物多，偶尔用来换换口味问题不大，但不宜长期当作主要奶类摄入来源。

牛奶市场风云纷杂，"高价""天然"的标签不代表健康的保证。牛奶"江湖"的热闹背后，恰恰是对当代消费社会的一种写照——信息过载与营销包装不断推高我们的期待值，让我们不自觉地追逐"更高级""更特别"。

但真正的健康，并不在于追逐"顶流"，而在于回归理性选择。希望下一次拿起牛奶时，你能像一位"营养侦探"一样，不被广告牵着走，也不为品牌光环所动，真正倾听身体的需求。

"杯中无江湖，心中有尺度。"牛奶的本真，藏在简单与适度之中。

036 ｜ 喝茶之道：
健康喝茶有什么门道

在中国，喝茶不仅是一种生活习惯，也是一种文化表达。从"柴米油盐酱醋茶"到"琴棋书画诗酒茶"，茶贯穿了日常与风雅。

作为全球最古老的饮品之一，茶已经有 4700 多年的历史，至今仍是仅次于水的人类第二大饮品。你可能早就习惯了在家泡一杯，在办公室来一壶，也听说过喝茶有益健康。但茶究竟好在哪儿？是不是人人都适合？该怎么喝才对？这一节我们就来解答这些问题。

喝茶的健康功效

近年来，随着研究的深入，关于喝茶对健康的益处已经有了越来越明确、稳定的科学证据。

喝茶能预防癌症吗？答案是真的可以。比起大多数保健品，茶在预防癌症方面的效果更加可靠。《美国国家癌症研究所杂志》曾发表综述，指出常喝绿茶的人患胃癌的风险显著较低。另一项整合了 500 多篇相关文献的荟萃分析则显示，**无论是绿茶、红茶还是乌龙茶，常喝茶都能降低口腔癌、乳腺癌、结直肠癌等 11 种癌症的风险。**

那具体是哪些成分让茶叶有这么多好处呢？

主要包括茶多酚、咖啡因、黄酮类化合物、氨基酸、维生素、矿物质和芳香物质等。其中，茶多酚是最大的"功臣"，它的主要成分儿茶素，在大量体内外实验中被证明能够有效降低血脂、改善缺血，还能减轻氧化应激，增强内皮功能，缓解炎症。喝茶之所以能抗癌，也与茶多酚的抗氧化性密切相关。它能够诱导癌细胞凋亡，抑制癌细胞信号通路的活性，从而降低某些癌症的发生风险。

而喝茶能预防高血压这个说法，同样有依据。德国一项针对心血管风险因素的研究发现，每天喝 100 毫升茶就能让收缩压降低 0.6 毫米汞柱、舒张压降低 0.5 毫米汞柱。国内一项持续 6 年的随访研究也显示，相比不喝茶的人，每周喝茶 3 次以上的人，血压升高的风险降低了 16%。

中老年人群"喝茶成习"也并非偶然。研究发现，经常喝茶的男性，血清中高密度脂蛋白胆固醇的水平下降得更慢，而这种物质正是保护心血管的关键因子。尤其是绿茶，对降低中年男性心血管病死亡率的作用更加显著。

类似的研究还有很多，总的来看，科学证据已经非常明确：长期、适量地喝茶，有助于降血脂、降血压、保护心血管，不论男女皆可受益。

那是不是所有人都适合喝茶？比如骨质疏松患者能不能喝？

很多人担心喝茶会影响钙的吸收，加重骨质疏松。但研究结果恰好相反。北京大学的一项研究指出，喝茶有利于维持骨骼健康。**中国慢性病前瞻性研究也发现，每天喝茶的人，骨折入院的风险会降低约 12%。另一项调查还显示，长期喝茶的女性，其骨密度普遍更高。**

总体来看，喝茶对大多数健康人都是安全的。在已有的研究中，仅发现喝茶可能与急性肾损害有关联。因此，如果你本身有肾脏方面的问题，建议控制饮茶量，保持适度更稳妥。

如何挑选适合自己的茶

那么，如何挑选一款适合自己的茶？

红茶、绿茶、乌龙茶，发酵、半发酵、不发酵，再加上袋泡茶、茶叶萃取物……市面上茶的种类这么多，想必你也有过挑茶叶挑到眼花的经历。

但我想告诉你的是，其实没必要纠结。因为从健康角度来说，各类茶叶的原叶都有不错的保健效果。具体选择哪一种，并不会产生太大差异。

法国一项涵盖 13 万人的大规模随访研究显示，长期饮用任何类型的茶，都能使非心血管类疾病的死亡率降低 24%。总体而言，亚洲关于绿茶在降血脂、预防心脑血管疾病方面的研究较多；而在欧美，尤其是英国，有更多红茶降低全因死亡率、延长寿命的证据。这些差异并不是因为红茶和绿茶"高下有别"，而更可能是因为各地的饮茶习惯不同，研究基础也不同。

所以，关于"喝什么茶"这个问题，我的答案是，选自己喜欢的就可以。我习惯根据季节来调整——绿茶清爽宜人，更适合春夏饮用；而红茶温润甘醇，秋冬喝起来更舒服。

那市面上常见的茶叶提取物和纯茶饮料有同样的好处吗？

茶叶提取物是从茶叶中提取出的特定成分的浓缩物，最常见的是茶多酚。而我们常买到的瓶装无糖茶饮料，虽然标注了茶多酚含量，但并不一定是用茶叶直接泡制的，更多时候是由茶提取物兑水调制而成。

这些茶的衍生产品确实对健康有一定的益处。美国一项研究发现，连续摄入绿茶提取物，能帮助代谢异常的人群降低空腹血糖水平。

喝茶的最佳分量

关于"每天喝多少茶"，不少研究已经给出了相对清晰的建议。

英国一项涵盖近 50 万人的研究发现，每天喝 2～3 杯茶的人，与完全不喝茶的人相比，全因死亡率要低 13%；与每天只喝 1 杯或超过 4 杯的人相比，益处也很明显。

四川大学华西公共卫生学院的研究团队在《柳叶刀》上发表的一项研究进一步验证了这一点。研究团队在中国和英国共招募了近 1.4 万名参与者，通过估算生物学年龄发现：每天的饮茶量越接近 3 杯（大约使用 6 克茶叶），生物学年龄增长的速度越慢，也就是衰老过程放缓得越明显。

这个结论与其他研究结果相互印证。例如，前文提到的骨密度研究也发现，每天饮用约 6 克茶叶对维持骨骼健康最有帮助。

综上来看，从健康角度出发，**每天喝 2～3 杯茶（总计 6～8 克茶叶），是当前研究支持的较为理想的摄入量。**

不过，每个人对茶叶中咖啡因的敏感程度不同，日常饮茶的量和浓度也需要因人而异、灵活调整。以绿茶为例，一杯 200 毫升的茶水中，大约含有 30～50 毫克咖啡因。咖啡因虽然具有提神醒脑的作用，但如果摄入过多，可能会引发一系列不适症状，比如心慌、头晕、四肢无力、饥饿感，甚至恶心——这些都属于我们常说的"醉茶"。

"醉茶"绝非新手专属。老茶客如果一次性饮用过量，或茶叶泡得过浓，同样容易中招。一旦出现上述症状，应立即停止饮茶，同时可以适量进食、补充水分，帮助身体恢复。

为了预防"醉茶"，日常泡茶时也应掌握好浓度。茶汤若颜色发黑、苦涩味浓，说明茶叶浸泡过度，不仅起不到保健作用，还可能带来不适。真正健康的喝茶方式，是温和适量、细水长流。

茶、咖啡、烟、酒能不能一起上

爱喝茶的你可能也纠结过：咖啡和茶能不能同时喝？对此，天津医科大学的一项研究给出了明确的答案：每天适量饮用咖啡和茶，可以进一步降低全因死亡率，同时降低心血管疾病和呼吸系统疾病的死亡风险。推荐的饮用量是每天 2～4 杯茶，再加上 1～2 杯咖啡。

那烟、酒、茶能不能一起上呢？虽然这三样经常出现在同一个饭局上，但我要提醒你，**绝对不能因为喝茶有不少好处，就心安理得地把烟和酒带上。**

一项覆盖超过 50 万名中国人的大规模研究显示，在有吸烟和饮酒习惯的人群中，每天饮用 4 克以上茶叶的，整体癌症风险反而上升了 26%，其中肺癌风险上升了 62%，胃癌风险上升了 29%。

说得直白点，喝茶原本是一件好事，可你要是捎上烟和酒，这事的性质就全变了——茶叶反而会沦为助纣为虐、威胁健康的"帮凶"。

如果有应酬在身，实在难以避免烟酒，那建议当天先别喝茶了，别让原本有益的饮品反倒添了乱、帮了倒忙。

在生活节奏飞快的当下，建议你不妨每天用两三杯茶来替代白开水。一来茶更有滋味，二来亲手泡茶，与家人、朋友对坐品茗，不仅润喉，更润心。在茶香之中，也许你能体会到那种"矮纸斜行闲作草，晴窗细乳戏分茶"的悠然时光。

037 | 咖啡饮用：
怎么喝咖啡才能真正"续命"

这一节的主角是职场人的"续命水"、办公室最受追捧的饮料——咖啡。

"打工人可以不喝水，但不能没有'续命水'。"别说我的门诊里许多年轻人表示离不开咖啡，就连我自己最近几年也越来越靠它"救急"。

很多时候中午没顾上休息，下午还要接着会诊、门诊、查房，再加上周会、科研会，到了两三点，人就困得撑不住了。这时候来一杯咖啡，真的能让我迅速"满血复活"。所以，你对咖啡的需要和依赖，我完全能感同身受。

事实上，咖啡早已成为全球最受欢迎的饮品之一。据统计，全球每天平均消耗 22.5 亿杯咖啡，如果把这些杯子连起来，能绕地球 7.5 圈。在中国，过去 10 年咖啡消费的年增长率也保持在约 15% 的高位，这说明越来越多的国人将咖啡视作日常"刚需"。

既然是"刚需"，那喝咖啡到底有没有风险？哪些人该避免饮用？哪些喝法更健康？下面我们就一项项说清楚。

哪些人不适合喝咖啡

能不能喝咖啡，是个因人而异的问题。大多数人其实都可以放心喝，但有四类人群需要特别留意。

第一类，容易被咖啡影响睡眠的人。

咖啡提神的核心成分是咖啡因，它能兴奋中枢神经系统。不同人群对咖啡因的代谢能力差异很大，有人晚上喝了照睡不误，有人中午喝一杯就可能影响晚上的入睡。这种差异主要与基因有关，也会受到焦虑状态等因素的影响。简单来说，如果你最近对咖啡特别敏感，容易睡不好，建议适当减少摄入量，避免影响作息。

第二类，心律失常的人。

咖啡因可能让心跳加快，或诱发早搏、心律不齐。作为医生，我的经验是，大多数健康人刚接触咖啡因时，会有心跳加快的轻微反应。但随着身体逐渐适应，这些反应会慢慢减轻。然而，如果你已经确诊心律失常，或正在服用相关药物治疗，那咖啡最好还是先停一停，避免加重身体负担。

第三类，缺铁性贫血患者。

研究表明，咖啡中的多酚和植酸可能干扰铁的吸收。对于正处在补铁治疗阶段的患者来说，建议先暂停喝咖啡，等贫血改善后再考虑喝。

第四类，儿童和青少年。

儿童和青少年的身体正处于发育阶段，咖啡因是否会对他们的神经系统和心血管系统产生影响，目前医学上还没有明确的证据。出于安全考虑，建议先不要喝咖啡。如果确实要喝，美国儿科学会建议 12 岁以上的青少年每日摄入咖啡因不超过 100 毫克，相当于一杯普通咖啡的含量。

如果你不属于上述四类人，那咖啡对你来说，其实是有诸多益处的。

首先，长期喝咖啡已经被证实对心血管疾病有改善作用。一项发表于《新英格兰医学杂志》的大规模研究显示，适量喝咖啡可以降低心血管疾病的死亡风险。这项研究的样本超过 40 万人，追踪时间长达 13 年。

其次，喝咖啡有助于降血压、降血糖。研究显示，适量饮用咖啡，能起到改善血管内皮功能、降低血压的效果。长期来看，还有助于降低 2 型糖尿病的发病风险。

最后，喝咖啡或许有助于延缓阿尔茨海默病的发生。近年来，有研究开始关注咖啡对认知功能的影响。某项长期随访研究显示，相比很少喝咖啡的人，每天饮用 2～3 杯咖啡的人，在老年后罹患阿尔茨海默病的风险相对较低，下降幅度约为 58%。尽管这类研究尚不能直接证明因果关系，但从预防角度看，适量喝咖啡或许是一种值得参考的生活方式选择。

咖啡的最佳摄入量

那么，咖啡喝多少才合适？

根据美国食品药品监督管理局和欧洲食品安全局的建议，成年人每日咖啡因的摄入量应控制在 400 毫克以内。按照一杯普通咖啡含咖啡因约 100 毫克来计算，相当于每天不超过 4 杯。超过这个分量，可能会引发心悸、焦虑、失眠、胃部不适等不良反应。

那在安全范围内，什么摄入量最有益健康呢？

芬兰一项长达 21 年的随访研究发现，每天饮用 2.5 杯咖啡，阿尔茨海默病的发生风险最低。医学顶级期刊《新英格兰医学杂志》上的研究也表明，每天喝 2～3 杯咖啡，有助于降低心脑血管疾病的风险。因此，如果你想在享受咖啡的同时最大化健康收益，将每日饮用量控制在 2～3 杯是一个相对理想的范围。

当然，咖啡豆的种类、烘焙深浅、冲泡方式，都会影响咖啡因的含量。为了更好地管理自己的摄入量，你可以参考表 37-1 中列出的咖啡因含量，对日常饮品做到心中有数。

表 37-1　不同饮品大致的咖啡因含量

饮品名称	规格	大致的咖啡因含量（毫克）
雀巢燃魂（速溶）	1.8 克	110
雀巢醇品黑咖（速溶）	1.8 克	33
G7 咖啡（速溶）	2 克	45
麦斯威尔特浓原味	13 克	60
雅哈意式拿铁	280 毫升	135
贝纳颂曼特定	280 毫升	132
雀巢即饮	268 毫升	60
瑞幸拿铁	300 毫升	80
星巴克拿铁	335 毫升	75

咖啡饮品		大致咖啡因含量（毫克）
星巴克美式	335 毫升	150
星巴克意式	335 毫升	60
COSTA 拿铁	360 毫升	100
COSTA 美式	360 毫升	150
COSTA 意式	360 毫升	55
红牛	250 毫升	76
魔爪	330 毫升	145
可乐	335 毫升	34
零度可乐	335 毫升	36
健怡可乐	335 毫升	46

喝咖啡的最佳时间和频次

除了"能不能喝"和"该喝多少"，喝咖啡的时间也大有讲究。

想要提神，建议提前半小时喝咖啡。因为咖啡因进入体内后，大约在 30 分钟到 2 小时内会在血液中达到浓度峰值，提神效果也随之显现。此后，它会逐渐被身体代谢。咖啡因的半衰期通常为 3～6 小时，也就是说，体内咖啡因的浓度会在这段时间内减少一半，作用也会相应减弱，但整体提神效果可以持续较长一段时间。

要尽量在中午前把一天的咖啡喝完。2025 年，哈佛大学等研究人员在《欧洲心脏杂志》上发表的一篇研究首次揭示了咖啡饮用时间与死亡风险的关系。研究发现，与整天喝咖啡的人相比，早晨喝咖啡的人心血管疾病死亡的风险降低了 31%，各种原因死亡的风险降低了 16%。从理论上说，上午是我们各种应激类激素上升的时间，上午喝咖啡，也是让咖啡因与我们身体内的激素同频。尤其是如果你对咖啡因比较敏感，建议避免在睡前 3～6 小时内饮用咖啡，以免影响晚上的睡眠质量。

喝咖啡的频次，最好保持一定的规律。 比如你习惯每天喝两杯，通常上午 8 点和中午 12 点各喝一杯，那就尽量在这个时间段保持稳定，不轻易打破节奏。偶尔因为工作强度大、临时加班而多喝一杯，可以理解，但在日常生活中，最好让摄入时间和剂量保持一致。

这主要是因为咖啡因会影响心血管和神经系统，如果摄入时间和剂量比较规律，身体也会逐渐建立起稳定的应对机制，避免出现过度兴奋或反应迟钝等现象。适应良好的身体，才能和咖啡形成"默契"，在需要时帮你更从容地应对各种压力。

喝什么种类的咖啡更健康

最后，我们来看看咖啡的种类。

单纯的咖啡本身，加奶甚至加少许糖，都是比较健康的。奈何现在的咖啡品种太多，以至于你可能无从分辨。还有不少看起来很健康的"某某美式""某某黑咖"，很可能只是披了一件咖啡的外衣，实际上对健康极其不利。

要判断一杯咖啡健康与否，不妨从它的来源和成分入手。常见的咖啡大致可以分为以下三类。

第一类是咖啡店里现制的咖啡。最简单的判断方法是，咖啡的名字越简单、越经典，通常就越可靠。意式浓缩、美式、冰美式、拿铁、卡布奇诺都是优先选择，因为它们的成分相对纯粹。至于那些在咖啡名前加了修饰词的，比如桂花、柠檬、生椰，一般是由风味糖浆、含添加剂的饮品勾兑而成的，风险较高。

当然也有例外，比如气泡水加冰美式，或"dirty"（浓缩咖啡加冰牛奶），配料透明，也属于相对健康的选择。

第二类是包装咖啡饮品。这类产品常见于超市、便利店，是近年来消费量增长最快的一类。选择时请务必查看配料表，不要光看名称。比如一款叫作"冷萃咖啡拿铁"的饮料，里面很可能有单硬脂酸甘油酯等十多种添加剂。

传统的速溶咖啡呢？同样不建议喝，里面含有的反式脂肪酸对健康危害很大。还有研究显示，速溶咖啡与端粒的缩短有关，而端粒的长度可能关系到人体的衰老。另一项覆盖 20 多万名参与者的大型研究显示，喝速溶咖啡不但不能预防阿尔茨海默病，反而会增加患病风险。

第三类是自制咖啡，这显然是最靠谱、最健康的一类。自己动手，不仅能控制咖啡的来源和用量，还能避免不必要的添加物。无论是现磨手冲，还是使用胶囊咖啡、挂耳咖啡、冻干粉、冷萃液、浓缩液，健康风险都相对较低。调味时，可以选择添加牛奶、椰子水、气泡水或少量果汁。最好不要在咖啡里加任何糖。2025 年，哈尔滨医科大学在国际权威期刊《营养学杂志》上发表的一项研究发现了咖啡与癌症风险的关联。研究表明，每天喝超过 2 杯无糖咖啡的人，癌症发生风险降低 5%，死亡风险降低 11%。但是，每天喝超过 2 杯加糖咖啡的人，癌症发生风险反而上涨 6%，死亡风险飙升 25%。

从目前大部分研究结论来看，咖啡确实可以称得上"续命的小神水"，但喝错了，可就走上了相反的方向。

038 | 饮酒技巧：
小酌怡情，如何不伤身

酒是让很多人爱恨交加的杯中之物。从"酒逢知己千杯少"到"醉里挑灯看剑"，酒不仅贯穿于中国人的日常生活，更深深嵌入了我们的文化基因。无论是热闹的聚会，还是一个人的独处时光，酒都扮演着特殊的角色。

在我的门诊里，常有来访者坦言"酒戒不掉"，原因大致可以归为两类：一类是身不由己——在饭局上面对长辈、领导，觉得不喝说不过去；另一类则是真心喜欢——喜欢微醺后的松弛感，一想到那么多长寿的人都爱喝酒，就觉得应该没关系。

那么，酒到底能不能喝？怎么喝才不至于伤身？我们一起来看看。

酒到底能不能喝

从现有研究来看，酒精确实是一种对身体有害的物质。不过，也有部分研究认为，适量饮酒在某些方面可能具有一定益处。

德国心血管病研究中心 2021 年发表的一项研究对 4000 多名成年人进行了长达 20 年的随访，结果发现，适量饮酒者在总体死亡率、心血管病和癌症死亡率上，与不饮酒者并无明显差异。提醒你注意"适量"二字。这里的适量，大致相当于一次一罐或一瓶啤酒、一杯葡萄酒、一小杯烈酒。

其他大规模研究也有类似的发现。英国一项涵盖近 200 万名 30 岁以上成年人的研究指出，在未患心脑血管疾病的群体中，与完全不饮酒的人相比，适度饮酒者患多种心脑血管疾病的风险反而有所下降。当然，若饮酒过量，健康风险则会明显上升。

不过，你可能听说过另一种说法："酒精的安全摄入量是零。"一些文章甚至引用权威期刊《柳叶刀》发表的研究来支持这个观点。这与我们上面提到的研究不是矛盾了吗？究竟哪个说法更靠谱？

我们不妨回到原始文献，看看这项 2018 年发表于《柳叶刀》的研究到底说了什么。

这项研究分析整合了大量既有研究数据，涉及 2800 万人、近 65 万例注册数据。研究发现，饮酒的风险最小区间为每天 0～0.8 杯，相当于每天 0～8 克纯酒精。换句话说，这项研究并没有否定"零饮酒才是最安全的"，但同时也指出如果每日饮酒量在 8 克以内，风险增幅非常小（图 38-1）。

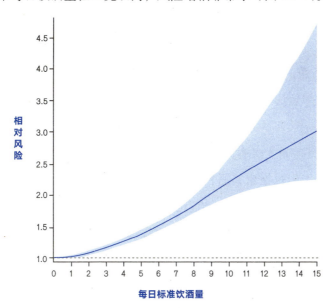

注：（1）虚线表示相对风险为1的参考线。
　　（2）每份标准饮酒量为10克。

图 38-1　饮酒量与健康风险的关系

所以，综合以上研究证据来看，少量饮酒并不会显著提高患病或死亡的风险。适度喝一点，问题并不大。

看到这里，你可能已经忍不住想拿这些研究结果去酒桌上"以理服人"了。我想提醒的你是，能不喝酒，还是尽量不喝。但是，如果一定要喝，我教你三个"喝酒不伤身"的原则：喝小酒、分散喝、开心喝。

喝小酒

喝小酒是第一条原则，也是最重要的一条。其中"小"字很形象，意思就是要控制饮酒的量。

尽管适量饮酒是否有益健康仍有争议，但在"过量饮酒有害"的结论上，医学界几乎没有分歧。大量饮酒者在心血管疾病、恶性肿瘤，以及整体死亡率等方面的风险，都会显著升高。

《柳叶刀》上一项针对 19 个国家、近 60 万人的研究发现，每周摄入酒精 0～100 克的人群，预期寿命是最长的；而当摄入量上升到 100～200 克 / 周时，寿命平均缩短约半年。随着摄入总量的增加，各类健康风险也会同步上升。简单点说，长期饮酒过量，不但会缩短寿命，还可能提前诱发脑梗、中风、肝癌、胃癌等重大疾病，甚至导致工作能力和生活能力的丧失。

世界卫生组织也指出，酒精摄入过量与至少 12 种重大疾病风险升高有关，包括喉癌、食管癌、肝癌、结直肠癌、糖尿病、癫痫、高血压、中风、冠心病等。如果每周酒精摄入量超过 280 克，这些疾病的总体发病风险会提高 22%。

因此，医学界普遍建议的饮酒上限是：每周不超过 100 克纯酒精，即每天不超过 15 克。这个量大致等于一瓶 400 毫升的 4 度啤酒、2 杯 130 毫升的 12 度葡萄酒、50 毫升的 38 度白酒，或者 30 毫升的 52 度高度白酒。

如果在应酬上确实无法避免喝大酒，也别一次性摄入超过 100 克酒精。这周剩下的时间也不要再喝了，让身体有机会休整和代谢一下。

还有研究对"每周不超过 100 克"这一范围进行了更细的划分，分别是每周摄入 0～25 克、26～50 克、51～75 克、76～100 克。总体来看，这四档对死亡率的影响差异不大，但在多项分析中，每周摄入 51～75 克的死亡风险是最低的。如果你比较在意健康，又想保留饮酒的社交或个人习惯，那么控制在这个范围是一个相对稳妥的选择。

分散喝、开心喝

除了喝小酒，喝得分散、喝得开心也是重要的饮酒原则。

所谓喝得分散，是指每周的安全酒精摄入量（不超过 100 克）最好不要集中在一两天内喝完，而是平均分布在几天里，少量多次地饮用。每天喝一点，慢慢品，这样既能享受饮酒带来的放松，又能减少身体负担。

你肯定有过类似的体验：把杯里的酒一口闷了，很容易上头；但同样是一杯酒，吃点儿菜，聊会儿天，同朋友一起喝或者自己慢慢小酌，身体的反应就不会那么大。研究也发现，将酒精摄入分散到 3 天或以上的人，比集中在一两天喝完的整体死亡风险更低。

再来看看喝得开心。"呼儿将出换美酒，与尔同销万古愁。"从古到今，无数文人侠客把酒当作情绪的寄托、情感的出口。酒可以化解忧思、舒缓压力，也能让聊天变得轻松自然。爱喝点小酒的你，或许也体会过那种微醺后的畅快感：白天的琐事、工作的烦恼，仿佛都能在几杯酒里悄然化解。

你可能想不到，这种作用在医学研究中也有证据支持。美国麻省总医院的一项研究发现，适量饮酒之所以有助于心血管健康，一个重要机制是它能长期抑制与压力相关的神经网络活动，也就是说，它确实能帮人放松大脑、缓解紧张。

在当今社会，焦虑和抑郁正逐渐成为心脑血管疾病和肿瘤的高危诱因。如果一种小习惯既能帮你释放情绪、调节压力，又不会给健康造成明显负担，我一定会建议你保留它。

看到这里，可能有人会问："我本来不喝酒，要不要练练酒量，抓住这个潜在的健康红利？"

完全没有必要。从医学角度来看，酒精被认定为明确的一类致癌物。《美国居民膳食指南》也提到，不推荐没有饮酒习惯的人以任何原因开始饮酒。前面我们说的安全范围也好，最佳剂量也罢，都是给饮酒者的建议。如果你本身没有饮酒的习惯，不饮酒就是最安全的选择。

此外，如果你属于一喝酒就脸红的人，那你体内的 ALDH2 基因很可能发生了突变。这类体质对酒精代谢能力较差，饮酒时心血管的负担也更大，哪怕只是偶尔饮酒，也可能显著增加冠心病风险，因此需要特别注意。

尽管研究未能证明饮酒对身体有额外益处，但如果生活压力太大，或是与三五好友开心相聚，在这样的时刻，适量饮一点酒，微醺畅快，我想，这份放松与愉悦本身，或许就是"喝一点"的意义所在。

039 | 饮料挑选：
怎么选，才能健康又解渴

你有没有想过，人为什么会想喝饮料？从生理角度看，我们口渴时身体需要水分，其实喝白开水就够了。但现实中，很多人却偏爱各种有味道的饮料。这背后，其实离不开一个关键因素——糖。

研究发现，哪怕是刚出生的小婴儿，尝到甜味也会露出笑容。甜味不仅会刺激味蕾，更会直接激活大脑的奖赏系统。无论是蔗糖还是代糖，它们在大脑中的作用机制都与某些成瘾性物质极为相似。换句话说，甜味会让人上瘾。

糖作为碳水化合物的主要来源，可以促进中脑边缘系统释放多巴胺，这种给人带来愉悦感的神经递质能快速改善情绪。更重要的是，这种奖赏机制会逐步固化——当多巴胺的活动从伏隔核转移到背侧纹状体时，我们对糖的渴望会不断增强，最终可能形成对高糖饮食的依赖。

现在的饮料常打着"无糖""0 卡""无蔗糖"的健康标签，但很多仍暗藏陷阱，甚至比零食更具迷惑性、成瘾性与风险。这一节，我们一起来看看饮料到底有哪些"坑"，我们该如何科学地选择。

果汁都有哪些"坑"

饮料中的第一大"坑"，就是各种果汁类产品——"果味饮料""果汁饮料""100% 纯果汁"，等等。

根据国家食品标准，果蔬汁类产品大致可以分为六类。其中，**只有原榨果蔬汁和复原果蔬汁这两类才算真正意义上的果汁**。这两类产品一般会标注"100% 果汁""鲜榨原汁"，配料表中基本只有"××果汁"和水，添加成分很少。

其他类别，如浓缩果蔬汁、果蔬汁饮料、果肉饮料等，通常是在浓缩果汁的基础上，加入了甜味剂、增稠剂、香精、防腐剂等多种食品添加剂，口感更好、保质期更长，但与真正的果汁已经相去甚远。而如果瓶身上写的是"果味饮料"，那就更要警惕——这种饮料可能连果汁都不含，基本就是调了味的糖水。

那果茶店里的"水果茶"呢？它大致可以对应果味饮料，也就是调过味的糖水，好一点的可能也只是用果汁类饮料兑水。我们团队曾在医院周边随机调查了 10 家果茶店，发现无论加不加果汁，一杯大杯、标准糖的果茶，含糖量基本都能达到 50 克以上。

如果按照健康程度给果汁饮料排个序，大致如下。

> HPP 果汁（超高压灭菌全程低温处理的果汁）＞ NFC 非浓缩还原果汁＞浓缩还原果汁＞果汁饮料＞果味饮料

即便是喝健康等级较高的果汁饮料，也不如直接吃水果。因为在榨汁过程中，大量膳食纤维会被破坏，而这正是水果中最有益健康的部分。

但如果你确实想喝点果汁类饮品，也不是没有健康的选择。我为你准备了三个更可取的方案。

第一，优先选择 HPP 或 NFC 果汁。与其下单一杯不知道加了什么的水果茶，不如直接购买 HPP 或 NFC 果汁，它们保留了更多营养，添加剂也更少。

第二，把果汁稀释一下再喝。比如，前一晚泡好一壶冷泡绿茶，第二天兑入 1/5～1/3 的果汁，建议选择升糖指数较低的品种，如樱桃汁、梨汁或柚子汁。夏天加冰块或苏打水，清爽解渴；冬天可以用温热的绿茶或红茶替代。这样做成的饮品虽然纤维含量不多，但糖分更低，还能补充一定量的维生素，整体上更健康。

第三，用新鲜水果自制果茶。

我的两个女儿想喝水果茶的时候，我会选一些含水量高的水果，让她们自己捣一捣，或者拿榨汁机打一下，再将果肉连同果汁一起和茶水混合。这样做出来的水果茶，既能满足口感，又能保留完整的营养。像乌龙茶配桃子、柠檬汁配绿茶都是她们爱喝的搭配，你也可以试试。

当然，按照类似原理，你还可以尝试把果汁兑入黑咖啡，做一杯风味美式，健康又提神，我自己经常这么喝。也推荐你尝试一些传统饮品，比如自制的酸梅汤、山楂汁，都是比市售果汁更好的选择。

总之，不管是家里自制还是店里购买，只要饮品的原料是真正的水果和茶，其健康风险就可控。而你喝下去的果汁，应当纳入每天水果总量的计算中。控制总量、回归食物本身，是健康饮食的关键。

奶茶都有哪些"坑"

饮料中的第二大"坑"是奶茶，尤其是那些看上去很健康的奶茶。

现在不少奶茶都标榜"0 蔗糖""不加植脂末"，但这并不意味着它们就真的健康。为了让口感更浓郁醇香，商家往往会在牛奶基础上加入各种油脂类添加剂和增稠剂，比如单硬脂酸甘油酯、明胶、瓜尔豆胶等。这就是为什么奶茶店的牛奶明明是稀释过的，喝起来居然比家里的牛奶口感还好。

全脂牛奶的脂肪含量约为 3 克 /100 毫升，按理说，稀释后的脂肪含量应该低于 2 克 /100 毫升。但上海市消费者协会的普查发现，那些有奶盖的奶茶，脂肪含量平均达到了 6.3 克 /100 毫升，没奶盖的也有 2.7 克 /100 毫升。这些脂肪的来源，大多就是上述的添加剂。

更值得警惕的是，这些添加剂都是反式脂肪酸的潜在"大户"。一项研究指出，一杯 500 毫升的奶盖奶茶中，反式脂肪酸含量可能高达 9 克，远远超出中国营养学会建议的 2 克 / 天的标准。有趣的是，**只要每 100 毫升中反式脂肪酸含量低于 0.3 克，厂商就可以在标签上标注"0 反式脂肪酸"，这其实是法规层面的豁免，不代表真的没有。**

为了避开奶茶脂肪超标的大"坑"，你可以找找"茶 + 纯牛奶"的组合，大多数奶茶店都可以做，虽然口感稍差，但脂肪和添加剂的含量也低得多。另外提醒一句，再健康的奶茶，一天也不要饮用超过 500 毫升——这是成年人推荐的牛奶摄入上限，一旦超过，脂肪就很有可能也会跟着超标。

当然，如果有时间，你也可以在家自制奶茶：用红茶加纯牛奶，再根据自己的喜好加些红糖、大枣、姜片，味道好，脂肪含量也可控。

0 蔗糖和代糖真的健康吗

最后一个大"坑"就是不少饮料包装上打出的"0 蔗糖"标签。这乍一看像是健康新选择，但其中也藏着两个常见的误区。

第一，0 蔗糖≠无糖。

有些饮料虽然不加蔗糖，却加入了果糖、葡萄糖、麦芽糖等其他糖类。这些糖甚至可能升糖指数比蔗糖更高，产生的能量更高，成瘾性也更强。有的商家会将其模糊处理成"风味糖浆"之类的名字，尤其在咖啡、奶茶中很常见。

此外，奶茶中常见的小料，比如珍珠、椰果、芋圆等，都是提前泡在糖水中加工好的，糖分惊人。有时候，即便你点的是"无糖奶茶"，喝起来却依旧是甜的，问题就出在这些配料上。

第二，无糖≠安全，代糖也有健康风险。

使用代糖、甜味剂，确实减少了不少糖产生的能量，让饮料成为名副其实的无糖饮料。但近年来一些大规模的循证医学研究对代糖这种额外添加物提出了越来越多的质疑。

研究发现，每天喝 950 毫升或更多的代糖饮料，全因死亡率和心血管疾病的死亡率将分别上升 30% 和 43%。每额外摄入 250 毫升的代糖饮料，患糖尿病的风险随之上升 15%。而在体重和体脂控制方面，代糖并没有带来明确的改善。

为什么会这样呢？其实本节开篇已经说了，甜味会激活大脑的奖赏机制，一旦成瘾，即便代糖本身不含能量，也会诱导人摄入更多其他高能量的食物，从而产生"补偿性过量"。

代糖主要包括三类：糖醇类（如赤藓糖醇）、天然提取类（如甜菊糖、低聚糖、罗汉果甜苷），以及人工合成类（如阿斯巴甜、安赛蜜、甜蜜素、糖精）。虽然它们有"甜"味，但长期摄入是否安全，目前仍存在不少争议。

毕竟，这类甜味剂真正被广泛使用的历史还不长，我们也缺乏足够的长期研究来验证它们的全面影响。所以，如果你本身没有高血糖或其他代谢类疾病，与其选择口感"假甜"的代糖，不如适量吃一些真正的糖。真糖的风险虽然存在，但至少是已知且可以控制的。

每天吃多少糖比较合适呢？根据《中国居民膳食指南》，**每天额外添加糖的摄入量最好控制在 25 克以内**。如果你平时炒菜用糖不多，那在正餐之外，最多也就能喝一杯加了 10～15 克糖的饮料。换算下来，差不多就是一杯 300 毫升、三分糖的饮品。

如何选到一杯好饮料

有没有一套通用的标准能帮我们快速判断一杯饮料是不是健康？答案是有。关键看两个指标：第一，是否额外添加了糖；第二，是否含有较高的饱和脂肪酸。2023 年，新加坡基于这两个核心指标提出了一项饮料分级政策，用来引导公众选择更健康的饮品。

根据分级，最推荐的是 A 级饮料，标准是含糖量 ≤1 克 /100 毫升（≈0%），不添加任何甜味剂，同时饱和脂肪酸含量 ≤0.7 克 /100 毫升。

可以接受的 B 级饮料，标准是含糖量为 1～5 克 /100 毫升，或使用了等量甜味剂，同时饱和脂肪酸含量为 0.7～1.2 克 /100 毫升。很多 "0 糖 0 脂" 饮料由于使用了甜味剂，通常被归入 B 级。

　　除了 A 级和 B 级饮品，还有 C 级（不推荐）和 D 级（应避免）饮料，具体标准可以参考下图（图 39-1）。

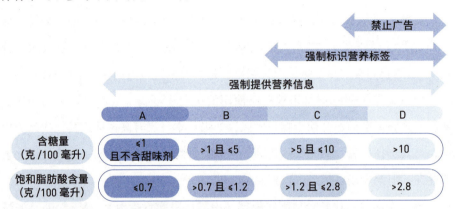

注：饮料含糖量 = 总含糖量减去营养成分表上声明的乳糖或半乳糖的量。

图 39-1　新加坡饮料分级政策

　　需要特别说明的是，这里的"糖"不包括牛奶中的乳糖，"脂肪酸"也不包括乳脂。但如果一杯饮料的牛奶含量超过 500 毫升，那总脂肪摄入量仍需纳入计算。

　　实际挑选饮料时，你可以看看包装上的营养成分表，重点关注两个数据：碳水化合物（主要是糖）含量≤10 克 /100 毫升；脂肪含量≤1.2 克 /100 毫升。如果这两项都不超标，那这杯饮料基本可以归为健康选项。

　　找到一款健康的饮品，偶尔犒劳一下自己，解解馋，就如同在午后慵懒的阳光下打个盹，是生活中温柔的慰藉。不过即便如此，也别贪多——哪怕是健康饮料，超过一杯，糖分和脂肪累积起来，依然可能超标。

· 05 ·

第五章

保健品科学选择指南

———

你能送给家人的最好礼物，是你自己的健康。

——乔依斯·迈尔

040 | 健康补品：
保健品怎么选才不会交"智商税"

虽然我们始终倡导通过均衡饮食、规律作息、科学运动等良好的生活方式来预防疾病，但现实情况是，大多数人往往会陷入"对症下药"的误区：在身体亮起红灯、疾病风险显现时，才仓促选择保健品来补救。这一节，我们就从不同的健康问题切入，理清哪些保健品有科学依据，哪些则是营销噱头。

"保肝"类保健品

当代年轻人频繁熬夜，职场人难免应酬，"保肝"类保健品因此成为热门之选。市面上的主流产品多使用奶蓟草这种天然植物制作而成，其核心功效成分是水飞蓟宾。这类产品通常强调其能抵御酒精、脂肪过度堆积等对肝脏造成的损伤。但其真实效果究竟如何呢？

欧洲确实有使用奶蓟草治疗肝脏、胆囊疾病的悠久历史，但现代医学研究表明，奶蓟草在治疗肝脏疾病方面的临床试验结果，与过往认知存在较大差异——一些研究的结果呈现出相互矛盾的状态；一些研究显示奶蓟草在治疗肝脏疾病方面并无显著的临床意义；还有一些研究在样本选取、实验设计、数据统计等方面存在缺陷，研究质量较差，其结论的可信度大打折扣。

综合现有的研究成果，奶蓟草所谓的保肝、护肝效果其实有点名不副实。

与其购买奶蓟草补充剂来保肝护肝，不如践行健康的生活方式，避免过度饮酒，规律运动，养成健康的饮食习惯。除了奶蓟草，不少人认为蒲公英根也能用于治疗肝脏疾病。事实上，在医学研究和临床试验中，能够支持蒲公英根治疗肝脏疾病的可信证据十分有限。要确切判定蒲公英根是否安全有效，还需要开展更多高质量的研究，获取足够可靠的依据。在此之前，我们不应盲目相信其治疗功效。

美容、抗衰老类保健品

在追求变美与抗衰老的道路上，保健品成为许多人的首选。然而，服用保健品是否真的能够达到美容、抗衰老的效果，需要我们理性看待。

比如，口服胶原蛋白饮料和胶原蛋白丸近些年备受追捧，不少追求时尚、期待变美的年轻女性纷纷跟风。可是，它真的有效吗？

事实上，人体对于胶原蛋白的吸收有着特定的机制。完整的胶原蛋白无法被身体直接吸收，它需要先在体内被分解成肽，才能被肠道吸收，进入血液。而我们期待的美容效果，其实需要这些肽进一步分解成氨基酸，进而生成角蛋白等蛋白质，才能让皮肤更具弹性，头发和指甲更加亮丽。部分研究表明，口服胶原蛋白可能通过间接机制对皮肤健康产生潜在益处。2021 年的一项研究显示，每天摄入 2.5～10 克胶原蛋白，持续 8～12 周后，皮肤弹性、含水量和粗糙度等指标均有一定改善。然而，科学界目前仍缺乏大规模、高质量的研究能够明确证实口服胶原蛋白可以直接作用于皮肤、头发或指甲，实现我们所期待的美容效果。

至于燕窝，则更接近于"智商税"。你可以把它看作一种高蛋白、低脂肪的轻食，偶尔作为加餐未尝不可；但若指望它能起到护肤、抗衰老的滋补作用，那恐怕就要失望了。目前并没有临床上的高质量证据支持燕窝具备抗氧化、抗衰老等功效，至于孕期服用可以护肤的功效，更多是出于市场宣传的需要。

相比之下，那些外用护肤成分，如神经酰胺、透明质酸、维生素 C、维生素 E 等的有效性已经得到了更有力的科学支持，与其寄希望于"吃"出好皮肤，不如选择这些有实证基础的外用成分。

减肥类保健品

近些年，左旋肉碱成为热门的减肥保健品之一。其实际效果究竟如何呢?

左旋肉碱是一种促使脂肪转化为能量的类氨基酸，常被用作运动补剂或体重管理的辅助成分。一篇汇总了 37 项相关研究的文章显示，补充左旋肉碱能显著降低体重、BMI 及脂肪量，不过，它对腹部脂肪的减少或体脂率的降低并没有明显作用。另一项主要针对肥胖症患者和老年人的研究发现，受试者在服用左旋肉碱后，体重平均减轻了约 1.3 千克。但就目前而言，左旋肉碱在长期减肥中的效果，还需要更多研究数据来提供有力的支撑。

如果想要长期服用左旋肉碱补充剂，每天服用约 2 克是相对安全的剂量。不过，长期服用左旋肉碱补充剂，可能会使血液中的三甲胺氧化物水平升高，而三甲胺氧化物与动脉粥样硬化风险增加存在一定的关联。

综合多方面因素来看，减肥的最佳方案并非依赖左旋肉碱等减肥类保健品，关键是要建立规律运动、均衡饮食的健康生活方式，依靠药物走捷径，不是长久之计。

与肠胃敏感、眼干燥症、脱发问题相关的保健品

在门诊中，常有患者向我咨询肠胃敏感、眼睛干涩、脱发及肠胃敏感问题能否通过服用保健品来改善。针对不同的问题，保健品的选择也有所差异。

对于压力导致的肠胃不适，可以适当补充益生菌或酵素。而眼睛疲劳、数字眼干燥症 [①] 这类问题，Omega-3 多不饱和酸补充剂的效果优于叶黄素、花青素和莓果提取物。

至于脱发问题，保健品的作用相对有限。虽然一些保健品宣称补充维生素能够防脱，但实际上，尽管缺乏维生素 B_7 确实会导致脱发、皮疹和指甲脆弱等症状，但并没有确凿的研究证据表明补充维生素 B_7 在治疗脱发、皮肤和指甲疾病方面有明显功效。维生素 C 同样如此。更需要注意的是，摄入过多的维生素 A，不仅无法起到防脱发的作用，反而可能导致脱发问题加剧。脱发的成因非常复杂，比如遗传、头皮真菌感染、营养不良及心理因素（如应激、紧张、焦虑等）。从医学研究数据来看，保健品难以从根本上解决脱发问题。如果出现严重的脱发情况，建议及时就医，寻求专业的诊断和治疗。

长高类保健品

很多家长对孩子的身高发育问题非常关心，想知道成长肽、γ-氨基丁酸这类保健品是否靠谱。

成长肽在临床上被用于治疗儿童的生长迟缓，以及成年人的生长激素不足。《儿科内分泌与代谢杂志》上发表过一项对照研究，研究人员对 68 名男孩和 20 名女孩进行了生长激素治疗。结果显示，与未使用生长激素的对照组

[①] 由长时间使用电子屏幕（如电脑、手机等）引发的眼部不适综合征，是现代高发的视觉疲劳疾病。

相比，接受治疗的男孩身高平均增加了 9.5 厘米，女孩身高平均增加了 8.6 厘米。综合目前大量高水平研究和临床数据来看，**生长激素在促进身高增长方面确实具有一定效果，但它必须在医生的专业指导下使用。**

γ-氨基丁酸是一种存在于大脑、脊髓和身体其他部位的氨基酸，作为中枢神经系统的镇静剂被广泛使用。除此之外，研究还发现，它有助于提高人体的激素水平。2008 年的一项研究发现，服用 γ-氨基丁酸补充剂，能使人体在静息状态下的生长激素水平提高 400%。相比之下，运动对生长激素的提升仅为 200%，但是，和生长肽一样，γ-氨基丁酸也需要在医生的专业指导下使用。

需要强调的是，孩子的身高发育是一个复杂的过程，受到遗传、营养、运动、睡眠等多种因素的综合影响。家长不应盲目依赖这类保健品来促进孩子长高，而应及时带孩子去医院检查，在医生的指导下采取科学合理的措施。

发酵相关的保健品

市面上还有很多发酵相关的保健品，最常见的就是酵素和益生菌。与书中提到的发酵食品相比，这两种保健品有什么特殊之处呢？

我们知道，发酵食品是天然食品、酵素和益生菌的集合体；而酵素主要是消化酶的集合体；益生菌是一些肠道有益活菌的集合体。

如果想要综合性的保健效果，可以优先选择发酵食品，毕竟它是天然发酵的，长期食用安全性更好，也适合绝大多数人群。但如果你想解决特定的健康问题，相比发酵食品，益生菌和酵素就更有针对性，一次的补充剂量也会更大。

比如，**益生菌对消化系统的调节作用最为显著，缓解腹泻的效果较好。**如果你因为服用抗生素导致肠道菌群紊乱，或者患有反复发作的湿疹，都可以考虑通过补充益生菌来帮助重建菌群生态，改善身体状态。

不过需要注意的是，益生菌并不是"一种通用、包治百病"的药物，它的作用很大程度上取决于菌株和问题的精准匹配。例如，植物乳杆菌和双歧杆菌对缓解肠易激综合征的效果较好；而布拉氏酵母、干酪酵母更适合用于抗生素相关性腹泻的干预。如果你是为了解决具体的健康问题而服用益生菌，建议在医生的指导下选用合适的菌株。后文在讲到"胃肠不适"时，还会再详细讲一下如何补充益生菌。

至于酵素，它其实是多种消化酶的统称，主要用于帮助分解碳水化合物、脂肪和蛋白质，常用于改善消化不良、胀气、反酸等问题。目前唯一获得美国食品药品监督管理局认可的酵素疗法是胰酶替代疗法，适用于胰酶分泌不足的患者。

此外，还有一些研究指出，某些酶可能在特定医学场景中发挥作用，比如花青素酶、超氧化物歧化酶可应用于肿瘤治疗，加强化疗效果；蛋白酶、胶原酶一般应用于创伤、烧伤的治疗中；胰蛋白酶则有助于降低过敏反应、减少心梗后的组织损伤。

但这些研究大多仍处于小样本、早期阶段，相关疗效尚缺乏充分的验证。如果你希望通过补充酵素来干预健康问题，更稳妥的做法仍然是先咨询专业医生，明确自己的具体需求和适用类型。

患病人群如何挑选保健品

对于身患疾病的人群，保健品的选择尤其需要谨慎。

心脑血管疾病患者，可以针对自身的具体情况，选择鱼油、辅酶 Q10 或膳食纤维等保健品。需要提升免疫力的人群，比如手术后的病人、肿瘤病人及处于疾病进程中的病人，可以考虑服用人参、西洋参或者海参。想控制血糖的人，可以考虑服用西洋参、膳食纤维等。

最后，我们要破除"保健品比药品更安全"的误区。很多人出现健康问题后，第一时间想到要吃保健品，认为保健品引起不良反应的概率更小；或者认为保健品比药物更天然，所含的化学成分更少。

事实上，保健品的本质是膳食补充剂，属于食品，而不是药品，其审批条件也比药品宽松许多。以美国为例，美国保健品公司只需提供相关证明保证其产品的安全性，产品即可上市售卖。FDA 无权审查保健品上市前的安全性和有效性，只有在产品上市后，才能对掺假或贴错标签的保健品采取管制措施。

在选择保健品时，要认准产品包装上的保健食品标志和批准文号，关注产品功能和适宜人群，严格按照说明书服用，切忌盲目购买和使用。你可以在国家市场监督管理总局"特殊食品信息查询平台"上查询保健品的相关产品信息。

对于不确定的保健品，你可以在政府官网搜索相关通告，比如《国家食品药品监督管理总局关于市场上查获的 31 种假冒保健食品并涉嫌违法添加药物成分的通告（2015 年第 88 号）》，排查其有无不良事件报道，如果有就果断放弃。如果不巧买到了假冒伪劣或有质量问题的保健品，可以到"全国12315 平台"官方网站进行投诉。

面对一款成分不明的保健品，尽量放弃，不要轻信来源不明的宣传，以免拿自己的健康冒险。

041 | 膳食纤维：
为什么它被称为健康"神器"

这一节，我们来聊聊被称为健康"神器"的存在——膳食纤维。

膳食纤维的健康价值其实直到 20 世纪 70 年代才逐渐被科学界认识。在此之前，医学界普遍认为它们只是一些不能被消化吸收的碳水化合物，对身体并无实际营养价值。可事实却再一次印证了"无用之用，方为大用"——这些看似对身体没什么用的物质，恰恰在维持健康这件事上发挥着不可替代的作用。

虽然关于膳食纤维的定义有很多，但暂时还没有完全统一的分类，目前医学界公认膳食纤维是一类碳水化合物的聚合物，**它们在小肠中不会被消化吸收，却能在大肠中被肠道微生物群部分或完全发酵利用。**

那么，膳食纤维究竟有哪些好处？我们来看看。

膳食纤维的好处

首先，膳食纤维对胃肠道具有显著益处。其中最被广泛认可的功效，就是通便。

摄入不溶性膳食纤维，可以增加粪便体积、缩短粪便的传输时间，从而有效预防和缓解便秘。具体来说，混合蔬菜、豆类及全谷物中的纤维，是天然且效果显著的"肠道清道夫"。而作为单独的保健品，谷类麸皮、车前草籽壳和以补充形式存在的甲基纤维素也被证实通便效果良好，而且没什么副作用。此外，属于可溶性纤维的果聚糖（如菊粉）也被发现有助于增加排便频率，对大肠健康颇有益处。

近年的研究还显示，经过发酵的膳食纤维，也就是益生元，可以作为肠道益生菌的"食物"，改善肠道菌群的多样性，帮助预防或缓解溃疡性结肠炎、炎症性肠病、肠易激综合征等疾病。一个实用的小建议是：如果在生病期间需要使用抗生素，不妨适当补充一些具有益生元功能的可发酵膳食纤维，它们可以为肠道益生菌提供营养，帮助缓解抗生素引起的肠道菌群失调等问题。

其次，膳食纤维还能改善血糖、血脂、血压和肥胖问题，进而降低心脑血管疾病的风险。

研究显示，2 型糖尿病患者在补充不同类型的膳食纤维（包括可溶性和不溶性）后，空腹血糖降低了 0.55 毫摩尔 / 升，糖化血红蛋白降低了 0.52%。这个降幅乍看不大，但是你要知道，目前 FDA 对新上市的降糖药设定的效果标准是至少降低 0.3% 的糖化血红蛋白。也就是说，膳食纤维起到的效果，已足以与药物一较高下。

还有研究发现，具有黏性的可溶性膳食纤维在与液体混合后会变稠，能够延长胃排空时间、降低淀粉的消化速度和葡萄糖的吸收速率，从而达到平稳血糖的目的。

此外，膳食纤维还对改善血脂水平有积极作用。其吸水膨胀的特性可降低食物的能量密度，增强饱腹感，辅助控制体重、预防肥胖。

最后，膳食纤维还与人类的长寿息息相关。

一篇发表在《柳叶刀》上的文章汇总了全球 185 项流行病学研究和 58 项临床试验，结论非常明确：摄入足量的膳食纤维，不仅能够降低全因死亡率和心脑血管疾病的相关死亡风险，还能降低包括糖尿病在内的多种慢性疾病的发病率。

还有研究发现，膳食纤维摄入不足与结肠癌和乳腺癌的发病风险升高有关。根据临床研究推测，如果将日常摄入的膳食纤维量翻倍，结直肠癌的发病率有望降低 35% 以上。

补充多少膳食纤维合适

膳食纤维对人体有这么多好处，那健康人每天补充多少合适呢？

虽然目前尚无绝对统一的标准，但根据胃肠健康领域的研究，**建议每天补充 8～10 克，如果想起到降脂、降糖的作用，则建议补充 15～20 克。**

需要提醒的是，膳食纤维并非越多越好。过量摄入可能引起腹胀、肠痉挛，甚至干扰矿物质和维生素的吸收。如果要给出一个相对通用的补充标准，可以参考《中国居民膳食营养素参考摄入量》的建议，成人每天摄入 25～30 克膳食纤维。

换算成食物可能更直观。以膳食纤维相对丰富的西蓝花为例，每 100 克西蓝花仅含约 2.6 克膳食纤维，要达到每日推荐量，你需要每天吃掉将近 1 千克的西蓝花。这几乎是一个不太可能完成的任务。

不过别急，高膳食纤维的食物种类跟你想象的不太一样。调查显示，我们每天摄入的膳食纤维中，来自谷物的比例最高，平均占 36%～65%；豆类其次，占 22%～47%；再次是水果，占 6%～24%；绿色蔬菜反而只占 2%～8%。

也就是说，相比于蔬菜、水果，全谷物、坚果、豆类中的膳食纤维含量其实更高。推荐你优先选择玉米、糙米、燕麦、鹰嘴豆、红小豆、绿豆等杂粮杂豆类食物，薯类也是不错的选择。但精米白面可就没有这个效果了——每 100 克大米中的膳食纤维含量只有 0.7 克。

令人惊奇的是，"纤维王者"居然诞生在坚果里，它就是我们日常熟悉的大杏仁——每 100 克大杏仁的膳食纤维含量高达 18.5 克。此外，黑芝麻也是一个不错的选择，每 100 克黑芝麻的膳食纤维含量也达到 14 克。

蔬菜、水果里膳食纤维含量的佼佼者，其实不是绿叶菜，而是看起来不太像蔬菜的菌菇类；豆制品里的膳食纤维含量通常也高于一般蔬菜；水果中，膳食纤维含量比较高的是梨。

至于烹饪方法，几乎没有讲究，因为膳食纤维一般不会受到加工形式的影响，只要你不过滤掉渣滓，炒、煮、焖、蒸都无妨。

另外，我要特别推荐一种膳食纤维含量非常高的"明星"食物——燕麦。每 100 克燕麦中含有 10 克左右的膳食纤维。而且燕麦里的膳食纤维，正是反复出现在各大研究中、具有黏性和可溶性的谷物纤维，它在降血糖和降血脂方面有显著效果。你可以跟我一样，早餐时用 100 克燕麦片煮粥或者泡牛奶，今天的膳食纤维就打好基础了。

另一位膳食纤维"王者"你可能想不到，它就是现在的网红小零食——魔芋。魔芋的膳食纤维含量高达 70%。也就是说，吃不到 40 克魔芋，你就能摄入大约 25 克的膳食纤维。

总结一下，想达到每天 25～30 克的膳食纤维推荐摄入量，你需要保证每天摄入足够的蔬菜、水果、杂粮。营养学家建议，谷物中至少一半应该是未经加工的粗粮，才能有效满足这一需求。为了方便你规划膳食纤维的摄入，我再提供一个相对通用的参考公式。

> 30 克膳食纤维 ≈ 50～150 克全谷物 / 杂豆 +500 克蔬菜 +250 克水果 +10 克坚果

如果膳食纤维没吃够，能不能吃补充剂呢？答案是可以，但根据营养补充原则，我们应优先从食物中获取膳食纤维。如果实在无法满足摄入量，再考虑使用膳食纤维补充剂。

哪些人群更需要补充

有一些人群特别需要额外补充膳食纤维，主要包括以下五类。

第一类，经常出现便秘、腹泻、胃肠不适，尤其是患有炎症性肠病或肠易激综合征的人群。多吃膳食纤维能够缓解其身体不适。

第二类，希望通过营养管理更好地控制血糖的人群。膳食纤维对糖尿病及糖尿病前期的高血糖管理有显著效果。

第三类，想要降脂，尤其是想降低胆固醇的人群。膳食纤维能够有效帮助控制血脂水平。

第四类，计划减重的人。如果你平日忍不住会吃精制碳水和高脂肪食物，建议通过服用膳食纤维剂，对冲掉这些食物可能引发的肠道炎症反应。

第五类，家族中有高结肠癌风险的人群。膳食纤维的补充有助于预防结肠癌等相关疾病。

你可能还想知道哪种纤维更有益于长寿。在这件事上，大规模前瞻性研究已经得出了结论：可溶性膳食纤维更胜一筹。

可溶性膳食纤维里面的谷物纤维，通常比其他来源的膳食纤维更能降低心血管疾病、2型糖尿病和胃肠道癌症等慢性疾病的风险。而在我特别推荐的燕麦中就富含这类纤维。

善于利用纤维这个小"神器"，可以带来意想不到的保健效果。现在就行动起来，确保每天的膳食纤维摄入量达到标准吧！

042 | 维生素：
你的维生素摄入量达标了吗

在生活中，我们有时候难免吃饭挑挑拣拣，只吃自己爱吃的食物，也没有额外补充维生素。按常理来说，这样应该会导致身体缺乏某种维生素，但奇怪的是，我们似乎并没有感觉到明显的不舒服，也很难察觉到缺乏维生素的具体症状，更难以看到由此引发的直接且严重的健康问题。既然如此，为什么我们还要强调维生素的充分摄入呢？维生素到底有多重要呢？

为了回答这些问题，科学家们进行了大量研究。其中，美国国家科学院在 2018 年发表的一篇文章中给出了具有代表性的结论。

人体内的蛋白质分成两大类，一类被称为"生存蛋白"，对人体的生存和繁殖具有至关重要的作用；另一类被称为"长寿蛋白"，对我们的长期健康有着关键的保障作用，它们不仅能够对 DNA 的复制过程进行精准纠错，还能修复身体中各种受损的蛋白质。从功能上看，"生存蛋白"更关注当下的生存需求，帮助我们解决眼前的生存问题；"长寿蛋白"则放眼于未来，为我们的健康长寿做好充分的储备。

那么，身体是如何决定要合成哪种蛋白质的呢？研究发现，维生素在蛋白质的合成过程中有着不可或缺的作用。当人体缺乏维生素时，身体会启动一种自我保护机制，将有限的维生素资源优先用于早期发育、生存和细胞繁殖更为重要的"生存蛋白"。与此同时，身体还会降低那些维持长期健康所必需的蛋白质和酶的活性。长此以往，与衰老相关的疾病的发生概率就会显著增加。

也就是说，负责生产"生存蛋白"的维生素，与负责生产"长寿蛋白"的维生素在很大程度上是重合的，"生存蛋白"和"长寿蛋白"之间存在着竞争关系。因此，在维生素摄入量不足的情况下，身体只有一个选择——眼前的生存。**只有在维生素极其充足的情况下，身体才会主动合成"长寿蛋白"，为长远的健康做好储备**。

如何补充维生素

你的维生素摄入量是否足够呢？尽管现在的饮食条件日益改善，但据世界卫生组织统计，**全球仍有超过 2 亿人缺乏人体必需的维生素和矿物质**。一项涵盖中国大部分省市、6000 多名城乡居民的营养调查结果显示，中国人的维生素 A、维生素 B_1、维生素 B_2、维生素 C、维生素 E 等的摄入量明显低于推荐值，摄入不足的风险非常高。

那么，究竟该如何科学地补充维生素呢？

如果你能做到每餐膳食均衡，且每天摄入 12～20 种不同的天然食物，那你大概率是不需要额外补充维生素的。如果做不到这两点，就要考虑一个问题：是通过食物补充（食补）还是服用维生素补充剂（药补）呢？

大部分维生素来源于天然食物，食补无疑是最佳选择，应优先于药补。首先，天然食物中的维生素含量丰富，还含有抗氧化、抗炎等对人体有益的活性物质。其次，食补不容易过量，我们很少听说因为吃蔬菜、肉蛋奶而食物中毒的情况。而药补则需要更加谨慎。只有当依靠食物无法满足维生素需求，或者已经出现维生素缺乏的症状时，才建议服用维生素补充剂。

接下来，我们就来看看各类维生素具体如何补充。

如何补充维生素 A

维生素 A 在植物中被称为类胡萝卜素，它与视力、免疫系统的发育及中枢神经系统的发育密切相关。从"发育"这个关键词就能看出，孩子在成长阶段对维生素 A 的需求相对较多。相关调查显示，婴幼儿和儿童缺乏维生素 A 的概率远高于成人，12 岁以下儿童因缺维生素 A 而患病的概率约为 5.16%。

如何判断自家孩子是否缺乏维生素 A 呢？缺乏维生素 A 最典型的症状就是视力受损，尤其是在光线不足的情况下，比如夜间，缺乏维生素 A 会导致看不清东西，严重时甚至会引发永久性失明。

值得庆幸的是，维生素 A 广泛存在于动物性食物中，比如动物内脏、奶油、肉禽蛋类、鱼肝油及鱼卵等。植物性食物中维生素 A 的含量普遍不高，但部分红橙色和深绿色蔬菜是个例外，比如胡萝卜、西红柿、辣椒、西蓝花等，它们含有丰富的类胡萝卜素，进入人体后可以转化为维生素 A。

如果孩子不喜欢吃上述食物，同时又出现了视力受损的情况，怎么办呢？你可以让孩子多喝牛奶。牛奶中的维生素 A 含量非常高，但要注意尽量选择全脂牛奶，因为牛奶中的脂肪含量越高，维生素 A 的含量就越高。除了牛奶，猪肝也是维生素 A 的优质来源，每 100 克猪肝就能提供数十毫克的视黄醇[1]。

不同年龄段、不同性别的维生素 A 补充量有所差异，你可以参考中国居民膳食维生素 A 参考摄入量（表 42-1），并结合食物中的 β - 胡萝卜素[2]含量表（表 42-2），进行合理搭配。

如果觉得自己搭配太麻烦，可以试试下面这个简单好记的补充方式。

---

[1]　维生素 A 的一种衍生物。
[2]　β- 胡萝卜素可以被人体转化为维生素 A，是人获取维生素的重要来源。

　　对于缺维生素 A 的儿童，保证每天吃一个鸡蛋；对于缺维生素 A 的成人，早晚各喝 2 袋牛奶，外加一个鸡蛋。

　　总之，维生素 A 的补充关键在于保证肉、蛋、奶的摄入，尤其要重点关注孩子的补充情况。需要注意的是，虽然维生素 A 对健康至关重要，但补充时一定要适量，因为过量摄入维生素 A 有慢性中毒的风险。成人每天补充的上限是 3000 微克，儿童则是每天 600～2800 微克。

表 42-1　中国居民膳食维生素 A 参考摄入量

年龄	平均需求量 (μg RAE·d⁻¹)		参考摄入量 (μg RAE·d⁻¹)		可耐受最高摄入量 (μg·d⁻¹)
	男性	女性	男性	女性	
0～6 个月	-	-	300		600
7～12 个月	-	-	300		600
1～3 岁	250	240	340	330	700
4～6 岁	280	270	390	380	1000
7～8 岁	300	280	430	390	1300
9～11 岁	400	380	560	540	1800
12～14 岁	560	520	780	730	2400
15～17 岁	580	480	810	670	2800
18～29 岁	550	470	770	660	3000
30～49 岁	550	470	770	660	3000
50～64 岁	540	470	750	660	3000
65～74 岁	520	460	730	640	3000
75 岁以上	500	430	710	600	3000
孕早期	-	+0	-	+0	3000

年龄	平均需求量 (μg RAE·d⁻¹)		参考摄入量 (μg RAE·d⁻¹)		可耐受最高摄入量 (μg·d⁻¹)
	男性	女性	男性	女性	
孕中期	-	+50	-	+70	3000
孕晚期	-	+50	-	+70	3000
乳母	-	+400	-	+600	3000

注：[1] 维生素 A 的单位为视黄醇活性当量（RAE）。μg RAE·d⁻¹ 是一个复合单位，意思为每日需要的维生素 A 活性当量。μg·d⁻¹ 意思为每日摄入量，μg 为单位微克。

[2]　"+"指在相应年龄阶段的成年女性需要量基础上增加的需要量。

[3]　"-"指未指定参考值。

表 42-2　食物中的 β-胡萝卜素含量

名称	科属	β-胡萝卜素含量（微克 /100 克）
橙红色蔬菜		
甘薯	旋花科	22600
苦瓜	葫芦科	17040
冬瓜	葫芦科	12340～15770
胡萝卜	伞形科	4350～8840
南瓜	葫芦科	70～6070
哈密瓜	葫芦科	2448～3861
辣椒	茄科	1441～2390
番茄	茄科	59～1500
绿色蔬菜		
鸡腿叶	辣木科	19700

续表

名称	科属	β-胡萝卜素含量（微克/100克）
苋菜	苋科	8600
羽衣甘蓝	十字花科	1020～10000
芝麻菜	十字花科	7960
野生芝麻菜	十字花科	7010
菊苣	菊科	3940～7310
蒲公英	菊科	6340
韭菜	石蒜科	4900
菠菜	藜科	3100～4810
香菜	伞形科	4440～4680
苦苣	菊科	1340～4350

如何补充维生素 B

维生素 B 是一个庞大的家族，其成员包括 B_1、B_2、B_3、B_5、B_6、B_7、B_9，以及我们常说的 B_{12}。它们承担了人体代谢中的各类化学反应，对维持我们的生命活动起着至关重要的作用。

维生素 B 虽重要，但判断是否缺乏维生素 B 却并非易事。因为缺乏维生素 B 的症状并不明显，通常只会表现为胃肠蠕动缓慢、食欲降低、乏力易疲劳、焦躁失眠等。这些症状很容易与其他问题混淆，让人难以确切判断是不是由维生素 B 缺乏所致。

其实，医学上诊断一个人是否缺维生素 B，不仅关注你有什么症状，更关注你的日常饮食结构。维生素 B 含量最丰富的食物当数全谷物，如糙米、燕麦、玉米、豆类、乳制品及部分肉类，而白面、精米、蔬果中的维生素 B 含量相对较低。如果一个人平时只偏爱白面精米，几乎不吃粗粮，那么他大概率会有维生素 B 摄入不足的情况，甚至已经处于缺乏状态。

那么，我们应该怎样更好地补充维生素 B 呢?

第一，为了更好地吸收维生素 B，不建议饭后立刻饮用咖啡或茶。以维生素 B_1 为例，咖啡因和茶碱会与维生素 B_1 产生拮抗，从而影响其吸收效果。所以，**建议饭后间隔 1 小时再喝咖啡或茶**。

第二，尽量避免食物精加工。与全麦面粉相比，经过加工磨碎的精制小麦面粉中，维生素 B_2 的含量减少 38%～73%；白米和玉米碾磨后的产品中，维生素 B_2 损失率分别为 33%～57% 和 60%～75%。此外，这种加工方式还会使小麦和玉米中的泛酸含量比全谷物降低一半以上。

关于维生素 B 的具体补充量，可以对照维生素 B 推荐摄入量及食物中的维生素 B 含量表（表 42-3 至表 42-14）来确定。简单来说，各个年龄段的人群都需要补充维生素 B。如果平时习惯吃精米白面，建议逐步将主食换为粗粮。以维生素 B 族中需求量最大的 B_3 为例，成年男性每天需要 16 毫克，大约相当于吃 3 个全麦馒头或 4 根玉米的量。也就是说，只要一天的主食都是粗粮，维生素 B 的摄入量基本就能达标。

如果实在无法接受粗粮的口感，也可以考虑服用膳食补充剂。跟维生素 A 不一样的是，维生素 B 是水溶性的，多余的维生素 B 会通过尿液排出体外，所以按照所需剂量服用就好。

表 42-3　维生素 B$_1$（硫胺素）推荐摄入量

人生阶段		RDI（毫克／天）	健康影响	缺乏症状	来源
婴儿	0～6 个月	0.2	参与碳水化合物和氨基酸代谢以及神经递质生物合成	缺乏可能导致烦躁、呕吐、共济失调、睡眠模式改变，并可能导致婴儿脑病	母乳
	7～12 个月	0.2			
儿童	1～3 岁	0.5		缺乏可能导致厌食、烦躁、肌肉疼痛、深部腱反射减弱、共济失调、瘫痪和小儿抑郁症	肉类、蔬菜、全谷物和豆类等
	4～9 岁	0.9			
青少年	女孩	1.1			
	男孩	1.2			
成年	男性	1.2		缺乏可能导致韦尼克 - 科尔萨科夫综合征，酗酒者易缺乏	
成年女性	未怀孕	1.0	同上 用于减轻经前期综合征（PMS）和月经过多的症状		
	孕期	1.3	同上	缺乏会引起妊娠剧吐	
	哺乳期	1.5	同上，建议母亲服用补充剂以避免婴儿生长受损	-	
老年		1.1～1.2	同上	-	

注：RDI 为推荐每日摄入量。

表 42-4　食物中的维生素 B$_1$ 含量

食物	硫胺素含量（微克 /100 克）
燕麦	520～763
小麦	276～525
糙米	300～413
白米	50～80
玉米	246～385
黑麦	316～350
大麦	191～399
小米	358～421
高粱	277～380
大豆	874～1300
扁豆	433～873
花生	600
夏威夷果	365～1195
开心果	654～870
榛子	317～643
核桃	227～340
杏仁	192～210
蒜	200
土豆	80～170
胡萝卜	66～130
卷心菜	61～230
番茄	37～50
西蓝花	71～150
菜花	60
菠菜	78～90
橙子	87
牛油果	67
草莓	20～24
苹果	17～40

表 42-5　维生素 B_2（核黄素）推荐摄入量

人生阶段		RDI（毫克／天）	重要性和健康影响	缺乏症状	来源
婴儿	0～6 个月	0.3	帮助大脑发育，促进脑细胞能量代谢	缺乏可能导致大脑发育异常	母乳
	7～12 个月	0.4			
儿童	1～3 岁	0.5	同上 对治疗偏头痛有一定辅助作用	偏头痛、疼痛和注意力缺陷多动障碍（ADHD）	牛肉、内脏（主要是小牛肝）、鸡蛋、蘑菇、菠菜等深绿叶蔬菜
	4～9 岁	0.9			
青少年	女孩	1.0			
	男孩	1.3			
成年	男性	1.3	同上	同上	
成年女性	未怀孕	1.1		缺乏可能会增加患乳腺癌的风险	
	孕期	1.4	同上 降低先兆子痫的患病风险 预防线粒体功能障碍和氧化应激 稳定一氧化氮的释放	先兆子痫	
	哺乳期	1.6			
老年		1.1～1.3	同上 降低 2 型糖尿病风险 抗氧化活性 减少铁超负荷	缺乏可能会增加患 2 型糖尿病的风险	

表 42-6　食物中的维生素 B$_2$ 含量

食物	核黄素含量（微克 /100 克）
燕麦	139
小麦	57～265
糙米	40～140
白米	20～60
玉米	80～201
黑麦	200～251
大麦	100～114
小米	210～290
高粱	50～150
大豆	870
扁豆	61～211
花生	100
夏威夷果	162～367
开心果	160～447
榛子	113～370
核桃	150～395
杏仁	1138～1432
蒜	110
土豆	32～36
胡萝卜	10～58
卷心菜	20～40
番茄	10～20
西蓝花	117～120
菠菜	180～189
菜花	90
橙子	40
牛油果	130
草莓	20～22
苹果	26～40

表 42-7　维生素 B$_3$（烟酸）推荐摄入量

人生阶段		RDI（毫克／天）	重要性和健康影响	缺乏症状	来源
婴儿	0～6 个月	3	在代谢中发挥重要作用 对于认知功能发育十分重要	缺乏可能导致多种先天畸形	母乳
	7～12 个月	4～5			
儿童	1～3 岁	6			肉类、禽类、鱼类（主要为红鱼，如金枪鱼和鲑鱼）、豆类和咖啡等
	4～9 岁	8			
青少年	女孩	12			
	男孩	16			
成年	男性	16	同上 预防糙皮病等相关皮炎的发生	缺乏可能导致糙皮病相关皮炎	
成年女性	未怀孕	14			
	孕期	18	同上 降低胎儿多种先天畸形的风险		
	哺乳期	17	同上	同上	
老年		14～16	对听力损失和髓鞘形成等年龄相关疾病具有神经保护作用	缺乏可能会增加髋部骨折的发生率	

表 42-8　食物中的维生素 B$_3$ 含量

食物	烟酸含量（微克 /100 克）
燕麦	961～2370
小麦	4957～5700
糙米	3500～5433
白米	1300～2400
玉米	1900～3630
黑麦	1700～4270
大麦	4523～5200
小米	4500～4720
高粱	2920～4880
大豆	1623
扁豆	1930～2605
花生	12100
夏威夷果	2473
开心果	1300
榛子	1800
核桃	570
杏仁	3618
蒜	700
土豆	1035～1573
胡萝卜	837～983
卷心菜	234～323
番茄	400～683
西蓝花	639～814
菜花	600
菠菜	724～1000
橙子	249～282
牛油果	1738
草莓	291～600
苹果	91～126

表 42-9　维生素 B$_5$（泛酸）推荐摄入量

人生阶段		RDI（毫克/天）	重要性和健康影响	缺乏症状	来源
婴儿	0～6 个月	1.7	对正常发育至关重要	食欲不振、生长障碍、皮炎、共济失调、瘫痪、肾上腺肥大、溃疡和肝脂肪变性	母乳
	7～12 个月	3			
儿童	1～3 岁	4			内脏（特别是肝脏）、西蓝花、牛油果、蘑菇等
	4～9 岁	4			
青少年	女孩	5			
	男孩	5			
成年	男性	5	与 C 反应蛋白水平呈负相关		
成年女性	未怀孕	不适用			
	孕期	5	妊娠晚期，孕妇需要超过平均摄入量才能维持血液中的维生素水平		
	哺乳期	7	同上		
老年		5	同上		

表 42-10　食物中的维生素 B$_5$ 含量

食物	泛酸含量（微克 /100 克）
燕麦	800～1350
小麦	950～1200
糙米	660～1860
白米	250～1080
玉米	420～650
黑麦	1340～1460
大麦	280
小米	850
高粱	1550～1630
大豆	793～1431
扁豆	1030～1430
花生	1412～1767
夏威夷果	800
开心果	470～500
榛子	900
核桃	470～600
杏仁	300～471
蒜	596
土豆	350～440
胡萝卜	270
卷心菜	210
番茄	290～320
西蓝花	610～1300
菜花	1010～1040
菠菜	280
橙子	240～370
牛油果	1390～1460
草莓	300-370
苹果	61～100

表 42-11　维生素 B_6（吡哆醇）推荐摄入量

人生阶段		RDI（毫克／天）	重要性和健康影响	缺乏症状	来源
婴儿	0～6个月	0.1	对婴儿身高、体重的发育至关重要 对患有常染色体隐性谷氨酸脱羧酶缺陷的婴儿有一定辅助治疗作用，需终身服用	缺乏可能导致无反应性多态性癫痫发作	母乳
	7～12个月	0.3			
儿童	1～3岁	0.5～0.6	可用于 ADHD 治疗，以及与孤独症、精神分裂症相关的行为障碍 作为抗癫痫药物的辅助剂，对青春期伴随的压力可以发挥有益作用		谷物、鱼类、肉类、淀粉类蔬菜（如土豆）豆类、坚果、香蕉、牛油果和非柑橘类水果等
	4～9岁	0.6			
青少年	女孩	1～1.2			
	男孩	1～1.3			
成年	男性	1.3	对预防成年男性的结直肠癌极其有益 降低血浆胆固醇水平	小细胞低色素性贫血 淋巴细胞减少 惊厥	
成年女性	未怀孕	1.3	雌激素代谢所必需的营养素 适用于患有乳腺囊肿的女性 对缓解经前期综合征有一定作用		
	孕期	5.5～7.6	稳定妊娠，防止流产，改善妊娠剧吐 对血红素和卟啉合成以及红细胞对铁的正确利用至关重要 维持正常的胎儿发育	妊娠剧吐、贫血、恶心、呕吐、自然流产	
	哺乳期	5.5～7.6	同上 对哺乳期的情绪调节具有重要作用 改善贫血	同上	
老年		1.5～1.7	降低肠易激综合征的患病风险	缺乏可能导致肠易激综合征	

表 42-12　维生素 B$_7$（生物素）推荐摄入量

人生阶段		AI（微克/天）	重要性和健康影响	缺乏症状	来源
婴儿	0～6个月	5	在保持头发、皮肤和指甲健康，预防严重的大脑异常方面发挥着重要作用	缺乏可能导致脱发和乳头周围的皮炎	母乳
	7～12 个月	5～6			
儿童	1～3 岁	8～12	对光亮型和不透明型粗甲症有一定作用	缺乏可能导致粗甲症	
	4～9 岁	12			
青少年	女孩	20～25			
	男孩	20～25			
成年	男性	30	可用于治疗遗传性疾病生物素酶缺乏症	缺乏可能导致脊髓病和不可逆的神经损伤	红肉、鸡蛋、坚果、全谷物或菠菜、蘑菇等
成年女性	未怀孕	30			
	孕期	35			
	哺乳期	35			
老年		30	在骨矿物质稳态中发挥关键作用 在过敏性和自身免疫性疾病中发挥作用	缺乏可能导致某些特定疾病，如糖尿病、肝脏和皮肤疾病、免疫和神经异常以及癫痫	

注：AI 为适宜摄入量。

表 42-13 维生素 B$_9$（叶酸）推荐摄入量

人生阶段		RDI（微克／天）	重要性和健康影响	缺乏症状	来源
婴儿	0～6 个月	0.05	对正常发育至关重要	缺乏可能导致认知功能、记忆缺陷等长期损害以及脑萎缩	母乳
	7～12 个月	0.08			
儿童	1～3 岁	0.15	对正常认知、运动、行为和血管发育至关重要	缺乏可能导致发育迟缓、认知能力下降、运动和步态异常、行为或精神症状、癫痫、脱髓鞘迹象或髓鞘形成失败、血管变化、巨幼细胞贫血和婴儿神经管缺陷	豆类、扁豆、绿叶蔬菜和柠檬等
	4～9 岁	0.2			
青少年	女孩	0.4			
	男孩	0.4			
成年	男性	0.4	拮抗吸烟对一碳代谢和氧化还原平衡的不良影响	-	
成年女性	未怀孕	0.4		-	
	孕期	0.6	对胎儿的正常神经和身体发育有显著作用，预防巨幼细胞贫血和神经管缺陷	缺乏可能会导致孕妇代谢异常，例如胰岛素抵抗、肾小球硬化、四肢神经病变和巨幼细胞贫血	
	哺乳期	0.5	同上	对胎儿产生严重的不良影响，包括先天性神经管缺陷、心脏和泌尿道缺陷，甚至癌症	
老年		0.4	降低抑郁症、阿尔茨海默病和血管疾病的风险	-	

表 42-14 维生素 B$_{12}$（钴胺素）推荐摄入量

人生阶段		AI（微克/天）	重要性和健康影响	缺乏症状	来源
婴儿	0～6 个月	0.4	维持正常的身体生长预防神经系统和血液系统疾病	缺乏可能导致神经系统损害、身体生长不足（发育不良）和血液系统疾病	母乳
	7～12 个月	0.5			
儿童	1～3 岁	0.7	对健康和认知功能、运动发育、言语和语言技能发育至关重要		鱼、肉、乳制品（如奶酪）和鸡蛋
	4～9 岁	1.2			
青少年	女孩	1.8～2.4			
	男孩	1.8～2.4			
成年	男性	2.4	避免症状从轻微疲劳逐渐发展为严重的疾病	缺乏可能导致疲劳、常见感觉神经病、神经精神症状、萎缩性舌炎、孤立性大红细胞增多、中性粒细胞过度分叶、脊髓联合硬化、溶血性贫血和全血细胞减少症	
成年女性	未怀孕	2.4			
	孕期	2.6	孕妇在妊娠期的钴胺素水平会极大地影响胎儿的发育	缺乏可能导致高身体质量指数、反复流产、早产和胎儿宫内生长受限	
	哺乳期	2.8	同上	同上	
老年		2.4	降低细胞代谢紊乱、年龄相关疾病和功能衰退的风险，包括认知功能衰退、心血管疾病和骨骼损害	缺乏可能导致与年龄相关的认知能力下降、阿尔茨海默病、心血管疾病和骨骼健康	

如何补充维生素 C

　　世界上富含维生素 C 的食物实在是太多了，几乎所有蔬菜、水果中都含有它。然而，关于维生素 C 的争议也从未停止，其中最大的争议在于我们总是觉得自己的维生素 C 摄入不足。

　　免疫力下降时，人们会认为是缺维生素 C 了；嘴唇干燥，也觉得是缺乏维生素 C；身上出现皮炎，还是觉得是维生素 C 没补够。在大众的印象里，维生素 C 仿佛无所不能，总感觉额外吃点维生素 C 补充剂，身体就能更健康。可事实真的如此吗？

　　根据《中国居民膳食营养素参考摄入量》，成年人每日维生素 C 的推荐摄入量为 85 毫克。也就是说，**每天吃一个巴掌大的水果，就能满足身体对维生素 C 的需求**。

　　那么，维生素 C 是不是多多益善呢？很多人觉得多吃维生素 C 能发挥某些神奇功效，比如感冒时，喝一杯加入泡腾片——每片含有 1000 毫克维生素 C——的水，冥冥中觉得它一定能对抗感冒，提升免疫力。

　　实际上，对于维生素 C 究竟能否治疗感冒，近几十年来一直颇有争议。有科学家汇总了所有关于维生素 C 治疗感冒的文献和研究，分析了 1 万多名参与者参与的 29 项试验后，终于得出结论：补充维生素 C 不能降低普通人感冒的发病率，但定期补充维生素 C 能够缩短感冒时间。也就是说，维生素 C 对感冒的作用并非立竿见影，但长期坚持补充维生素 C，你的感冒病程会比别人短许多。

　　不过，需要注意的是，虽然补充维生素 C 相对容易，但其补充方法大有讲究。比如，维生素 C 易溶于水。你可能会说，那我做完蔬菜汤，连汤一起喝不就行了？可问题是，维生素 C 还很容易因氧化而失效。研究显示，长时间烹调、用水煮沸会使蔬菜中的维生素 C 含量明显降低。即使只是将蔬菜焯水，也会造成维生素 C 的大量损失。所以，对蔬菜来说，生吃、快炒或者蒸才是更好的选择。简单来说，只要一天中生吃一部分蔬菜、水果，基本就能满足身体对维生素 C 的需求了。表 42-15 中列出了部分果蔬中的维生素 C 含量，供你参考。

表 42-15 果蔬中的维生素 C 含量

名称	科属	维生素 C 含量（毫克 /100 克）
水果		
卡卡杜李	风车子科	1360～2490
卡姆果	桃金娘科	850～5000
针叶樱桃	金虎尾科	420～4020
比林比	酢浆草科	26～98
杨桃	酢浆草科	16～26
番石榴	桃金娘科	89～980
腰果苹果	漆树科	555
余甘子	余下珠科	469
黑醋栗	茶藨子科	148～310
猕猴桃	猕猴桃科	60～78
草莓	蔷薇科	65
橙子	芸香科	41～58
柠檬	芸香科	30～31
柑橘	芸香科	27
苹果	蔷薇科	11～35
梨	蔷薇科	7～29

续表

名称	科属	维生素 C 含量（毫克 /100 克）
蔬菜		
西蓝花	十字花科	25～130
羽衣甘蓝	十字花科	50～120
甜椒	茄科	107～154
土豆	茄科	8～30
番茄	茄科	9～17

如何补充维生素 D

维生素 D 实际上是一种脂溶性类固醇化合物。也有人将其视作激素，因为维生素 D 不仅能够维持血钙和磷的平衡，还如激素般广泛存在于人体之中。**维生素 D 与多种慢性疾病存在独立相关性**，比如癌症、冠心病、神经系统疾病、2 型糖尿病、自身免疫性疾病、抑郁症及各类炎症性疾病等。

人体内的维生素 D 究竟从何而来呢？维生素 D 主要有维生素 D_2（麦角钙化醇）和维生素 D_3（胆钙化醇）两种形式，其中 D_3 是人体维生素 D 的主要来源。人体内 80%～90% 的维生素 D 需求都是依靠皮肤内源性合成来满足的，其他 10%～20% 的维生素 D 则从食物中获取。然而，自然界中富含维生素 D 的食物并不多，蔬菜、谷物、水果中几乎没有，一些动物性食物，如乳制品、高脂肪鱼类、鱼肝油或蛋黄中，仅含有少量的维生素 D_3。因此，想要拥有充足的维生素 D，主要依靠自身皮肤合成，而晒太阳则是合成维生素 D 的关键方法。

你可能会问：补充维生素 D 既不需要刻意吃什么，也不需要规律运动，仅靠晒太阳就能满足需求，如此便捷且成本低廉的补充方式，应该不会有人缺乏维生素 D 吧？

现实情况却是全球有一半人口存在维生素 D 不足的情况，即血液中维生素 D 浓度低于 50 纳克 / 毫升。而低于 25 纳克 / 毫升，就会被判断为维生素 D 缺乏。研究显示，维生素 D 缺乏所有种族和年龄组中均有出现，且男性缺乏维生素 D 的情况更为严重。

维生素 D 缺乏主要有两大原因：环境原因和自身原因。

研究显示，纬度 40 度以上的地区，冬季到达皮肤表面的 UVB 会减少 80% 以上，尤其是北半球高于北纬 40 度的地区，日照强度较低，难以使人体合成足够的维生素 D。

北京大致位于中国的北纬 40 度。按这个标准，北京冬天的阳光已经不算充足，再往北的地区阳光照射情况更差。所以，生活在北方的人们确实会因为客观条件而导致维生素 D 缺乏。

从自身来看，其主要原因在于我们没有好好晒太阳，比如平时出门时过度防晒，或者干脆不出门，喜欢待在家里。如果你生活在阳光充足的南方，一定要学会科学晒太阳，充分利用这个补充维生素 D 的免费资源。

维生素的补充不能仅仅满足于达到最低标准，充足摄入才是关键。那么，在家庭中，哪些人尤其需要摄入维生素 D？摄入多少维生素 D 才算充足呢？

首先，老年人是最需要重视维生素 D 补充的群体。《中国居民膳食营养素参考摄入量》中着重指出，相较于普通成年人，老年人对蛋白质和维生素 D 的需求量更高，而维生素 D 正是他们最缺乏的元素之一。随着年龄的增长，老年人钙流失和肌肉萎缩的情况较为常见，这使得他们更容易跌倒。而补充维生素 D 已被证实是一种有效的干预措施。对于 70 岁以上的老年人，每日推荐的维生素 D 摄入量是 800 国际单位（IU）。

其次，孩子也特别需要重视维生素 D 的补充。医生会叮嘱新手爸妈给刚出生的婴儿服用维生素 D 补充剂，目的是预防佝偻病。对于 1 岁以下的孩子，每日推荐的维生素 D 摄入量是 400IU，1 岁以上的孩子则为 600IU。婴儿除了适当晒太阳、服用维生素 D 补充剂外，母乳也是婴儿获取维生素 D 的重要来源。因此，哺乳期妈妈每日推荐的维生素 D 摄入量同样是 600IU。除此之外，其他家庭成员每日补充 600IU 维生素 D 即可。

维生素 D 的天然补充方法，前文已经多次提到——尽可能多地晒太阳。以 1 国际单位等于 0.025 微克维生素 D_3 来换算，70 岁以上的老人每天需要 20 微克的维生素 D_3，1 岁以下的婴儿需要 10 微克，1 岁以上儿童和哺乳期妈妈需要 15 微克。研究表明，成年人在夏季正午时段接受日晒（四肢、面部暴露），每周 2~3 次，每次 10~30 分钟，即可合成足够的维生素 D_3。儿童、哺乳期女性和老年人由于合成效率相对较低，可在此基础上适当延长日晒时间。1 岁以下婴儿则应避免直接暴露在阳光下，通常建议通过补充剂来保证摄入量。冬季紫外线强度较弱，日晒时间也应相应延长，以维持机体对维生素 D 的需求。

如果你实在没办法晒太阳，可以按照上文推荐剂量，有针对性地服用维生素 D 补充剂。那么，维生素 D 的补充是否有上限呢？欧洲食品安全局通过系统性回顾分析，修订了关于维生素 D 最高摄入量。研究显示，持续大量摄入维生素 D 可能导致高钙血症，成人（包括孕妇和哺乳期女性）及 11~17 岁青少年的摄入上限为 100 微克 / 天（即 4000IU/ 天），1~10 岁儿童的摄入上限为 50 微克 / 天（即 2000IU/ 天），1 岁以下婴儿的摄入上限为 25 微克 / 天（即 1000IU/ 天）。

如何补充维生素 E

维生素 E 因其在抗衰老护肤品中的广泛应用而备受关注。那么，维生素 E 到底有没有这些功效呢？

研究证明，维生素 E 是一种极为出色的抗氧化剂。它能够与其他抗氧化剂及多种酶协同合作，共同保护细胞免受活性氧、活性氮的侵害。同时，维生素 E 还有助于促进胶原蛋白的合成，并抑制其降解，从而达到维护皮肤健康、延缓衰老的效果。

近年来，研究还发现，维生素 E 能够调节血小板的聚集，有效防止血栓形成，对血管内皮起到一定的保护作用。此外，它还具有抗炎和神经保护的功效，甚至可以作为绝经期妇女标准激素疗法的辅助手段。

不过，在医学界，关于维生素 E 是否具有抗癌作用仍存在争议。有研究表明，维生素 E 能降低癌症发生的风险；但也有研究表明，维生素 E 会增加男性患前列腺癌的风险。还有数据显示，补充维生素 E 可以使中风的风险降低 10%，但同时也会使更严重的脑出血风险增加 22%。面对这种相互矛盾的研究结果，我们还是应该保持谨慎的态度。

无论维生素 E 的作用如何，你肯定很少听说有人患上"维生素 E 缺乏症"。你可能会感到困惑，维生素 E 和其他维生素一样，人体无法自主合成，为什么很少有人缺乏呢？原因很简单，因为维生素 E 在食物中广泛存在，只要我们合理搭配饮食，做到多元化摄入，基本就不会出现维生素 E 缺乏的情况。

根据美国国立卫生研究院的建议，14 岁及以上人群每日维生素 E 的摄入量应为 15 毫克。在我们的日常饮食中，像葵花籽油、菜籽油、大豆油、小麦胚芽油等常用食用油中，都富含维生素 E。以每天平均用油量 25 毫升（约 20克）计算，如果每天正常食用小麦胚芽油，就能补充 34.3 毫克的维生素 E，这几乎是建议摄入量的 2 倍。因此，仅通过食用油，我们的维生素 E 摄入量就已经满足"长寿蛋白"合成的标准了，无须再额外补充。

不过，如果你仍担心摄入量不够，还可以额外摄入一些坚果。具体来说，杏仁 54 克，约 45 颗；核桃 63 克，约 20 颗。用坚果与常用食用油搭配食用，就能轻松补足一天所需的 15 毫克维生素 E。

正常情况下，只要保持正常饮食，人体一般不会出现缺乏的情况，但是，倘若真的出现了缺乏症状，那很可能与一些疾病有关。如脂肪代谢紊乱、胆管炎等疾病，都可能影响维生素 E 的吸收和代谢，进而引发维生素 E 缺乏症。建议你尽快去医院做个体检，检查一下身体。

需要注意的是，维生素 E 千万不要随意乱补，摄入过量可能会引发中毒。《美国医学会杂志》曾刊登过一项长达 7 年的研究报告，报告指出，患有心血管疾病或糖尿病的人群，不宜大量服用维生素 E。如果人体每日维生素 E 摄入量达到 400～800 毫克，并且持续半年以上，就可能出现恶心、呕吐、眩晕、头痛、视力模糊、皮肤皲裂、胃肠功能紊乱、乳腺增生等一系列不良反应。市面上一些来源不明的宣传声称每天服用大量维生素 E，就能获得心血管保护、预防癌症等功效。对于这类说法，千万不要轻信。

表 42-16 列出了维生素 D 和维生素 E 的每日推荐补充剂量，供你参考。

表 42-16　维生素 D 和维生素 E 每日推荐补充剂量

	怀孕期	哺乳期	婴儿期和童年期	青春期	青年	中年	老年
维生素 D	15 微克	15 微克	0～12 个月：10 微克 1～9 岁：15 微克	10～19 岁：15 微克	20～40 岁：15 微克	41～60 岁：15 微克	61 岁以上：20 微克
维生素 E	15 毫克	19 毫克	0～6 个月：4 毫克 7～12 个月：5 毫克 1～3 岁：6 毫克 4～8 岁：7 毫克 9 岁：11 毫克	10～13 岁：11 毫克 14～19 岁：15 毫克	20～40 岁：15 毫克	41～60 岁：15 毫克	61 岁以上：15 毫克

043 | 矿物质：
你真的需要额外摄入矿物质吗

矿物质是人体七大营养素之一，其他六种营养素分别是水、碳水化合物、脂肪、蛋白质、维生素和膳食纤维。跟其他六类营养素相比，矿物质在人体中的含量占比最小，其功能却最为复杂。

矿物质是什么

在人类所需的七大营养素中，水看似最为单纯，只由氢和氧两种元素构成。而矿物质则不同，它们本身就是元素周期表上的各种元素。实际上，地球上的一切物质，从本质上说，都是由不同元素排列组合而成的。

截至目前，科学家已经在人体内发现了 60 多种元素。其中，碳、氢、氧、氮四种元素主要以有机物的形式存在，是碳水化合物、脂肪、蛋白质、维生素和膳食纤维等营养素的基本组成部分。除了这四种元素之外，其余元素都属于无机矿物质。

在这些矿物质中，钙、磷、钾、硫、钠、氯、镁七种元素含量较高，占人体矿物质总量的 60%～80%，被称为"宏量元素"。尽管如此，它们在体重量中的占比仍不足 5%。其余矿物质的含量更低，不足人体重量的万分之一，因此被称为"微量元素"，包括铁、锌、铜、锰、碘、钴、锶、铬、硒等。

矿物质对人体意义重大，它们往往是许多生物结构和生理过程不可或缺的组成部分。打个比方，矿物质就像一张 IC 卡，许多生物大分子需要插入这张卡，才能正常发挥功能。

对于矿物质，普通人了解两点就足够了：第一，是否缺乏矿物质，以及怎么判断缺乏哪种矿物质；第二，缺乏矿物质时，应该通过食物还是药物来补充。

你缺乏矿物质吗

其实，通常情况下，只要你的膳食结构较为均衡，每天都能摄入蔬菜、肉、蛋、奶等食物，那就无须太担心绝大多数矿物质的缺乏。因为人体对矿物质的需求量相对较低，而且大部分矿物质在体内能够循环利用，所以缺乏矿物质的可能性很小。不过，其中还有一个特例——钙。从目前的官方数据来看，**中国人普遍缺乏的矿物质主要是钙**。但是，你可能还是心存疑虑，担心自己是否缺乏其他矿物质，要不要做一下微量元素检测呢？

实际上，**无论是成人还是儿童，进行预防性微量元素检测都是没有必要的**。早在 2013 年，国家卫生部门就专门发文，禁止在儿童体检时进行微量元素检测。这种检测会引发大量的保健品虚假宣传和过度消费等问题，而且，即便进行了检测，结果也不一定准确。无论是流行一时的头发检测，还是常见的抽血检测，都难以精准地反映人体内微量元素的真实情况。微量元素在人体内分布于全身组织的细胞中，并非仅仅集中在头发或者血液里，其分布情况也极不均匀。

现在还有一些保健品商家将目标从孩子转向了老人，大肆夸大某些微量元素的功效，声称一旦缺乏就会引发各种严重后果，补充这些微量元素后就能带来显著的效果。老人的身体多少会有些小毛病，很容易对号入座，不知不觉间，他们的养老钱就会被这些无良商家骗走。

在某些特殊情况下，仍需根据医生的建议进行微量元素检测。比如，当出现贫血、免疫力下降、甲状腺功能异常等临床症状时，或者属于孕妇、婴幼儿、青少年等容易缺乏微量元素的人群，就可能需要检测。需要特别强调的是，检测应选择正规医院进行；在补充微量元素时也必须谨慎，无论缺乏还是过量都会对健康造成危害，最好在医生的指导下进行。

补好钙的重要性

钙可以说是构建人体骨骼的基本原料，但它的作用远不止于此。人体几乎每个细胞都离不开钙元素，从神经信息的精准传导到心脏有条不紊地跳动；从血管有规律的收缩到我们完成的每一个动作，比如跑步、跳跃，只要涉及肌肉的活动，都少不了钙元素。这些生理过程的重要性，丝毫不亚于骨骼中钙的作用。

倘若日常饮食中钙的摄入量不足，身体就会启动"拆东墙补西墙"的机制，动员骨骼释放钙进入血液，以满足神经传导、心脏跳动等重要生理活动的需求。这种行为如果长期持续，便会引发一系列问题，比如骨质疏松，以及情绪问题（如易怒、焦虑、抑郁等），还可能会出现睡眠困难的情况。

那么，人一天到底需要多少钙呢？一般来说，成年人每天大约需要800毫克钙，不过，不同年龄段对钙的需求量存在一定的差异（表43-1）。其中有两个时期对钙的摄入需求最多，一是9～18岁的青春期，这是身体发育、长高的关键阶段，人体对钙的需求量约为每天1300毫克；二是50岁以上的中老年人群，这一群体是骨质疏松的高危人群，其中男性每天推荐摄入钙1000毫克，女性则为1200毫克。

表 43-1　不同群体对钙的需求量

年龄	男性（毫克／天）	女性（毫克／天）
0～6 个月	200	200
7～12 个月	260	260
1～3 岁	700	700
4～8 岁	1000	1000
9～18 岁	1300	1300
19～50 岁	1000	1000
51～70 岁	1000	1200
70 岁以上	1200	1200

　　然而，在现实生活中，想要达到钙摄入标准并不容易。中国疾病预防控制中心 2022—2023 年开展的一项覆盖 10 个省份、近 9000 名成年人的调查显示，高达 96% 的人群钙摄入量低于推荐标准。这意味着，在我们身边的 100 个人中，通过日常饮食做到钙摄入量达标的只有 4 个人。

　　孩子、孕产妇、老年人等对钙的需求量极大的人群，缺钙的状况更是不容乐观。从全国抽样调查数据来看，11～18 岁的青少年每日钙摄入量最高也未达到 380 毫克，与推荐的摄入量 1300 毫克相差甚远。老年人缺钙的问题更为突出。根据《中国居民营养与健康状况监测报告（2024 年）》，我国 50 岁以上中老年人每日钙推荐摄入量为 1000～1200 毫克，但实际通过日常饮食摄入的量仅达推荐量的 50% 左右。

如何补钙

　　如何判断自己是否缺钙呢？

方法一：检测骨密度。

你可以去医院检查一下骨密度，如果检查结果显示骨密度正常，那就表明目前骨骼的含钙量还算达标。需要注意的是，这里所说的"骨密度"通常是指全身骨密度的综合情况，但在实际医学检测中，由于多种因素的限制，往往只能抽查某一段骨头进行检测。

你可能会问，为什么不通过抽血来检测是否缺钙呢？当身体缺钙时，首先会将骨骼中的钙释放到血液里，所以，抽血检测出的钙含量大概率不低。而且，即使血液中的钙水平偏低，也未必意味着身体缺钙，有可能是某些调节机制出现了问题。

方法二：对标日常饮食。

你可以根据《中国居民膳食指南》的推荐标准，评估自己的饮食是否满足钙的需求。对成年人来说，每日钙的摄入需求可以通过以下食物组合来大致满足：300～500 毫升牛奶、250 克绿叶蔬菜、50 克豆腐、50 克鱼或肉，以及1 个鸡蛋。

如果发现自己缺钙，该如何补充呢？还是要遵循"**能食补就食补，食补不了再考虑药补**"的原则。表 43-2 列出了不同食物中的含钙量，你可以参考这个表格，根据自己的口味和需求进行合理搭配，确保摄入充足的钙。

表 43-2　不同食物中的含钙量

食物	分量	含钙量（毫克）
低脂酸奶	227 克	415
马苏里拉奶酪（部分脱脂）	43 克	333
切达奶酪	43 克	306
干酪（1% 牛奶脂肪）	227 克	138
奶酪奶油	15 克	14
脱脂牛奶	227 克	299

食物	分量	含钙量（毫克）
低脂牛奶（脂肪含量 2%）	227 克	293
全脂牛奶（脂肪含量 3.25%）	227 克	276
高钙豆浆	227 克	299
高钙即食麦片	30 克	100～1000
油浸沙丁鱼（带骨）	85 克	325
三文鱼罐头（带骨）	85 克	181
老豆腐（硫酸钙凝固）	126 克	253
嫩豆腐（硫酸钙凝固）	126 克	138
萝卜叶（煮熟）	72 克	99
羽衣甘蓝（煮熟）	130 克	94
大白菜（生）	130 克	74
羽衣甘蓝（生）	130 克	24
西蓝花（生）	45 克	21

　　如果日常饮食实在难以满足钙的摄入需求，比如在我家，我不爱吃鸡蛋，我妈妈不怎么吃肉，我女儿不好好吃蔬菜，这时，额外服用钙补充剂来补钙就很有必要。

　　市面上常见的钙制品分为有机钙和无机钙两类。其中，有机钙包括葡萄糖酸钙、柠檬酸钙，而无机钙主要是碳酸钙。该怎么选呢？研究表明，对于健康人群，不同钙剂的补充效果差异不大，任选一种即可。不过，由于无机钙的吸收需要胃酸参与，所以在胃肠消化功能不好，或老年人胃肠吸收功能差的情况下，更推荐有机钙。

　　至于补钙的剂量，需要结合年龄段和饮食结构来确定。如果你的饮食结构存在不合理之处，比如不喝牛奶、不吃蔬菜等，成年人可以考虑每天补充300 毫克的钙；如果是孩子或老人，则可以补充 500 毫克。

当然，任何补充剂都不能过量服用。不少研究发现，钙剂补充量超过500毫克，会增加心脑血管疾病的发病率，其原因可能是引发了血管钙化。不过，对此也无须过度担忧，美国心脏协会综合多项研究得出结论，在安全剂量范围内补充钙剂，并不会增加患心血管疾病的风险，你可以放心补充。需要注意的是，产品包装上标注的钙含量，通常不是碳酸钙或葡萄糖酸钙的含量，而是钙元素的实际含量。

此外，钙虽然是需要额外补充的矿物质，但其补充还有一些小技巧。

第一，钙并非吃进去就能被人体吸收，维生素D在促进钙的吸收和利用方面起着至关重要的作用。阳光照射可以促进人体合成维生素D，而维生素D能增强肠道对钙的吸收，因此人们常说"晒太阳有助于补钙"。如果光照不足，也可以将钙和维生素D一起服用。

第二，注意与某些含有草酸的蔬菜（如菠菜、苋菜、木耳菜）、含磷的碳酸饮料（如可乐），以及高脂肪、高钠饮食错开服用，这些食物都会影响钙的吸收。这个条件听起来苛刻，做起来其实没有那么复杂，饭后1~2小时再补钙即可。

还需要特别提醒的是，如果你的饮食基本正常，并不建议你选择复合矿物质补充剂，也就是那种包含钙、铁、锌、硒等多种矿物质的补充剂来补钙。一方面，这类补充剂中的钙含量不一定能满足需求；另一方面，很多矿物质其实没必要补充，遵循健康的大原则，对于那些可吃可不吃的营养补充剂，还是不吃为好。

其他特殊情况下的矿物质需求

除了日常的补钙外，对于矿物质的补充，还有几种特殊情况。

首先，如果你存在高血糖风险，或者经常在外饮酒，就需要格外注意镁

元素的补充。因为糖尿病会促使镁元素随尿液排出体外，而人体一旦缺镁，就会进一步降低胰岛素的工作效率，形成恶性循环。临床研究显示，成年人每天增加 100 毫克镁的总摄入量，能够使糖尿病的发病风险降低 15%。而酒精会降低肠道对镁的吸收率，增加镁的排泄量，长此以往，就会导致体内缺镁。

其次，如果你是素食主义者，或者正在备孕的爸爸，一定要注意锌的补充。因为肉食和海鲜中的锌含量比较高，长期不吃肉容易导致锌摄入不足。另外，目前已经有明确的研究证据表明，锌元素与精子的发育密切相关。

在补充镁和锌时，你可以购买单独的镁补充剂或葡萄糖酸锌口服液，也可以挑选复合矿物质补充剂。购买时要注意分辨矿物质补充剂和复合维生素片，以免买错。

此外，如果你属于以下三种情况之一，一定要及时寻求专业医生的帮助。一是发现自己出现了贫血症状；二是正处于备孕阶段或哺乳期；三是患有明确的肠道疾病或者有慢性腹泻问题。这三种情况都较为复杂，需要与医生充分沟通，请医生给出专业的矿物质补充建议。

044 | 鱼油和辅酶：
真能降低心脏病的发病风险吗

在门诊工作时，我发现了一个有趣的现象：患者最常咨询的，并不是我们通常以为的"该用什么药"或"如何调整饮食、运动"等核心问题，而是"吃什么保健品能改善心血管？鱼油有效吗？辅酶 Q10 怎么样？"不只是患者，新冠疫情之后，很多年轻人也纷纷开始购买保健品。数据显示，网购平台的辅酶 Q10 销量一度达到上年同期的 10 倍。

保健品热潮背后反映的是人们的两种微妙心理：一方面期待通过高价保健品获得健康保障，另一方面又担心陷入商业营销的陷阱，白白缴纳"智商税"。接下来，我们就从科学的角度，客观分析一下鱼油和辅酶 Q10 在心脑血管疾病的预防和治疗中的真实作用，以及如何正确、有效地服用。

鱼油

20 世纪 70 年代，丹麦哥本哈根大学的研究人员发现，生活在北极圈内的因纽特人尽管以高脂肪、高蛋白的肉类为主要食物，却极少罹患缺血性心脏病和糖尿病。经过深入研究，他们发现，这一现象与因纽特人饮食中富含深海鱼类密切相关。这一突破性发现震撼了当时的医学界，从此，西方国家掀起了对深海鱼类中富含的 Omega-3 多不饱和脂肪酸的研究热潮，其中 EPA（二十碳五烯酸）和 DHA（二十二碳六烯酸）更是备受关注。值得注意的是，EPA 和 DHA 在普通鱼类中的含量并不高，只有在寒冷水域或深海的特定鱼类（如三文鱼、鲭鱼、沙丁鱼）中才能积累到较高浓度。这也是为什么深海鱼油会成为心血管保健的热门选择。

从作用机制来看，EPA 和 DHA 虽同属 Omega-3 家族，却各司其职。EPA 主要作用于心血管系统，能够降低肝脏合成血脂的速度，减少血液中甘油三酯的含量，同时抑制炎症反应，减少动脉粥样硬化斑块的形成，从而降低冠心病、心肌梗死等心血管疾病的风险。DHA 则是视网膜细胞和大脑的主要结构成分之一，充足的 DHA 摄入有助于改善视力、认知功能、记忆力和注意力，并在一定程度上延缓因年龄增长导致的认知衰退。

虽然深海鱼油对身体有诸多益处，但在预防心血管疾病方面的作用，医学界其实一直存在争议。多项权威研究显示，额外补充鱼油对健康人群的益处可能有限。

发表于顶级医学期刊《新英格兰医学杂志》上的一项涵盖 2.6 万名成年人的大型临床研究显示，每天补充 1 克 Omega-3 多不饱和脂肪酸，并未显著降低心血管事件、死亡或全因死亡风险。2020 年美国心脏病协会科学年会上公布的两项随机临床对照实验也表明，额外补充 Omega-3 多不饱和脂肪酸，对房颤、老年心肌梗死后的再发心梗并无预防作用。

为什么会这样呢？医学界推测，这可能是由于近年来人们的鱼类摄入量普遍提高，心血管疾病的治疗手段也在不断优化，从而削弱了额外补充 Omega-3 对心血管疾病的效果。

那么，吃鱼油是在交"智商税"吗？倒也不至于。**虽然健康人群补充鱼油对心血管疾病的预防效果有限，但对于已经有冠心病或高甘油三酯血症的患者，鱼油仍会起到一定作用。**

《新英格兰医学杂志》发表的一项研究为鱼油的临床应用提供了证据支持：对于正在服用他汀类降脂药物，但甘油三酯仍然偏高的冠心病患者，每日补充 4 克纯化的 EPA，可显著降低患者首次发生心血管死亡等心血管事件的风险。这一发现意味着 Omega-3 多不饱和脂肪酸对心血管疾病高危人群具有明确的保护作用。类似作用也被证实适用于高脂血症人群，Omega-3 多不饱和脂肪酸的摄入量与甘油三酯的下降幅度呈正相关。对于心衰患者来说，适当补充鱼油，可以降低患者的心血管事件住院率和死亡风险。

除此之外，对于一些日常健康问题，如数字视疲劳、感冒急性期症状、睡眠障碍等，也能起到一定的缓解作用。

需要注意的是，尽管鱼油对特定人群有益，但并非人人都适用鱼油。比如不建议房颤患者擅自服用鱼油补充剂，部分研究显示，Omega-3 可能增加房颤风险，需谨慎使用；Omega-3 还具有抗血小板的作用，如果你正在服用抗血小板药物（如阿司匹林），需要定期监测出血风险。

那么，我们应该如何正确地补充鱼油呢？

健康人群补充鱼油的最佳途径就是日常饮食摄入。建议每周食用两次富含 Omega-3 多不饱和脂肪酸的深海鱼类，如三文鱼、鳕鱼、金枪鱼等。这种天然的摄入方式不仅能补充 Omega-3，还能获取优质蛋白质、维生素 D 等其他营养素。

当日常饮食无法满足摄入需求时，可以选择补充剂。目前常见的 Omega-3 补充剂有以下 3 种。

第一种，Omega-3 脂肪酸乙酯，主要成分是 EPA、DHA。

第二种，二十碳五烯酸乙酯，主要成分是 EPA。

第三种，Omega-3 羧酸，主要成分是 EPA、DHA 和二十二碳五烯酸（DPA）。

这三种补充剂，更推荐第二种，它的 EPA 含量最高，达到了处方级鱼油的标准，处方级鱼油在监管和评估、成分和纯度、疗效和安全性等方面都要更好。冠心病、心脑血管疾病患者，可以在医生的指导下购买合适的处方级鱼油，用法用量遵医嘱。

还要特别提醒的是，千万不要过量补充鱼油。毕竟鱼油属于脂肪，过量服用会导致总胆固醇水平升高，危害健康。

辅酶 Q10

辅酶 Q10，又称"泛醌"，是一种脂溶性醌类化合物，它是线粒体[①]产生能量的关键成分，可以说是人体能量代谢的"点火器"。辅酶 Q10 广泛分布于

[①] 线粒体是细胞中制造能量的结构。

全身各组织器官中，尤其在心肌等能量需求旺盛的组织中浓度较高。此外，辅酶 Q10 还具有显著的抗氧化特性，能够稳定细胞膜结构，起到抗氧化、抗炎的双重作用。

人体内辅酶 Q10 的水平与年龄密切相关：20 岁左右达到峰值，之后便持续下降，其中在心肌组织中的下降幅度最大。研究表明，65 岁左右的老年人身体中的辅酶 Q10 含量仅为 20 岁时的一半。值得注意的是，精神压力过大和身体疲劳也会加速辅酶 Q10 的消耗。

目前市场上存在大量以"保护心脏"为卖点的辅酶 Q10 保健品。然而，在国家市场监督管理总局发布的《保健食品原料目录》中，辅酶 Q10 的功效仅限于增强免疫力和抗氧化，并未包含任何关于心脏保护功能的描述。虽然部分治疗指南和专家都将辅酶 Q10 列为心衰的辅助治疗药物，但需要强调的是，"辅助治疗"意味着它不是标准治疗方案，现有证据不足以证明其确切疗效，目前的共识仅停留在"使用安全"的层面。

不过，这并不意味着辅酶 Q10 毫无价值。虽然它在心血管健康方面的作用不如鱼油那样明确，但它对调节血压和血糖有一定帮助。多项临床研究显示，补充辅酶 Q10 可以显著降低收缩压，改善空腹血糖和糖化血红蛋白水平。但需要注意的是，辅酶 Q10 的作用呈现出 U 形剂量效应——适量补充有益，过量摄入反而可能削弱其效果，甚至适得其反。

如果确实需要额外补充辅酶 Q10，该怎么选择呢？市面上的辅酶 Q10 主要分为还原型和氧化型，两者功效基本相同，但吸收率都偏低——口服 100 毫克粉状辅酶 Q10，最终能被吸收的通常只有 1 毫克左右。如果确实需要补充，选择氧化型辅酶 Q10 可能更为稳妥，目前支持辅酶 Q10 健康功效的临床试验数据，几乎全部基于氧化型辅酶 Q10。

至于辅酶 Q10 的补充剂量，应该根据具体的健康需求而定。一般来说，**如果要调整血压、血糖，或改善他汀类药物的副作用，推荐剂量为 100～200**

毫克。对于血压、血糖轻度异常，但未达到用药标准的人群，辅酶 Q10 可以配合生活方式调整（如饮食管理、运动等），帮助维持血压、血糖的稳定。

此外，多项国际研究表明，**大剂量的辅酶 Q10 可作为心衰或者心肌炎的辅助治疗手段，其常规安全剂量为每天 100～600 毫克**。不过，有临床研究显示，即使以每天 3000 毫克的超大剂量连续使用 8 个月，受试者也并未出现严重不良反应。这主要得益于辅酶 Q10 本就是人体内源性物质，相较于外源性化合物，具有更好的生物相容性。但任何超出常规剂量的使用都必须严格遵循医嘱，不建议自行尝试。

虽然鱼油和辅酶 Q10 没有想象中那么"神奇"，但是通过科学合理地应用，它们确实能起到一定的保健效果。以后再看到关于这两种保健品的相关信息，你一定能够做出更加理智的选择，而这正是对健康问题建立完整认知的意义。

045 ｜ 名贵食材：
人参、海参、虫草、燕窝，如何科学选择

在中国传统文化中，"食补"理念根深蒂固，人们普遍相信某些特定食材具有特殊功效，有助于补充体力、恢复精力，尤其是在病后调养、产后恢复等关键时期。这种观念的影响力在当代社会仍然十分显著。2023 年保健食品消费数据显示，25～35 岁年轻群体已经跃居第二大消费主力，与 55～65 岁中老年群体共同推动了保健品消费市场规模的增长。毫不夸张地说，年轻一代的

"养生血脉"正在觉醒，并呈现出鲜明的时代特征：从网红中药奶茶，到每日必备的黑芝麻丸，他们试图在快节奏生活与健康之间寻找平衡，通过"食补"这种营养又美味的方式弥补熬夜、加班造成的消耗，恢复元气。这种需求催生了庞大的食补市场，但对于其中部分食材的实际功效，我们需要理性看待。

传统滋补食材可以分为两类，第一类是家常食补食材，如山药、薏仁、枸杞、黑芝麻、母鸡等。虽然这些食材被赋予了各种养生功效，经常出现在家常菜谱里，但事实上，针对这类食材的临床研究非常有限。因此，建议你将这些食材视为普通食物，关注其基础营养价值。比如，山药、薏仁属于杂粮，是优质的碳水化合物来源，可以把它们当作一餐的主食来吃，无须追求特殊功效。

第二类是高价值滋补品，如西洋参、燕窝、海参、虫草等，这些名贵食材往往承载着人们对于健康的殷切期望。然而，这些名贵食材究竟是否有保健功效？适合哪些人群食用？科学界对此已经开展了大量研究，积累了不少可供参考的证据。这一节，我们就重点探讨一下这一类食材。

在分析具体的食材之前，我们有必要先建立一个科学的营养认知框架。

首先，避免盲目迷信单一食材的作用。数十年的营养学研究证实，健康来自多样化、天然且均衡的膳食结构，而非依赖某几种特殊的食材。

其次，不可因某种食物可能存在一定的好处，就将它凌驾于其他食物之上，打破均衡的膳食体系。比如，黑芝麻的生发功效并没有足够的科学依据，但作为高脂肪食物，过量摄入必然会导致热量超标。

最后，不建议健康人群进行预防性补充。目前没有证据表明这些名贵食材能预防疾病，不当服用反而有可能影响凝血功能或代谢指标。

接下来，咱们就从科学角度逐一解析参类、虫草、海参、燕窝等滋补品，探究它们是否能够为健康助力。

参类

在中国，最常见的参类就是人参和西洋参。

参类素有"百草之王"的美誉，现代科学研究表明，参类的核心活性成分——人参皂苷和人参多糖，在体外试验和临床体内研究中均表现出多项潜在的健康益处，包括增强免疫力、改善认知能力、提升体力、缓解疲劳、调节胆固醇水平、优化心血管和呼吸系统健康等。**在众多传统名贵食材中，参类的研究证据最为丰富，其功效也相对明确。**

2019 年的一项临床研究发现，2 型糖尿病患者在常规治疗的基础上，额外补充西洋参，能更好地控制空腹血糖和糖化血红蛋白的水平，如果长期服用，还能减少感冒的发生频次，降低其严重程度。

此外，参类也被证明具有一定的抗癌作用。《癌症研究》杂志上发表的一项研究指出，人参提取物能够抑制结肠癌细胞增殖，并促进其凋亡；《国际癌症学报》上的另一项研究则发现，参类对肺癌细胞也有类似的抑制作用。不过，由于目前大部分参类的抗肿瘤数据仍局限于体外试验，缺乏大规模临床研究数据的支持，因此，参类可以作为抗肿瘤治疗的辅助手段，而不能替代正规抗肿瘤治疗。

尤其值得一提的是，参类的抗疲劳作用已经得到国内外多项研究的科学验证。

首先，临床研究表明，参类制剂能有效缓解肿瘤患者放化疗后的疲劳症状，促进体力恢复，减轻化疗所导致的机体损伤。

其次，参类对健康人群的体力疲劳和脑力疲劳也有一定的改善作用，比如刺激中枢神经系统释放儿茶酚胺，提升警觉性和反应能力；增强运动机能，提升肌肉耐力。因此，参类可以作为体力活动后的补充剂，增强肌肉功能。欧洲的一项研究表明，运动后服用 3 克左右的人参原浆，可以在 30 分钟内显著缓解运动性疲劳，提升肌肉功能恢复效率。

最后，参类在应对精神疲劳方面也有显著效果。韩国一项针对 6500 名老年人的观察性研究发现，在排除年龄、性别、教育程度、社会经济地位等影响因素后，服用人参、西洋参 5 年以上的人群，与未服用人群相比，在认知功能评分上得分更高。其原因在于，人参等参类中的皂苷成分具有改善认知功能、保护神经细胞等作用。

基于现有研究证据，从实际使用的角度出发，人参、西洋参的主要适用人群有三类。

第一，病后或术后康复群体，如果面色苍白、体虚无力，不妨选用参类来进补。

第二，反复感冒发热的人，可以通过食用参类来提高免疫力。

第三，疲劳感强烈的人，经常感到精力不足，无法应付日常工作和生活，在排除了身体或心理疾病的情况下，吃人参、西洋参会有一定的帮助。

参类的食用方法也很简单，主要有以下几种。

第一，口含片剂。将人参、西洋参切片后，取 1～3 片直接嚼服，这是效果最快、操作最简单的方式。

第二，水煎剂。如果喜欢代茶饮，可以取 3～5 片泡水喝。

第三，膳食添加。在煲汤、煮粥时加入 3～5 片。

第四，粉末冲泡。如果是在手术后、病后食用，不妨把参类磨成粉末，每日 1～3 克，规律服用。

此外，在服用参类的安全性方面，现有研究暂未发现服用时间的禁忌。但服用高剂量的西洋参可能会引发失眠、烦躁、头痛等症状，建议服用剂量不要超过每天 3 克。

虫草

虫草的全称是"冬虫夏草"，是一种在高原地区生长的由真菌和虫类组成的特殊生物复合体。

现代医学研究表明，虫草在免疫调节、抗炎、抗氧化等多个方面都表现出了一定的辅助作用，并具有一定的抗癌效果。相关研究显示，相较于单纯化疗组，加入虫草疗法的虫草多糖联合化疗组患者，其生存期和生存率均有所提高。另一项关于肺癌的临床研究也得出了相似的结论。不过，需要注意的是，这类临床研究的规模相对较小，还没有得到广泛的医学认证。

虫草应该如何食用呢？采挖来的天然虫草，体表会有很多微生物孢子和寄生虫虫卵，生吃容易对健康不利，建议煮熟后再食用。可以取 3～10 克虫草，熬汤或煎煮后服用，也可以考虑用虫草泡酒，但一定要严格控制酒精的摄入量。野生虫草需特别注意寄生虫风险，不建议生食或简单冲泡后食用。

需要注意的是，如果虫草食用不当，还具有一定的危险性。由于野生虫草资源稀缺、价格高昂，市场上鱼龙混杂，一些产品可能出现重金属超标的情况。2016 年，国家还发布了虫草类保健品中砷含量超标的警告。因此，务必通过正规渠道购买虫草，谨慎分辨虫草品质。

海参

海参被誉为"海中人参"，其营养价值与药用价值备受推崇。现代科学研究表明，海参中富含的甘氨酸、谷氨酸和精氨酸等蛋白质成分能在一定程度上增强机体免疫功能。

此外，海参中富含的脂肪酸成分及天然生物活性肽，能够有效抑制大肠杆菌、金黄色葡萄球菌、伤寒沙门氏菌、白念珠菌等的生长，促进伤口愈合。

因此，对于处于手术后恢复期的患者或免疫功能低下的人群，适量食用海参，有助于预防细菌感染，促进身体恢复。

在食用方法上，需要注意的是，海参中所含的多糖、皂苷等活性成分对高温比较敏感，其最佳食用方法是将海参充分泡发，切片后简单加热，凉拌食用。如果选择其他烹饪方式，建议加热时间不要过长。一般建议每日食用量为中等大小的海参 1 根，这样既能保证营养摄入，又不会造成过量进补。

关于海参的保健功效，还有两点常见误区需要澄清一下。

误区一：海参具有抗肿瘤作用。由于市场上流传"海参能抗癌"的说法，不少肿瘤患者坚持每天食用 1 根海参，但无论是临床研究还是动物实验，都未发现海参具有确切的抗肿瘤效果，现有研究缺乏足够的科学证据支持其抗癌功效。

误区二：健康人群可以吃海参补充蛋白质。虽然海参是高蛋白食物，但其所含的蛋白质并不是优质蛋白质，必需氨基酸占比仅为总氨基酸的20%～30%，远低于 WHO 推荐的优质蛋白标准（40% 以上）。单从营养角度来说，海参的蛋白质含量远低于瘦牛肉、鸡蛋等食物。因此，通过海参补充优质蛋白质，并不是一个高效的选择。

还要特别注意的是，服用抗凝药物的人群应谨慎食用海参，因为海参可能会增强抗凝效果；海参中还含有一定的嘌呤，痛风或高尿酸患者需要控制摄入量。

燕窝

燕窝自古便被视为女性养颜滋补的"圣品"，但其真实效果究竟如何呢？

前文已经说过，燕窝在护肤方面并无明显功效。从营养成分上分析，干燕窝中约含 50% 的蛋白质、30% 的碳水化合物及 10% 的矿物质。商家大力吹捧的燕窝酸成分虽然在保护免疫力方面有一定的作用，但燕窝中的唾液酸含量实际上并不高。更为关键的是，目前尚无可靠的研究证实口服唾液酸能被人体吸收，并在身体里发挥实质性功效。

更令人担忧的是，市场调查显示，市面上备受追捧的即食燕窝产品中往往添加了大量糖分和增稠剂，这些成分反而可能带来健康隐患。

至此，我们已经系统地分析了传统滋补食材的功效真相。根据现有的医学研究，最推荐的滋补食材是人参、西洋参等参类，其营养价值远远高于其他三类食材；其次是海参；再次是虫草；最不推荐的是燕窝。最后再强调一句，选择滋补品时，务必理性消费。

·06·

科学运动方案

————

仅有美食难得健康，须以运动相辅相成。

——希波克拉底

046 避免久坐：
如何破解久坐危害

"哪些人应该避免久坐呢？"答案是所有具备站立能力的人。

2020 年，世界卫生组织在综合全球大量研究后，将"减少久坐"写入《身体活动和久坐行为指南》，强调从学龄前儿童到老年人，尤其是孕产妇、慢性病患者等，都需要避免久坐。这件事值得我们把它放进每日一课，成为终身的习惯。

你或许觉得，这么老生常谈的话题，不需要再强调了，但我要告诉你，医学界对久坐危害的认知突破，其实也就是最近 5～10 年的事。作为医生，我也震惊于久坐这件不起眼的事所带来的健康危机。

我曾经有一位病患，他是一位 34 岁的公司高管，同时也是一个高血糖患者。他饮食健康，睡眠良好，每周两到三次 40 分钟的规律运动，工作和生活压力也不大，而且没有糖尿病家族史。但奇怪的是，即使体重和体脂率都控制得很好，他的血糖仍然持续偏高。作为医生，我一度很困惑："问题到底出在哪儿呢？"

带着侦探的心态，我和他一起复盘了他一天的日程。

早上起床洗漱后出门上班，赶上早高峰，开车 1 小时，全程坐着。

到了单位，整个上午都在忙着写材料、做 PPT、开会。

午餐在工位上吃外卖，吃完后趴在工位上睡一小会儿。

下午连开两三个会，会议间隙赶材料，一坐又是几小时。

晚餐还是吃外卖，吃完饭再忙一会儿工作，晚上 8 点半下班，开车回家。

下班回到家就瘫在沙发上刷手机，直到 11 点才洗漱睡觉。

粗略算下来，从早上 8 点到晚上 11 点，除了下楼取外卖及走到车位，他每天坐着的时间超过 14 小时。于是，我请他做一个极其简单的调整：每工作 90 分钟，就站起来活动 5～10 分钟，午餐和晚餐后活动半小时。这样实行几周后，他的血糖就恢复到了正常范围。

久坐的危害

案例中这位高血糖患者的一天，你是否觉得似曾相识？你的一天，是不是也常常在 10 小时、12 小时，甚至更长的久坐中度过？

到底坐多久算"久坐"呢？目前的研究认为，每日累计坐着超过 6 小时，或单次持续坐 1.5 小时，就已经踏上了"久坐"的警戒线。但需要注意的是，不是所有"坐"都算久坐，也不是不坐就不算久坐，久坐只是比较容易发生在坐着的时候。其实，只要你处于清醒状态，以坐、靠或者躺等姿势进行低能耗活动，就会被认定为"久坐"。如果坐着举哑铃、踩单车等，就不能算是"久坐"。

久坐的危害到底有多大？**研究发现，成人长期久坐，会显著提升 2 型糖尿病和冠心病的患病风险，还会提高由各种原因导致的死亡率，尤其是由肿瘤和心血管疾病导致的死亡率**。一项针对英国 36 万人的研究发现，久坐超过 6 小时后，多种疾病的发病率呈线性增长趋势，坐得越久，患病概率越大。而孕产妇长期久坐，不仅会增加妊娠糖尿病的发病风险，还会引发各类围产期并发症，分娩过程也会变得更为艰难。

对儿童来说，久坐的危害更为深远——可能会阻碍孩子社交能力的发展，

导致性格孤僻、不合群，诱发肥胖及睡眠问题等。

了解了久坐的危害，你可能还会产生一个合乎常理的疑问：如果我有良好的运动习惯，也达到了每周建议的运动量标准，偶尔久坐应该没关系吧？

但通过上文的案例，我们可以知道，久坐的危害完全独立于运动习惯，而打破久坐状态带来的益处，也是任何运动计划都无法替代的。研究发现，久坐会从新陈代谢、骨骼的矿物质含量和血管健康三个方面深刻地影响我们的身体健康。

首先，当你长时间静坐，身体会自动开启低能量消耗模式，大幅降低脂肪、糖分的代谢效率。身体无法预知这种静坐状态会持续多久，因而会长期维持低能量代谢水平。这种"用进废退"的机制会使身体的代谢能力长期处于低水平，直接导致血脂和血糖的升高。

其次，在坐姿状态下，身体不需要更多的骨性支撑，久而久之，骨骼里的矿物质（尤其是钙）就会悄然流失，导致早发性骨质疏松。

最后，久坐时，持续舒张的血管会逐渐减少血管舒张因子的分泌。长期如此，收缩因子会逐渐占据主导地位，血管丧失应有的调节能力，最终导致难以逆转的高血压问题。

从生命演化的视角看，当你长期保持坐姿，身体会误以为你已经衰老，各种机能也会随之退化，进而加速各系统的退化进程。**从这个角度来看，久坐无异于亲手按下衰老的加速键。**

如何避免久坐

既然久坐有这么明确且严重的危害，我们该如何应对呢？其实答案很简单，就是别老坐着。

对于因工作需要不得不久坐的人，解决方案并非一定要进行高强度运动，只需改变久坐状态即可。即使是站立，也能显著降低健康风险。你可以尝试调整办公、休闲、做家务时的姿态，避免长久保持一种姿势。下面这几种实用且易于实施的建议供你参考。

第一，每次坐下来的时候，建议设置一个间隔 90 分钟的闹钟，提醒自己 90 分钟后就站起来稍微活动一下，接杯水，去趟卫生间，进行简单的拉伸运动等。

第二，购买一张可升降办公桌，在工作时，站姿和坐姿交替进行，减少久坐时间。

第三，在通勤时，多规划一些行走方案。比如，地铁通勤，可提前一站下车步行；开车通勤，可以把车停在稍远一点的停车位；上楼时选择走楼梯，放弃乘电梯。

此外，你还可以建议公司推行"站立会议"，会议超过 1 小时后就站着开会。这不仅可以提高会议效率——毕竟站着开会，会议大概率不会开太久，而且能促进员工的身心健康。

至于儿童久坐问题，研究发现，儿童久坐的一个重要原因是电子产品使用时间过长。据调查，2～12 岁儿童日均屏幕时间高达 4 小时，13～18 岁青少年达 6.5 小时。

因此，世界卫生组织的久坐行为指南明确指出要限制儿童和青少年久坐时间，尤其是屏幕娱乐时间。具体可以采取以下两种方式：第一，把孩子的日均屏幕时间设定在 2 小时以内，可以通过电子设备自带的使用时长管理功能，与孩子约定每次使用时间不超过 40 分钟。第二，确保卧室无电子产品，孩子在其他空间用完电子产品后才能进卧室睡觉。

如何改善久坐的危害

如果久坐已经造成身体不适，应该怎样改善呢？可以通过以下三类活动进行身体修复。

第一类：针对性拉伸。

久坐人群经常出现肩颈、腰臀疼痛，进而出现颈椎病和腰椎间盘突出等问题。这是因为当你的肌肉、关节、脊柱长时间固定在一个姿势上时，控制这个姿势所需的肌肉就会持续紧张。通过简单的拉伸，就可以有效缓解肌肉紧绷的状态，降低肌肉张力，避免肌肉代偿性损伤。

你可以在工位上进行一些简单的拉伸，或者用筋膜球、泡沫轴按摩肩部、背部、臀部、大腿后侧等维持坐姿的肌肉群。

第二类：小肌肉群锻炼。

你还可以在工位上进行一些小肌肉群的锻炼，其中一个比较简单的动作就是提踵，也就是踮脚，前脚掌着地，后脚掌和小腿垂直地上提、下落。一项研究招募了 10 位平时几乎不锻炼、日均久坐时长 10.7 小时的志愿者，让他们持续做提踵动作。结果发现，这项锻炼明显提高了志愿者的能量代谢，累计做提踵运动 4.5 小时，总能量消耗提升一倍以上。所以，即使只锻炼局部肌肉，也可以达到提高代谢的效果。

第三类：心肺耐力锻炼。

根据世界卫生组织 2020 年《身体活动和久坐行为指南》中的建议，要想降低久坐行为对健康的不利影响，运动的强度需要加大。高强度间歇性训练（HIIT）能在短时间内将心率提高，是不错的选择。

动作示范

第一类：针对性拉伸

动作：颈椎伸展、双手上撑、脊柱侧屈、旋转拉伸、下肢后侧拉伸、髋部拉伸等。

动作一：颈椎伸展

要点：双手叉腰，肩部下沉，身体后仰抬头，让胸椎和颈椎都充分向后伸展（图 46-1）。保持 15～30 秒，重复 2～3 次。

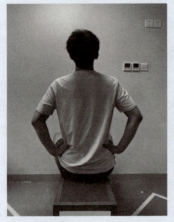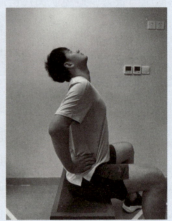

图 46-1　颈椎伸展示意图

动作二：双手上撑

要点：双手交叉，向上托举，直至双肘完全伸直。两掌推到最高处（图 46-2）。保持 15～30 秒，重复 2～3 次。

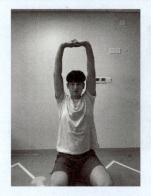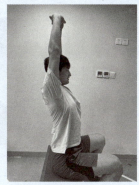

图 46-2　双手上撑示意图

动作三：脊柱侧屈

要点：一侧手臂叉腰，另一侧上肢外展的同时让躯干向叉腰的一侧弯曲，骨盆保持不动，直至感受到躯干侧面有紧张感（图 46-3）。保持 15～30 秒，重复 2～3 次。身体两侧都要进行。

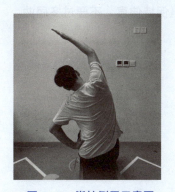

图 46-3　脊柱侧屈示意图

动作四：旋转拉伸

要点：端正坐位，骨盆保持不动，肩部带动身体向一侧转体。对侧手抓住大腿微微用力，助力躯干旋转（图 46-4）。保持 15～30 秒，重复 2～3 次。身体两侧都要进行。

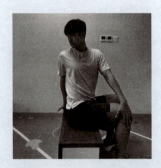

图 46-4　旋转拉伸示意图

动作五：下肢后侧拉伸

要点：端正坐位，两腿伸直，上身前屈，双手尝试触碰并超过脚尖，直至大腿后部出现紧张感（图 46-5）。在最远处保持 15～30 秒，重复 2～3 次。

注意事项：膝关节可微微弯曲，减少膝部不适。此拉伸主要针对下肢，腰背部适当保持伸直，不要过多屈曲。

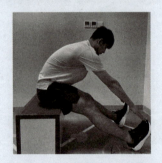

图 46-5　下肢后侧拉伸示意图

动作六：髋部拉伸

要点：端正坐位，脚踝置于一侧大腿上，同侧手扶住膝盖并向下按压，按压时保持核心收紧，直至髋部出现紧张感（图 46-6）。保持 15～30 秒，重复 2～3 次。身体两侧都要进行。

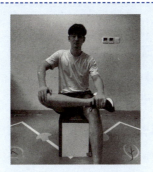

图 46-6　髋部拉伸示意图

第二类：小肌肉群锻炼

动作：坐姿提踵、TWY 伸展、推举、肱二头肌弯举、肱三头肌屈伸等。

工具：灌满水的矿泉水瓶或小哑铃、弹力带、毛巾等。

动作一：坐姿提踵

要点：提起脚跟，感受小腿肌群充分收缩，稍停顿后再缓慢下落至最低限度，利用牵张反射，使小腿肌肉得到充分伸展（图 46-7）。重复 10 次，做 2～3 组（可根据个人能力增加负重工具）。

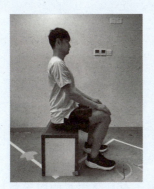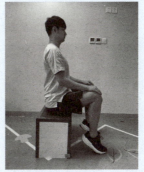

图 46-7　坐姿提踵示意图

动作二：TWY 伸展

T 伸展：打开手臂，肩部微微外旋，形成一个 T 形。上臂和躯干呈 90 度角。保持手臂伸直，抬起双臂向上，同时挤压肩胛骨，保持 3 秒后放松。以肩胛骨后缩的力作为第一发力点。

W 伸展：伸直手臂（手心向下）成 V 形，然后屈肘向下、向后，肩胛骨顺势后收，想象手肘贴向两肋处（W 形），注意力集中于肩胛骨的收缩。保持 3 秒。

Y 伸展：打开双臂（手心相对）呈 Y 形，抬起双臂伸直向上，挤压肩胛骨向后下方。保持 3 秒。

重复三个动作（图 46-8）10 次，做 2～3 组（可根据个人能力增加负重）。

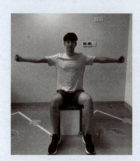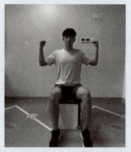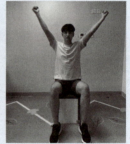

图 46-8　TWY 伸展示意图

动作三：推举

要点：坐在带靠背的椅子上，将背部压向椅背，双臂端起哑铃置于两侧，与躯干呈 45 度角，保持肘关节微微弯曲，掌心向前（图 46-9）。重复 10 次，做 2～3 组。

注意事项：双臂推举哑铃至最高点，然后弯曲肘关节，回到起始位置，但不可将双臂放得过低。

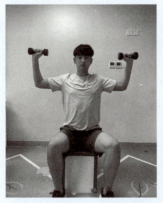
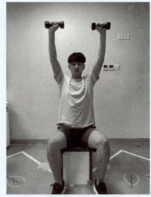

图 46-9　推举示意图

动作四：肱二头肌弯举

要点：站立，伸直肘关节，握住哑铃，掌心朝向正前方。交替弯曲肘关节以举起哑铃。当一只哑铃向下移动时，另一只需向上移动，不必等一只哑铃完成移动后再开始移动另一只哑铃，整个移动过程须缓慢而从容（图 46-10）。重复 10 次，做 2～3 组。

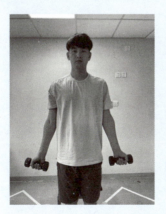
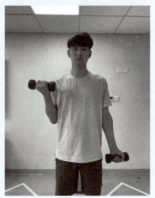

图 46-10　肱二头肌弯举示意图

动作五：肱三头肌屈伸

要点：坐在椅子上，上举手臂。保持手臂在头部附近，肘关节弯曲，使哑铃向背后移动（图 46-11）。重复 10 次，做 2～3 组（可根据个人能力增加负重）。

注意事项：在尝试保持肘关节在空中处于一个固定点的同时，尽管伸直肘关节，双臂不要远离头部。继续移动，直至肘关节几乎完全伸直，然后回到起始位置。

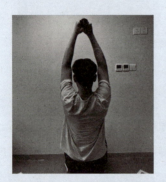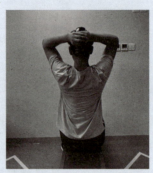

图 46-11　肱三头肌屈伸示意图

第三类：心肺耐力锻炼

动作：椅子坐站、开合跳、高抬腿、滑雪跳、弓箭步蹲、自重深蹲等。

工具：椅子、哑铃等。

动作一：椅子坐站

要点：准备一个稳定的凳子（或箱子、椅子）。站在凳子前，双脚自然分开，俯身屈膝下蹲，臀部轻触凳子，感受大腿和臀部的发力。全脚掌蹬地发力，髋关节和膝关节协同伸展，身体从坐姿站起，恢复初始状态（图 46-12）。重复 10 次，做 2～3 组（可根据个人能力增加负重）。

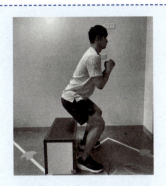

图 46-12　椅子坐站示意图

动作二：开合跳

要点：左腿向左侧迈步，同时双手在头顶方向击掌，左腿收回的同时双臂回收置于双腿两侧。右腿向右迈步，同时双手在头顶方向击掌，右腿收回的同时双臂回收置于双腿两侧（图 46-13）。重复10 次，做 2～3 组。

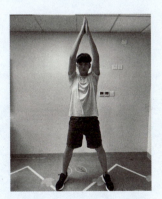

图 46-13　开合跳示意图

动作三：高抬腿

要点：高抬腿的同时踮步，未抬起的腿伸直，尽可能抬高膝盖，加上摆臂（图 46-14）。重复 10 次，做 2～3 组。

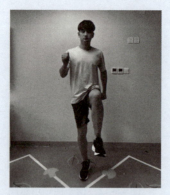

图 46-14　高抬腿示意图

动作四：滑雪跳

要点：模仿滑雪姿势，左右跳，起跳瞬间摆臂、蹬腿，一条腿落地时，另一条腿向后摆动，双手自然摆臂，落地后后脚脚尖可以轻点地，以保持平衡。膝盖不能超过脚尖，用臀部力量吸收落地的缓冲，动作轻盈流畅，带有弹性（图 46-15）。重复 10 次，做2～3 组。

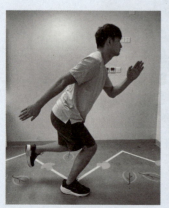 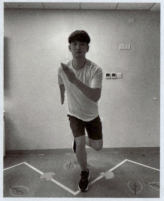

图 46-15　滑雪跳示意图

动作五：弓箭步蹲

要点：迈步成弓步，保持脚尖朝前，上身挺直。后腿应向后伸直。双手叉腰，身体向下压，臀部向前伸展，直到感觉到臀部前部和大腿顶部（后腿）有拉伸感（图46-16）。保持30～60秒，然后换边。重复10次，做2～3组。

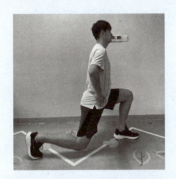

图46-16　弓箭步蹲示意图

动作六：自重深蹲

要点：自然站立，双脚略比肩宽，双手抓握哑铃于胸前。保持核心收紧，屈髋屈膝，臀部向后向下移动，直至大腿与地面平行，感受大腿和臀部的发力。然后起身，回到初始姿势（图46-17）。重复10次，做2～3组。

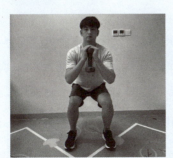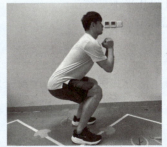

图46-17　自重深蹲示意图

047 | 体态矫正：
如何提升骨骼健康状态

管理体态看似是一件小事，却无时无刻不在影响着我们的健康根基。我经历过的一件事就很能说明问题。

在生完第二个孩子后，我的下腰部就时不时地疼痛发作。当时恰好工作特别忙，每天一坐就是一上午的门诊，一站就是两小时的查房，我理所当然地觉得腰疼是因为工作太累了。再加上每年体检总是"胃下垂"这些老毛病，没检查出什么新问题，我就一直咬牙坚持着。

但一个下午，我的腰突然开始剧烈疼痛，连带着整个盆腔脏器都开始坠胀疼痛，不论是站着、坐着还是躺着都无法缓解，我才意识到情况不太对。接下来，我把能做的检查都做了，能看的科室都看了，能找的专家也都找了，最后只得到"盆底肌肉紧张"的功能性诊断。医生还给我开了两种强效止痛药，吃了一个月却几乎不见效。

虽说"医者难自医"，但我冷静下来一想，觉得治病的道理都是相通的，再没有比这更好的学习机会了。于是，我系统研读了与骨盆相关的著作，与我所在的健康生活方式医学中心的运动康复师一起展开研究。没多久，我们就发现了问题所在——长期的骨盆前倾导致我的站姿、走姿都是错误的，而我每天在医院要站两个多小时，走近两万步。

体态问题起初只是影响了我的骨骼健康，久而久之，我的脏器开始下垂，骨盆作为所有脏器的承托部位，承受了更大的张力，肌肉筋膜在持续张力下变得紧张、疼痛。我和康复师一起研究、摸索，花了整整一年时间矫正体态，这才终于摆脱了疼痛。

我还算是幸运的，在我们中心，很多患者的脏器功能已经受损，造成了心肺功能不全、排尿困难或漏尿、下肢循环功能障碍等问题，才发现病根竟是体态。这绝不是危言耸听，近年来相关研究越来越多，证据也越来越清晰。

研究显示，女性驼背的严重程度与其肺功能下降成正比，驼背女性每年会额外降低 6.3 毫升的肺活量，这相当于每天抽 15 支烟带来的肺功能损耗。还有一项研究发现，健康受试者连续两周低头看智能手机所带来的体态问题，会导致多项肺功能关键指标下降。

此刻你对待身体的方式，正在书写未来的病历。如果现在就掌握了管理体态的正确方式，就不用承受更大的健康风险了。

管理的时机

既然体态这么重要，我们应该怎么管理呢？首先要明确的是管理的时机。

管理体态的目标绝对不是获得完美体态。如果追求完美体态，那就意味着身体两侧的关节完全对称，脊柱完全居中，不能有一点偏差。但在实际生活中，绝大部分人或多或少都会存在体态不标准的情况，这些体态问题无须过度干预。

什么情况下要进行体态管理呢？**当你感觉身体不舒服，或发现身体某项功能异常的时候**。

身体不舒服往往与慢性疼痛有关，即使只是轻微疼痛，也需要及时管理，因为体态问题已经引发了肌肉僵硬乃至炎症，所以才会产生疼痛。而功能障碍，如关节活动受限、呼吸模式紊乱等，往往发生在疼痛之后。一些患者因为长期疼痛产生耐受，可能没有明显痛感，但实际上已经功能受损了，这点尤其需要注意。

具体哪些人群需要进行体态管理呢？关节炎患者，因长期不良坐姿导致驼背、肩颈或腰背疼痛的人，运动损伤者，以及长期保持单一姿势的体力劳动者，等等。

矫正站姿

虽然严重的体态问题需要专业康复师介入解决，但研究发现，**95% 的常见体态问题可以通过科学的自主训练进行调整**。其中，**第一种训练方式，也是最基础、最简单的训练方式，就是保持正确的姿势，包括站姿、步态、坐姿等**。

先来看站姿。大部分常见的体态问题，如脖子前倾、圆肩驼背、骨盆前倾或后倾等，往往都源于长期错误的站立习惯。因此，通过调整站姿，能在一定程度上改善体态问题。

正确的站姿是什么样的呢？

首先，脊柱挺直，保持自然的脊柱曲度，肩膀自然下垂，整个身体避免过度前倾或后仰。体重均匀分布于双脚，双腿微微分开，与肩同宽。

其次，头部自然抬起，目光平行于地面。避免过度低头或仰头，以减轻颈部和肩部的压力。

最后，腹部稍微收紧，但不要太用力，避免肌肉过度紧张。膝盖微屈，避免过度弯曲或超伸，以减轻下背部和膝盖的压力。

此外，耳垂、肩峰、股骨大转子、膝关节等应基本处于同一垂直平面，你可以请家人帮你确认一下。

如果已经产生体态问题，建议尽量避免穿高跟鞋，因为高跟鞋可能会导致明显的身体前倾。

调整步态

除了站姿，步态也很重要。如何判断步态是否正确？你可以通过以下方法测试一下。

第一步，准备一块软一点的瑜伽垫，越厚越好，最好踩上去可以留下脚印。然后，你脱下鞋子，卷起裤腿，露出膝关节，从 5 米远处往瑜伽垫上走，观察落在瑜伽垫上的脚印是否对称。同时，请你的家人站在你的正前方，观察你在走路时，是脚掌正中先落地，还是脚的内侧或外侧先落地。

这个方法测试的是踝关节。长期内侧或外侧先落地会导致踝关节变形（图 47-1）、疼痛，身体重心不稳，增加摔倒风险。具体怎么矫正呢？你可以有意识地把落脚点放在脚掌正中。如果已经出现了踝内翻或外翻，也可以佩戴护具辅助矫正。

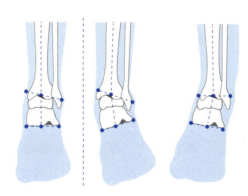

图 47-1　踝关节正常（左）与变形（右）状态对比

第二步，请家人站在你的侧面，观察你在脚掌着地时，膝关节有没有超伸（图 47-2）。

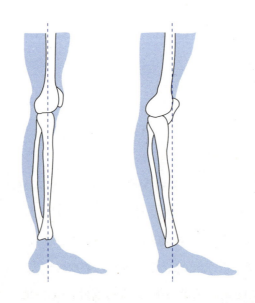

图 47-2 膝关节正常（左）与超伸（右）状态对比

正常站立时，膝关节应保持轻微弯曲。膝关节超伸不仅会导致膝关节及其附近韧带过度损伤，还会进而损伤骨盆和脊柱。这就是为什么同样每天走8000 步，小李的膝盖严重损伤，甚至需要置换膝关节，而隔壁老王却越走越带劲。

膝关节超伸的问题，一般不是因为走路的坏习惯，而是股四头肌无力导致的。因此，可以重点加强股四头肌的训练。

第三步，还是让家人站在侧面，观察你足跟着地时，是否有明显的挺胸、挺腹状态，也就是腰部前凸（图 47-3）。这往往是由臀大肌无力导致的髋关节不稳，可以有针对性地进行臀大肌加强训练。

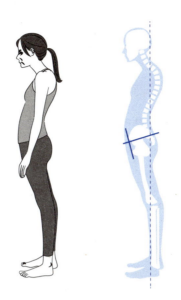

图 47-3　腰部前凸示意图

第四步，让家人站在你的正后方，观察你一只脚抬起时，另一侧的髋关节是否外凸，以至于身体向支撑腿的一侧倾斜（图 47-4）。这是臀中肌无力的典型表现，已经不足以支撑行走时骨盆的稳定性。这一类步态问题，可以通过加强臀中肌的训练来矫正。

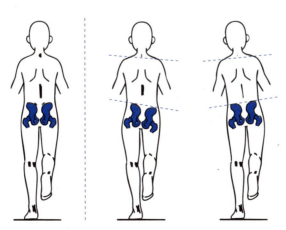

图 47-4　髋关节正常（左）与异常（右）状态对比

拒绝久坐

讲完了站姿和步态，我们再来看看坐姿。实际上，再完美的坐姿，也不如避免久坐来得重要。所以，**最正确的坐姿建议其实是：别总坐着**。前文已经讲过久坐的危害，以及如何避免久坐，这里我们来看一个颇具争议的坐姿——跷二郎腿。

人们普遍认为跷二郎腿危害健康，但现有医学证据表明，跷二郎腿本身并不比其他坐姿更伤身体，无须强行戒除。不过，在跷二郎腿时，需要注意以下几点。

第一，跷二郎腿可以频繁交替双腿位置，单一姿势持续不超过 1 小时。

第二，如果突然无法完成跷二郎腿这个动作，或者做这个动作会引起疼痛，可能是髋关节或周围肌肉发出了健康警报。

第三，跷二郎腿虽然不会导致高血压，但交叉双腿会使血压短暂升高 8～10 毫米汞柱，所以在测量血压时不要跷二郎腿，保持双腿平放。

变换姿势

除了站姿、步态和坐姿的矫正，**第二种训练方式，也是更为重要的训练方式，就是定期变换姿势**，建议每半小时调整一次，保持单一姿势最长不超过 1 小时。

记住，世界上不存在适合每个人的完美姿势，关键在于避免长时间保持同一个姿势。任何健康的姿势都是由一系列摆动和复位组成的，这种动态至关重要，它能够避免某些肌肉群连续被使用而导致紧张或疲劳。所以，最好的姿势永远是"下一个姿势"。

力量训练

第三个训练方式是力量训练，这是体态矫正最本质的方法。不良体态不只是习惯问题，其更深层的原因是肌肉力量不足，无法稳定地支撑正确的姿势。

以我自己为例。我的体态问题表面上看是骨盆前倾，深入分析后发现，根本原因是我的核心肌群（尤其是下腹部）力量薄弱，导致我站立时无法依靠腹肌和腰背肌维持稳定体态。如果不进行力量训练，即使刻意调整站姿，要不了 20 分钟，我的站姿依然会垮掉。所以，在矫正站姿的同时，我也开始有针对性地训练下腹部的肌肉，从而确保正确体态的长久维持。

同样的道理，如果有驼背问题，可以加强背部肌肉的伸展和力量训练。训练的原则就是哪个部位的体态出现问题，就加强哪个部位的肌肉训练。

关于这几处需要训练的肌肉，我在下文梳理了动作要点，也专门录制了可跟练的动作视频，你可以扫描右侧二维码查看。这组训练一共 9 个动作，每天训练10 分钟，至少需要坚持 3 个月，才会有明显的矫正效果。矫正后仍需定期练习，确保肌肉力量持续支撑健康的体态。

体态矫正训练视频

训练动作

股四头肌肌力训练：箱式深蹲、哑铃深蹲、靠墙半蹲

臀大肌肌力训练：臀桥、俯卧交替抬腿、箭步蹲

臀中肌肌力训练：侧卧蚌式运动、侧卧抬腿、弹力圈绑膝蟹步走

动作要点讲解

股四头肌肌力训练

动作一：箱式深蹲

步骤：

- 准备一个膝盖高度的稳定的凳子（箱子 / 椅子）。
- 站在凳子前，双脚自然开立，俯身屈膝下蹲，臀部轻触凳子。
- 感受大腿和臀部的发力。
- 全脚掌蹬地发力，髋关节和膝关节协同伸展，身体从坐姿站起，恢复初始状态。

注意事项：

下落或站起过程中，膝盖与脚尖方向一致；避免膝盖弯曲超过90 度；动作全程保持背部挺直，不要弓背或塌腰；目视前方。

动作二：哑铃深蹲

步骤：

- 自然站立，双脚略比肩宽，双手抓握哑铃于胸前。
- 保持核心收紧，屈髋屈膝，臀部向后向下移动，直至大腿与地面平行。
- 感受大腿和臀部的发力。
- 起身，回到起始姿势。

注意事项：

下落或站起过程中，膝盖与脚尖方向一致；动作全程保持背部挺直，不要弓背或塌腰；目视前方。

动作三：靠墙半蹲

步骤：

• 墙前站立，双脚与肩同宽，靠墙缓慢下蹲，直至大腿与地面呈 45 度角，小腿与地面保持垂直。

• 背部贴紧墙面，感受到大腿肌肉的发力。

注意事项：

小腿与地面垂直，膝关节不超过脚尖；背部贴紧墙壁。

臀大肌肌力训练

动作一：臀桥

步骤：

• 身体仰卧，双脚微微分开略宽于肩，屈膝 60 度左右，双脚平踏于地面。

• 抬高臀部，直至膝盖、髋部、肩部在一条直线上。

• 感受臀部发力。

• 保持 1 秒，然后将臀部缓缓放回地面。

注意事项：

颈部放松；臀部抬高；不要过度挺腰，保持背部与大腿呈一条直线；感受臀部发力；骨盆微微后倾。

动作二：俯卧交替抬腿

步骤：

• 俯卧位，双腿交替向上抬起，保持 1 秒，慢慢放下。

• 感受臀部发力。

注意事项：

骨盆保持固定，膝关节不要屈曲。

动作三：箭步蹲

步骤：

• 一脚向前跨步站立，身体垂直下蹲，直至两个膝关节呈 90 度；后腿脚尖点地支撑，膝盖微微点地。然后缓缓蹲起。

• 感受前腿侧臀部发力。

注意事项：

腹部收紧；保持上半身竖直状态，避免倾斜或弓背；前侧腿膝盖保持向前；保持小腿与地面垂直；蹲起时，前侧腿主动发力。

臀中肌肌力训练

动作一：侧卧蚌式运动

步骤：

• 侧卧位，双腿屈膝，双脚并拢，双膝打开，模拟河蚌开壳的动作。

• 感受上侧臀部发力。

注意事项：

上半身保持固定，不要随下肢动作而转动；肩、髋、脚跟在同一条直线上。

动作二：侧卧抬腿

步骤：

• 侧卧位，上方腿伸直，下方腿屈曲，保持身体稳定。

• 上侧臀部发力，抬起上方腿到最高点，保持1秒，再缓缓回到原位。

注意事项：

上半身保持固定，不要随下肢动作而转动；大腿向上抬起，不要偏向身体前侧。

动作三：弹力圈绑膝蟹步走

步骤：

• 弹力圈套在两腿膝关节上方，俯身屈膝，核心收紧，腰背挺直，两腿分开，直至弹力圈有张力。

• 向侧方迈步行走，步幅稍大，感受外侧臀部发力。

• 左右交替迈步。

注意事项：

身体前倾，屈髋屈膝，核心收紧；两腿始终保持分开，膝盖与脚尖方向一致，感受弹力圈的拉力。

048 | 快步行走：
日行 10000 步才是最健康的吗

每个人一生平均会走 0.7 亿～2.5 亿步。"积跬步，至千里"，走路看似简单，实际上会潜移默化地影响体态、关节健康，甚至一个人的整体健康状况。把走路这件小事做好，会让你获得意想不到的益处。

走好路的五大益处

研究发现，走好路能够带来五大益处。

第一，降低高血糖患病风险。日均步数是成年人 5 年血糖异常风险的一个重要预测因子。也就是说，如果你每天多走一些路，未来 5 年内高血糖的发生率会大大下降。澳大利亚一项为期 5 年的追踪研究显示，每天多走 1000 步，血糖异常的风险就会降低 13%。

此外，还有四项随访时间较长的大型队列研究结果表明，无论是健康的人还是高血糖患者，增加日均步数，对降低糖尿病发病率、降低血糖水平及提高胰岛素敏感性都有一定的作用。

第二，走路，尤其是快步走，可以有效降低血压。研究发现，步行对降低收缩压或舒张压都有一定作用；而中等至较高强度、周期较长的步行干预，其降压效果更显著，也更稳定。

第三，走路对骨骼健康也有益处。正确走路不仅不会导致膝关节损伤，反而会强化包括膝关节在内的所有关节，大幅降低骨关节炎的发病风险，预防骨质疏松。

第四，走路对减肥有一定帮助。虽然走路的减肥效果在短时间内并不明显，但其长期效果是最显著的。一项总结了多项研究的分析显示，在不改变饮食的情况下，只靠走路，每周可以减重约 0.05 千克。你可能觉得这个数字微不足道，但是，首先，相比于其他减肥方法，走路显然是最容易坚持的；其次，每周减重 0.05 千克，坚持走路一年，累计减重 2.6 千克，效果显著。而且，走路最大的妙处在于复利效应，如果坚持走路，预计两年内能减重 7%，从而大幅降低患糖尿病、心脑血管疾病的风险。

第五，走路还可以提升认知功能。研究表明，步行会激活大脑负责执行、视觉空间功能、控制运动任务等的关键区域。因此，多走路有助于预防认知衰退。同时，多项研究表明，步行对抑郁症、焦虑症也有一定的预防和治疗作用。

　　既然走好路的好处这么多，那怎样才算把路走"好"呢？研究发现，想要科学地走路，有三个关键因素：一是步数，就是一天走了多少步；二是步速，就是走得有多快；三是步态，就是走路的姿势对不对。

步数

　　大量研究发现，每日步数与死亡率呈显著负相关，也就是说，每日步数越多，死亡率越低，这一点对 40 岁以上人群来说尤其明显。美国一项针对 40 岁以上成年人的研究发现，适度增加每日步数，不仅会降低全因死亡率，而且会显著降低心血管疾病、癌症等相关死亡率。

　　当然，多走路虽然有好处，但每日步数并不是越多越好。大部分人认为每日 10000 步是健康的标准步数，甚至有些老年人每天不走满 10000 步就不睡觉。然而，真相是，"日行 10000 步"的概念来源于多年前日本一家公司对一款名为"万步计"的计步器的成功营销，并非医学研究结论。

　　那究竟每天走多少步合适呢？一项超过 10 万人的大型研究发现，与每天步数不足 7000 步的成年人相比，日步行 7000 步以上的成年人的死亡风险会降低 50%～70%。不过，日步行 10000 步以上的成年人的死亡风险并未进一步降低。

　　此外，还有几个大型研究发现，虽然无论年龄大小，日均步数越多，死亡率越低，但 60 岁以上老年人日行步数为 6000～8000 步时，死亡风险的降低就进入了平台期，而 60 岁以下成年人日行步数为 8000～10000 步时，死亡风险的降低也会进入平台期。也就是说，日行步数的上限是 60 岁以上老年人日行 8000 步，60 岁以下成年人日行 10000 步。超过上限，就无法获得更多的健康收益，反而会增加膝关节损伤的风险。

日均步数的下限是，如果基本没有其他体力活动或锻炼，老年人的日行步数应该达到 7000 步左右，成年人为 6000 步左右。

综合来看，**健康的成年人日行步数 8000 步左右，老年人 7500 步左右，就可以达到健康收益的最大化。**

需要注意的是，青少年、儿童的活动量和活动强度远不是依靠走路能达到的，他们还需要更丰富的运动形式，如跑跳运动、协调能力训练等，单一步行难以满足发育需求。

步速

一般来说，只有在年老体衰或患病的情况下，步行速度才会和死亡率直接相关。比如，我所进行的一项研究表明，步速是预测疾病进展和死亡率的重要指标之一，包括心力衰竭、阿尔茨海默病、脑梗等。步速还可以作为术后恢复期的监测指标之一，帮助判断患者的恢复情况。

对于大部分健康的成年人来说，步速快慢只是个人习惯问题，与健康并无显著相关性，真正重要的是每日行走的步数。

如果你平时工作比较忙，没有完整的时间锻炼身体，或者不愿意去健身房，又或者是年纪大了，想通过步行进行锻炼，那就绝不能像只小蜗牛一样慢吞吞地走，否则即使日行 10000 步，效果也极为有限。医学专家比较推荐快步行走，速度约为 100 步 / 分钟，其强度相当于中等强度的有氧运动。老年人可以适当降低步速，只要能达到中等强度运动的有效心率即可。

步态

一般情况下，人一生要走几亿步，如果步态不正确，日积月累，膝关节、髋关节、踝关节、足底必然会逐渐形成慢性损伤，甚至引发意想不到的疼痛。因此，正确的走路姿势至关重要。

你可以站起来走几步，检查一下自己的步态是否标准。

第一，挺直身体，头部抬起，目光平行于地面，避免低头或过度仰头。

第二，肩膀自然下垂，避免耸肩或肩部肌肉紧绷，双臂自然摆动。

第三，步幅适中，脚步平稳着地。避免大幅度踏步，每一步 60～80 厘米，这样的步幅既能保证速度，也能保持平衡，减轻关节冲击。

第四，无论左右脚，都要脚跟先着地，逐渐过渡到脚掌，然后推动到脚趾。这能有效缓冲地面的冲击，减轻关节压力。

第五，感受核心肌肉（胸、腹、腰、背肌等）轻微收紧，稳定身体平衡，但不要过度僵硬，避免产生肌肉疲劳。

如果需要长时间行走，可以定时休息，做一些简短的伸展运动，减轻肌肉紧张，促进血液循环。

选一双合适的鞋

选对鞋子，是保护双脚和关节的关键防线。什么鞋最适合日常步行，尤其是长时间步行呢？可以参考以下几个关键指标。

第一，鞋子的大小。 俗话说，买鞋要正好，不能大也不能小。这个"大"或"小"应该怎么分辨呢？通常的做法是看脚后跟有没有一个指头的空间，但鞋头空间也非常重要，不能太小，脚趾应该能自由活动，避免挤压或摩擦；也不能太大，当脚趾在鞋子里扭动时，要能感受到适当的阻力。

第二，鞋面。鞋面不能太硬也不能太软，左右两侧都要有良好的支撑，才能稳固双脚。鞋面太软的鞋虽然穿起来舒服，但由于双脚缺乏足够的支撑，很容易导致崴脚。

第三，鞋子的减震功能。鞋后跟应包裹跟腱，内部有加厚衬垫，使鞋子既贴合脚后跟，又具备减震缓冲功能。鞋垫、鞋底的内部应有胶体、记忆海绵或气垫，能提供一定的减震及足弓支撑作用。

第四，鞋底。鞋底要具备一定的摩擦力。平时在城市里走平坦的马路，选择一般的平底鞋就可以了；周末去山里徒步，可以选深齿纹橡胶底鞋子，以增加摩擦力。

我记得小时候妈妈买鞋时，会习惯性地弯曲鞋身看看，如果整个鞋底都能对折，说明鞋底的弹性很好，这就是一双好鞋。但长大后学习了运动医学，我才明白这样买鞋是不对的。鞋底不能过于追求弹性，否则鞋底支撑力不够，可能会损伤足底。把鞋子平放在地面上，其前脚掌有一定的弧度，但又没有高出足弓，这样的鞋底弹性就正合适。

选对鞋，走对路，以正确的步伐丈量生活日常——这看似微小的坚持，实则是在为生命铺设持久的健康轨道。每一次稳健的行走，都是对关节的呵护、对活力的储备，更是对"积跬步以至千里"这个古老智慧的现代践行。

049 | 最佳运动：
不请教练，如何达到最佳运动效果

"生命在于运动"这句话你一定耳熟能详，但如果你原本没有运动习惯，真正执行起来就会发现难上加难。有的人花高价请了健身私教，结果要么没时间，要么没毅力，一年到头也去不了几次健身房。

在门诊中，我接诊过各种各样的"运动困难户"，我自己也是从"运动小白"过来的。接下来，我们就来探讨一下，如何在不找健身教练的情况下，达到最佳运动效果。

正确认知运动

想要达到最佳的运动效果，要满足两点，一是有明确的运动方案，二是持之以恒。总的来说，第二点比第一点更难，也更重要。所以，在讲具体怎么练之前，我们要先解决一个关键的问题：如何坚持运动？

再好的运动，如果坚持不下去，一切都是白搭。这一点，我深有体会。在我过往的人生中，从上小学到生完孩子，除了应对中考体育考试及满足大学的跑步要求，我几乎没有主动运动过。但现在，我也能完成最基本的运动目标——每周 150 分钟的中等强度运动。

近 10 年来，我把自己作为试验对象，系统尝试了各种科学运动方法，总结出了一套简单有效的运动方案。简单来说，要养成持久的运动习惯，可以从心理认知和行为实践两个层面入手。

先来看看心理认知层面。在运动之前，要先端正对运动的认知，真正认识到运动的益处。在我从事生活方式医学研究的过程中，有两句话深深打动了我。

第一句是"生命在于运动"。18 世纪，法国思想家伏尔泰说这句话时，恐怕不曾料到人类有一天会从医学角度证明这句话的准确性。

2016 年，美国心脏病学会将运动能力中核心的心肺耐力正式列为第五大生命体征，其他四大生命体征分别是脉搏、呼吸、体温、血压。这四个体征是基础生存指标，运动能力同样如此，它不仅反映生命质量，而且能预测生命长度。研究发现，运动能力与全因死亡率及患病后的生存率呈线性相关。运动能力每增加一个小台阶，生存率可提高 12%。也就是说，在一定范围内，运动能力越强，预期寿命就越长。

医学界顶级期刊《柳叶刀》的一项研究发现，无论基础状况如何，运动能力最低组的死亡风险是高运动能力组的 4 倍以上。也就是说，一个运动能力低下的人同样会缩短寿命，而一位提升了运动能力的冠心病患者，同样会延长寿命。这为"生命在于运动"这句话提供了最有力的科学注脚。

第二句是"运动是良药"。这句话同样不只是一句口号，大量研究证实，运动确实具有显著的疾病防治功效。规律运动能够有效预防和治疗多种疾病，如冠心病、心绞痛、心肌梗死等心脑血管疾病，颈椎病、腰椎病等骨骼肌肉系统疾病，肺炎、哮喘等呼吸系统疾病，过敏等自身免疫性疾病，阿尔茨海默病等神经系统退行性疾病，以及乳腺癌、结肠癌等多种恶性肿瘤。此外，运动对抑郁症、焦虑症等常见心理疾病也有显著疗效。据估计，如果全球居民都能保持适度的运动量，每年有 400 万～500 万人的生命得以延续。

了解了"生命在于运动"和"运动是良药"这两句话，我们对运动的认知就已经站在了医学的高度上。

挑选适合的运动

做好了认知准备，我们再来看看行为实践层面。其中一个重要原则是，**增加正反馈，避免负反馈**。

事实上，如果运动目标模糊不清，或者过于宏大，如更美、更健康等，坚持起来往往比较困难。因此，我们需要为运动设定更精准的小目标，如降血压、降血脂、改善关节疼痛、缓解抑郁情绪、促进孩子长高等，然后找到适合自己并且能完成这些目标的运动。这样，一旦血压下降了，关节疼痛改善了，抑郁缓解了，你就能让身心在运动中不断得到正反馈，从而促使运动行为变得更持久。

如何找到最适合自己的运动呢？以下是几种针对典型需求的运动建议。

第一，想塑形增肌，拥有健美的身材，可以进行力量训练，如自重训练、器械训练等。

第二，关节总是疼痛或者容易崴脚，可以对关节附近的肌肉进行针对性训练，一般 1～3 个月就能见效。我曾经一年崴了 4 次脚，为了修复踝关节附近的肌肉群，我开始骑行。3 周后，踝关节附近的疼痛就消失了。随着踝关节附近的肌肉变结实，我之后再也没崴过脚。

第三，日常生活、工作压力大，可以选择身心运动，如瑜伽、太极拳，配合呼吸训练，做好拉伸，缓解压力的效果会更好。

第四，想改善睡眠，可以进行规律的高强度有氧运动。我有一个朋友在感染新冠肺炎后经常失眠，我就带她一起去打羽毛球，一段时间后，她的睡眠质量明显改善。

第五，想治疗长期的过敏性疾病，如皮疹、鼻炎、哮喘等，记得在运动前进行 10 分钟以上的温和热身，运动后再进行 5～10 分钟的拉伸训练，避免因肌肉过度紧张而导致鼻炎、哮喘加重。对于过敏性鼻炎和哮喘患者来说，游泳是一个非常不错的选择。室内游泳池的空气温暖潮湿，可以明显减轻过敏性鼻炎和哮喘的症状。要注意尽量避免在寒冷、干燥、花粉多或污染严重的环境中运动。在寒冷天气运动时，要戴上围巾或口罩保暖。

减少负反馈，增加正反馈

如果有一个宏大的目标，比如减重 20 斤、跑完马拉松、练出六块腹肌等，不太可能在短时间内实现，把大目标拆解成微小的、可以轻松完成的小任务才是坚持的关键。

要想坚持运动，一定要避免运动后的负面反馈。比如，跟健身教练拼命训练了一次，第二天浑身酸痛，再也不想进健身房；被朋友拉着跑了 10 千米，接下来的一周走路都觉得累；周末心血来潮去爬山，之后提起"爬山"腿就发软……这些行为在坚持运动的过程中是大忌，它们会在潜意识里把"运动"和"痛苦"画等号，形成负反馈循环，让人越来越抗拒运动。

该怎么办呢？"水滴石穿"的原则非常重要，最好的运动开端，应该像水滴落在身体上，轻到几乎没什么感觉。比如，如果目标是 30 分钟中强度有氧运动，你可以在午休时快走 20 分钟，晚饭后再散步 10 分钟。如果想开始力量训练，你可以先从一个动作、一组训练开始，适应后再逐渐增加运动强度。只有减少负反馈，增加正反馈，才能最终坚持下去。

让运动成为生活的一部分

有的人可能会说："我工作比较忙，午休都在赶进度，哪有时间快走？""过几天有一个重要考试，运动先放一放吧。""今天太累了，改天再运动吧。"这时候，真正的解决方案是将运动内化为生活的一部分。

不需要把一个完整的运动计划硬塞进生活中，这对任何人来说都是困难的。关键在于弱化运动的负担感，让运动融入日常生活。近几年世界卫生组织大力倡导的"日常体力活动"的理念正是如此。我们不一定要特意进行专业训练，做家务时来回走动、通勤时步行或骑行、周末陪孩子打球、跟朋友逛街等，都可以看作运动。如果日常活动已经达到运动标准，确实不必额外锻炼。

如何将运动融入日常生活？日常生活中的体力活动可以大致归纳为以下几类，你也可以从这几个方向切入。

第一类可以归纳为"在路上"。通勤路上，从走出家门到坐在工位上这段时间，你可以安排各种体力活动，如快走、慢跑、骑行等。如果路程太远，可以选择其中一段路程或一周中的几天安排体力活动。比如，每周一、三、五下班后，我会骑行一段路程，再坐地铁回家，每周二、四全程骑行。平时下楼取快递、拿外卖、倒垃圾时，可以选择走楼梯，一开始只爬两层楼就好，慢慢增加楼层数。

第二类可以归纳为"约朋友"。如果周末有聚会，可以与朋友步行去吃饭、骑车去公园。聚会内容也可以换换花样，安排攀岩、徒步等活动。

第三类，可以归纳为"陪家人"。你可以跟孩子一起玩各种孩子喜欢的游戏、运动，或者陪家里的老人跳广场舞、打太极拳。如果一家人能找到一两个共同的运动爱好那就更好了。

需要注意的是，因为这些活动不像健身那么标准，建议佩戴可以测量心率的手表或手环，随时监测这些活动是否达到了适度的运动强度。

"持之以恒"常被视为自律的代名词，我们也常常将其理解为与人性中的懒惰作斗争的决心。这个词出自朱熹的《四书章句集注》，完整的表述是："择善固执，持之以恒。"可见，真正的恒久坚持，前提是"择善"，即选择正确的方向与起点。

作为一名每年为数千名原本不爱运动的患者开具运动"处方"的生活方式医学医生，我更愿意将运动自律理解为在智慧的加持下，选择运动的初始动力的过程：**你不是靠意志硬撑，而是在认知觉醒之后，做出了对的选择。**

当认知建立、正反馈显现、负担感减少，运动便不再是苦行。你会发现，最初的 8～10 周，运动并不难坚持，因为那时的你已经开始尝到运动的甜头：多巴胺带来的愉悦、血清素赋予的稳定情绪，这些大脑释放的奖励机制会逐渐替代最初那份"咬牙坚持"。从此，规律运动不再依赖强大的自律，而成为身体自然的需求与心灵愉悦的来源。真正的"持之以恒"，就这样顺势而生。

050 | 运动计划：
如何设计适合你的专属运动方案

你已经了解了运动的重要性，接下来我们来具体探讨如何制订一周的运动计划。

这句话有两层意思。第一，你的运动计划需要按周达标——不是按天，也不是按月，只要每周达到一个确定的总量就好。第二，运动计划应该是个性化的，根据自己的年龄、性别、爱好、时间和身体素质量身定制。相较于饮食和睡眠相对固定的要求，运动是规划自由度最大的一件事。

全球医学专家建议，制订运动方案时需要关注以下六个方面。

频次（Frequency）

强度（Intensity）

时间（Time）

类型（Type）

总量（Volume）

进阶（Progression）

　　将这些要素的首字母合起来，就是著名的 FITT-VP 原则。接下来，我们将逐一解析这些关键要素，帮助你更清晰地制订适合自己的运动计划。

　　在你的一周运动计划中，应该包含以下四种类型的训练：有氧训练、抗阻训练、柔韧性训练、平衡协调训练。看起来要做得有点多，但实际上，如果你打了一场球或跳了一些简单的健身操，可能就已经涵盖了其中的三种类型。所以，制订运动计划并没有你想象的那么复杂。

有氧训练

　　如果你时间有限，只能选择其中一种运动，那我推荐你做有氧运动。因为有氧运动是所有运动的基础，它能带来第五大生命体征——心肺耐力的提高。像走路、慢跑、游泳、爬山、打球等，都是典型的有氧运动。有氧运动方案也是运动计划的核心模块。

　　如何判断某项运动是否属于有氧运动呢？核心在于它的强度。通常，强度保持在中等水平的运动属于有氧运动，而超过中等强度的运动，往往会涉及无氧代谢。有效的运动强度对有氧运动的效果至关重要。在我的门诊里，每天走上 10000 步的大爷大妈很多，但能达到有效运动强度的还不到 10%。

　　怎么把握运动的强度呢？有一个简单好用的方法——储备心率法。

储备心率（Heart Rate Reserve，HRR）是指你的最大心率与静息心率之间的差值。**我们推荐中等强度的有氧运动，即达到储备心率的 40%～59%；如果你有规律的运动习惯，强度可以向储备心率的 60%～89% 进阶；如果你之前几乎没有什么运动，30% 的储备心率可以作为你有效的起始强度，逐渐向中等强度进阶。**

静息心率很好理解，是指在完全安静、没有运动的情况下，测得的每分钟心跳次数。那么，如何计算最大心率呢？如果你身体健康，可以通过一次高强度运动来测量自己的最大心率，记录下最接近的最大心率。医学上有一种简便的估算方法：用 220 减去你的年龄，得出的数字即为估算的最大心率。

举个例子，一位 30 岁男性，安静时的心率为 70 次 / 分钟，估算他的最高心率就是 220–30，等于 190 次 / 分钟。

然后计算储备心率：储备心率 = 最大心率 – 静息心率 =190–70=120 次 / 分钟。

接着我们根据储备心率的 40%～59% 来计算目标心率范围：40% 的储备心率 =120×40%=48 次 / 分钟，59% 的储备心率 =120×59%≈71 次 / 分钟。

最后，我们将这两个数值加上静息心率 70 次 / 分钟：中等强度有氧运动的最低目标心率 =70+48=118 次 / 分钟，最高目标心率 =70+71=141 次 / 分钟。因此，这位 30 岁男性在进行中等强度有氧运动时，目标心率应该保持在 118～141 次 / 分钟。

总结一下计算公式：

最大心率估测 =220– 年龄

储备心率 = 最大心率 – 静息心率

中等强度运动心率范围 = 储备心率 ×（40%～59%）+ 静息心率

当然，这些都是估算值，如果你有明确的心脑血管疾病问题，或对运动风险有顾虑，建议到医院进行心肺运动试验，找医生确定适合自己的运动强度。

那么，这样的运动一周需要做多少呢？根据世界卫生组织的建议，成年人每周至少应完成 150～300 分钟的中等强度有氧运动，或者 75～150 分钟的高强度有氧运动。简单换算一下，1 分钟高强度运动的效果大致相当于 2 分钟中等强度运动。对于健康人群来说，像这样的运动，一周做 3～5 次，每次30～50 分钟就能达到标准。

你可能会问："我是一个运动达人，一周 7 天都做有氧运动，会不会有问题？"没有问题，但建议每周总量不超过 300 分钟。运动不是越多越好，后文我们会进一步探讨运动的限度问题。

当然，你也有可能和我一样，不算是运动爱好者，想知道如果每次多练一会儿，一周只运动 1 次或 2 次行不行？答案是不太行。尽管任何运动都好于不运动，但要稳定地达到防治疾病的效果，建议每周至少保持 3 次运动，且每次间隔不超过 2 天。这是因为，运动就像咱们吃的药在身体里的代谢，也有自己的半衰期。运动后，身体会产生一系列分子层面、代谢层面的良好改变，这些改变会在 48 小时内降到低点，在 72 小时后完全消失。因此，有氧运动的间隔最好不超过 2 天，你可以按照自己的时间来安排，每周的一三五、二四六，或者三五七都可以。

时间上，一天的总量达到 30～50 分钟就足够了，如果你忙到没有时间一次性完成，也不要紧，可以分段进行，每段至少持续 10 分钟，就能达到同样的效果。

具体执行起来，你可能需要一个能实时测量运动心率的设备。我比较推荐心率带、心率监测手环、运动手表。不少跑步机、脚踏车的扶手上也有测量心率的功能。

　　到这里，你应该可以计算出适合自己的中等强度运动心率，并开始通过佩戴手环来实时跟踪和调整。当心率达到目标后，就可以开始计时，每次保持10分钟的有效运动，累计30分钟以上。比如，午休时快走15分钟，晚上下班后再走15分钟，便已达标。

　　达标之后，如何进阶？推荐你首先考虑增加运动时间或运动频次，再考虑增加运动强度。在运动计划开始的4～6周中，每1～2周你就可以将每次运动的时间延长5～10分钟，或者每周增加1～2次运动。

　　经过至少1个月的规律锻炼后，可以逐渐增加运动强度。在接下来的4～8个月内，逐步提高强度，每月增加5%左右的储备心率。如果是老年人或运动能力较低的群体，这个时间还需要进一步延长。过快地增加运动强度，并不会带来更好的效果，反而可能增加运动损伤的风险。

抗阻训练

　　抗阻训练也叫力量训练，是指通过肌肉发力，对抗一定阻力，以训练肌肉力量。对于抗阻训练，评价存在两极分化。有些人坚持每天高强度训练，泡在健身房里，追求八块腹肌，而另一些人则完全忽视它的重要性。

　　大量循证医学研究表明，每周至少要进行两次力量训练。这是因为，我们的肌肉和骨骼是典型的"用进废退"的组织。如果你只做有氧运动，可能无法充分训练全身的大肌肉群，进而导致肌肉和骨骼的流失。此外，力量训练能有效提升肌肉量，从而改善你的血脂、血糖等代谢功能。

　　那么，做抗阻训练一定要去健身房吗？其实并非如此，抗阻训练的方法有很多。你可以进行对抗自身重力的训练，如俯卧撑、引体向上、平板支撑和深蹲，或者借助一些简单器械，如哑铃、杠铃、壶铃、弹力带、握力器等，在家也完全可以进行。

我的建议是，无论选择哪种抗阻训练，最好都要覆盖胸、腹、腰、背、上肢和下肢的大肌肉群。

美国运动医学会建议，每次锻炼时，每个动作可以重复2～4组，每组做8～12次，组间休息2～3分钟。至于每次使用多重的哑铃，你可以先测试出自己能够完成的最大重量，然后使用这个重量的60%～80%作为自己的训练强度。

如果想进阶训练，方法和有氧运动类似，首先增加次数和组数，然后才是增加负荷。一般来说，小肌群（如肩、二头肌、小臂、小腹、小腿等）每次可以增加1～2千克，大肌群（如胸肌、背阔肌、大腿等）每次增加2～4千克，建议不要超过这个范围。

与有氧运动不同的是，抗阻训练不能天天做。每次训练后，肌肉需要休息一天。这是因为在训练后，肌肉会积累乳酸，产生拉伤性修复，这时候人会感觉酸痛。这是正常的，但肌肉需要48小时来恢复，才能达到更好的状态。因此，**抗阻训练是一个"拉扯损伤—再生修复—提升—再次拉扯损伤—再修复"的循环过程。**

柔韧性训练和平衡协调训练

柔韧性训练就简单多了，它是指通过拉伸来延展肌肉和韧带的活动。操作也不复杂，既可以作为有氧运动或抗阻训练前的热身或训练后的拉伸来做，也可以单独完成。例如，久坐1小时后，起身活动一下颈椎，前屈弯腰伸展一下，这些都属于柔韧性训练。

这类训练的最大优势是可以随时随地开始，不受场地和器械的限制。即使你正在开会、聊天，也可以悄悄地完成一两个。

柔韧性训练是可以每天进行的运动。持续的拉伸不仅有助于改善体态、保持关节与骨骼的年轻状态，还与人的情绪和寿命有一定的关系。这真有点像老祖宗说的"筋长一寸，命长十年"。

至于平衡协调训练，通常你在进行有氧、抗阻或柔韧性运动时就已经完成了，只有老年人和本身存在平衡障碍的人才需要进行针对性的训练。

最后，我为你准备了一份参考运动方案，你可以根据自身情况适当调整。

> **热身环节**：快走或原地踏步 5～10 分钟，把全身各大关节活动开。
>
> **有氧运动**：保持中等强度，连续运动 30 分钟。
>
> **放松整理**：保持低强度活动 5～10 分钟，帮助身体过渡。
>
> **抗阻训练**：选择 8 个动作，每个动作做 2 组，每组 10 次。
>
> **柔韧性训练**：选择 8 个拉伸动作，每个动作坚持 15 秒，重复 4 次。

掌握了这些方法，你完全可以像医生为病人开具处方一样，科学地制订属于自己的运动计划。这样的计划遵循了 FITT-VP 原则，不仅具备高度个性化，更能有效实现我们期望的多重运动目标。无论是改善"四高"（高血压、高血脂、高血糖、高尿酸）、控制体重，还是预防心脑血管疾病与肿瘤，抑或是大多数慢性疾病的运动康复，几乎都以这一科学框架为基础展开。FITT-VP 原则不仅是运动效果的保障，更是让运动真正"因人而异、因需而设"的关键所在。

051 | 运动安全：
运动的安全边界在哪里

我们多次强调，任何健康行为都要掌握一个度，运动也不例外——它同样是一把双刃剑。

我曾在门诊接待过一位 42 岁的外科医生。过去十多年里，他几乎没有规律运动的习惯，疫情防控期间在家憋坏了，便和朋友们组队开始跑步。作为一名优秀的外科医生，他对自己要求极高，什么事情都力求做到最好。半年时间，他已经能每天轻松跑 8000 米；坚持到第八个月，还顺利完成了一场半程马拉松，一切感觉良好。可到了第九个月，问题出现了——他开始出现间断性房颤，也就是心脏在安静状态下也能突然跳到每分钟 150～160 次的异常节律。经过全面检查分析，我们发现，他的房颤很大程度上是运动过量导致的。

所以，如果你热爱运动，这一节尤其重要——你需要知道自己的安全边界。如果你和我一样只是个运动小白，也不能掉以轻心，因为运动过量并不是运动员的"专利"，日常锻炼中某个动作、某种强度，也可能悄悄伤害了你，只是你没有察觉到。

运动这把剑，一面斩断了"四高"、肥胖、冠心病、肿瘤，甚至焦虑和抑郁，可谓所向披靡。但剑的另一面指向哪里呢？指向短期伤害和长期伤害。

运动过量的短期伤害

运动过量在短时间内主要会带来三类伤害。

第一类：脱水。

很多朋友都喜欢运动时汗水顺着头发滴下、湿透衣服的感觉。现在有很多宣传，比如暴汗服、高温瑜伽等，给人的感觉是运动一定要挥汗如雨才有成就感。殊不知，当你运动后感到口干舌燥时，往往已经进入轻度脱水状态。运动生理学研究的结论是，当出汗失水达到体重的 2% 时，就足以影响身体功能和运动表现。这样的失水量看似不大，其实相当于血液中 10% 的水分丧失，后果可不小：血压下降、心跳加快、大脑供血变慢，你会感到疲劳、反应迟钝，运动成绩也会因此下降 10% 左右。

第二类：关节损伤。

有研究表明，运动中发生的关节损伤中，有 60% 是因运动过量导致的。比如，力量训练时选用超过自己承受力的重量，或者在已经明显疲劳的情况下硬撑，都容易诱发关节损伤。同时，运动过量会造成你的神经系统反应能力下降，增加肌肉拉伤的风险。所以，如果你在运动中出现崴脚、扭伤、网球肘等情况，可以先自查一下，是不是运动过量了。

第三类：免疫力低下。

这个你可能没想到，甚至有些困惑：运动不是可以增强抵抗力吗？

这当然没错。但身体进行长时间运动后，你的免疫系统会进入一个"开窗期"，通常是运动后 3～72 小时。在这段时间里，人体相当于处于一个没有防护的状态，细菌、病毒更容易乘虚而入，导致感冒发烧。

这主要是因为人在进行剧烈运动时，肌肉会有一个被破坏的过程，会释放一些炎性因子，身体会稳定地动员成骨细胞和骨髓干细胞（人体免疫细胞的来源）来进行修复。然而，一旦运动量超标，炎性因子释放得太多，免疫系统反而会被抑制。

运动过量的长期危害

运动造成的几类短期损伤，大多可以自行修复。脱水了，及时补充水分；关节损伤了，歇一歇；免疫力下降了，可能会产生发热症状，休息几天就恢复了。相比之下，长期过量运动带来的伤害就麻烦得多，而且有些损伤一旦发生，很难完全逆转。总结起来主要有以下两类。

第一类：增加患心脏疾病的风险。

近几年，马拉松、公路骑行、山地越野越来越流行，我的门诊里每个月都有十几位患者因为运动太多导致心脏问题，比如冠心病、房颤。而且，一旦心脏发生了结构性改变，比如心房扩大、心肌纤维化，修复起来就非常困难。

既往研究表明，运动量与房颤的关系呈 U 形曲线：长期缺乏运动和长期高强度运动，都会显著增加房颤的发生率。数据显示，职业运动员出现房颤的风险是普通人的 2.46 倍。

第二类：导致神经认知系统功能下降。

长期过量运动，不仅伤害身体，还可能让人变得迟钝。反应速度变慢、平衡感下降、肌肉弹性减弱……这些现象都和大脑皮质功能受损有关。短期来看，这是大脑的一种保护机制。如果长时间受到超负荷刺激，大脑就可能发生实质性变化。

如何判断是否运动过量

怎么判断自己运动时有没有超过安全范围呢？有以下三个实用方法。

第一，合理控制运动时间和强度。

先看时间。有研究报告认为，如果一周累计运动时间超过 7.5 小时，就可以视为运动过量的风险信号。

再看强度。如果运动时你的心率超过最大心率的 80%，很容易引发过度疲劳。而 60%～75% 的强度范围则更容易长期坚持，并能获得良好的锻炼效果。前文我们已经介绍过怎么计算自己的最大心率，你可以计算一下，训练时尽量不要超过 80% 的最大心率。

当然，不同类型的运动，强度的判断标准也略有差异。对于抗阻训练来说，衡量强度的方法不是看心率，而是看你能承受的重量。一个简单的标准是：选择你最多只能连续完成 5 次、在第 6 次做不上去的重量，作为当天训练的参考负荷。这样既可以保证刺激到肌肉，又不会因为负荷过重而增加受伤风险。

不过，无论是有氧运动还是抗阻运动，运动总量和强度的安排，都要根据自己的身体反应灵活调整，不能机械套用。

第二，观察自己的状态。

身体状态其实是最直接、最精准的反馈。比如出汗量，适度出汗是正常的，但如果运动后口渴明显且暴汗，可能提示脱水或运动过量。运动前后各称一次体重，下降幅度一般不超过体重的 2%。再比如疲劳感，如果运动量适中，虽然会短暂地感到疲劳，但休息一晚后应恢复良好，第二天精神饱满、胃口大开。但是如果疲劳现象持续 3 天或者更久，还感觉恶心想吐，没有食欲，在排除其他健康问题后，可以考虑是运动过度。另外，如果你的高强度运动安排在晚上，你还可以通过观察自己会不会失眠来判断运动有没有过量。

还有一些常见的客观指标，也可以帮助你判断自己的运动状态。

首先是心率。如果运动量适中，运动后 1 小时内心率基本能恢复到运动前的水平。如果运动量较大，第二天心率在 80～90 次 / 分钟，也属于正常范围。但如果第二天醒来，静息心率仍然在 90～100 次 / 分钟甚至更高，就要警惕了——很可能是运动量过大、身体尚未完全恢复。

其次是尿液。如果运动后尿色明显加深，尤其呈深黄色、茶色甚至棕色，需要警惕可能出现了横纹肌溶解的风险，这是由于肌肉细胞破坏后释放肌红蛋白进入血液、经尿液排出的结果。

此外，如果伴随血红蛋白下降、血尿素氮和肌酸激酶水平升高，也提示可能存在肌肉损伤或代谢异常，这种情况下应及时就医，进一步进行检查。

运动过量如何补救

遇到运动过量的情况，怎么补救呢？有一个简单实用的运动恢复"四步法"，简称"4R 原则"：补水（Rehydration）、补充能量（Refuel）、修复（Repair）、休息（Rest）。

补水：运动前、中、后都要及时补充水分，而不仅仅是运动结束后。补水不仅能帮助身体恢复，还能预防脱水引起的各类问题。

补充能量：运动后 30 分钟内，适量补充碳水化合物和蛋白质，有助于肌肉修复和能量恢复。比如喝一杯牛奶就是很好的选择。

修复：运动后保证充足的睡眠和均衡的营养，可以大大加速身体的修复过程。如果力量训练后肌肉酸痛明显，还可以配合按摩、泡沫轴放松，促进血液循环，缓解疲劳。

休息：休息是最好的恢复方式。如果运动后感到持续疲劳，或者第二天肌肉依然明显酸痛，建议至少休息一天，给身体充足的时间恢复。如果疲劳感特别明显，可以暂停训练 3～5 天，甚至 1 周，等身体彻底恢复后再重新开始。别担心，科学地休息反而能让你变得更强。

运动确实是一把双刃剑——一面横扫疾病，一面也可能悄悄累积伤害。真正的智慧，不是只靠热情往前冲，而是懂得把握好分寸，掌握最适合自己的"度"。

052 | 极限挑战：
如何安全地进行极限运动

这一节，我们来看看让越来越多的人着迷的高强度运动和极限运动。

马拉松、潜水、攀岩、滑雪、滑翔伞、极限徒步……这些曾经属于小众发烧友的运动，如今也逐渐成为更多人愿意尝试的新挑战。

如果你也有计划尝试一项高强度运动，甚至想要挑战一下自己身体的运动极限，该如何制订训练计划？又有哪些需要注意的关键事项呢？下面我们就来系统地梳理一下。

在了解高强度运动和极限运动之前，你可能会很纳闷：舒舒服服地生活不好吗？为什么要去做这种看似自讨苦吃的挑战？甚至很多热爱此类运动的朋友也未必真正说得清，到底是什么让自己如此着迷。

多年来，我在门诊接触过不少进行高强度运动的来访者。结合运动生理学的研究成果，我可以给你一个相对清晰的答案：参与高强度运动和极限运动，能够显著提升人的"心界"。

"心界"

就像眼界一样，每个人的心灵也有一个界限。"心界"的提升，会带领我们从更广阔的视角思考问题、理解人生、感受天地，用一句贴切的古诗来形容，就是"会当凌绝顶，一览众山小"。

这是所有在各行各业中不断精进的人都渴望达到的状态。**而想要提升心界，有一个至关重要的前提条件，就是了解自己的身体极限——在医学上，这对应的是最大心肺能力。当你尝试突破身体的极限时，你的心理素质、心态乃至看待世界的方式都会随之突破。**这也是为什么如此多的精英人士都着迷于极限运动。同时你也会发现，很多顶尖运动员，即便没有接受过完整的高等教育，退役后依然能在事业上取得成就。

这些现象背后其实是近 20 年来脑科学的一项重要发现：以前，我们认为大脑思想的开阔程度和身体没有什么相关性。但是越来越多的研究证明，身体的行为和大脑中最大的区域皮层以下的脑组织其实是可以互相训练、互相影响的。不断训练自己的身体，能让我们变得更有智慧。

身体训练，既包括低强度和中等强度运动，也包括高强度运动，甚至极限运动。相比之下，高强度运动能更快地提升心肺能力的上限，但同时也伴随着更高的健康风险。这类运动既有巨大收益，也潜藏着不可忽视的风险。

所以，在准备这类运动方案之前，你必须对自己做一个全方位的评估。首先，你需要了解，什么才算高强度运动和极限运动。

根据世界卫生组织的定义，运动强度是指身体活动时单位时间内的能量消耗速率，通常以代谢当量（MET）来衡量。1MET 指的是人在静息状态下的基础摄氧量。6METs 的活动，即运动时的氧气消耗量是静息时的 6 倍。**而所谓高强度运动和极限运动，指的就是强度达到或超过 6METs 的活动。**研究显示，超过 6METs 的高强度运动，会显著增加心源性猝死、急性心梗和脑卒中的风险。也正因为存在这样的风险，运动前必须对安全性进行充分评估。

要想安全地进行大于 6METs 的运动，你需要从三个方面来全面考虑：自身运动水平、运动项目强度和运动环境条件。

评估自身运动水平

首先你要评估一下自己目前处于什么样的运动水平。**评估的核心是了解你的心肺能力的上限。**在运动风险这件事上，肌肉、关节受伤是显而易见的，但真正看不见、更危险的是心血管风险，比如心梗、猝死等。

所以，在评估自己的运动水平时，要排除这些危险疾病。具体来说，你需要自查是否存在心血管疾病、慢性肾病、高血压、高血糖，或者出现过胸闷、胸痛的情况。如果不能确定自己是否有上述疾病，应及时到专业医疗机构，通过心肺运动试验来评估心肺能力，并了解在高强度运动或极限运动中可能出现的心血管风险。

如果没有上述疾病，你要检查自己平常有没有运动习惯。如果你平时几乎没有运动，或者过去有运动习惯但最近两三个月基本停止了，那么目前并不适合直接开始高强度或极限运动。美国心脏病学会在《循环》期刊上发表的科学声明指出，**在缺乏运动基础的情况下，突然进行高强度或竞技性活动（如马拉松、铁人三项），会显著增加急性心血管事件和房颤的发生风险。**

正确的做法是，先花两三周的时间进行预热训练，每周进行 150～300 分钟的中等强度有氧运动，再逐步提高运动强度。

在完成前两步的前提下，你就可以测试心肺功能的上限，了解自己身体的最高运动水平了。你可以通过一次简单的 12 分钟跑步测试计算出自己的最大代谢当量水平。公式如下：

[跑步距离（米）−504.9] /44.73= 预测最大摄氧量

预测最大摄氧量 /3.5 = 最大代谢当量

当然，如果你想获得最准确的结果，还是建议去医院进行标准化的心肺运动试验，医生能帮你精准评估最大摄氧量和代谢水平。如果最大代谢当量还不到 6METs，你需要进行一段时间的心肺耐力训练，再去挑战高强度运动和极限运动。

推荐你选择高强度间歇性运动，在短时间内给身体施加一个非常强的负荷，然后快速休息，再重复进行这样的锻炼。这种高强度与间歇性相结合的训练方法会带来运动后的过量耗氧，加快代谢速率。进行 4～6 周的训练后，你可以再次评估自己的最高心肺水平。

评估运动项目强度

如果你满足了上述所有条件，说明你平时保持了良好的运动习惯，或者通过努力，已经显著提升了自己的运动水平。下面我们要评估的是你即将挑战的运动项目。

常见的极限运动包括跳伞、攀岩、滑雪、滑翔伞、跳水、冲浪、跑酷、摩托越野、深海潜水、特技滑板等。表 52-1 中展示了各个项目对应的大致代谢当量，你可以对照自己的最大代谢当量进行初步筛选。

通常情况下，你可以挑战相当于自己最大代谢当量 90% 左右强度的项目，最多挑战超出自身最大代谢当量 1MET 的项目。超过 1MET，风险就会迅速增加，不建议贸然尝试。

举个例子：如果你测出自己的最大运动能力是 9METs，而时速 8000 米 /

小时的慢跑消耗为 8.5METs，那么 8.5/9 × 100% ≈ 94.4%，已经接近你的极限运动水平，也就是说，这种运动对你而言已经是非常高强度的挑战了。

　　因此，一旦你掌握了自己的最大代谢当量，就可以结合这个表格，科学地选择适合自己的运动项目，既挑战身体，又保障安全。

表 52-1　轻、中或较大强度体力活动对应的代谢当量

	极低 / 低（<3METs）	中（3.0～5.9METs）	高（≥6.0METs）
步行 / 跑步	在住宅、商店或办公室周围漫步 =2	步行（3mph）=3 快速健步走（4mph）=5	快速健步走（4.5mph）=6.3 中速步行 / 徒步旅行，没有或有轻便随身物品（<9 斤）=7 在陡峭的路上徒步旅行，随身物品较重（9～38 斤）=7.5～9 慢跑（5mph）=8 慢跑（6mph）=10 慢跑（7mph）=11.5
居家劳动	站立时轻度工作，如铺床、洗碗、熨衣服、做饭或整理杂物 =2～2.5	擦窗户、擦车、打扫储藏室 =3 扫地、地毯吸尘、拖地 =3～3.5 木工工作 =3.6 搬运和堆积木材 =5.5 割草（推割草机）=5.5	铲沙子、煤等 =7 搬重物（如砖头）=7.5 做重农活（如排水）=8 挖沟 =8.5
休闲活动和运动	绘画、做手工、打牌 =1.5 打台球 =2.5 划船（手动）=2.5 打门球 =2.5 扔飞镖 =2.5 钓鱼（坐）=2.5 演奏乐器 =2～2.5	打羽毛球（娱乐性）=4.5 打篮球（投篮）=4.5 慢舞 =3；快舞 =4.5 钓鱼（站）=4 打高尔夫（发球区之间步行）=4.3 驾驶帆船 =3 打乒乓球 =4 网球双打 =5 打排球（非竞赛性）=3～4	极地自行车，低速（10～12mph）=6；中速（12～14mph）=8；快速（14～16mph）=10 越野滑雪，慢速（2.5mph）=7；快速（5～7.9mph）=9 踢足球（娱乐性）=7；竞赛性 =10 打篮球 =8 游泳（休闲）=6；竞赛性 =8～11 网球单打 =8 打排球（竞赛性）=8

注：mph 意为"英里每小时"，1mph 约等于 1.61 千米 / 小时。

评估运动环境条件

完成了前两方面的评估，你还要评估即将进行运动的外在场地环境。

无论是评估自身运动水平，还是测算运动项目强度，我们都默认运动是在舒适、熟悉的环境中进行的。**如果离开了熟悉的环境，来到了像沙漠、极地、高原、深海这样的地方，那么运动强度必须适当下调，一般建议比自己的能力范围低 1～2METs。**

在正式开始运动项目前，建议你提前 1～2 天抵达目的地，预留足够时间适应环境。如果是高原运动，可以选择先在中等海拔区域短暂停留，逐步适应，再进入高海拔地区。同时，进行一些低强度的活动，观察身体反应。

此外，装备准备也至关重要。根据运动特点，提前准备透气保湿、防寒保暖的衣物，以及通信设备、心率监测仪器等。在极端环境中进行高强度运动时，每一件装备都可能是用来保命的。

还有，运动项目是否配备了专业的防护和指导也非常关键。你需要做三项确认：第一，项目组织方是否有丰富的同类活动经验；第二，是否制订了完善的医疗急救预案；第三，是否有专业教练随队指导。这三项如果都符合，基本可以认为这次活动是相对靠谱的。

评估做到这里，你可能已经跃跃欲试了。但在真正开启挑战前，还有几个关键注意事项需要掌握。

首先，保证运动前一段时间的充足睡眠，尤其是运动前一天晚上。如果没睡好觉，甚至只睡了 4～5 小时，那么这个运动计划必须暂停。在后文介绍睡眠相关内容时，我会把原因告诉你。

其次，运动前充分热身，运动后充分拉伸。运动前应安排 5～10 分钟有氧热身，逐渐提升心跳、呼吸频率、关节和肌肉的状态，为高强度运动打好基础。运动后必须进行全身大肌群的拉伸，帮助代谢乳酸，减少肌肉酸痛与疲劳。

最后，时刻关注身体发出的预警信号。如果运动过程中出现胸闷、心慌、气促、疼痛、头晕、极度疲劳等症状，需要立刻停下，评估自身状态。

判断是否能继续运动，有一个重要的原则，就是观察症状的变化趋势。如果症状是逐渐出现、程度可控，并且与你增加的运动强度相匹配，你可以放慢节奏，尝试调整一下，再坚持一会儿。但如果这些症状是突然出现的，而且感觉与运动强度不匹配，或者症状在短时间内迅速加重，那么无论当时情况如何，都应立即停止运动。这是身体发出的明确警告信号，一定要听从身体的声音，及时采取措施。

最后，我还想再叮嘱一句，极限运动本身的风险仍然远高于日常运动。如果你正在承担着重要的家庭责任和社会责任，那么在选择挑战之前，不妨再慎重思考一番——有些冒险也许值得等待更合适的时机。

053 | 高原旅行：
高海拔地区旅行，如何安全地玩耍

千里之行，始于足下。人生在世，难免想要去看看远方的山川湖海，领略天地之大美。但这些美好的憧憬都需要强健的体魄作为支撑。健康的时候我们可以说走就走，如果生病了，是不是只能望而却步？在这件事情上，我应该非常有发言权。

近几年，最令我骄傲的事情之一，就是通过专业的康复指导，成功帮助心梗患者安全登上高原，实现了看世界的梦想。这正是心脏康复学科的价值所在。疾病不应成为禁锢人生的枷锁，只要科学应对，你一样可以实现自己的梦想，追寻诗和远方。

有的人可能会问，短暂的高原旅行没问题，但如果想在高原多待几天，要怎么应对高原反应等不舒服的状态呢？我的很多同事和朋友每年都要去藏区，为当地居民提供医疗援助，比如一位骨关节科的医生朋友，为了帮助藏区医生学会治疗当地独有的大骨节病，每年都要往返藏区十余次，一待就是几个月。他们是怎么办到的呢？接下来，我们就一起看看克服高海拔问题的最佳解决方案。

为什么会有高原反应

为什么高原环境会让我们的身体产生不适呢？关键在于海拔升高导致的气压变化。研究显示，海拔每上升 100 米，气压就会下降约 1 千帕。随着外界气压的降低，人体能够从空气中吸入的氧气压力也会降低，肺部就没有足够的驱动力让体内外气体进行交换，因此血液中的血氧含量也会随之降低，最终导致输送到全身各个组织细胞里的氧气减少。当海拔在海平面左右的高度时，正常人的血氧饱和度通常在 95% 以上；当海拔升至 1500 米左右时，血氧饱和度会降至 92%～96%；而到了 4500 米的高海拔地区，血氧饱和度甚至会低至 75%～85%。

所以，对大多数人来说，进入海拔 1500～2500 米的地区，身体不会有太大反应，但进入海拔 2500～4500 米的地区后，身体就会出现明显的缺氧症状，比如呼吸急促、心跳加快、头痛、食欲减退、睡眠障碍等。此外，还需要特别警惕高原脑水肿和高原肺水肿这两种严重的并发症。

出发前的评估

想要安全舒适地完成高原之旅，需要科学地完成以下三个步骤：第一步，出发前的评估；第二步，做好短期和长期准备；第三步，选择合适的交通方式进入高原，并灵活应对各种突发状况。

先来看出发前的评估，具体来说，就是评估自己或家人的身体情况是否适合去高原。这是出发前最重要的一步。俗话说"谋定而后动"，面对高原这个已知的危险因素，最怕的就是盲目自信、贸然行动。可以采用排除法进行初步判断，如果存在以下三类疾病，建议暂缓高原行程。

第一类为基础性缺氧疾病，如慢性阻塞性肺病、间质性肺病、贫血、先天性心脏病等。

第二类为肺部气流量小的低通气问题，如肥胖导致的低通气综合征，或近期接受过颈部手术等。

第三类为心血管系统疾病，如冠心病、肺动脉高压、心力衰竭等。这类疾病的患者有潜在的缺氧问题。

如果刚好存在以上三类疾病，又很想去高原旅行，出发前务必要与专业医生充分沟通，通过心肺运动试验准确评估可耐受的海拔及此高度下的运动强度。表53-1详细列出了心血管疾病患者的高原旅行建议，你可以参考一下。当然，暂时去不了不代表永远都不能去，通过系统的心肺康复训练，很多患者的身体都能逐步达到高原旅行的标准。

表 53-1 心血管疾病患者高原旅行建议

心血管疾病患者高原旅行建议	
所有患者	注意现有药物与乙酰唑胺等处方药的潜在相互作用
	考虑是否存在合并症
	考虑目的地是否有医疗设施
冠状动脉疾病	心脏事件发生后至少 6 个月才建议出行
	如果在压力测试期间没有出现心电图异常，建议出行
	如果目的地海拔低于 4200 米（如果存在额外的心血管风险，则降低阈值），建议出行
	高海拔地区禁止剧烈运动
心力衰竭	NYHA I-II 级 [①]：如果目的地海拔低于 3500 米，建议出行
	NYHA III级：如果目的地海拔低于 3000 米，建议出行
	NYHA IV 级：不宜前往高海拔地区
心律不齐	对于患有严重室性心律失常的患者，如果目的地海拔低于 3500 米，建议出行
	其他心律失常患者，建议出行
青紫型心脏病或右左分流	高海拔地区禁止剧烈运动
高血压	高血压未得到控制或严重（＞180/110 毫米汞柱）的患者不宜出行
	高血压稳定患者，建议出行
肺动脉高压	如果目的地海拔超过 2000 米，不宜出行
	如果无法避免出行，需要补充氧气

---

① 纽约心脏病协会的心功能分级。

做好长期和短期准备

通过出发前的评估，确认可以前往高原后，接下来要做好长期和短期的准备。

首先要明确一个核心观念：去高原不是"说走就走"的潇洒旅行，还要进行科学、周密的准备。长期准备指的是出发去高原前的一至两个月，进行心肺功能提升训练，增强氧气的输送和利用能力。具体做法很简单，就是在原有的有氧训练基础上，逐渐提升训练强度，延长训练时间。比如，原本是 50% 的心率储备，训练 30 分钟，在去高原前，逐渐增至 70% 的心率储备，训练 40 分钟。

短期准备则是指出发前一两天要做的事。你可以从以下三个方面着手。

第一，准备出行装备。"工欲善其事，必先利其器。"在高原旅行，齐全的装备在关键时刻能够保命。建议你做一个"装备党"，根据目的地的光线、温度、氧气情况来进行准备。

高原地区的光照、紫外线都十分强烈，要准备好防护镜和防晒措施；高原地区的温度会随着海拔的升高而下降，要准备保暖、轻便的衣服；高原地区氧气稀薄，建议根据行程，适当准备氧气罐、便携式制氧机或车载制氧机。前往高原的火车上、高原当地的旅馆和旅游景区等，也会提供相应的氧气设备，可以提前确认相关信息。

第二，确认当地医疗资源。无论是否有基础疾病，都应该提前确认入住酒店、景点与医院的实际距离、到达途径、可获得的医疗资源等。

第三，调整心态。出发前，要保持一颗平常心，不过于紧张，也不过于兴奋。研究表明，由于惧怕高原反应而产生的焦虑，反而会加重上呼吸道症状、脱水等高反表现。

出发后的注意事项

做好准备后，我们就可以乘坐交通工具出发了。交通方式会直接影响高原反应的强弱程度，比较推荐的交通方式优先级依次为汽车、火车、飞机。研究显示，乘飞机去高原的人群，出现高反的风险比选择其他交通方式的人群高4.5倍。因此，建议避免所处地区在短时间内海拔急速升高，尽量选择让海拔阶梯式上升的交通方式。

此外，在出行时间上，冬季高原气温低、气压低，含氧量进一步降低，寒冷会刺激新陈代谢，增加耗氧量，且易引发呼吸道感染。如果是第一次去高原旅行，建议优先选择速度较慢的交通工具，如汽车、绿皮火车等，并在温暖的季节出行。建议采取走走停停的方式，先到海拔1500～2500米的地方住一晚，再逐步上行，通过海拔的缓慢爬升，给身体充分的适应时间，将高反的可能性降到最低。

除了选择合适的交通方式，在旅行途中，我们还会遇到各种各样的问题。比如，在高原上怎么喝水才是科学的呢？有一种传言是，在高原要减少如厕次数，所以必须少喝水。这完全是错误的，而且会带来巨大的健康隐患。身处中高海拔地区，身体的代谢率显著上升，体液流失速度加快，而缺氧和干燥、稀薄的空气导致的呼吸加速、脱水等症状，还会增加血液黏稠度，导致氧气的输送效率降低，从而加剧高原反应。所以，多喝水才能更快地适应高海拔环境。

具体应该喝多少水呢？每日总饮水量应保持在3～4升。口渴是一个滞后的信号，建议把尿液是否清澈或呈浅黄色作为判断是否需要饮水的标准。此外，还可以在水中添加葡萄糖、果糖、蔗糖、蜂蜜等，以快速补充能量；可以适量补充钠、钾、钙、镁等矿物质，改善电解质平衡状态；或者喝一杯含有多种维生素的泡腾饮，缓解"碱中毒"症状。在高原，电解质饮料或运动饮料都是不错的补水选择。

高原上的饮食同样有讲究。与平原地区的饮食结构不同，在高原，建议遵循"60%～70%的高碳水化合物＋高植物蛋白＋低脂肪"的饮食结构。这种搭配能快速提供能量，帮助我们适应高强度的活动，还能提高氧气交换效率。需要特别注意避免摄入过量的脂肪和动物蛋白，它们可能会加重高原反应。建议随身携带巧克力、饼干、面包、豆腐干等能量补充食品，以备不时之需。

在住宿安排上，建议选择海拔更低的地方。虽然一些旅行社会宣传海拔2500～3000米山区度假地的住宿体验，但从医学角度来看，这是不提倡的。夜间人体自主呼吸调节能力会自然下降，容易导致严重缺氧，增加高山病的患病风险。留宿的安全位置是1500米左右的中等海拔地区。如果条件许可，要尽可能在中低海拔地区住宿，白天再登高游玩。

在高原旅行，还有两条必须遵守的禁忌。

第一条是不喝酒、不抽烟。初到高原的48小时，戒烟、戒酒尤其重要。我曾接诊过两位患者，他们在抵达拉萨的当天晚上就大量饮酒，结果半夜分别因为心衰和肺水肿被紧急转运至成都救治。这两人经常往返藏区，身体适应能力还算是比较强的。

第二条是不躺平。虽然初到高原要避免剧烈运动，但研究发现，到高原后整日卧床休息反而会加重高反。因为整日卧床会导致人体各项机能减弱，抑制机体的适应能力。建议制订循序渐进的行程和活动，帮助身体适应高原环境。

最后，我们再来看看应对高原反应的药物。在高反这件事上，没有特别管用的保健品，但是有经过科学验证的"救命稻草"。

市面上流行着各种所谓抗高反保健品，如抗氧化剂、甲羟孕酮、红景天、西洋参等。遗憾的是，这些产品的效果尚未得到高质量研究的证实。如果决定服用，切忌多种混吃，以免产生不良反应。

那"救命稻草"是什么呢？目前研究证明有效的抗高反药物是乙酰唑胺，

它能有效预防急性高原病，但只适用于既往有明确急性高原病病史的患者，尤其是反复发作的患者，或者计划进行中高风险登山活动的人。对大部分普通的旅行者来说，准备常规止痛药（如布洛芬）和止吐药就可以了，足够应对高反带来的头疼、恶心等不适。

此外，人对缺氧的适应能力很大程度上取决于个体的先天素质。对于高反这件事，有"欺男不欺女，欺胖不欺瘦，欺高不欺矮，欺动不欺静"之说，这个说法尽管不绝对，但从实际情况来看，确实反映了一定的规律，建议你根据自身情况做好相应准备。

我的很多朋友一旦踏足高原，便仿佛上了瘾一般，年年心驰神往。其中不乏年纪已长，甚至有心脑血管疾病的人。我曾好奇地问过他们为什么，他们的回答出奇地一致：每一次高原之行，都会带来不同的震撼与感动，心境也因此有新的收获与升华。

高原不应被视为人生的禁区，但也不宜轻忽其风险。所谓"君子不立危墙之下"，每一次出发前，都要认真评估自身状况，做好充分准备，这才是为自己的健康负责。

· 07 ·

第七章

睡眠修复系统

———

心不求睡者，不得睡；心求睡者，亦不得睡；唯忘睡者，睡斯美矣。

——庄元臣

054 | 睡眠科学：
好睡眠的底线和天花板在哪里

睡觉很重要，你肯定知道。可是除了睡觉，你每天还有很多重要的事要做。运动、吃饭、喝水、上班、育儿、保持好心态、打游戏……为了挤出更多时间来完成这些事，你最先牺牲的往往就是睡眠。

可在医生看来，在所有日常事务中，真正最重要的、最不能牺牲的，就是睡眠。

睡不好的坏处，可不只是让你没精打采。我们医生有一种反向思维：在所有日常行为中，如果缺失某项，生命最先受到致命威胁，那这项行为对健康的重要性就最高。饿肚子、心态不好，一时半会儿都出不了大事。盘点下来，生命中最不可或缺的应该是以下三项：水、运动和睡觉。

但这三项之中有优先级。要是完全不补水，人肯定很快就不行了，但是考虑到日常饮食中多少都含有水分，所以极端缺水的情况很少见。运动呢？即使不去健身房锻炼，只要起身走动，比如去饮水机接杯水、去个卫生间、去楼下取外卖，都算是轻度活动，一个人很难做到一动不动。

但睡觉就不一样了。睡觉就是睡觉，没有任何行为能替代睡眠本身。医学界普遍认为，睡眠是人类健康的核心支柱，对维护身体健康、心理平衡、认知能力和情绪稳定等都起到至关重要的作用。它是我们日常行为中最不可替代、最需要认真对待的一项。

遗憾的是，睡眠问题在现代人中越来越普遍。

作为一名医生，这些年我明显感受到来看心脏病的人群正在发生明显变化。过去，心脏病患者中肥胖者居多，通常为饮食失控、体重超标导致，是常见的生活方式问题。而最近 10 年，我接诊的患者中肥胖者一年比一年少，反而有睡眠障碍的人越来越多。到今天，**几乎七成的心脏病患者都存在不同程度的睡眠问题**。

睡不好觉的原因有很多，但我们也不用苛求自己每天都要拥有"婴儿般"的完美睡眠。在这一节，我会结合大量研究，和你一起找到睡眠的底线和天花板：底线是再差也不能突破的下限，天花板是想要达到最佳状态时应该努力的方向。只要你的睡眠在这两个标准之间，并且能满足自身的需求，就已经很不错了。

为了帮你改善睡眠，我会从三个关键要素来展开讲解：睡多久、几点睡几点起，以及睡眠环境。

黄金睡眠：7～8 小时

睡眠时长是影响睡眠质量的关键因素之一。关于每天到底该睡多久，我们应该守住的底线是：不少于 5 小时，同时也不要超过 9 小时。

很多人知道睡少了不好，却没意识到，睡太多同样有风险。一项基于中国 40 万慢性病患者、历时 9 年的随访研究发现，每天睡少于 5 小时的人，相比每天睡 7～8 小时的人，中风风险增加 10%，脑出血风险增加 19%。而每天睡眠超过 10 小时的人，中风风险增加 12%，脑出血风险增加 23%。无论睡得太少还是睡得太多，心血管病风险都会增加 23%。

英国的一项大型研究也表明，睡眠不足或睡眠过长都会增加患糖尿病、癌症、肝病、抑郁症、阿尔茨海默病、帕金森病、关节炎等疾病的风险。睡眠不足 5 小时，相关疾病风险增加 30%～40%；而睡眠超过 9 小时，风险上升幅度更大，达到 50%。

综合来看，无论睡得太少还是太多，都会显著增加疾病风险和死亡率。因此，我们必须守住一条底线：每天总的睡眠时长不少于 5 小时，也不能超过 9 小时。进一步来看，大量研究表明，6～8 小时是最理想的睡眠时长。在这个范围内，人体的各项健康指标最为稳定，心血管疾病、代谢疾病、认知障碍等风险也降到最低。

那么，在 6～8 小时这个区间内有没有一个最佳的睡眠时间呢？

答案是肯定的。从多项大规模研究的结果来看，**睡眠时长与疾病风险、死亡率呈现出 J 形关联：睡得太少，风险上升；睡得适中，风险最低；睡得太多，风险再次上升。综合分析后，医学界普遍认为，每天睡 7～8 小时是最接近理想状态的。**

比如，前面提到的那项基于 40 万中国人、为期 9 年的随访研究就发现，每天睡 7～8 小时的人心梗、中风、脑出血的风险最低。在另一项涉及 119 万人的综合分析研究中，每天睡 7～8 小时的人，心梗风险比每天睡不足 5 小时的人降低了 56%。

所以，每天睡眠时间控制在 5～9 小时是最低要求。如果想让健康状态更进一步，建议将睡眠时间稳定在 6～8 小时。如果想冲刺满分，达到最优状态，那么 7～8 小时就是目前科学研究支持的最佳睡眠时长。

当然，具体的最佳睡眠时长需要结合个人的体质和生活状态灵活调整，不要盲目追求标准时长，更重要的是让身体在这个区间内恢复到最佳状态。

入睡时间和起床时间

人的生物钟高度依赖自然光照的节律。合理安排入睡时间、保证适当的睡眠时长、保持规律的生活作息，这三者共同作用，才能维持生物节律的稳定。一旦节律被打乱，身体功能和代谢系统就容易受到影响。相反，如果调整好作息，不仅能显著提升睡眠效率，还能让你在同样睡 7 小时的情况下，恢复得更快、精神状态更好。

2021 年 11 月，英国牛津大学在欧洲心脏病学会旗下的学术期刊上发表了一项研究，指出晚上 10:00—10:59 是人体自然进入睡眠状态的黄金时间。在这个时间段入睡，可以显著降低心血管疾病风险，有助于更快进入深度睡眠，促进身体修复和新陈代谢，增强免疫力，预防各类慢性疾病。

按照最佳睡眠时间 7 小时左右来计算，理想的作息节奏是晚上 10～11 点入睡，早上 6～7 点起床。 这样既能确保充足的睡眠时间，又能最大限度地与人体自然生物钟保持同步（图 54-1）。

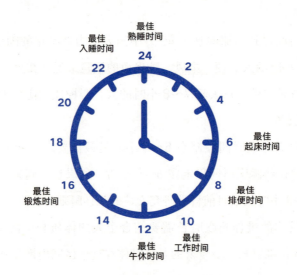

图 54-1 人体最佳生物钟示意图

有人可能会问："我工作忙，晚上 10 点根本睡不了，怎么办？"别急，10 点入睡是理想状态，但并不是必须严格遵守的底线。只要你能保证每天睡够 7～8 小时，无论是晚上 9 点半上床，还是熬到凌晨一两点才睡，总体上对身体的影响都不会太大。

不过，还是有一些研究提示，晚睡对代谢功能确实有一定影响。因为睡眠期间，人体的脂肪代谢进入调整阶段，胰岛功能的修复也主要在这个阶段进行。一项对 13000 多名受试者的研究发现，每晚入睡时间每延后 1 小时，胰岛素抵抗就会上升 1.3%。因此，建议尽量不要熬夜到晚上 12 点，尤其是如果你已经存在高血糖、高血脂、肥胖等问题，或者家族中有糖尿病史，熬夜对你来说就更不合适了。

如果没有这些问题，你是不是就可以随意安排作息了呢？也不是。还有一条非常重要的底线——保持规律的作息。具体来说，就是你的入睡时间和起床时间，每天的波动最好不要超过 1 小时。

一项涵盖全球超过 1.2 万名成年人、200 多万个夜晚睡眠数据的大型研究发现：入睡时间提前或推迟超过 34 分钟，高血压风险增加 32%；醒来时间提前或推迟超过 43 分钟，高血压风险增加 8.9%。此外，睡眠时间不规律还与冠心病、中风、情绪波动、抑郁、焦虑等多种健康问题密切相关。

所以，如果不得不熬夜，你也要尽可能把它熬得有规律一些。熬夜可以偶尔有，但作息不能乱。

睡眠环境

相比睡眠时长和作息节律，环境相关因素显得有些琐碎，更多的是锦上添花，但如果能营造一个良好的睡眠环境，也能显著提升你的睡眠质量。常见的建议，比如调暗光线、远离噪声、保持环境卫生，你大概已经很熟悉了，我重点讲几个重要却容易被忽视的细节。

第一是室温。这对我们的睡眠质量影响非常大。如果房间太冷，需要盖很厚的被子来保暖，容易导致入睡困难或频繁醒来；而房间太热，同样是影响入睡的常见原因之一。美国国家睡眠基金会建议，最适宜的室内温度是16～19℃。维持这个温度，有助于身体快速进入深度睡眠状态。

第二是被窝的温度。被窝温度保持在32～34℃，最有助于快速入睡。被窝太冷，身体需要长时间消耗能量取暖，不仅会延迟入睡，还会降低睡眠质量。在夏天铺个凉席，基本就是这个温度了。但冬天，在你上床之前，被窝是很难达到这个温度的。一个简单有效的办法是使用电热毯：提前预热，上床时关掉电源，就能让被窝保持在最佳温度，既舒适又安全，也不必担心干燥问题。

第三是湿度。房间内的湿度同样会影响睡眠质量，还会影响一部分呼吸道疾病的发病。理想的卧室湿度为50%～70%，用加湿器就可以做到。

睡眠是生活方式中最重要的一环，直接关系到你能否在人生路上避开重大疾病。希望这一节能帮打拼中的你找到既能坚持奋斗又能守护健康的生活方式。只要守住底线、掌握正确的方法，即使偶尔少睡一点、熬一两次夜，也不会轻易透支健康。

055 | 睡前仪式：
如何才能迅速入睡

虽然我们都想睡个好觉，但"躺在床上怎么也睡不着"的经历，相信很多人都有过。白天的事情像放电影一样在脑海里一幕幕播放，想完今天的，还要盘算明天、后天的。为了入睡，喝过牛奶、数过羊、听过白噪声、爬起来看过书，但最后依然翻来覆去，甚至不得不靠安眠药才能勉强睡着。事实上，人这一生，很难不遇到一次像这样的入睡困难。

下面我们就具体来看看，有哪些好用的小行动可以让你入睡更快、睡得更香。

正式开始之前，我们先划定一下边界：本节专门针对偶尔入睡困难的人。如果你长期失眠，并伴随有焦虑、抑郁的情况，那就需要更系统的干预。

为什么在关注睡眠时长的同时，还要重视入睡速度呢？**因为快速入睡是高质量睡眠的重要保障之一。如果你能在较短时间内入睡，通常意味着你的睡眠节律正常，夜间深睡眠的比例更高，身体的恢复效果也更好。**简而言之，睡得快，睡得香。

那有没有科学证实的方法可以帮助我们更快入睡呢？

有。经过大量研究验证，目前被认为影响入睡的三个要素是光线、声音和体温，所以，对加速入睡最有效的三个方法就是减少光线、控制声音和调节体温。

减少光线

影响入睡的第一个要素是光线。这是三个要素中科学证据最多的一个，也是需要你花比较长的时间去调整的要素。如果你想睡得快、睡得实，基本上从太阳落山开始，就要有意识地减少光照，尤其是避免电子产品发出的蓝光刺激。

为什么光线会影响睡眠呢？核心原因在于我们的生物钟。生物钟并不是一个比喻，而是真实存在的。2017 年，三位科学家因揭示生物钟的机制而获得了诺贝尔生理学或医学奖。他们发现，地球上绝大部分生物体内都存在周期基因，其编码的蛋白会随着日光的消失而增加，积累到一定量，就会启动睡眠模式。而如果持续受到光线，尤其是蓝光的刺激，就会阻断这类蛋白的积累，从而影响睡眠。

蓝光是指波长在380～500纳米范围内的可见光，其颜色介于蓝色和绿色之间。在自然界中，太阳光、月光及火焰光中都有蓝光成分。而在现代生活中，几乎所有的LED背光源设备——如手机、电脑、电视，都会发出大量蓝光。

蓝光对我们的影响并不全是负面的。白天，适量蓝光有助于保持清醒，提升注意力和认知功能。但到了晚上，接受过多的蓝光辐射会抑制褪黑素的分泌，打乱人体生物钟，导致失眠、慢性疲劳等问题。

如何避免睡前照射到过多的蓝光呢？现在大多数电子设备都配备了夜间护眼模式，可以在日落后自动调整光线，减少蓝光辐射，你只需在设置中打开即可。当然，最直接有效的方法，还是睡前1小时远离电子屏幕，让眼睛和大脑都进入放松状态。

其他光源的影响虽然没有蓝光那么大，但也会在一定程度上扰乱你的生物钟。所以，睡前半小时，建议你调暗家中所有灯光，在昏暗柔和的光线下完成洗澡、刷牙等睡前准备，然后关灯入睡。

有人可能会担心，孩子怕黑，老人要起夜，家里要不要留一盏不太亮的小夜灯？答案是不要。大量研究发现，长期在微光环境中睡觉，会增加患乳腺癌、前列腺癌的风险，同时也可能打乱生物钟，诱发焦虑、抑郁等心理问题。

怎么解决？很简单，孩子怕黑，你可以在孩子入睡后再关掉夜灯；家人要起夜，安装一个声控或者红外感应灯就可以了。

控制声音

影响入睡的第二个要素是声音。

近年来，听声音可以说是改善睡眠最流行的方法之一。仅在 2020 年，安卓系统上就新增了超过 250 款专门利用声音助眠的应用。这些声音主要包括以下几种。

> 白噪声：如电台的沙沙声、持续的雨声等。
>
> 粉红噪声：如瀑布声、风吹过树叶的声音等。
>
> 缓慢重复的音乐：如巴赫的古典音乐等。

从已有的 38 项相关研究来看，大约有一半的研究证据表明：在入睡前半小时到一小时循环播放特定的声音，可以有效缩短入睡时间。而且，这个方法不仅适用于成人，对哄孩子睡觉同样有效。

为什么声音可以帮助入睡？原理在于，这些声音通常具有重复、单调的特点，能够有效屏蔽环境中的杂音，帮助大脑从白天的紧张状态中逐渐脱离，更容易平静下来，从而进入睡眠状态。不过需要注意的是，目前关于这类声音是否能进一步改善其他睡眠质量指标（比如减少睡眠碎片化、延长深度睡眠时间）的科学证据并不充分，部分研究结果之间也存在矛盾。

所以，我的建议是，如果本身没有明显的入睡困难问题，不必刻意依赖这些声音；如果确实需要辅助入睡，可以适当使用，但一定要设定播放时长，避免整夜播放。

此外，音量控制也很关键。虽然不同研究中测试的音量范围从 20 到 93 分贝不等，但综合来看，用能听见的最小有效音量最为合适，既能起到助眠效果，又能最大程度地保护听力。

目前，各类音乐软件和助眠 App 里都有丰富的白噪声、粉红噪声或轻音乐资源。至于选哪一种，科学上没有明确的优劣之分，选择自己喜欢、能让自己最快放松入睡的那一款就好。

调节体温

影响入睡的第三个要素是体温。调节体温看起来有点玄，但操作起来非常简单。

在高质量的睡眠中，人体的核心体温会自然下降。虽然我们是恒温动物，但我们的体温其实和生物钟一样，存在着细微的昼夜波动。通常情况下，体内温度比体表温度高约2℃。白天，体内温度较高，体表温度则相对较低；到了晚上，体内温度开始下降，体表温度则略微升高。两者之间的温差逐渐缩小，这个变化正是启动睡眠模式的重要生理信号之一。

这种体温调节机制在小孩子身上尤其明显。比如，我的小女儿每次刚睡着时，就会出一头汗——这是体表在升温的表现。随后她就开始踢被子帮助散热，此时体内温度开始降低。这是孩子在调节体温，让自己睡得更沉稳。所以，不用总是埋怨孩子睡觉不老实，也不要总把他们捂得严严实实。

同理，成年人想睡得更好，就要模拟这个过程——睡前让自己的体表温度升高一些，帮助身体更快地打开散热机制，促进体内温度下降，顺利入睡。

具体怎么做呢？你可以在临睡前洗个热水澡，泡个脚。条件允许的话，泡个澡或者泡温泉也是很好的选择。

不过，升温只是第一步，接下来还要帮助身体顺利散热。比如，你要选用透气性好的棉质床品和睡衣，不要用被子裹住头部，睡觉时脚上别穿袜子，让热量自然散发。

此外，房间温度和被窝温度适中就行。温度太低会让洗澡后的体表温度瞬间降下去，太高则会让你睡着后身体无法散热，体内温度降不下来。至于多少度算适中，上一节已经提到了，你可以回去复习一下。

其实，这一节介绍的帮助快速入睡的三个办法，背后有一个共同点：它们都在模拟人类在自然环境中入睡的状态。

体温的自然波动，与日出日落的变化紧密相关；光线的节律，是人类数百万年来跟随太阳作息所形成的生物本能；而白噪声、粉红噪声等声音本身就广泛存在于自然界，如风声、雨声、流水声等。我们的祖先正是在这样的自然背景音中安然入睡，他们也用诗意的语言记录过这种体验："严陵滩下孤舟远，一夜归心听雨眠。"

所以，**如果想入睡得更快，你就要遵循自然的规律——跟随日出而作、日落而息，置身于自然的光影与声音之中。**《黄帝内经》有云："法于阴阳，和于术数，食饮有节，起居有常，不妄作劳，故能形与神俱，而尽终其天年，度百岁乃去。"天人合一，是我们日常健康管理中最重要，也最值得反复践行的一条原则。

056 | 缓解失眠：
非药物治疗最有效的方案是什么

睡眠是健康管理中重要的一环，也是没有替代方案的一环。但遗憾的是，如今失眠成了一个极为普遍的现象。

目前，全球报告的平均失眠率为 27%，而在中国，这一数字更是高达 31.2%。也就是说，平均每 3 个人里就有一人经历过失眠。

2019 年，一项覆盖我国大部分省市、10 万余名 15 岁以上居民的调查显示，过去 1 个月内，有 21.25% 的人存在睡眠障碍。这项调查使用了匹兹堡睡眠指数量表（PSQI），该量表是常用的睡眠质量评估量表（表 56-1），你可以自测一下，如果测试结果超过 7 分，就说明你很可能存在睡眠质量问题，需要予以重视。

表 56-1　匹兹堡睡眠质量指数量表

条目	下列问题是关于您最近 1 个月睡眠情况的，请填写或勾选最符合实际情况的答案。			
1	近 1 个月，晚上上床睡觉通常在（　）点。			
2	近 1 个月，从上床到入睡通常需要（　）分钟。			
3	近 1 个月，通常早上（　）点起床。			
4	近 1 个月，每晚通常实际睡眠（　）小时（不等于卧床时间）。			
5	近 1 个月，您是否因下列情况影响睡眠而烦恼	无	<1 次 / 周	1～2 次 / 周	≥3 次 / 周
	a. 入睡困难（30 分钟内不能入睡）	☐	☐	☐	☐
	b. 夜间易醒或早醒	☐	☐	☐	☐
	c. 夜间去厕所	☐	☐	☐	☐
	d. 呼吸不畅	☐	☐	☐	☐
	e. 咳嗽或鼾声高	☐	☐	☐	☐
	f. 感觉冷	☐	☐	☐	☐
	g. 感觉热	☐	☐	☐	☐
	h. 做噩梦	☐	☐	☐	☐
	i. 疼痛不适	☐	☐	☐	☐
	j. 其他影响睡眠的事情	☐	☐	☐	☐
	如有，请说明：_____			
6	近 1 个月，总的来说，您认为自己的睡眠质量	很好 ☐	较好 ☐	较差 ☐	很差 ☐
7	近 1 个月，您使用催眠药物的情况	无 ☐	<1 次 / 周 ☐	1～2 次 / 周 ☐	≥3 次 / 周 ☐

续表

条目	下列问题是关于您最近 1 个月睡眠情况的，请填写或勾选最符合实际情况的答案。			
8	近 1 个月，您是否常常感到困倦？	无	<1 次 / 周	1～2 次 / 周	≥3 次 / 周
		☐	☐	☐	☐
9	近 1 个月，你是否常常感到做事的精力不足？	没有	偶尔有	有时有	经常有
		☐	☐	☐	☐

说明：

该表主要用于评定被试者最近 1 个月的睡眠质量。18 个条目组成 7 个成分（包括睡眠质量、入睡时间、睡眠时间、睡眠效率、睡眠障碍、催眠药物、日间功能障碍），每个成分按 0～3 等级评分，累计各成分得分为 PSQI 总分，总分范围为 0～21 分。得分越高，表示睡眠质量越差。

各成分含义及计分方法如下。

A 睡眠质量

条目 6 的计分，"很好"计 0 分，"较好"计 1 分，"较差"计 2 分，"很差"计 3 分。

B 入睡时间

(1) 条目 2 的计分："15 分钟"计 0 分，"16～30 分钟"计 1 分，"31～60 分钟"计 2 分，"60 分钟以上"计 3 分。

(2) 条目 5a 的计分："无"计 0 分，"<1 次 / 周"计 1 分，"1～2 次 / 周"计 2 分，"≥3 次 / 周"计 3 分。

(3) 累加条目 2 和 5a 的计分：若累加分为 0，则成分 B 计 0 分，"1～2 分"计 1 分，"3～4 分"计 2 分，"5～6 分"计 3 分。

C 睡眠时间

条目 4 的计分：">7 小时"计 0 分，"6～7 小时"计 1 分，"5～6 小时"计 2 分，"<5 小时"计 3 分。

D 睡眠效率

(1) 床上时间 = 起床时间（条目 3）－上床时间（条目 1）

(2) 睡眠效率 = 睡眠时间（条目 4）/ 床上时间 ×100%

(3) 成分 D 计分："睡眠效率 >85%"计 0 分，"75%～84%"计 1 分，"65%～74%"计 2 分，"<65%"计 3 分。

E 睡眠障碍

(1) 条目 5b 至 5j 的计分："无"计 0 分，"<1 次 / 周"计 1 分，"1～2 次 / 周"计 2 分，"≥3 次 / 周"计 3 分。

(2) 累加条目 5b 至 5j 的计分：若累加分为 0，则成分 E 计 0 分，"1～9 分"计 1 分，"10～18 分"计 2 分，"19～27 分"计 3 分。

F 催眠药物

条目 7 的计分："无"计 0 分，"<1 次 / 周"计 1 分，"1～2 次 / 周"计 2 分，"≥3 次 / 周"计 3 分。

G 日间功能障碍

（1）条目 8 的计分："无"计 0 分，"<1 次 / 周"计 1 分，"1～2 次 / 周"计 2 分，"≥3 次 / 周"计 3 分。

（2）条目 9 的计分："没有"计 0 分，"偶尔有"计 1 分，"有时有"计 2 分，"经常有"计 3 分。

（3）累加条目 8 和 9 的得分，若累加分为 0，则成分 G 计 0 分，"1～2 分"计 1 分，"3～4 分"计 2 分，"5～6 分"计 3 分。

A 睡眠质量得分（　），B 入睡时间得分（　），C 睡眠时间得分（　），D 睡眠效率得分（　）
E 睡眠障碍得分（　），F 催眠药物得分（　），G 日间功能障碍得分（　）
PSQI 总分 = 成分 A+ 成分 B+ 成分 C+ 成分 D+ 成分 E+ 成分 F+ 成分 G=（　）

评价等级：
0～5 分 睡眠质量很好
6～10 分 睡眠质量还行
11～15 分 睡眠质量一般
16～21 分 睡眠质量很差

那么，失眠问题到底该如何解决？这一节我们就来分析原因、找准对策。我会把目前睡眠医学证据最多、效果最好的解决方案提供给你，希望你尽快用上，让自己每晚都能安稳入眠。

你为什么会失眠

医学上对失眠的诊断标准包括四个方面：**第一，入睡困难；第二，难以维持睡眠状态（夜间容易醒来）；第三，清晨过早醒来；第四，由睡眠不足导致日间功能障碍，比如精神不集中、易怒、疲劳等。**

这里有两点需要注意：第一，失眠并不是简单地用"睡了几小时"来衡量，而要看你白天的精力状态好不好。第二，失眠应该以你的主观判断为准。如果你习惯了早醒或夜间醒来，但自己并不觉得疲惫或影响生活，那就不属于失眠。医学上评估睡眠质量，主要取决于你的自我感受，而不是手表、手环记录的数据，更不是跟别人比较的结果。

顺便提醒一句，现在市面上有很多睡眠监测产品深受欢迎，但我不建议你完全依赖这些设备来判断自己是否失眠。目前的大部分手表、手环很难准确反映出你的睡眠结构、睡眠效率和睡眠潜伏期，它们往往会高估正常人的睡眠时间，而在真正失眠的人群中，监测准确率也偏低，反而容易引发不必要的焦虑。

根据你的自我判断，如果失眠持续不到 1 个月，那么一般是短期失眠；如果每周失眠超过 3 次，并且持续 3 个月，那就属于慢性失眠了，需要及时就医，进行临床诊断。

但你可能也在纳闷，这些莫名其妙的"睡不着"，到底是怎么来的呢？

其实在很长一段时间里，医学界普遍认为失眠只是其他生理或心理疾病的并发症，没有对其进行单独诊断和治疗。但随着研究的不断深入，科学家发现，失眠和其他疾病之间的关系非常复杂，往往是双向影响。比如，失眠不仅可以由抑郁、焦虑引发，也可能反过来成为导致抑郁症、焦虑症、高血压、糖尿病的独立危险因素。因此，我们需要有一个清晰的认知：失眠完全可能独立存在，不一定是其他疾病的副产品。

不过在大多数实际案例中，失眠仍是心理或身体状态异常的表现。比如，从心理因素来看，焦虑症的典型表现就是入睡困难；而抑郁症患者往往表现为早醒。如果失眠是由身体疾病引起的，通常还会伴随一些明显的躯体症状，如疼痛、呼吸困难等。

无论失眠是由心理因素还是身体疾病引起的，都应该优先处理原发疾病。 比如焦虑或慢性背痛导致的失眠，随着焦虑或疼痛症状的缓解，失眠症状通常也会逐步改善。

当然，失眠还可能跟遗传因素有关。有家族失眠史的女性，其发病概率比男性高出约 40%。但无论性别如何，失眠的发生率都会随着年龄的增长而增加。

如果以上因素都已排除，或者原发疾病已经得到控制，但失眠仍然持续存在，那就需要针对失眠本身进行专门的干预和治疗。

认知行为疗法

针对失眠本身展开的治疗，主要分为两大类：非药物治疗和药物治疗。这一节我们先来看非药物治疗。

在非药物治疗中，认知行为疗法（CBT-I）是目前疗效最确切、科学证据最充分的一种方法。多项大型综述研究已经证实，CBT-I可以显著提高睡眠效率，缩短入睡时间，减少夜间醒来次数，并能小幅提升主观睡眠质量，增加总睡眠时长。

更重要的是，CBT-I在短期效果上可以与药物媲美，且副作用更小，治疗结束后效果更持久。

医学家发现，虽然每个人失眠的起因各不相同，比如备考压力、情绪冲突、身体不适等，但从偶发的睡不好发展成持续性的失眠，通常有一个共同机制，那就是对睡眠和失眠存在错误的认知，由此产生的不良行为习惯也会进一步加剧睡眠困难。

CBT-I的治疗核心就是纠正对睡眠的错误认知，改变不良行为。先来看看行为改变的相关内容，它相对比较容易理解和实践，总共分为三步。

第一步，睡眠刺激控制。

正常情况下，你应该与床建立一种条件反射关系——看到床就容易困倦入睡。但对于失眠者来说，这种关系被破坏了，甚至形成了负面条件反射：一躺到床上就变得更清醒、更焦虑。想要消除这种负面的条件反射，重建你与床之间的正向联系，你应该遵循以下几条规则。

> 1. 除非感到昏昏欲睡，否则不要躺在床上或待在卧室里。哪怕夜间醒来，也要起身去其他地方，避免在床上强迫自己入睡。

2. 不要在床上做任何与睡眠无关的事情，如看短视频、刷剧、看书等。

3. 每周 7 天都要在同一时间起床，一定要坚持执行，醒来后的 10～15 分钟内必须起床。

第二步，睡眠限制。

通常来说，失眠患者越睡不着，越渴望多在床上待着，不愿意错过任何一段睡眠，但这反而会加速失眠症的恶化。长期卧床会让人在睡眠时更容易被唤醒，也就是常说的"睡得太浅了"，一整晚都是时而睡、时而醒的碎片化睡眠。

针对这种情况的解决方案，就是睡眠限制，具体做法是要求失眠者写 1～2 周的睡眠日记，记录卧床时间和睡眠总时间，再根据记录调整卧床时间，尽可能缩小两者之间的差距。

比如，失眠者的日记显示平均睡眠总时间是 6 小时，但他晚上 9 点就上床了，早上 6 点才起床，卧床时间是 9 小时，两个数值相差 3 小时。那新时间表就应该限制为晚上 12 点上床躺下，早上 6 点起床。

但要注意，睡眠限制的总时长有一个下限——不能少于 5 小时。等你的睡眠时间占卧床时间的 85% 以上，也就是达到"良好"的睡眠质量后，就可以逐步延长睡眠时间了。一般每次增加 15 分钟，逐步延长至 7～8 小时的最佳睡眠时长。

在 CBT-I 的多种干预技术中，睡眠限制被认为是最有效的手段之一，但由于涉及较强的行为调整，自己操作可能存在一定的安全隐患，尤其是在失眠合并其他疾病的情况下，还是建议在专业医生的指导下进行。

第三步，放松矛盾意向。

"放松矛盾意向"乍一看可能不好理解，但它本质上其实就是一句话：睡不着也没关系，那就放松地接受。

医学研究发现，很多人之所以失眠，并不是因为遭遇了外部压力或具体烦恼，而是单纯害怕自己睡不着，结果反而陷入了越焦虑越难以入睡的恶性循环。矛盾意向训练就是要打破这个循环。你可以告诉自己，睡不着也没关系，天塌不下来，也可以先做点其他事情来转移注意力。你甚至可以制订一个完全相反的目标：从现在开始，保持清醒。这个目标很容易实现，会让你迅速放松下来。在此基础上，配合深慢呼吸、渐进式放松等技巧，效果会更好。

下面再来了解一下 CBT-I 中认知改变的相关内容。

认知改变的核心目标是帮助失眠者识别并纠正对失眠的错误观念。比如，有些人因为过度担忧自己的健康问题，或者对家庭、工作的压力耿耿于怀，从而在夜晚难以入睡。这种情况因人而异，需要你静下心来认真分析，找到困扰自己的具体源头。

再比如，有的人其实是因过度担忧失眠才会睡不着的。虽然我反复强调睡眠的重要性，但在面对失眠时，我反而希望你能更平和地对待它——承认自己确实会偶尔失眠，并且科学地认识失眠。睡不好，并不会给你的健康带来"灭顶之灾"，重要的是积极调整心态，通过前文提到的方法来逐步改善睡眠情况。

看到这里，相信你已经明白，CBT-I 疗法其实并不复杂。它可以通过面对面的一对一治疗、团体治疗来进行，也可以通过助眠类 App 等数字化方式完成。不过需要提醒的是，CBT-I 通常需要 4～7 次系统性训练才能见到明显效果，少于 4 次一般很难起到真正的改变作用。

如前文所说，在目前所有非药物干预手段中，CBT-I 被认为是治疗失眠最有效的方法。无论是焦虑、抑郁伴随的失眠，还是肿瘤、冠心病等重大疾病引发的失眠，以及青春期孩子和老年人的失眠，CBT-I 都显示出较为显著的改善效果。在所有接受 CBT-I 治疗的人群中，只有 20%～30% 的人治疗效果不佳，大多数人都能从中受益。

057 | 治疗失眠：
药物治疗是明智之选吗

除了上一节介绍的认知行为疗法（CBT-I），在治疗失眠方面，还有许多其他方法可以选择，比如正念冥想、健身、太极拳、针灸和指压按摩等。这些手段在亚洲地区长期被广泛应用，如今也越来越受到全球失眠研究领域的重视。这一节，我们就来系统梳理一下这些已被证实有效的方法。

适合失眠者的运动

正念冥想对失眠的积极影响，已经在两项随机对照试验的总结性分析中得到了证实。不少研究还发现，当正念与 CBT-I 结合使用时，短期内改善失眠的效果尤为显著。不过从长期来看，研究结果存在一定分歧：一部分研究认为其效果较为持久，但也有研究发现，在干预结束 8 个月后，正念冥想的长期效果反而不如运动。

那么，最适合失眠者的运动是什么呢？

对比不同类型运动后，多项国际研究得出一致结论：太极拳在改善睡眠方面表现尤为突出，特别适用于老年失眠患者。近期还有一项研究显示，太极拳缓解失眠的效果已可媲美 CBT-I。

太极拳之所以有效，是因为它结合了正念和低强度的有氧运动，在运动的同时更强调意念专注，把注意力聚焦在呼吸和动作上。哪怕动作不够标准，只要你能做到"意随动作"，就能达到放松安神的效果。

如果你觉得学习一整套太极拳太复杂，不妨试试"简化版太极拳五步法"。我为你准备了视频，你可以扫码跟练。

太极拳五步法跟练
视频

"运动是良药"，在对抗失眠这件事上，这句话再次被验证。无论你选择哪种运动方案——是有氧运动与抗阻训练相结合的系统方案，还是太极拳这类融合柔韧性与平衡性的综合训练方式，最重要的一点就是坚持。只有持续锻炼半年甚至一年，改善睡眠的效果才会显现并保持稳定。

此外，如果你能将运动安排在白天的户外进行，效果会更好。晚上接受光照，尤其是蓝光，会推迟入睡时间；而白天接受自然光照，则可以有效地帮助提前入睡，调整生物钟。光照本身就是一种有效的非药物疗法。

失眠的药物治疗

接下来，我们重点看看针对失眠的药物治疗方案。

大多数安眠药都属于处方药，原则上只需遵医嘱服用即可。但现实是，很多人在医院就诊时，医生的时间有限，往往只能快速开药，没法把药物的作用、类型、依赖性、副作用等细节一一解释清楚。下面我们就来系统地把这些关键信息讲透，让你在医生开药之前，心里先有个底。

首先，安眠药不是洪水猛兽，它确实能帮助我们改善睡眠。

如果你已经尝试了 CBT-I、运动、光照调节等非药物方法，仍然难以入眠，而长期失眠又确实会带来健康损害，这时，使用安眠药是权衡利弊后可以考虑的方案。毕竟，它能有效缩短入睡时间，延长睡眠时长，是目前所有治疗方式中见效最快的。

其次，不是所有安眠药都会导致依赖性。

很多人抵触安眠药，就是怕今天吃了，明天还要吃，以后就再也离不开了。但是随着医学的进步，最新一代安眠药的依赖性已经大幅降低了。研究表明，即使连续服用一年，也未必会形成依赖。

在我的门诊中，很多患者起初对安眠药有抗拒心理，但我会尽量详细地解释不同类型安眠药的副作用及依赖性，选出一种适合患者的安眠药，让他们可以放心尝试。我们中心还做过一个统计：配合病因治疗和非药物干预，70%的服药者在两周内可以停药，90% 的服药者在一个月内顺利停药。其实，安眠药没那么可怕，可怕的是我们心中那些不科学的认知。

那么到底哪种安眠药的效果更好？我们可以从三个维度来看，分别是短期效果、长期效果和依赖性。当然，具体选哪种、怎么用，还需要患者和医生共同决定。

第一类是传统镇静类药物。

这类药物疗效确切，但如果长期使用，疗效会逐渐减弱，患者也会出现依赖性。所以它并不适合长期失眠的患者使用。

第二类是新一代的非苯二氮䓬类药物，常用的有唑吡坦、佐匹克隆。

这类药物在保留催眠效果的同时，依赖性更低、安全性更高。其中，唑吡坦被研究证实对改善年轻人的入睡困难、维持睡眠有一定作用。我自己偶尔赶上焦虑、心事重、睡不着的时候也会选择这款药物，第二天醒来不会有任何异常感觉，基本和正常睡醒差不多。佐匹克隆则对老年人更友好，副作用较少。

第三类是跟褪黑素相关的药物，分为直接的褪黑素和褪黑素受体激动剂。

褪黑素是体内天然产生的激素，也是唯一不需要处方的"安眠药"，适合时差、倒夜班等生物钟紊乱原因引起的失眠。但它的作用较弱，不适合严重的失眠患者。此外，大剂量服用可能影响生育，备孕的人一定要避开。

至于褪黑素受体激动剂，如雷美尔通、阿戈美拉汀等，比直接补充褪黑素的效果更强，疗效接近甚至超过非苯二氮䓬类药物，但优势是更安全、依赖性更低，是目前少数被 FDA 批准用于长期失眠治疗的药物之一。

除此之外，还有一类抗组胺药，在临床上主要用于合并过敏性疾病的患者，或者在小剂量下用于缓解焦虑、抑郁，也被发现对改善睡眠有一定帮助。

中药、针灸有用吗

最后，再简单说一下中药和针灸这类治疗方法。

目前，在中草药中，有相对明确的证据支持能改善睡眠的中药是酸枣仁。研究发现，它的作用机制与镇静类药物相似，具有一定的镇静、助眠效果。但总体来看，几乎所有关于中药治疗失眠的研究质量都偏低，结论不够稳定，有待进一步证实。

针灸也存在类似情况。虽然它在亚洲被广泛使用，也有不少人表示有效，但从现代医学的角度看，针对针灸的研究质量参差不齐，个体差异显著，不同人对针灸的体验也容易呈现出"有人极度推崇、有人完全无效"的两极分化。

面对这类证据不够统一、个体差异大的方法，我建议你用一个最简单的标准来判断：对你是否有用。不用纠结这类疗法在文献中是"有效"还是"无效"，只要你使用之后感觉确实改善了睡眠，且没有明显副作用，那就可以继续使用。毕竟失眠的诊断本身就是一个很看主观体验的过程，你觉得有效，它就对你是有效的。

当然，如果你倾向于采用医学证据更加清晰、疗效确定性更高的方案，那这两节提到的 CBT-I、运动、光照，以及几类药物等，都可供你参考使用。

058 高效熬夜：
只能睡 4 小时，如何让睡眠效率最大化

在我们的生活和工作中，总有一些"不得已"的时刻。当无法保障理想的睡眠时，我们该怎么做，才能尽可能守住健康的底线？这一节，我们就从最常见，也最让人头疼的情况——熬夜说起。

有不少读者问我："冯老师，我最近压力很大，不得不加班加点；家里孩子也要备考，每天都学到凌晨。可您不是说，睡眠不足对健康有'一票否决权'吗？这该怎么办呢？"如果熬夜无法避免，只能睡 4 小时，怎么才能睡得更高效？

关于熬夜，你能选择的策略并不多，大概有以下这么几种。

> 第一种，一直熬到困得不行了，再去睡 4 小时。
>
> 第二种，"循环大法"，熬一会儿、趴着眯一会儿、再熬一会儿，如此反复。
>
> 第三种，按时入睡，定一个最响的闹钟，半夜把自己从被窝里拖出来接着忙活。
>
> 第四种，干脆不睡了，通宵干活，等有时间了再补觉。

这几种方案中，最可取的其实是第三种。你应该按平时的作息时间上床，

争取一段完整、稳定的 4 小时睡眠。

很多人可能会倾向于第一种方式——先熬着，实在扛不住再睡。但其实这种拖延式休息是最伤身体、最破坏效率的。它看似是在争取时间，实则是在透支健康，没有任何节律可循，对恢复体力和大脑功能几乎没有帮助。

接下来，我们来逐一拆解，为什么其他熬夜方式不可取，以及怎么通过科学的方式，把仅有的 4 小时睡眠效益最大化。

高效睡眠和低效睡眠

首先，一个人一整晚的睡眠不是均质的，而是有高效和低效之分。

很多医学研究都指出，比起睡眠时长，更关键的是睡眠的效率。即使都是睡 4 小时，不同时间段的睡眠对身体的恢复作用也存在显著差异——从晚上 11 点睡到凌晨 3 点，以及从凌晨 3 点睡到早上 7 点，两者的恢复质量完全不同。

关于高效睡眠的研究，最早源于一些特殊行业，比如军人、消防员、急诊医生、警察等。他们的工作性质决定了他们的睡眠常被打断，而且一旦醒来就必须立刻进入高强度的任务状态。这种情况其实和我们因为加班、带娃、考试临近，"睡眠不足但仍要清醒应对挑战"的状态很像？

研究发现，在这些被切割得很零散的睡眠中，最关键的一段，就是最初入睡后的 90 分钟。这段时间的恢复效果远远优于后面的浅睡眠阶段，因此被称为"黄金 90 分钟"。

随着研究的深入，医学界建立了较为成熟的"睡眠周期"理论：**人的一夜睡眠会以 90～120 分钟为一个周期，在深睡眠和浅睡眠之间不断交替。而第一个周期的深睡眠最为集中，通常会占据 70～90 分钟，几乎决定了整晚睡眠的质量——整夜睡眠中的深睡眠总时长一般仅为 1～2 小时。**

这也就解释了为什么即使只能睡 4 小时，你也要努力"睡对时间"。当你的入睡时间和生物钟同步时，"黄金 90 分钟"就能高效启动，对身体修复、大脑清理、情绪恢复起到核心作用。

要想利用好这段高效睡眠，有一个重要前提：保持作息规律，尤其是入睡时间的稳定。一旦因为熬夜打乱了睡眠节律，就算你睡够了时长，也可能错过"黄金 90 分钟"的修复窗口。

因此，哪怕只能睡 4 小时，也要尽量按照平时的生物钟准点上床。这不是一句"早点睡，明天再做也不迟"的宽慰话，而是用科学原理告诉你——高质量睡眠要靠对的时间段和对的方法。

控制醒来的时间

当然，你可能还有一个疑惑：睡了 4 小时之后被叫起来，还能正常工作吗？

这个疑惑我非常理解，也曾经深有体会——没睡多久就被叫起来，不仅浑身不舒服，而且看谁都不顺眼，做什么都提不起劲。这也是我要跟你分析的第二个方面：醒来的时机比你想象的更重要。只要醒来的时间是对的，就能够保证自己情绪稳定、头脑清醒。

那么，为什么有时候一觉醒来特别烦躁，甚至觉得越睡越累？

睡眠其实是由一个个周期组成的，每个周期大约持续 90～120 分钟，深睡眠和浅睡眠交替出现。如果你在深睡眠阶段被叫醒，不仅很难睁开眼、四肢沉重，大脑还处在低反应状态，情绪也容易失控。但如果在浅睡眠阶段，尤其是一个完整周期即将结束时醒来，体验就会完全不同——就像自然醒来一样，状态最佳，情绪也更平稳。

怎么判断浅睡眠要结束的时机呢？一个比较明显的标志是，这个时候你

大概率正在做梦，被叫醒的时候还能记住梦的内容。

知道了睡眠周期的作用，下一步就是学会如何利用它来决定自己的起床时间。

绝大多数人的一个完整睡眠周期约为 90 分钟。比如你设置睡眠时间为 4.5 小时（3 个完整周期），或者 7.5 小时（5 个完整周期），在周期末尾醒来就比随便设一个"整点闹钟"效果好很多。如果想进一步精确，你也可以借助智能手表、睡眠监测仪等可穿戴设备，找出自己的平均周期，再决定入睡和起床时间。

回到这一节的主题，如果你今晚只能睡 4 小时，该怎么睡？不妨设定 3 个周期，也就是 4.5 小时后的闹钟，看看能不能有效地减少自己的起床气。

这个原理并不复杂，**即便在不熬夜的情况下，你也可以按照周期的倍数来调整睡眠，把睡眠时长设定为 90 分钟的 4 倍、5 倍、6 倍。**睡醒后，你的情绪会更稳定，头脑也会更清醒。

睡前工作和醒来工作，哪个效率高

看到"先睡再工作对身体好"这个结论，你可能会说："可是睡前脑子清醒，工作效率高啊！"

真的是这样吗？接下来，我们换个视角，从工作效率来看熬夜这件事。忙到只能睡 4 小时，说明你手头确实有很多重要、紧急的任务。这些任务往往需要高度集中注意力、思维清晰。那么问题来了：工作效率到底是在睡前更高还是在醒来之后更高呢？

大量研究表明，在熬夜工作时，由于身体和大脑已经积累了一整天的疲劳和代谢废物，人的反应速度和判断力都会明显下降。不论是体力活还是脑力活，在这个时间段出错的概率都会显著上升，有研究甚至指出，深夜工作出错的概率可能是白天的 150% 以上。这几乎是一天中状态最差的时候，你挑灯熬夜赶的工作，质量不可能太高。

相反，研究发现，如果你先睡 4 小时，再起来处理这些任务，专注力和执行力可以恢复到接近睡够 7 小时的水平，从效果来看，完全可以胜任高要求的任务。所以，与其困得睁不开眼、强打精神熬夜，不如先睡一觉，让自己恢复一点清醒的底气再上阵。

我接触过的很多企业家、管理者，都会把处理重要事务的时间放在早晨。因为他们发现，早起做事比熬夜更高效，也更容易坚持。这不是意志力的问题，而是人体自然节律对认知状态的影响。如果你这段时间很忙，每天只能睡 6 个小时，你可以坚持按时睡觉，早起工作，效率会高得多。

059 | 熬夜补救：
什么是熬夜第二天的"保命秘籍"

通过上一节内容，你知道了怎么在只睡 4 小时的情况下，尽可能提高睡眠效率。但同样重要的是，熬夜或睡眠质量不佳的第二天，你该如何安排自己的生活和工作。哪些事可以照常进行？哪些事最好避免？是否需要对日常作息做出调整？

你可能看到过许多令人痛心的新闻：浙江一个 27 岁的妈妈通宵玩手机后，第二天早上被发现猝死在家中；湖南一名 19 岁的大学生熬夜看球后猝死；武汉某高校一位青年教师为了赶项目连续几周熬夜，在课堂上突发心脏骤停……

　　这些猝死的新闻都提到了熬夜的习惯。作为医生，我可以负责任地告诉你，这些并不是个案。在我的门诊中，40 岁以下的心梗患者越来越多，其中超过一半的人在发病前的一段时间内，有过明显的熬夜、加班或严重睡眠不足的经历。调查也显示，高达 90% 的年轻人猝死、脑出血和心肌梗死事件都与熬夜有关。虽然你未必每天都会遇到睡眠不足的情况，但关键时刻，这一节的内容是可以救命的。

　　从心血管医生的角度看，猝死在很大程度上不只是因为睡不好觉，还跟你第二天做了什么密切相关。

熬夜对运动功能的损害

　　先来看看熬夜对身体的损害。

　　熬夜带来的第一类，也是最严重的损害，就是运动功能的全面下滑。

　　研究显示，睡眠不足 8 小时的运动员，其第二天受伤的风险是睡眠充足者的 1.7 倍。你自己可能也有类似的体验：前一天没睡好，第二天爬几层楼就气喘吁吁，身体明显吃不消。

　　而这种运动功能的下滑又可以细分为三个方面：第一，你的耐力表现全面下降；第二，在力量训练中，你所有肌肉的力量都会下降；第三，做一些精细动作时，你对距离、速度、时间的判断力会变差，容易出错，甚至会受伤。

　　为什么睡不好会对运动能力产生这么大的影响呢？因为高强度或长时间的运动依赖于充足的能量供应，这需要动员体内的糖原和脂肪储备来维持。而睡眠不足会严重干扰糖和脂肪的代谢过程，导致其产能效率骤降——就好像你的身体"开不了工"，无法正常供能。

　　更关键的是，睡眠不足还会引发应激激素（如皮质醇）的升高。这些激素会抑制肌肉细胞对葡萄糖的吸收和利用，相当于人为切断肌肉的能量来源。当然，这是身体在下意识地自我保护，让你在没睡好的情况下尽可能减少活动，以避免更大的伤害。

如果这时候你非要跟身体机制对着干，进行长时间、高强度的运动，后果轻则大大延长身体疲劳的恢复时间，重则直接增加心梗甚至猝死的风险。

熬夜对认知功能的损害

第二类损害是熬夜对认知功能的影响。

这点你很可能深有体会：熬了一整晚，第二天整个人都是蒙的，头脑发晕、眼皮发沉，经常想不起来自己要干什么，工作和学习的效率也不高。

研究也确实证明，熬夜之后人的认知能力会受到两方面的损害：其一是感官判断能力下降，这是熬夜后做精细动作时容易出错的关键原因；其二是注意力涣散、反应迟钝，大脑处理信息的速度变慢，决策能力也随之下降，严重影响工作效率和任务完成的质量。

如果平时热爱运动，你可能会有个疑问：不是说运动可以增强我们的认知功能吗？为什么不能靠第二天的运动来"抵消"熬夜对认知功能的负面影响？

医学界也有和你一样的困惑。一项 2023 年发表在《柳叶刀》子刊上的大型研究表明，**即使运动频率很高，如果每晚睡眠时间少于 6 小时，认知能力的下降速度依然会显著加快**。换句话说，虽然运动有益于健康，但睡眠不足带来的伤害，靠运动是补不回来的。如果你在缺觉状态下坚持高强度运动，反而会进一步加重熬夜对大脑的损害。

熬夜后的五大实用建议

看完上文的分析，对于"熬夜后第二天该怎么做"，你应该心中有数了。我总结了五条最实用的建议，供你在关键时刻参考。

建议一：避免运动时间超过 30 分钟。

这条建议至关重要。研究显示，在睡眠不足的状态下进行 30 分钟以上的耐力训练，会对身体健康造成极大的损害。更推荐的运动计划是缩短每项训练的时间。比如，把 30 分钟的训练内容分成 3 次，每次 10 分钟。

如果你存在睡眠问题，那么你可能经常处于两难之中：我老是睡不好，还要不要运动呢？世界卫生组织给出的建议是，维持每天 30 分钟以内的运动量，可以帮助改善睡眠和情绪状态，只要强度控制得当，坚持比放弃更有益。

建议二：不要安排耗能过大的项目，无论是体力还是脑力。

体力方面的高耗能运动包括力量训练、高强度有氧运动等，这些运动在你睡眠不足时最好全部暂停。此外，不建议你去触碰自己的运动天花板，比如马拉松、越野跑、潜水等极限运动。如果熬夜后第二天有人邀请你参加一场对抗性很强的比赛，建议你婉拒。

如果实在想动一动，不妨选择瑜伽、太极拳、拉伸等活动。大量研究证实，这些结合了正念、呼吸和精神元素的训练方法，具有舒缓压力、调节情绪的作用，正好可以"抵消"你因为睡不好而带来的焦虑和烦躁。

高耗能项目除了高强度的体力活动，当然也包括高兴奋性的脑力活动。比如演讲、谈判、重要会议、商业路演等。如果可能，建议将这些活动安排在状态更好的时候进行。

建议三：把所有重要的任务安排在上午。

当然，我知道职场人常常身不由己。比如我自己，有时候一天要看 30 多个患者，他们有的千里迢迢从外地赶来，有的已经等了 3 个月。随心所欲地临时调整安排显然不现实。因此，你可以把所有重要的任务安排在上午。

如果必须在熬夜后的第二天完成关键任务，比如见重要客户、向领导汇报或者面试等，尽量将其安排在午饭之前。

有研究发现，人在睡眠不足的状态下，每清醒 1 小时，表现能力会下降约 4%。换句话说，清醒的时间越久，行动能力越差。一项关于急性睡眠不足的研究还指出，下午进行的体力和脑力活动受负面影响更大，而上午的表现相对更稳定。

建议四：午睡。

午睡是改善下午表现的最佳方法。哪怕只能睡 5 分钟，你也会获得一定的"快速充电"效果。但要注意控制午睡时间，超过 90 分钟的午睡可能会打乱你的昼夜节律，让你晚上更难入眠，陷入恶性循环。

建议五：熬夜后的第二天少吃一点，尤其是午饭。

你可能会发现，熬夜后的第二天常常没什么食欲。这其实是身体启动的自我保护机制——通过降低进食量，减少代谢负担。

这时，你最好顺应它。研究发现，轻断食或短期饥饿状态可以帮助身体重新启动糖脂代谢系统，提升认知状态和代谢效率。所以，在这样的日子里，少吃一点反而更利于恢复，尤其要避免油腻、重口味的午餐。

当然，这些补救措施再完善，终究只是权宜之计——真正对身体最有力的修复，始终来自一场高质量的睡眠。不熬夜，才是你对自己最好的保护。

060 | 补觉策略：
周末和假期如何科学补觉

把欠的觉补一补，几乎成了我们每个人都会有的小习惯。可能是你熬夜一整周，终于等到周末，可以好好放松一下；也可能是刚完成了一个大项目，想好好睡一觉犒劳自己；还可能是孩子放寒暑假，终于可以不用早起。你可能会想：过去欠下的"睡眠债"，现在总该补回来了吧？

但问题是该怎么补。周末连睡两天能行吗？或者睡到日上三竿，晚上接着熬？这一节，我们就把补觉这个看似简单的小行动讲清楚。

补觉真的有用吗

首先你要知道，"睡眠债"这个说法是有科学依据的。短期内的睡眠不足，确实可以通过延长后续睡眠时间来补偿。

世界睡眠领域的研究高地——斯坦福大学睡眠研究中心曾做过一个实验：请校篮球队的成员连续 40 天，每晚都睡满 10 小时——这个睡眠时间是大多数人睡眠的上限，当然也超过这些人之前的平均睡眠时间。研究团队在实验前后测试了球队成员的往返跑速度、罚球和三分球的命中率。结果显示，这些原本就水平很高的运动员，各项表现都得到了提升，投篮命中率更是平均提升了10%。同样的实验在非专业运动员（比如值班医生）身上重复后，也得到了同样的结果。

但这个实验有一个值得注意的细节，那就是选手各项水平的提升不是立竿见影的，而是在连续睡足 3～4 周后才开始显现。也就是说，"睡眠债"可以补，但需要睡足一段时间后才能补回来。

另一个研究也发现，当受试者被允许随意睡觉、不设闹钟时，大约需要连续 3 周、每天睡 10～14 小时的"超额睡眠"，身体才能从长期缺觉中恢复，最后睡眠时间稳定在 6～8 小时的正常区间。

这两个研究针对的只是睡眠不足的普通人群，并不是睡眠严重缺乏的患者。所以，"睡眠债"确实可以偿还，但还起来有点像是利滚利的高利贷，周期比较长，不太划算。

如果你昨晚欠了觉，最好一两天内就还上。比如昨晚睡了 4 小时，今天午睡就可以多补一会儿，但不要超过 1.5 小时。如果你第二天没有时间补回来，这个债可能就要堆到周末了。但如果你周末还不睡，晚上熬夜刷剧，白天聚会加班，一旦欠了长期债，就需要睡足 3～4 周才还得清了。

那些你一直没能补上的觉，身体会默默地记账，最终以各种方式"讨债"——可能是血压、血糖失控，也可能是体重增加、脂肪堆积；更严重的情况还有血管功能受损、免疫力下降，增加心梗、脑梗，甚至某些癌症的发病风险。

如何补觉更有效

既然补觉有用，那么在具体操作上有哪些注意事项呢？可以通过三个问题来讲清楚。

第一，哪些人真的需要补觉？
我身边有不少努力上进的朋友，工作日的作息是晚上 2 点睡、早上 10 点起，一到周末就"名正言顺"地补觉——周六上午不开机，一觉睡到大中午。我发现以后，就把他们从周末补觉的队伍里劝退了。

为什么呢？2点睡，10点起，每天睡8小时，睡眠时间妥妥够了。不能只是因为自己睡得晚，就觉得睡少了。从医学角度说，这种情况叫"睡眠时相延迟"，不属于真正意义上的睡眠不足，自然也不需要补觉。

一项涉及近70万人的研究发现，某些基因会影响我们的入睡时间，决定一个人更倾向做"夜猫子"还是"早起的鸟"。但这些基因并不影响睡眠质量和睡眠时长，没必要到了周末就去刻意改变已经规律的生物钟。

补觉的前提是你真的"缺觉"了。建议你先判断自己是否每天睡够了6～8小时，以及白天的精神状态是否还不错。如果是，那就没必要为了补觉而打乱自己的节律。

第二，周末补觉，晚上几点睡合适？

很多人在周末都会晚睡，因为可以晚起嘛。但别忘了，按时睡觉是一条铁律，尤其是睡眠的"黄金90分钟"对恢复体力和修复身体至关重要，错过了就很难补救。

当然，周末往往有应酬、聚会、娱乐活动，这是生活的一部分，也不需要完全牺牲。你有1小时的弹性时间——晚睡1小时以内，生物钟节律不会有太大的波动。当然，如果你就是想好好补个觉，早早上床，也尽量不要早睡超过1小时。具体来说，如果平常晚上11点睡觉，周末晚上10～12点就是你的最佳上床时间。

第三，补觉后第二天几点起床？

你可能会想：我都补觉了，还不睡到自然醒？所以最常见的睡法就是周五晚上随性地睡，一觉睡到周六午饭前。

但这样一来，你周六从起床到晚上入睡的时间大大缩短了，到了晚上可能会出现睡不着的情况。于是，周六继续熬夜，周日再睡到日上三竿，导致生物钟紊乱。这种混乱到了周一就会集中爆发：晚上睡不着，白天又要早起上班，整个人状态低迷——这就是我们熟知的"Blue Monday"（周一低落综合征）的原因。

美国科罗拉多大学的一项研究显示，虽然补觉当天进食、身体质量指数、胰岛素敏感性都会改善，但一旦补觉超过 10 小时，大脑就会推迟褪黑素的分泌，第二天早晨起床时间自然会大大推迟。看起来睡眠时间是多了，但睡眠节律完全乱了。

睡眠节律：最重要的生命钟摆

睡眠最核心的秘诀，并不是时间的长短，而是节律，这是生命中最重要的钟摆。

2017 年，三位科学家因对"生物节律"的研究而获得诺贝尔生理学或医学奖。他们发现，人类及许多生物体内都存在一个与地球自转同步的生物钟，它调控着我们的"睡眠—觉醒"周期，与日升日落紧密呼应。

在太阳落山后，体内一种特定蛋白质开始逐渐积累，促使我们产生困意，进入睡眠。天亮时，阳光促使这种蛋白质分解，从而唤醒身体。这就是我们身体的节律，也是我们和大自然之间最美妙的和谐。

但生物钟的作用远不止控制睡眠，它还参与调节我们几乎所有的神经功能、激素分泌和能量代谢。一旦节律被打乱，整个身体的运行系统——从血糖控制到免疫应答，从情绪调节到代谢效率——都会陷入混乱。

所以，如果你并不是那种"睡到下午两三点，晚上照样能秒睡"的人，那就一定要设法守住生物钟的底线。

一个非常实用的方法是，无论多晚入睡，第二天起床的时间不要晚于上午 11 点。你可以设置一个"最长 10 小时睡眠闹钟"，不让自己无限度地赖床。研究显示，生物钟的节律不会被 10 小时以内的睡眠时间显著扰乱。只要上午 11 点之前能起床，就不太会影响晚上的入睡时间。

你可能觉得这样做会导致觉没补够。没错，这正是我们在本节一开始所说的——"睡眠债"确实很难补，更难一口气补清。原因很简单：你的生物钟是固定的，补觉也只能在生物钟的承受范围内补，一天顶多补两小时。如果你欠得多，就需要更长时间才能补足。

因此，不论是工作日还是周末，寒暑假还是上学期间，都应该尽量保持每天上床和起床的时间一致。在一个稳定的节律中，日出、日落、入睡、清醒，你的疲劳缓解、身体修复才能得到稳定的保障。形成并保持自己的节律，需要贯穿整个健康管理的始终。

061 ｜ 白天犯困：
睡了感觉像没睡，如何破解困倦

这一节，我们来看一个很常见的现象：白天犯困。

这里说的不是熬夜之后的疲惫，而是明明睡够了 6 小时甚至更多，白天却依然困倦、没精神。如果你经常出现这种情况，那就不能简单归结为"昨晚没睡好"了。

首先，我们要建立一个基本认知：持续的白天犯困，往往不是睡不够，而是睡不好——甚至可能是某种潜在的疾病在作祟。

分享一个我在医院遇到的真实案例。

我在医院电梯里碰到一个陪妈妈来看病的小伙子。电梯门刚关上，小伙子就闭上眼，靠在角落里。电梯里人不多，我能清晰地听到他粗重而急促的呼吸声。电梯刚到四楼，他就已经耷拉着头快睡着了。十楼的门一开，我刚要下电梯，就听到他妈妈轻声叫他："到了，到了，你又睡着了，是不是昨晚又打游戏了？"他揉揉眼睛回了一句："没有，妈，我就是困，睡了也跟没睡一样。"

听到这番话，出于职业习惯，我回头打量起这个小伙——微胖，皮肤黝黑，虽然带着一脸困意，但还十分孝顺地搀着母亲，大包小包都挎在手腕上。我叮嘱前台护士让这对母子看完病别着急走，我想顺便也给这个小伙子看看病。

我问了他几个简单问题：

"平时睡觉打呼噜吗？"

他妈妈立刻接过话头："打得特别响，还经常憋醒。"

"白天总犯困吗？有没有一有空就想睡的情况，比如一上车、一坐到沙发上就打瞌睡？"

他连连点头，说："对啊，医生，你怎么知道的？我现在站着都快睡着了。"

"血压高吗？"

小伙子说不知道，我现场给他测了一下，150/95 毫米汞柱。

之后我又给他量了颈围，超过 40 厘米。

到了这一步，我心里基本有了判断。我对他说："你很可能患有严重的睡眠呼吸暂停综合征，这是一种需要治疗的疾病。"

小伙子听了将信将疑，毕竟他是来陪妈妈看病的，没想到自己也被顺带检查了。

但当我告诉他，这个病治好后，白天就不困了，小伙子的眼睛都亮了：

"真的吗？我一到开会就打瞌睡，总是因为这个被批评，可是我真的控制不住啊！"

　　我点点头告诉他："是真的，这种病可以治疗，也确实可以改善你的白天状态。"

什么是 OSA

　　阻塞性睡眠呼吸暂停综合征，简称 OSA（Obstructive Sleep Apnea），顾名思义，这是一种在睡眠中发生的呼吸障碍。当人进入睡眠后，呼吸道周围的肌肉放松，上呼吸道可能因舌根后坠、咽部狭窄等原因部分或完全塌陷，从而导致气流无法顺畅通过。

　　患者虽然在努力呼吸，但空气进不去，氧气也无法送达肺部，于是体内出现缺氧状态——这就是所谓的"低氧血症"。

　　在医学上，如果一次呼吸中断或明显变浅的时间超过 10 秒，我们称之为一次"低通气"或"呼吸暂停"。每次发作，血氧饱和度通常会下降超过 4%，你可以把它理解为一次轻度窒息。

　　而对 OSA 患者来说，这种"窒息"一晚上可能会反复发生几十次甚至上百次，导致患者睡眠极度碎片化。患者早上醒来时往往有没"睡饱"的感觉，即使时间睡够了，也依然疲惫不堪。

　　医生通常会用一个指标来判断 OSA 的严重程度："呼吸暂停 - 低通气指数"（AHI），意思是平均每小时发生呼吸暂停或低通气的次数。这个数值越高，说明病情越严重。

　　OSA 是一种非常常见却长期被忽视的疾病。在工作之外的日常生活中，我也经常遇到疑似患有 OSA 的人，有的人是在朋友聚会上不断打瞌睡，有的人是在商场吃饭时昏昏欲睡。甚至有的时候只是和出租车司机闲聊几句，我也能从他们的状态中察觉出可能的高风险信号。

这反映出两个重要的问题。

第一，OSA 这类疾病在中国的发病率极高，但知晓率和诊断率却极低。

根据《柳叶刀》的研究数据，中国大约有 1.76 亿人患有 OSA，是全球患者数量最多的国家之一，普通成年人群中 OSA 的患病率高达 23.6%。也就是说，大约每 4 个人中就可能有一人受影响。然而，与高患病率形成鲜明对比的是，OSA 的诊断率不到 1%。更严重的是，很多人甚至不知道这个病的存在，不少患者多年困扰于"白天总犯困""晚上打呼噜"，却从未想到是疾病导致的。实际的患病率可能比目前统计的数字更高。

第二，诊断 OSA 并不复杂，早期筛查可以通过问诊完成大部分判断。

前文案例中，我向那个小伙子提出的问题，其实就来自一个在临床中广泛使用的初筛工具——STOP-Bang 问卷（表 61-1）。

表 61-1　STOP-Bang 问卷

症状	问题	是（1 分）	否（0 分）
S（Snoring，打鼾）	是否打鼾，鼾声是否响亮		
T（Tired，乏力）	白天是否经常感到疲倦或嗜睡		
O（Observed apnea，观察到的呼吸暂停）	是否有人观察到你夜间出现过呼吸暂停		
P（Pressure，血压）	是否有高血压		
B（BMI，身体质量指数）	BMI 是否大于 35 千克 / 平方米		
A（Age，年龄）	年龄是否超过 50 岁		
N（Neck circumference，颈围）	颈围是否大于 40 厘米		
G（Gender，性别）	性别是否为男性		

如果得分 ≥ 3 分，提示为 OSA 高风险人群。

除此之外，**临床上我们还常使用另一个评估工具——Epworth 嗜睡量表（表 61-2），该量表专门用于评估白天嗜睡程度，与 OSA 的相关性也非常高。**

表 61-2　Epworth 嗜睡量表

在以下场景中有无嗜睡发生	从不 （0 分）	很少 （1 分）	有时 （2 分）	经常 （3 分）
坐着阅读时				
看电视时				
在公共场所坐着不动时（如在剧场或开会时）				
长时间坐车，中间不休息时（超过 1 小时）				
坐着与人谈话时				
饭后休息时（未饮酒时）				
开车等红绿灯时				
下午静卧休息时				

注：得分为 0～6 分，表示睡眠正常；7～8 分，表示一般嗜睡；9～24 分，意味着可能存在异常嗜睡，需进一步寻求专业医生的诊断和治疗。

OSA 的危害

前文案例中那个小伙子在做完 STOP-Bang 问卷评估后，得分达到了 5 分，属于高风险人群。我随即为他安排了家庭睡眠监测。家庭睡眠监测使用一种便携式设备，可以带回家使用，只需在一晚的睡眠中佩戴，第二天将设备交回医院，医生便可根据设备记录下来的数据判断其是否患有 OSA，并结合呼吸暂停 - 低通气指数（AHI）和血氧饱和度，对病情进行轻度、中度、重度的分级。

小伙子的监测结果显示，AHI 为 15 次 / 小时，最低血氧饱和度为 82%，处于轻度与中度之间。我随后向他讲解了 OSA 可能带来的三方面危害。

第一，OSA 会直接导致高血压。这个小伙子才 29 岁，按理说不属于高血压的高发年龄段，但 OSA 患者在夜间反复出现低氧状态，身体就会持续启动应激机制，肾上腺素水平升高，血压随之飙升。长期如此，很容易诱发高血压。不过，如果能及早发现并接受治疗，这类由 OSA 引起的血压升高往往是可以逆转的。

除了高血压，OSA 还与冠心病、心力衰竭、中风和房颤等心脑血管疾病密切相关。在这些疾病的患者中，OSA 的患病率可高达 40%～80%。

第二，OSA 会严重破坏夜间睡眠质量。患者在睡眠中反复发生呼吸暂停或窒息，大脑在刚进入深睡眠状态时就被迫唤醒，浅睡眠阶段甚至会被憋醒。这种反复被打断的睡眠过程使深睡眠几乎无法持续，连最基本的浅睡眠也难以维持。结果就是表面上似乎睡了一整晚，实际上却没有真正休息。白天的表现是极度嗜睡、易疲劳。别人开会时你在打瞌睡，别人听课、看电视、坐车时你也在打盹，甚至连等红绿灯的几分钟你都可能闭上眼睛一会儿。

第三，OSA 还会影响大脑功能，损害记忆力，甚至增加患阿尔茨海默病的风险。大脑对缺氧极为敏感，即便是短暂的低氧，也可能造成不可逆的神经损伤。越来越多的研究显示，OSA 不仅会导致短期记忆下降，还可能使人的反应速度减慢、认知能力受损。重度 OSA 与阿尔茨海默病的发病率和发病年龄都有显著相关性。好在如果能够及时诊断并治疗，是有可能延缓甚至部分逆转这一趋势的。

第四，OSA 还与多种慢性病存在高度关联。已有多项来自不同国家的大型队列研究表明，OSA 会增加多种癌症的死亡风险。还有数据显示，约 60% 的 2 型糖尿病住院患者被发现合并患有 OSA。

如何治疗 OSA

小伙子听完我的分析后，终于不再犹豫，认真地问我："那这种病该怎么治？"

我给他介绍了两种治疗方式：一是物理治疗，二是使用呼吸机。

物理治疗的见效速度相对较慢，需要患者配合和坚持；而呼吸机治疗则立竿见影，只要戴上设备，当晚就能改善呼吸，不需要患者主动做太多调整。

和很多病人一样，小伙子一听到"呼吸机"这个词，立刻有些抵触，最后选择了物理治疗。我根据他的具体情况，为他制订了包括以下三步的干预方案。

第一步是减重，将体重控制在正常范围内，也就是把 BMI 降到 25 千克 / 平方米以下。

肥胖是阻塞性睡眠呼吸暂停最主要的危险因素之一。一项美国的大型睡眠队列研究表明，体重增加 10%，AHI 平均上升 32%；而如果成功减重 10%，AHI 则可下降约 26%。

另外一项研究显示，减重对轻度 OSA 患者效果更好，几乎 60% 的患者在两年后症状可完全缓解。减重虽不能完全缓解中重度 OSA 患者的症状，但也能改善他们的 AHI、氧饱和指数及嗜睡情况。

第二步是改变一系列生活方式。

比如，改变睡姿这一点就很关键。有研究显示，仰卧时的 AHI 大约是侧卧时的两倍。因此，我们建议使用一些辅助工具来减少仰卧时间，比如在背后放一个枕头，或者在后腰部绑一个装 1～2 个网球的腰带来提醒自己保持侧卧位。

此外，还要注意戒烟和避免睡前饮酒。吸烟会引起鼻腔黏膜水肿，影响呼吸通道；而饮酒则会抑制舌根部肌肉神经的反应，使气道更容易塌陷，进一步加重阻塞。

第三步是进行特定的肌肉训练。

这种方法是通过锻炼来增强维持上气道开放的相关肌群，包括软腭肌、舌肌、口颌肌和部分面部肌群，训练内容涵盖等长和等张运动。多项研究已表明，改善这些肌肉的功能是物理治疗 OSA 的重要手段之一。右侧二维码中有示范视频，你可以跟着练一下。

面部肌群训练跟练
视频

这个小伙子在接下来的半年里非常配合，严格减重，认真完成了各项训练。复查时，睡眠监测显示他的 AHI 已降到 7，血压也恢复到了正常范围。

需要强调的是，如果你的 AHI 已经较高，同时合并了心脑血管疾病，或者伴有严重的情绪问题，那么更适合的治疗方式其实是呼吸机治疗。

呼吸机听起来可能让人感到不安，但如今的设备早已实现了无创、小型、智能化。只要你愿意配合医生进行调试，总能找到适合自己的型号和佩戴方式。而且，呼吸机也是目前控制 OSA 最有效、最被广泛应用的治疗方式。许多患者告诉我，戴上呼吸机的第一晚，他们才真正体会到什么叫"睡了一个完整的觉"。

062 | 午睡技巧：
如何进行一次高质量午睡

这一节的主题是一件有些人天天坚持、有些人却从来都不做的事情——

午睡。

我们真的需要午睡吗？在快节奏的工作状态下，很多人恨不得连吃饭、坐车的时间都用来处理微信和邮件信息，更别说专门抽出一段时间休息了。午睡常常成为被压缩甚至放弃的"可选项"。

但我要提醒你，大量医学研究表明，那段看似可以牺牲的时间，其实藏着提升身体与大脑状态的巨大潜力。因为忙碌而牺牲午睡，实在有点得不偿失。

你可能会反驳说："不对啊，我试过午睡，吃饱喝足后美美睡一觉，醒来之后脑子昏昏沉沉，身体反应也慢了半拍，还不如不睡。"

这并不是午睡本身的问题，而是午睡的方法不对。

午睡的好处

科学的午睡对身体究竟有哪些好处呢？可以用一句话来总结：**只要进行一次高质量的午睡，身体大大小小的器官的状况都会明显改善。**

以心脑血管系统为例。美国心脏病学会在 2019 年发布的一项研究表明，午睡不仅有助于恢复精神状态，还能降低血压。长期保持规律午睡的习惯，平均可使收缩压降低 5 毫米汞柱。已有研究显示，血压每下降 2 毫米汞柱，就能显著降低心脏病发作的风险。

对于大脑来说，午睡的好处更加直观。伦敦大学学院的研究人员发现，经常午睡有助于让大脑更长久地保持大容量，相当于帮你延缓衰老 2.6～6.5 年。

午睡还对眼部健康大有裨益。许多家长为保护孩子视力投入大量精力，而事实上，最经济有效的方式之一就是让孩子中午小睡一会儿。午睡期间，孩子的眼球和睫状肌能够得到最充分的放松，泪腺开始分泌泪液，滋润已经使用了一上午的眼球，有效防止视力下降。对于整天盯着屏幕的上班族来说，午睡同样能缓解你看了一上午电脑屏幕造成的视觉疲劳。

对于爱美人士来说，午睡还能帮助皮肤启动自我修复。入睡后，机体代谢活动减缓，肌肉和内脏的血流量下降，而皮肤表层的毛细血管仍保持开放状态。这时，血液可以更充分地将营养输送至皮肤，促进细胞更新与修复，让你即使不补妆也能在下午容光焕发。

午睡对人的精神状态也能发挥明显的积极作用。研究表明，睡眠期间，免疫系统会得到调节与修复，这有助于缓解睡眠不足、失眠或高压工作所带来的焦虑和烦躁。

午时小憩

说了这么多午睡的好处，我想提醒你，这些好处都是建立在正确午睡的基础上的。很多人可能没想到，午睡也是一门技术活，睡错了不仅无效，甚至可能适得其反。

那正确的午睡应该是什么样的呢？古人说："子时大睡，午时小憩。"这句话对午睡的定位精准至极。"午时"和"小憩"这两个关键词，正好对应了午睡的两个关键维度：时长和时间点。

先来看时长。**多项研究一致推荐，午睡的最佳时长为 15～20 分钟，最长不要超过 30 分钟。**

2022 年，一篇针对午睡和各种疾病的总结回顾文章发现，白天小睡时间不超过 30 分钟，对青少年和老年人的心血管健康基本没有负面影响；但午睡时间超过 1 小时，则与肥胖风险显著增加相关。特别是在 60 岁以上的老年人群体中，午睡时间越长，出现糖尿病、血脂异常和代谢综合征的概率就越高。

另一项涵盖 31 万名参与者的大规模研究进一步印证了这一点，并绘制出了一条关于午睡时长与健康风险之间关系的 U 形曲线：每天午睡控制在 25 分钟以内时，心血管疾病风险会降低；但一旦超过 30 分钟，随着时间延长，心血管病和全因死亡的风险也会上升。

　　这组数据非常直观，你可以参考图 62-1，更清楚地看到午睡时长对健康的影响。

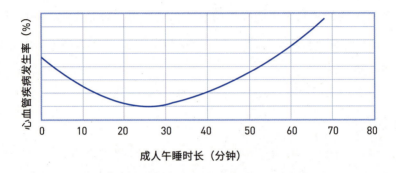

图 62-1　午睡时长与心血管疾病发生率的相关性

　　再来看午睡的时间。古人说"午时小憩"，其中"午时"指的是上午 11 点到下午 1 点。在古代，人们日出而作，起得早，因此这个时间段正好是他们身体进入疲劳期的节点。

　　而在今天，我们的作息已经发生了变化。午睡时间不必固定在某个具体的钟点上，更科学的做法是根据起床时间向后推算。研究表明，**起床后约 6 小时是午睡的理想时段**。比如你早上 7 点起床，那最好在下午 1 点左右午睡；如果 8 点起床，下午 2 点午睡更合适；以此类推。

　　如果你上午 10 点才起床，6 小时后已经临近傍晚，这时如果有强烈的困意，也可以小睡一会儿，但时间一定要控制在 20 分钟以内，避免影响晚上的入睡。这里还要提醒一点：如果你发现午睡后晚上难以入睡，那傍晚的瞌睡就只能忍一忍了。无论午睡效果多好，它都只是对夜间睡眠的补充，真正维持身体机能的，还是夜间那段连续、深度的睡眠。

所谓"午时小憩"，其行动策略可以归纳为一句话：选对时间，定个闹钟，控制在 20 分钟内醒来。

午睡补觉有用吗

你可能会有这样的想法：昨天晚上没睡够，只睡了 4 小时，那中午能不能适当延长睡眠时间，睡 2 小时补补觉？这样总的睡眠时间是不是就达标了？

2021 年，《睡眠研究杂志》刊登了一项针对 4.5 万名中国人的研究。研究发现，如果夜间睡眠少于 6 小时，午睡时长在 60～89 分钟，可能有助于降低高血压风险。但如果夜间已经睡了超过 8 小时，同样时长的午睡则与高血压风险升高相关。

除此之外，不管你夜间睡得多还是睡得少，午休时间一旦超过 1.5 小时，都可能会增加患高血压的风险。

也就是说，在夜间严重缺觉的情况下，偶尔适当延长午睡时间，确实可能发挥一定的补偿作用。但你必须注意以下两个要点。

第一，时长要控制在 1.5 小时内，超过 1.5 小时就可能给身体带来负担。

第二，不能养成习惯。偶尔一两次可以，但如果你试图长期通过延长午睡来抵消晚上的睡眠不足，那又会回到午睡过长导致慢性健康风险的问题上。

所以我的建议是，如果前一晚缺觉不是特别严重，还是优先采用"午时小憩"模式。这不仅对身体更加友好，也更不容易影响晚上的入睡质量。

具体怎么睡

很多人问我："我经常在办公室午睡，有什么办法能让午睡质量更高？是躺着睡好，还是坐着睡好？要不要盖被子？"实际上，这些并不是决定午睡效果的关键因素。

如果条件允许，你可以准备一张简易的行军床，午休时间拿出来躺一会儿；如果空间不够，趴在办公桌上、靠在座椅上也完全没问题。关键不在于怎么休息，而在于你是否真的得到了休息。

为了让自己更放松，你可以适当准备一些小工具。比如软靠垫，可以把脸侧靠在上面，减少对面部和眼部的压迫；或者就在椅背上靠着，脖子上垫一个 U 形枕，帮助支撑和固定头部，避免落枕。

如果你对声音、光线敏感，还可以使用眼罩和耳塞，营造一个相对安静、昏暗的环境，帮助你更快入睡。

至于要不要盖被子，也没有标准答案。睡觉时人体体温会略微下降，但午睡时间短，变化不大。只要不对着冷风吹，不脱衣服，盖不盖被子根据自己的感受来决定即可。

总之，"有多少米做多少饭"，不管怎么样，你最好能创造条件睡个午觉。哪怕只是短暂地让身体放松下来，也是一种低成本、高收益的健康投资。

如果你本来就有午睡的习惯，但最近因为忙或焦虑被喝咖啡替代了，不妨赶紧把它找回来。这是给身体和精神状态加分的一项生活习惯。

当然，午睡并不适合所有人。有些人从小就不爱午睡，哪怕幼儿园全班的小朋友都在睡觉，他们也会悄悄爬起来玩玩具。如果你一直没有午睡习惯，躺下也睡不着，那就不必强求，不午睡并不代表不健康。

· 08 ·

第八章

从容应对生活"困局"

我们不能用创造问题的思维模式来解决问题。

—— 爱因斯坦

063 | 脱发困扰：
你的洗头方式真的正确吗

你是否被脱发困扰过？很多人以为脱发是因为发质不好，其实真正决定我们是否脱发的，是毛囊的健康程度。

影响毛囊健康的部分因素是不太能自行控制的，比如遗传因素、疾病因素、激素水平和压力因素，但是有一个因素是我们能控制的——来自外界的物理、化学损伤。这些损伤会通过洗头影响头发健康。可以说，**正确洗头是减少脱发最直接、最容易实现的一步。**

先讲一个关于洗头的故事，这个故事来自我的大学同学，一位皮肤科女博士。

她刚生完孩子的时候，头发大把大把地掉。起初她并没有太在意，觉得产后脱发很正常。但是眼看着都生产完半年多了，脱发仍然没有任何好转的迹象。她几乎把能试的方法都试了：换洗发水，做毛囊检测，还抹了很多药膏，但是都没什么特别的效果。直到有一天，皮肤科里一位搞头皮研究的师兄拿了一个假发模型，让她现场模拟自己是怎么洗头的。结果师兄说她洗头方式不正确，然后手把手教了她一遍怎么洗头。

你可能很难想象，我这个同学博士毕业都已经快 5 年了，直到这时才算真正学会洗头。这之后，她没有再换任何新洗发水，也没有继续用药膏，只是坚持用正确的洗头方式，两个月工夫，一头乌发就慢慢长回来了。

你是不是觉得不可思议：正确洗头有这么神奇的效果？我当时也满腹疑问，为了弄清楚背后的逻辑，还特地查阅了大量文献，做了完整复盘。我发现，除了雄性激素脱发、斑秃等有明确诱因，大部分脱发的根源确实是不正确的洗头方法。

正确的洗头方法

第一步，充分打湿头发。

注意，重点在"充分"这两个字上。很多人洗头时，只是随便用水冲几秒，就急着抹洗发水——其实第一步就已经做错了。

为什么打湿头发这么重要？因为这一步要清洗的，不是经常让你苦恼的油脂，而是附着在头发上的空气污染物，尤其是 PM2.5 等颗粒污染物。这些污染物已经被证实是导致毛囊损伤、引起脱发的重要外部因素之一。而它们中的大部分用水就能直接冲掉，不用费力清洗。当然，前提是你要把头发打得足够湿。

第二步，用洗发水洗发。

这是我们最熟悉也最容易出错的一步。我们通常的习惯是，一边抹匀洗发水，一边抓挠头皮，每一寸都不放过。一通折腾下来，心里觉得洗干净了，头皮也确实不痒了。我的同学就是这么洗了几十年。

但问题就出在"抓挠"这个动作上。尤其当我们处在激素变化（如产后）、压力大、毛囊本身已经比较脆弱的阶段，这时候，再时不时经受一些小小的抓挠损伤，毛囊就彻底扛不住了。更糟的是，我们很多人洗头前不注意洗手，指甲里藏了很多细菌，这么一抓一挠，细菌就留在了脆弱的毛囊之上，很有可能诱发毛囊炎。

这还没完。抓挠之后，再用热水一冲，冲掉了毛囊上自带的保护性油脂。等你洗完头之后，头皮出于保护机制，就会分泌更多的油脂。头发油了，你洗得更勤快、抓挠得更用力，毛囊的损伤也就更严重。脱发的恶性循环就这么开始了。

那该怎么洗呢？**正确洗头要用指腹，而不是指甲，轻柔地揉搓头皮，一般 2～3 分钟就能把整个头皮搓一遍**。而且，冲洗也别用太热的水，40℃左右的温水就足够了。

在第二步里，除了抓挠头皮带来的物理性损伤，还有一个化学性损伤的源头——洗发水。市面上洗发产品种类繁多，如果选错洗发水，就等于每次洗头都在对毛囊进行一次"化学攻击"。而要选对洗发水，就要学会看成分表。

如果是油性头皮、头发，想要控油去屑，可以选择含有活性锌、水杨酸、甘氨酸等成分的洗发水；干性头皮、头发，可以选择保湿锁水的洗发水，比如保水性更好的氨基酸洗发水，含有滋润效果的谷氨酸、甘氨酸、肌氨酸等成分的洗发水。

这些名词不太好记，等你到了超市，看到洗发水包装上的成分表，可能还是无从下手。所以，我总结了一张洗发水安全成分清单（表 63-1），供你参考。

表 63-1　洗发水安全成分表

功能	洗发水成分
清洁表面活性剂	月桂基葡糖苷、月桂醇磺基乙酸酯钠、椰油酰异硫酸钠、椰油酰甲基牛磺酸钠、椰油酰胺丙基甜菜碱
保湿	荷荷巴油、泛醇、芦荟、乳木果油、甜杏仁油、薰衣草油、迷迭香油、甘油
防腐	生育酚、有机酸、酯类
顺滑	椰子油、硬脂氧二甲基硅氧烷、苯乙烯氧二甲基硅氧烷、羊毛脂、卡拉胶、水解大豆蛋白
去头屑	茶树油、椰子油、苹果醋、橄榄油、楝树油、金盏花油
防脱发	鳄梨油酸丁酯、锯棕榈、甘草提取物、辅酶 Q10、百里香精油、迷迭香精油、薰衣草精油、天竺葵精油、雪松精油、鼠尾草精油、金盏花油

第三步，护发，也就是我们通常说的用护发素、发膜这个步骤。

这个步骤其实不会对毛囊健康有根本性的影响，主要是对发丝起顺滑、锁水的作用。如果你的发丝比较干燥，容易起静电，就可以考虑使用护发素。

但由于护发素多含有油性成分，所以不建议直接接触头皮。用完护发素和发膜，你还可以配合使用含有椰子油、荷荷巴油、山茶籽油成分的护发油来滋润头发。

第四步，把头发擦干。

很多人对这个环节感到焦虑——一擦头发就会掉一把，地上、手上、毛巾上都是，看着让人心慌，感觉自己快秃了。

其实不用太担心。头发都是有生命周期的，你的每根头发正常情况下只能陪伴你4～6年，每天我们正常掉的头发有几十到上百根。所以，不用对擦头发这个过程过分在意，你擦掉的那些头发，大半是"寿终正寝"、本来就该掉下来的。对于大多数人来说，想怎么擦都行，横着、竖着、揉搓着或者轻点、重点都可以，一般不会导致毛囊损伤。

但如果你的发丝比较干枯，建议你还是尽量顺着头发生长的方向擦。我们的发丝在显微镜下看是鳞片状结构，逆向摩擦会让发丝更加毛躁。

如果你习惯擦完头发后自然晾干，那到这一步，洗头的整个流程就可以结束了。但在现实中，大多数人还会选择用吹风机把头发吹得更干。关于怎么正确使用吹风机，也是有讲究的。

很多人以为用毛巾擦头发对毛囊没什么影响，那用吹风机也一样安全。事实上，这里藏着一个常被忽略的"坑"——吹风机的高温。

为了图快，很多人一上来就把吹风机调到最高温度、最大风力，对着头皮猛吹。这样做虽然能让头发干得快，但容易对发丝和毛囊造成热损伤。尤其是高温长时间直吹头皮，不仅会让头发更干枯，还可能破坏毛囊周围的皮脂膜，久而久之会影响头皮健康。

正确的做法是尽量使用自然风或低温挡，并且吹风机出风口不要离头皮太近。如果你拿不准温度是否合适，可以先吹手背试一试，温热但不烫手，就是对头皮比较安全的温度。

到这里，洗头的四个步骤就全部讲完了。其实无论是打湿头发、挑选产品、揉搓清洁，还是干发过程，核心都只有一个原则：避免在洗发过程中给头皮和头发带来伤害。这就是"正确洗头"的全部要领。

洗头的次数有讲究吗

还有一个很多人都关心也常常争论的话题：到底几天洗一次头更合适？

你可能也一直在纠结这个问题。很多人担心，洗头洗得太勤会导致头发掉得更多。但目前的证据显示，频繁洗头并未明显增加脱发风险。

此外，洗头频率的提高不仅不会对头发造成伤害，反而能带来一系列积极的变化。随着洗头变得规律，头皮屑的产生会明显减少，瘙痒感也会随之减轻，连头发本身的干燥程度也会有所改善。更重要的是，当头皮和毛囊处于清洁状态时，其氧化应激反应也会相应减少，可以从根本上减轻毛囊的负担。

只要每次都用正确的方式洗头，就能最大程度地减少物理性和化学性损伤。这个方法既不复杂，也不昂贵，更不依赖任何特殊产品，这正是"以小搏大"的健康管理之道。你会发现，解决脱发问题的方法，其实就在你每天的日常习惯里。

064 | 用眼过度：
如何拯救"过劳"的眼睛

现代社会，长时间盯着屏幕已经成了多数人生活的常态。你是否也经常感觉眼睛疲劳？干涩、疼痛、流泪不说，甚至产生了有烧灼感、怕见光、看东西模糊等一系列症状，严重时甚至伴随头晕、注意力下降、全身乏力等问题。

眼科专家将这一系列症状称为"数字视疲劳"。据统计，全球约有 70.7% 的人受到数字视疲劳的影响，而在中国，6～18 岁的学生中，这一比例已高达 77%。如果不加干预，数字视疲劳可能会进一步发展为干眼症、视力减退、屈光不正等常见眼部疾病。

不到 10 岁就戴上近视镜，30 岁眼睛天天疼，还没到 40 岁就开始老花，50 岁看东西一片模糊，60 岁以后视力逐渐下滑……这些都可能是你的眼睛"过劳"导致的后果。

数字视疲劳的三类原因

想要真正缓解数字视疲劳，需要先找到它的根源。结合近年来大量高质量的医学研究，我梳理出引发数字视疲劳的三类主要因素。

第一，泪膜破裂。

我们的角膜表面覆盖着一层薄薄的保护层——泪膜。别看它只有微米级厚度，作用却至关重要。泪膜由黏蛋白、水液和脂质三层结构构成，其中的脂质层像一层天然的"护手霜"，能够有效减缓泪液蒸发，帮助角膜和结膜保持湿润。除此之外，它还能改善眼睛的屈光系统，使视力更加清晰、稳定。

但这层泪膜极其脆弱，一旦暴露在空气中，很快就会破裂，只有在你下一次眨眼时才能重新生成。人在正常放松的状态下，眨眼次数是 18～22 次 /分钟，但当你开始使用电脑、手机、iPad 等电子产品时，眨眼次数会骤降至 3～7 次 / 分钟。泪膜破裂后得不到及时修复，眼球暴露在空气中，自然就会出现干涩、刺痛、疲劳等不适症状。长时间如此，干眼症就找上门来了。

第二，光源刺激。

提到光对眼睛的影响，很多人的第一反应是"蓝光危害"。但事实上，目前多项独立研究表明，蓝光并不会直接导致儿童视力下降或成人眼病，不会对眼睛造成结构性损伤。

蓝光本身并非有害物质，它广泛存在于自然光中。适量接触长波蓝光（如白天户外活动时）有助于提升注意力、反应速度和改善情绪状态。

相比于蓝光，有一种光对眼睛的危害更大，更容易被忽视，那就是紫外线。要知道，紫外线的波长更短，能量也更强。已经有研究发现，户外工作者罹患干眼症的风险显著高于室内人群，而这种差异正与日照下的紫外线暴露有关。因此，在强烈阳光下佩戴墨镜，是保护眼睛健康的必要之举。

除此以外，还要特别注意避免在昏暗的灯光下学习或工作，因为这给眼睛造成的疲劳和伤害绝对不亚于紫外线。长期处于小于 60 勒克斯 ① 的光照强度下，例如黄昏、夜间或者灯光不足的室内环境，不仅会加重眼睛疲劳，还可能增加近视风险。相比之下，500～700 勒克斯的适度照明更有利于眼睛舒适和视力稳定。

---

① 光照强度单位，光照强度可以使用专业测量工具照度计进行测量。

　　第三，除了眼部本身的因素，还有一些与全身健康密切相关的生活方式和环境因素，同样会加重数字视疲劳。

　　研究证明，无论主动吸烟还是被动吸二手烟，都会增加干眼症的发病概率。长期的高脂饮食则会在一定程度上引起眼表上皮细胞损伤，降低泪液分泌量，导致脂质在泪腺中沉积，影响泪腺功能。而过量饮酒会直接让乙醇进入泪液，造成泪液高渗，不仅不利于泪膜的稳定性，还会引起眼表的炎性反应。此外，饮酒造成的肝脏维生素储存障碍会让身体缺乏维生素 A，进而加重干眼症。

　　心理状态与眼部健康之间也存在显著联系。例如，抑郁、焦虑、创伤后应激障碍和睡眠障碍都被认为是干眼症的风险因素。

　　此外，环境因素如空气干燥、湿度过低、PM2.5 等空气污染物的浓度升高，也会影响泪膜稳定性，诱发眼部不适。

调整方案

　　分析完原因，我们不难看出，想要缓解数字视疲劳，仅靠单一手段远远不够。眼睛本身、光线环境、空气湿度、生活方式……每一个环节都可能成为影响眼健康的因素。因此，我们需要一个系统的调整方案。

　　针对数字视疲劳这个问题，全球视光学与眼科专家共同组建的泪膜与眼表协会提出了基于大量研究的专业建议和国际共识。我从中整理出了几条最实用的建议。

　　第一条，也是最重要的一条建议，是增加泪液。

　　缓解干眼的第一步，是让眼睛湿润起来。这可以通过两条路径实现：促进自身泪液分泌，以及借助外部方式补充泪液。

　　要想促进自身泪液分泌，最简单、最有效的方法之一是增加眨眼次数。

这是全球各大眼科学会公认、证据最充分的干预方式之一。

但问题是，当我们盯着屏幕时，眨眼频率会大幅下降。怎么提醒自己多眨眼呢？这时候就可以用上前文提到的"20-20-20法则"：每使用电子屏幕20分钟，就看向20英尺（约6米）外的远处，至少坚持20秒。这种短暂的休息不仅可以缓解视疲劳，也能显著提升泪膜稳定性。如果你工作太忙，无法频繁休息，建议连续用眼45分钟后休息5分钟，并且在用眼时尽量与屏幕保持一臂之距。

另外，多项研究还发现，连续使用电子产品超过4小时，是导致数字视疲劳向干眼症等眼部疾病发展的重要因素。控制电子产品使用时间，是必要的防护措施。

除了主动多眨眼，寻求外部补充的方式同样有效，包括滴眼药水、湿热敷等。

先说眼药水。无论什么成分和品牌，它最主要的功效就是模仿泪液，提供水、脂质和黏蛋白。近些年很多人推荐的人工泪液，如玻璃酸钠、聚乙二醇，都可以选择，只要能模拟泪液、增加眼睛湿度就可以了，成分越干净越好，最好不要有防腐剂，尤其是长期使用的眼药水，即使只有一点防腐剂，也有可能加重干眼症状。而含有收缩血管的薄荷、冰片等成分的眼药水虽然刚使用时觉得舒服，但一两天后情况可能会更糟糕。

近年来，中国自主研发的一类创新药物——重组牛碱性成纤维细胞生长因子滴眼液，在众多眼药水中脱颖而出，成为缓解中重度干眼及其他伴有干眼症状疾病的有效治疗选择。其疗效已被多项小规模研究证实，它也被纳入中国干眼诊疗相关指南。不过需要注意的是，该药物仍属于处方药，应在专业医生指导下使用。

除药物治疗外，湿热敷也是缓解干眼的重要辅助手段。将热敷温度控制在40～45℃，每次持续10～15分钟，可以有效促进眼部血液循环，缓解疲劳，增加泪液分泌，从而改善干涩等不适症状。目前市面上的大部分蒸汽眼罩都能满足这一温度需求。你可以将一张干净的纯水湿纸巾叠放在眼部，下方贴皮肤，上方覆盖蒸汽眼罩，能同时实现湿敷与热敷的双重效果；也可以选择用传统毛巾热敷，用温水浸湿干净毛巾，拧至不滴水后敷在眼部，同样能带来快速缓解的效果。

这两种方式都便捷高效，适合长期日常使用，也有助于建立干眼管理的良好习惯。

此外，改善环境湿度同样关键。尤其在干燥的北方供暖季或长期开空调的室内，一台加湿器往往是保护泪膜的"隐形战士"。如果症状严重，还可以使用硅胶眼罩减少泪液蒸发。

不过需要提醒的是，加湿器的作用是阶段性的。研究显示，大多数人在使用了两周后，加湿器的效果就开始减弱了。想要获得持续改善，还是要靠日常习惯。

当然，别忘了矫正眼镜度数、调整屏幕高度和位置，这类"基础工程"也会给眼睛减轻不少负担。

第二条建议，是为自己营造一个更友好的光线环境。这不仅能有效缓解视疲劳，也能从源头降低患干眼症的风险。

目前主流研究尚未发现蓝光会对眼睛造成明确的结构性损伤。因此，没有必要专门佩戴防蓝光眼镜或使用防蓝光屏幕保护膜。如果你确实不放心，可以选择带有莱茵认证的低蓝光电子设备。

不过，有一个小范围的蓝光波段仍需注意。波长在 400～440 纳米的短波蓝光能量更强，可能会对视网膜造成更明显的刺激，尤其容易引起视疲劳、眼干，甚至影响黄斑区健康。如果你或家人患有老年性黄斑变性，使用电子产品时更应避免暴露于这一波段的蓝光中。

好在我们日常接触的大部分 LED 屏幕设备，蓝光峰值多集中在 450～500

纳米。虽然这个波段的蓝光可能对睡眠造成一些干扰，但对眼底和泪膜基本是安全的，可以放心使用。

除了蓝光，光线的强度和分布也非常关键。你不需要时刻盯着照度计，只需要记住两个参考值：**阴天室外光线大致为 50～500 勒克斯，晴天室内光线大致为 100～1000 勒克斯**。你可以感受一下阴天室外的光线，以及采光好的房间晴天室内的光线亮度，记住这个感觉，以后在家办公、读书、使用电脑时，尽量将光照保持在这个亮度区间。

第三条建议，是调整生活方式，避免因外部因素加重视疲劳。

眼部健康与我们的生活习惯密切相关。如果已经出现了干眼或视疲劳症状，那么调整作息和饮食结构就变得尤为重要。戒烟、控酒、规律作息虽然听起来是老生常谈，但的确是最基本、最有效的干预方式。一旦近期出现明显的不适，建议你短期内远离烟酒，尽量保持早睡、低脂饮食，这些都有助于缓解炎症反应、稳定泪膜功能。

此外，你可能还有一个疑问：那些市面上炒得很火的眼部营养补充剂，有必要购买吗？

直接上答案：Omega-3 补充剂可以考虑购买；莓果、越橘的提取物，以及叶黄素、花青素、类胡萝卜素等复合补充剂，效果微乎其微。

目前已经有较为充分的研究证据表明，口服长链 Omega-3 脂肪酸对干眼症和视疲劳有明显帮助。两项规模较大的临床研究推荐的日摄入量为600～2400 毫克，且都观察到了积极的改善效果。

但像越橘、莓果提取物，叶黄素、花青素、类胡萝卜素等复合补充剂，目前尚缺乏独立证据支持其对眼部问题的直接效果。既然效果不明确，与其买保健品，我还是更推荐你多吃一些新鲜食物，比如花青素在蓝莓、桑葚、葡萄、茄子、黑米、紫薯等食物中含量丰富，而叶黄素则广泛存在于玉米、菠菜、柑橘等蔬果中。

　　看到这里，你应该已经明白：拯救"过劳"的双眼，不能靠单一方法，而要进行一场全面的生活系统优化。

　　从眨眼频率到光线强度，从空气湿度到营养摄入，甚至睡眠、情绪、饮食控制，每一环都与眼健康息息相关。

　　好消息是，这些方法并不复杂。只要你愿意从当下开始一点一点调整，眼睛的状态就能慢慢恢复、逐步好转。真正的护眼秘诀，不在某种神奇的产品里，而在把这些正确认知化入日常的每一个小习惯。

065 | 头痛缓解：
紧张性头痛与偏头痛怎么解决

　　在与神经系统相关的所有疾病中，头痛是门诊就诊人数最多、疾病负担第二重的疾病，仅次于中风。在年轻人和中年人群体中，头痛甚至已成为影响健康的首要负担。

　　这一节我们所讨论的头痛，是指没有器质性病变的大脑疼痛。常见的类型主要包括两种：紧张性头痛和偏头痛。这两类头痛在诱因、表现和治疗方式上有很多相似之处，可以一起梳理。

　　从发病率来看，紧张性头痛的患病人数比偏头痛更多。一项人口研究显示，中国紧张性头痛的患病率约为 10.8%，偏头痛的患病率略低一点，为 9% 左右。

　　每年有数亿中国人饱受头痛困扰，女性发病率高于男性，发病高峰通常出现在 40 岁前后。现代生活节奏加快、工作压力增加，甚至女性激素水平的波动，都被认为与紧张性头痛、偏头痛密切相关。

诱发因素

我们先来了解一下这两种常见的头痛类型。

紧张性头痛的典型表现包括：疼痛为轻度到中度；常见于头部两侧；感觉有一圈被箍紧，或者像有东西压着脑袋；不会因为走动或日常活动而加重，也不会伴随恶心、呕吐。

偏头痛的疼痛程度较重，通常为中度到重度，这种疼痛集中在头部的一侧，呈搏动性（像心跳一样一跳一跳地疼），并常常伴有恶心、呕吐等不适症状。

诱发紧张性头痛和偏头痛的因素虽然复杂，但大多围绕着几个关键词：情绪、激素变化、生活习惯、外部环境。

首先是情绪相关因素。情绪波动、长期压力大、焦虑、抑郁等心理状态，都是头痛的高频触发源。与情绪密切相关的睡眠问题也不容忽视，比如睡眠不足、频繁夜醒、作息紊乱、过度疲劳等，都会显著增加头痛的发作概率。

其次，女性的激素变化也是一个重要因素。研究发现，在月经前期、月经期、妊娠期和更年期，激素水平的波动可能诱发或加重头痛。一项研究还指出，口服避孕药中的激素成分，也可能引发或加重原本没有的头痛症状。

除了这些共性因素，紧张性头痛往往与不良体态、久坐伏案等因素相关，可以通过改变体态和加强局部锻炼来缓解。

相较之下，偏头痛的诱发因素更多样，也更复杂，有点像过去常听家里奶奶抱怨的"下雨了、受风了，甚至光线强了，头痛都会发作"。具体来说，可以分成以下几类。

第一，饮食因素。咖啡因、酪胺（奶酪中的成分）、亚硝酸盐（加工食品中的成分），还有巧克力、红酒等都可能成为诱因。

第二，环境刺激。强光、刺激性气味、噪声，以及气温、湿度、气压的变化都可能引发偏头痛。

第三，药物因素。比如激素替代疗法、草药补充剂、血管扩张剂等。

第四，身体状况。剧烈运动、长时间不变换姿势、用眼过度等身体过劳的情况，也有可能成为诱发因素。

第五，不规律的饮食习惯。错过正餐、长时间空腹、低血糖等也被认为是常见诱因。

这些因素虽然看起来非常复杂，但是具体到某一项时是非常明确的。因此，医生在诊治偏头痛时，常建议患者写"头痛日记"——记录饮食、作息、情绪和外部环境，以帮助找出潜在诱因。

通过研究大量的患者日记，医学家还发现了一件有意思的事情：**那些意外打破生活节奏的突发事件更容易成为诱因**。比如从不喝酒的人突然喝醉了，从不喝咖啡的人因为加班一下子喝了很多咖啡，或者今天还在正常上班，毫无心理准备，突然得知被解雇的消息。这类突发事件可能比日常琐事更容易引发偏头痛。

非药物疗法

了解了头痛的诱因，我们再来看看紧张性头痛和偏头痛分别有哪些非药物疗法和药物治疗手段。

在非药物疗法中，**第一类是生物行为疗法，包括认知行为疗法、生物反馈训练和放松疗法。**

这三种方法都得到了高水平医学研究的认可。其中，认知行为疗法特别适用于伴有情绪波动或长期压力的患者，对慢性头痛尤其有效。放松疗法可以自行练习，例如渐进式肌肉放松、冥想等。这些方法有助于降低头痛发作频率，减轻疼痛强度。生物反馈训练目前也逐渐普及，许多智能可穿戴设备或减压类 App 都内置了该技术，不妨试一试。

第二类是针灸。针灸用来治疗频繁发作的慢性头痛非常有效，也较为安全。它不仅出现在中国的头痛治疗指南里，也得到了美国、加拿大、欧洲，甚至世界卫生组织相关头痛治疗方案的推荐。有证据显示，51% 的患者在接受针灸治疗后，每月的头痛发作频率降低了一半以上。尽管医学上还需要进一步研究来比较针灸和其他治疗方案的效果，但目前针灸治疗头痛的效果已经与部分二线药物相当。所以，如果你想采用针灸疗法，是完全没问题的。

第三类是物理治疗。力量训练和有氧运动都被证实能降低头痛的发作频率。此外，按摩和颈部推拿也是不错的选择。研究表明，按摩这类手法治疗能够显著改善因头痛导致的日常功能受限，降低头痛的发作频率。

第四类是生活方式的调整和改变。这类疗法的关键词是规律——保持规律的作息时间、保持规律的进餐节奏、规律地进行适度的体育活动等，都能够有效地降低头痛的发作频率，减轻疼痛强度。

药物治疗

多项研究已证实，规律的作息、稳定的生物钟、有序的生活节奏，确实可以显著降低头痛的发作频率和强度。非药物疗法在长期管理中非常重要，值得坚持。

但我要提醒你的是，在头痛真正发作的时候，这些方法更多的是"基础支持"或"辅助治疗"，真正快速缓解症状的还是药物治疗。

在使用药物前，当然建议你优先咨询医生，特别是当症状频繁、反复出现时。但有一些常用药属于非处方止痛药，了解基本的治疗原则，可以帮助你更科学地应对头痛。

关于药物治疗，医学上划分为两个不同的方向，即急性治疗和预防性治疗。

如果只是偶发性头痛，比如一年只有几次，每次持续时间不长、症状可控，那么你只需要在发作时使用急性止痛药。一线选择的止痛药是阿司匹林、布洛芬这类非甾体抗炎药，还有对乙酰氨基酚。这些药物可以减轻炎症反应，抑制疼痛信号的传导。

在急性治疗中，还有一类特定药物可以缓解偏头痛产生的血管扩张症状，如曲普坦类、里拉替坦、托普替坦等，具体你可以咨询医生。

而对于慢性、频繁的头痛，就需要预防性治疗了。预防性治疗包括前文介绍的非药物疗法，还有一些预防性药物，如阿米替林、普萘洛尔等，这些药物都需要长期使用才能产生效果，而且都是处方药，一定要在医生的指导下服用。

不过，如果你或你的家人一直被慢性、频繁的头痛困扰，请不要仅靠止痛片硬撑。头痛可以被管理，也值得被认真对待。只有当我们开始理解身体发出的信号，愿意正视疼痛背后的意义，我们才可能真正走上科学应对、改善生活质量的道路。

066 | 胃肠不适：
如何科学缓解胃肠压力

在生活中，我们经常会遇到胃肠不舒服的情况。胃肠不舒服分为两类，一类为有明确诊断的肠胃慢性病，如胃溃疡、慢性胃炎、胃食管反流、炎症性肠病等；另一类为没有明确诊断和归因的不舒服，如紧张的时候一整天都没胃口，明明没吃什么特别的食物却总是腹泻、便秘，或者吃进去的食物一直不消化，持续胃胀。我大学时期的舍友就是这样，她每逢大考都会腹泻，一天恨不得跑十几趟卫生间，甚至要因此缓考，但只要考试一过，立马就好了。有明确诊断的胃肠疾病可以有针对性地服用药物，而不明原因的肠胃不舒服究竟是怎么回事，又该如何应对呢？接下来，我们一起来看看。

身体中的通路："脑 - 肠轴"

不明原因的胃肠不适问题，其根源在于人体内的一条双向通路，医学上称之为"脑 - 肠轴"，它连接了大脑与胃肠道及其菌群。

人体肠道由内到外密密麻麻分布着超过 1 亿个神经细胞，数量超过大脑以外所有器官的神经细胞总和，因此肠道又被称为"第二大脑"。在肠道神经系统中，一部分神经细胞最终到达大脑，另一部分则在肠道形成闭环，对肠胃的生理活动进行调节。

当压力袭来时，大脑会给肠道菌群传递信号，导致菌群出现功能紊乱，胃肠蠕动就会加快或减慢，消化系统分泌的胃酸、消化液也会随之增多或减少，使身体出现肠胃疼痛、腹胀、嗳气、腹泻、便秘等症状。这种情况下，去医院往往检查不出胃肠结构方面的变化。这类疾病通常会被诊断为"肠易激综合征"，意思是肠道容易被压力刺激。肠易激综合征非常普遍，全球患病率为5%～20%。它虽然是消化科的常见疾病，但如果不重视，最终可能会发展成胃溃疡。

研究还发现，生活困难和主观痛苦也会诱发肠胃疾病。你可能想不到，当战争和地震等灾难来临时，医院的胃溃疡患者人数就会激增。这说明压力、焦虑会极大地加重胃溃疡的病程。我的一位朋友是消化科医生，他曾接诊过一位特别的胃溃疡病人，对方的病因竟然是长期在吃饭时间接受上司训话。

近年来，科学家还发现了一件更有意思的事：一旦压力或其他因素改变了肠道菌群的平衡，它们也会反过来影响大脑的功能，改变人的情绪和行为。顶级期刊《细胞》上发表的一项研究发现，人类的味觉和饮食喜好会被肠道菌群控制，它们会通过某种隐蔽的方式，悄悄向大脑传达自己对于食物的偏好，调节人体生理、心理状态，达到"在线点餐"的目的。

更神奇的是，肠道中的一些特殊细胞还能分泌 5-羟色胺。5-羟色胺是影响情绪的重要物质，一般由大脑分泌。由肠道分泌的 5-羟色胺除了可以调控消化功能，还能支配人的情绪和行为。

如此说来，要想让胃肠舒服，让整个人都身心舒畅，解决方案居然是让身体里的菌群们先"舒坦"起来。对此你也许有些不服气："这些菌群在哪儿呢？我看都看不见，凭什么叫我优先伺候它们？"引用诺贝尔奖获得者乔舒亚·莱德伯格的一句话："**如果看细胞的比例，你只有 1/10 是人；如果看基因的比例，你只有 1% 是人**。"意思就是肠道菌群占据了人体中细胞和基因的绝大部分。从细胞和菌群细胞的角度来看待人类，**所谓"人"，其实是一个行走**

的"超级菌群生态园"。

如何补充益生菌

那么，怎样才能让肠道菌群更舒服、更稳定，维持更多的有益菌群呢？研究表明，有两类手段最为有效，一是通过饮食、运动和压力管理等生活方式来改善菌群状态，二是补充益生菌。

生活方式调整是对菌群状态最根本的调节方式，但是，如果生活方式调整得不好，或者虽然尽力了，但效果并不满意，你还可以额外补充益生菌。近年来相关研究越来越多，而且不少研究已经取得了不错的成果。我们来看几个关键问题。

首先，活菌如何到达肠道？

这是益生菌起效的重要环节。益生菌从进入人体后，要经历胃酸腐蚀的考验，活着到达肠道并根植繁衍，这才算有效补充。所以，选择益生菌补充剂时，要留意这款产品是否具有保护膜，把益生菌顺利送达肠道，是益生菌起效的关键。目前比较成熟的方式是"包埋技术"和"双层包埋技术"。双层包埋技术是在乳酸菌表面包覆蛋白质，然后再包一层特殊胶体。胶体在强酸性的胃酸中凝结，保护益生菌。到达十二指肠时，胶体自然分解溶化，释放益生菌，第二层的蛋白质就会促使益生菌附着在肠壁纤毛上，同时提供益生菌繁殖所需营养。

其次，如何找到真正自然有益的益生菌？

这个相对不难。第一，要选择国家卫健委批准的益生菌菌种。表 66-1 列举了国家卫健委批准的可用于食品的优质菌种，供你参考。

表 66-1　益生菌菌种

序号	名称	英文
第一类	双歧杆菌属	Bifidobacterium
1	青春双歧杆菌	Bifidobacterium adolescentis
2	动物双歧杆菌（乳双歧杆菌）	Bifidobacterium animalis subsp. lactis
3	两歧双歧杆菌	Bifidobacterium bifidum
4	短双歧杆菌	Bifidobacterium breve
5	婴儿双歧杆菌	Bifidobacterium longum subsp. infantis
6	长双歧杆菌	Bifidobacterium longum
第二类	乳杆菌属	Lactobacillus
1	嗜酸乳杆菌	Lactobacillus acidophilus
2	干酪乳杆菌	Lactobacilluscasei
3	卷曲乳杆菌	Lactobacilluscrispatus
4	德氏乳杆菌保加利亚亚种（保加利亚乳杆菌）	Lactobacillus delbrueckii subsp. Bulgaricus
5	德氏乳杆菌乳亚种	Lactobacillus delbrueckii subsp. lactis
6	发酵乳杆菌	Lactobacillus fermentium
7	格氏乳杆菌	Lactobacillus gasseri
8	瑞士乳杆菌	Lactobacillus helveticus
9	约氏乳杆菌	Lactobacillus johnsonii
10	副干酪乳杆菌	Lactobacillus paracasei
11	植物乳杆菌	Lactobacillus plantarum
12	罗伊氏乳杆菌	Lactobacillus reuteri
13	鼠李糖乳杆菌	Lactobacillus rhamnosus
14	唾液乳杆菌	Lactobacillus salivarius
15	清酒乳杆菌	Lactobacillus sakei

序号	名称	英文
16	弯曲乳杆菌	Lactobacillus curvatus
第三类	链球菌属	Streptococcus
1	嗜热链球菌	Streptococcus thermophilus
第四类	乳球菌属	Lactococcus
1	乳酸乳球菌乳酸亚种	Lactococcus Lactis subsp. lactis
2	乳酸乳球菌乳脂亚种	Lactococcus Lactis subsp. cremoris
3	乳酸乳球菌双乙酰亚种	Lactococcus Lactis subsp. diacetylactis
第五类	明串球菌属	Leuconostoc
1	肠膜明串球菌肠膜亚种	Leuconostoc mesenteroides subsp. mesenteroides
第六类	丙酸杆菌属	Propionibacterium
1	费氏丙酸杆菌谢氏亚种	Propionibacterium freudenreichii subsp. Shermanii
2	产丙酸丙酸杆菌	Propionibacterium acidipropionici
第七类	片球菌属	Pediococcus
1	乳酸片球菌属	Pediococcus acidilactici
2	戊糖片球菌	Pediococcus pentosaceus
第八类	葡萄球菌属	Staphylococcus
1	小牛葡萄球菌	Staphylococcus vitulinus
2	木糖葡萄球菌	Staphylococcus xylosus
3	肉葡萄球菌	Staphylococcus carnosus
第九类	芽孢杆菌属	Bacillus
1	凝结芽孢杆菌	Bacillus coagulans
第十类	克鲁维酵母属	Kluyveromyces
1	马克思克鲁酵母	Kluyveromyces marxianus

第二，在选择补充剂时，还需要查看菌株号（即益生菌名称后的字母和数字），它就像是菌种的"身份证"。具备益生菌菌株号，代表菌种经过了大量临床试验，安全性和功效都已经得到证实。

第三，还可以关注一下补充剂中是否添加了益生元。益生元是益生菌的食物，可以为益生菌提供养分，使它们更容易存活下来。常见的益生元有低聚果糖、低聚半乳糖、低聚木糖、低聚异麦芽糖、菊粉等。

最后，选择什么形式的益生菌呢？

最好选择独立包装的冻干粉或固体颗粒益生菌。液态益生菌的活性和稳定性较差，即使采用冷链运输，也存在温度失控的风险。

对于具体需要补充哪些菌种及补充的剂量，暂时并没有一个"金标准"。目前的证据显示，健康的菌群会呈现出丰富的多样性，可以混合多种菌群进行补充。

哪些人群需要补充益生菌

哪些人群需要额外补充益生菌呢？

首先，建议长期面临压力、胃肠道不舒服的成年人适量补充益生菌。《微生态调节剂临床应用》的专家共识显示，补充益生菌在改善肠易激综合征、炎症性肠病上的证据已经相对比较充分。

其次，儿童也可以适当补充。中华预防医学会《益生菌儿科临床应用循证指南》显示，补充益生菌，对儿童常见的腹泻、功能性便秘、乳糖不耐受和湿疹等有不同程度的好处。具体选择什么样的益生菌，需要咨询专业的儿科医生。

越来越多科学证据表明，如果肠道菌群能够维持平衡的状态，我们的生活会更舒适，心情会更舒畅，免疫力和抗压能力将大大提升，胃癌、肺癌、乳腺癌、结直肠癌的患病风险都会有所降低，也有助于远离肥胖、糖尿病、高血脂、脂肪肝等代谢性疾病。

总之，益生菌是一群与我们共生的可爱伙伴。所谓"共生"，不仅意味着同甘共苦，更意味着它们早已与我们合为一体，休戚相关。如果我们在满足口腹之欲的同时，也愿意为这些微小的生命多考虑一点——选择更健康的饮食、更规律的作息、更少的加工食品，并且不滥用抗生素，那么，它们也会以自己的方式，回馈我们更健康、更有活力的身体。照顾好它们，就是在善待我们自己。

067 | 菌群紊乱：
如何重建肠道菌群

肠道菌群失衡的自我识别

近一个世纪以来，随着医学研究的发展，科学家们逐渐发现，从某种意义上说，肠道菌群实际上是健康的隐形主宰者之一，它们与身体共生，深度参与身体的内分泌调节、神经调控、免疫防御等核心生理功能。

当它们在肠道中获得理想的居住环境时，会给人体带来健康红利；反之，当肠道菌群失衡，身体也会跟着一起"遭殃"。从消化不良、皮肤问题，到情绪波动、免疫力下降，种种健康问题都有可能随之而来。

如何判断肠道菌群是否出现失衡呢？可以通过以下两个方式进行简单的自我筛查。

首先，留意身体发出的警报信号。

消化系统是肠道菌群问题最直接的反应窗口。出现以下症状，都可能是肠道菌群失衡的前兆。

第一，排便异常，包括反复腹胀、腹泻与便秘交替发作发生、大便黏滞等。

第二，食物不耐受。突然对某些食物（尤其是牛奶、麸质）不耐受，吃完就拉肚子或胃胀，但以前并没有过这种情况。

第三，口腔异味。出现刷牙或漱口也难以缓解的顽固性口苦或口臭。

此外，全身性症状同样需要警惕肠道菌群失衡问题。比如，即使睡眠充足，仍难以摆脱疲劳感，总是精神萎靡；莫名地焦虑或情绪低落；皮肤状况不佳，痤疮或湿疹反复发作；免疫力下降，感冒频发；等等。

其次，审视自己是否存在一些加速肠道菌群失衡的不良生活习惯。比如，是否每天摄入的蔬菜量不足？是否经常吃高油高糖食物或加工食品？是否长期使用抗生素？是否长期处于高压状态？这些日常习惯同样会潜移默化地影响我们的肠道菌群。

为了更系统地评估肠道菌群健康情况，我梳理了一个覆盖 19 个核心问题的肠道菌群健康自测表（表 67-1），你可以试着做一做。

表 67-1　肠道菌群健康自测表

题序	问题描述	生活场景示例	是（1分）	否（0分）	偶尔或部分（0.5分）
1	吃完外卖（如麻辣烫／炸鸡）后常腹泻或胃胀	每次吃完重口味外卖后都会拉肚子			
2	下午必须靠奶茶或可乐提神	不喝奶茶，下午就犯困			
3	大便黏马桶（需冲多次才能冲干净）	马桶壁上总有大便残留			

题序	问题描述	生活场景示例	是 （1分）	否 （0分）	偶尔或部分 （0.5分）
4	长期服用过量维生素	每天吃各种维生素片养生			
5	经常摄入代糖食品，比如零度可乐、无糖饼干	认为喝无糖饮料不会胖			
6	每天的水果、蔬菜摄入量不到1碗	工作太忙，基本不吃蔬菜和水果			
7	长期服用胃药	一胃痛就吃奥美拉唑			
8	睡眠质量差，易醒或多梦	每天睡够8小时还是觉得累			
9	皮肤反复长痘或湿疹	再好的护肤品都没用			
10	经常感到焦虑或抑郁	莫名其妙地心情不好			
11	1年内使用抗生素超过2次	一感冒就吃消炎药			
12	经常吃加工肉制品，如火腿、香肠	早餐必吃培根			
13	运动后浑身酸疼	健身后肌肉酸痛会持续多日			
14	对某些食物突然不耐受	以前能吃奶制品，现在一吃就拉肚子			
15	口苦或口臭，刷牙无法缓解	用漱口水也遮不住口臭			
16	体重莫名波动（±5千克/年）	没刻意减肥却突然瘦了			
17	经常吃隔夜菜	前一天晚上做好饭，第二天上班带着			
18	每天久坐超过8小时	上班一坐一整天			
19	喝酒频率每周超过3次	经常应酬，每次都要喝酒			

各项目得分相加即为总分。总分小于 7 分，表示肠道菌群比较健康，你可以保持现有的生活习惯，如果每周摄入 1～2 种发酵食品更好。

总分 8～14 分，表示肠道菌群中度失衡，你需要考虑调整生活方式。

总分大于 15 分，表示肠道菌群严重失衡，建议你及时就医并进行专业菌群检测。

需要强调的是，如果出现便血、不明原因消瘦、夜间腹痛等症状，必须立即就医。

如果你想做更专业的检测，可以去相关医疗机构进行 16S rRNA 测序，这项检测会收集粪便样本，分析菌群多样性，及其与疾病风险的相关性。但需要注意的是，检测结果需要请专业医生进行分析，不能依靠普通的检测人员或者相关产品销售员。

重建菌群的核心原则

发现肠道菌群出现问题后，如何重建它们的秩序呢？

多数人的第一反应是吃点益生菌补充剂。然而，生命科学的实证研究正在颠覆这一传统认知。2018 年，以色列魏茨曼研究所在顶级期刊《细胞》发表的研究表明，超过 60% 的受试者补充的益生菌根本无法在其肠道定植——这些昂贵的菌粉最终只是"穿肠而过"。而另一项发表在《自然》上的研究则发现，当受试者膳食纤维摄入量不足的情况下，补充的益生菌存活率甚至不足 20%。

肠道微生态的本质是数以千计的菌种在漫长进化中形成的动态平衡，这种平衡与你的基因特征、生活方式、饮食习惯深度相关。试图通过补充其中一两种菌种来重构如此复杂的生态系统，无异于试图用几块积木搭建摩天大楼。

肠道就像一座精密运转的城市，我们补充的益生菌如同外来移民。如果城市缺乏"基础设施"（如由膳食纤维分解产生的短链脂肪酸）和"工作岗位"（如肠道上皮细胞提供的附着位点），以及一系列适合益生菌生存的环境，这些微生物移民要么会迅速死亡，要么就直接离开了。

因此，与其单纯补充益生菌，不如先构建一个适合菌群生存的环境，自然而然地"养菌"。正确"养菌"，需要依赖以下三大营养支柱。

支柱一：坚持均衡饮食。

在肠道菌群健康领域，全球学者达成了共识：均衡饮食是维持肠道微生物生态平衡的关键，它要求合理搭配宏量营养素（碳水化合物、蛋白质和脂肪）和微量营养素（维生素和矿物质），从而为肠道菌群提供稳定的生存环境，促进人体健康。

同时，均衡饮食还要求长期坚持。比如，地中海饮食已被多项研究证实能够在短期内改善菌群结构，但它的影响并非一劳永逸，一旦停止，菌群的变化仅能维持数天。真正的健康收益并非来自偶尔的饮食调整，而是长期、稳定的饮食习惯。

支柱二：补充膳食纤维。

人体内大部分有益菌群主要依靠膳食纤维维持生命活动。这些你无法消化的植物纤维，恰恰是肠道菌群最美味的食物。这正是营养指南强调每日饮食一半以上都应是蔬菜的原因。蔬菜不仅可以强化肠道屏障功能，还能消灭体内的炎症，甚至改善你的情绪状态。所以，摄入充足的膳食纤维不只是为了满足身体的能量需求，更是维持菌群生态平衡的关键。

膳食纤维根据其溶解性分为可溶性与不可溶性两类，它们各自发挥着独特的作用。

可溶性纤维（如燕麦、奇亚籽、苹果等）能在消化道内形成凝胶状物质。最新研究显示，这类纤维经双歧杆菌等有益菌发酵后，可生成具有多重生理活性的短链脂肪酸（尤其是丁酸盐）。2021年发表于《消化系统疾病和科学》杂志上的研究证实，丁酸盐通过增强黏液层、上调紧密连接蛋白和抑制炎症通路等三重机制，成为修复肠漏综合征的核心物质，为肠道免疫防御体系提供重要保障。

不可溶性纤维（如全麦面包、糙米、芹菜）虽然不能被菌群分解，但其独特的吸水膨胀特性可显著增加粪便体积，刺激肠道蠕动，有效缩短粪便在结肠的滞留时间，进而帮助身体快速排出有害菌产生的代谢毒素，减少肠黏膜与毒素的接触时间。

我的同事曾接诊过一位 28 岁的小伙子，他患有高血脂，并长期受便秘困扰。营养评估结果显示，他每天膳食纤维摄入量不足 10 克。尽管他尝试过多种益生菌补充剂，但改善效果都不明显。我的同事建议他在补充益生菌的基础上，将早餐改为燕麦粥，并保证每天吃 4 份蔬菜。两周后，他的排便频率就从每周 2 次提升至每天 1 次，效果远超之前单纯服用益生菌。3 个月后，他的血脂也恢复至正常范围。

支柱三：减少摄入加工食物和抗生素。

经过高度加工的饮食普遍富含脂肪、精制糖、盐及各种食品添加剂，同时缺乏膳食纤维，它们已被证实与肠道微生物多样性下降存在显著关联。多项研究表明，相较于现代工业化饮食，采用天然未加工饮食的人群，其肠道微生物组的成分往往更为健康。此外，抗生素治疗也会对肠道微生物组产生剧烈干扰，其影响范围不仅限于目标病原体，更会广泛波及人体肠道内的所有菌群。

因此，为了维护肠道菌群的健康平衡，我们应在日常饮食中优先选择天然、未加工的食品，如新鲜蔬果、全谷物和优质蛋白，同时严格控制高脂肪、高糖、高盐及含添加剂的高度加工食品的摄入。

此外，抗生素的使用必须严格遵循"必要且适量"的原则，避免不必要的用药。过度使用抗生素不仅会破坏肠道菌群的多样性，还可能加速耐药菌的产生，影响未来的治疗效果。在必须使用抗生素时，可考虑配合益生菌或膳食调整（如增加膳食纤维摄入），以辅助肠道菌群的恢复。

除了以上三大营养支柱以外，还有三个习惯也会影响肠道菌群的健康。

第一，规律饮食。研究发现，进餐时间不规律（偏离正常进餐时间 2 小时以上）会使幽门螺杆菌感染风险增加 13 倍，进而导致胃炎风险增加 6 倍。多项研究证实，饮食习惯对肠道菌群的影响最为显著，因此保持定时定量的健康饮食至关重要。

第二，有氧运动。一项针对绝经前女性的研究结果显示，无论年龄和营养状态如何，心肺耐力的提升都会影响肠道微生物群的组成。另一项针对健康老年女性的研究发现，有氧运动（如快走、跑步、游泳等）能显著增加肠道有益菌群数量，而肌肉训练并未表现出对菌群的显著调节作用。因此，规律的有氧运动对保持肠道菌群平衡十分必要。

第三，压力管理。长期处于心理压力状态（包括持续性焦虑、慢性抑郁以及睡眠障碍等）会通过脑 - 肠轴双向调节机制，显著破坏肠道微生物群的多样性和稳定性。而这些变化不仅会影响肠道的消化吸收功能，还可能进一步加重心理压力，形成恶性循环。因此，进行有效的压力管理也十分重要，你可以参考本书的相关章节，进行饮食、运动等方面的调整。

068 ｜ 颈椎疼痛：
怎么做才能真正缓解

数百万年前，人类祖先挺直脊背，迈出了直立行走的第一步。为了适应直立视野，我们的颈椎进化得更为灵活，却也因此牺牲了颈部强健的肌肉，变得更加脆弱。

到了现代社会，人类本就脆弱的颈椎要承受更大的压力：不当的坐姿、缺乏运动的肩颈、长时间低头使用电子产品……这些看似微不足道的日常小事，都有可能是压垮颈椎的最后一根稻草。

数据显示，2020 年全球 30%～50% 的成年人都经历过颈部疼痛，其中很大一部分人表示疼痛会反复发作。据统计，中国颈椎病患者已经超过 2 亿人，办公室人群、IT 工作者尤为高发，且女性比男性数量更多。随着年龄的增长，颈椎病患病风险也会持续攀升。

颈椎病变和非特异性颈痛

颈部疼痛可以分为颈椎病变和非特异性颈痛两大类。如果你的颈椎疼痛症状刚好跟颈椎诊断影像吻合，那就属于颈椎病变。但是，如果两者无法吻合，你总觉得颈椎疼，但从颈椎诊断影像上看不出问题所在，医生也无法给出确切的诊断，这就属于非特异性颈痛，其发病率是颈椎病变的 20～30 倍。

如果已经被明确诊断为颈椎病，建议在治疗时谨慎决策，因为需要手术干预的颈椎疾病占比不到5%。几乎所有颈椎病治疗指南都建议在颈椎疼痛症状出现后，优先选择保守治疗，除非症状长期持续或加重，才考虑手术治疗。非特异性颈痛也应以保守治疗为主。如果症状非常严重，出现了下肢无力、走路不稳等情况，则应该及时就医，请专业的医生确定治疗方案。

矫正姿势

综合国内外多项康复指南，我总结了一套颈部康复方法，适用于排除了严重的颈部疾病后，仍觉得颈部疼痛的人群。这套方法分为四步。

第一步是矫正姿势。

正常颈椎具有天然的前凸生理结构，长期保持不良的姿势会导致这一生理曲度逐渐变直，颈后侧肌肉一直处于紧张状态，进而引发肌肉僵硬和疼痛。医学研究表明，颈椎屈曲45度时，所承受的剪切力和压缩力是中立位时的2～4倍。而长期低头伏案工作正是诱发颈痛的首要因素。你可以通过图68-1来直观地感受当你处在不同的低头角度时，你的颈椎正在承受多大的力。

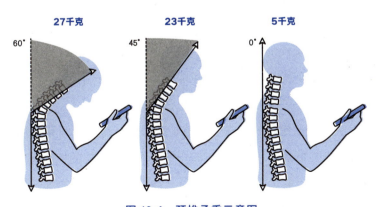

图 68-1　颈椎承重示意图

研究表明，矫正姿势属于对因治疗，对于已经出现颈部疼痛症状的人群，通过系统性的矫正训练，可以有效缓解疼痛。对于尚未出现颈部疼痛症状的人群，日常做好矫正，同样能起到积极的预防作用。

运动训练

颈部康复方法的第二步是运动训练。这也是缓解颈部疼痛最重要的治疗手段。运动训练的原理是通过训练特定肌肉来调整异常的肌张力，放松痉挛的肌肉，强化薄弱的颈部肌肉，提高其力量和稳定性，从而缓解颈部疼痛。

根据最新的临床研究，对缓解疼痛、修复功能损伤最为有效的三类运动依次是：稳定性和控制性训练；瑜伽、普拉提、太极拳等全身性运动；力量训练。这三类运动都能通过改善颈部浅层和深层肌肉功能，稳固颈椎，减轻疼痛。

在颈椎活动中，颈部的浅层肌肉和深层肌肉发挥着完全不同的作用。浅层肌肉力量强大，能让颈部进行一些大幅度的活动，如转头、点头、仰头等；而颈部的支撑和稳定则需要依靠深层肌肉，它们更靠近椎体关节，活动幅度较小。

研究证明，系统性的颈部肌肉训练，如力量、耐力和疲劳性训练等，能显著缓解大部分慢性颈痛，对颈部常见的肌肉损伤和脊髓功能损害也有一定的改善作用。那么，这三种训练具体应该怎么做呢？

先来看医学上最推荐的稳定性和控制性训练。这项训练其实是通过缓慢控制肌肉来完成某个动作，在这个过程中锻炼人体对颈椎的控制能力，增强颈椎的稳定性。你可以通过三个经典动作（"缩头"运动、侧拉练习和中立旋转运动）来进行训练。这项训练没有任何场地要求，你随时随地都可以做几组。

需要强调的是，在训练的过程中，一定要尽可能缓慢地完成动作。你可以扫描右侧二维码，观看跟练视频。

再来看全身性运动。人体是一个高度协调的系统，任何肌肉骨骼问题都存在着复杂的联动关系。全身性运动不但能显著提升肌肉协调性和心肺功能，还能起到调节情绪的作用。全身性运动分为两类；一类是瑜伽、普拉提、太极拳等身心运动；另一类是步行、快走、跳绳、游泳等规律的有氧运动。在进行全身性运动训练时，要尝试将注意力完全集中在动作上。在这个过程中，大脑对疼痛信号的感知会自然减弱，从而有效地缓解局部疼痛症状。

最后来看力量训练。在进行常规的上肢力量训练时，你可以额外增加一部分颈、肩、胸等部位的联合肌肉训练，这类复合动作能有针对性地强化颈部浅层肌肉。

至于颈部深层肌肉，你可以通过两个动作进行训练。第一个动作，头枕一本3～5厘米厚的书仰卧，保持颈部中立；随后下巴收紧，尽力向胸部靠近，感觉颈部仿佛在变长，全程不需要抬起头。维持这个姿势几秒钟后，让下巴回位，身体放松下来，再进行下一次训练。一组训练为10～15次。

第二个动作，依然保持仰卧，双手抱住后脑勺并抬起头，下巴努力向胸部收缩。保持几秒钟后，松开双手，在保持下巴收紧的同时，缓缓放下头部，放松身体，再进行下一次训练。一组训练为10～15次。你也可以扫描右侧二维码，查看这两个动作的跟练视频。

物理治疗

矫正姿势和运动训练是我们进行颈痛自我管理的重要方法。但是，如果颈部疼痛已经不局限于肩颈附近，而是伴随着手麻、头晕、眼花、恶心等一系列全身症状，单纯的矫正姿势和运动训练便不足以解决问题。这时候就有必要采取颈部康复方法的第三步——专业物理治疗，主要包括牵引理疗和手法治疗两类。

先来看牵引理疗。你可能见过这样的场景：颈椎病人借助支具、牵引绳，将下巴尽可能地向上牵拉。这种治疗的原理是对颈椎进行外力牵拉，让两个椎骨的关节面发生一定的分离，适当牵伸周围的软组织，从而达到复位、固定颈椎及减轻对神经根压迫的作用。多项随机对照试验表明，牵引理疗对部分颈椎病具有明确效果。

再来看手法治疗。这是颈痛发作后，大部分人最常寻求的缓解方法。手法治疗分为中西医两种：中医手法主要包括按摩、推拿和旋转复位，西医手法主要包括麦肯基疗法[①]、关节松动术和脊椎矫正。多项大规模综合性研究分析表明，各类手法治疗确实能在短期内有效缓解慢性颈部疼痛，改善功能受限状态。

需要注意的是，无论是牵引、推拿，还是关节松动术，一定要选择有专业资质的康复机构或医院的康复科、中医科，不建议去路边按摩店。不少颈部病变在进行不规范的治疗后，不但疼痛没有得到缓解，反而诱发了严重的并发症，得不偿失。比如，有脊髓压迫、椎管狭窄、骨质疏松的颈椎病患者，是绝对不能做牵引的。再如，不当的推拿手法很可能会压迫脊髓，导致上下肢无力、步态不稳的可怕后果。

---

① 由新西兰知名理疗师罗宾·麦肯基独创，是非常有效的颈腰痛治疗方法。

排查心理因素

你也许从未想过，心理问题可能是颈部疼痛的"隐形推手"。研究表明，心理因素直接导致或加剧颈部疼痛的情况十分常见，甚至远超我们的想象。

如何识别心理因素导致的颈痛呢？如果已经尝试了矫正姿势、运动训练和物理治疗，但颈痛仍然反复发作、不见好转，同时伴有疲劳、失眠、胸闷、心慌、头晕等全身症状，那就要警惕起来了，这很可能是心理因素引发的身体症状。中国心理健康相关调查显示，在患有慢性背部或颈部疼痛的受访者中，患有精神障碍的人群占比 23.9%，其中 6.3% 患有重度抑郁症，5% 存在尼古丁依赖，4.8% 受特定恐惧症困扰。

如果颈痛和心理问题同时出现，则应当进行专业的心理评估，并考虑接受心理干预治疗。大量研究证实，在心理问题得到改善后，颈部疼痛往往会缓解甚至消失。

颈部疼痛可能是最常打断我们工作节奏、影响我们工作效率的日常身体问题之一。我们往往只在它突如其来、影响生活时，才匆忙想着如何应对、如何"让它快点离开"。可问题在于：你是要在洪水滔天时匆忙修堤，还是在阳光灿烂时提前补屋顶？这才是决定健康走向的关键选择。

健康，总会给我们留下许多"阳光灿烂的日子"，但如果我们在这些日子里什么都不做，疏于管理和预防，那就只能反复在"哪里痛补哪里"的治病思维中打转，身体也只能"缝缝补补"，自然难以真正"管好健康"。真正的健康管理，从来不是临渴掘井，而是未雨绸缪、日常养护。

069 | 枕头选择：
颈椎健康亮红灯，你选对枕头了吗

我接诊过一位饱受颈椎疼痛折磨的患者。为了减轻症状，她在辗转求医的过程中，先后更换了 50 多个枕头，却始终难以安眠。直到我们为她量身定制了合适的枕头，并配合其他系统的治疗方法，才终于结束了她这场长达数年的颈椎之痛。

与我们每晚相伴的枕头，其实是颈椎健康的关键守护者。选对了，它就不只是一件普通的寝具，更可能是你夜间最温柔的"康复治疗师"。

你了解你的颈椎吗

人体脊柱天然具有四个生理弯曲：颈曲、胸曲、腰曲和骶曲，它们共同维持着我们身体的平衡。其中，**颈椎正常应呈向前的 C 形弯曲，由第 2 至第 7 颈椎构成"颈椎生理前凸"**。这一曲度的维持，依赖于颈椎间盘的楔形结构与后方肌肉的弓弦式牵拉力共同作用。

当我们平躺时，**理想状态下应确保耳朵与肩膀处于同一直线，下巴与胸骨处于同一直线**，这样才能让颈椎获得良好的支撑与放松。然而，一旦维持这种前后牵拉平衡的韧带与肌肉力量失衡，颈椎生理曲度就可能逐渐变直，甚至出现反弓（向后凸出）。颈椎力学结构的长期紊乱不仅会带来酸痛、僵硬、手臂麻木等局部不适，甚至可能进一步影响血压调节、心率稳定，最终干扰到日常生活的多个层面。

为什么睡错枕头会引发颈椎病

我们一天中有将近三分之一的时间是与枕头相伴的。然而，很少有人意识到：一个合适的枕头，不只能让我们睡得舒服，更是颈椎健康的重要守护者。

颈椎本身具有自然的 C 形生理弯曲，这是维持头颈平衡与承重的关键结构。由于头骨是圆形的，而肩部较为平坦，当我们平躺时，如果缺乏恰当的枕头支撑，颈部就会悬空。此时，进入深度睡眠后的肌肉完全放松，在重力作用下，头颈容易出现过度扭转。这样持续 6~8 小时，便可能造成颈部肌肉和韧带张力失衡，引发软组织的慢性劳损，其中最常见的就是"落枕"。

长期使用过高的枕头，相当于在睡觉时保持一种"低头"的姿势。这种姿势会使颈肩部肌肉持续紧张，导致早晨起床时活动受限，甚至诱发落枕。严重时，还可能导致颈椎生理曲度变直、神经受压，甚至影响脑部供血，引发头痛、头晕、睡眠障碍等问题。

反过来，如果长期不用枕头，或者使用过低的枕头，头部长期处于过度后仰的状态，也可能引发一系列问题：颈椎后侧肌肉需持续紧张以维持头部稳定；下颚上抬可能影响呼吸道通畅，进而加重打鼾现象；此外，面部容易因充血而在晨起时浮肿，高血压患者尤其要警惕这一点。

给你开一个枕头"处方"

处方 1：枕头的高度是关键

在选择枕头时，第一步就是确认你的主要睡姿。无论是仰卧还是侧卧，最核心的判断标准都是这个枕头能否帮助你维持颈椎在睡眠状态下的自然生理曲线。**高度，正是承托力的关键。**

根据相关研究数据，我为你整理出更适合中国人颈椎结构的理想枕头高度。

当你仰卧时，背部贴合床面，枕头需要准确填充头部与颈部之间的空隙。根据国内研究数据显示，**仰卧时，男性的理想颈部支撑高度为 3～4 厘米，女性为 2～2.5 厘米**，这样的高度最有利于保持颈部自然弧度。

而如果你是侧卧睡姿，肩膀成为与床面接触的支点，枕头需要填补的是颈部与肩膀之间更宽的空间，支撑力度自然也要增强。为此，侧卧所需的枕头通常要比仰卧所需的高出大约 10 厘米。具体来说，**男性建议高度为 14～14.8 厘米，女性则为 11.5～12 厘米，这样才能确保头颈与脊柱保持在同一直线上，避免侧弯。**

如果你的睡姿经常变化，不妨选择多功能造型的枕头，以适应不同体位的需求。当然，若你懒得深究，只想选一个通用型的枕头，那就取个平均值作为参考。目前研究认为，10～12 厘米高的方形枕头在大多数场景下都能提供较好的舒适度，尤其适合短期适应。

如果没有专门的测量工具也没关系，可以通过下面这个简单实用的方法估算枕头高度。

> 仰卧时：压实后的枕头高度大致等于自己拳头的高度
>
> 侧卧时：压实后的枕头高度大致等于一侧肩宽

通用计算公式：枕高 ≈（肩宽－头宽）÷ 2

选到心仪的枕头后，你还可以自测一下枕头是否适合你——当你平躺时，下巴应略向下倾斜 5 度，颈后与枕间应无明显空隙；当你侧卧时，头、颈与脊柱应保持一条直线，不出现偏斜或下陷。

需要特别提醒的是，对于中老年人而言，如果早上醒来并未感到颈部不适，其实不需要刻意更换枕头。因为随着年龄增长，颈椎多会出现一定程度的退变，过于频繁地更换支撑工具，反而可能造成新的适应负担，得不偿失。

处方 2：枕头的形状是内核

枕头的形状决定了它与头部和颈部接触时的压力分布，接触面积越大，局部压力越小。**目前较为推荐的是中间低、四周高的"凹形"或"B形"枕头**，既能包裹后脑勺，又能兼顾仰卧与侧卧的支撑需求。对于睡姿不固定的人，这种设计尤其合适。

此外，针对仰卧和侧卧所需高度差较大的问题，也可以选择 **U 形枕头——中间为仰卧设计，两侧为侧卧设计**（图 69-1），能够自然迎合不同睡姿下的生理支撑需求。

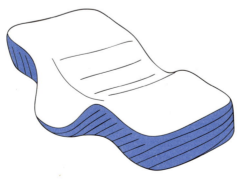

图 69-1　U 形枕头示意图

还有研究发现，一些圆柱形枕头可更好地支撑颈椎生理曲度，有助于缓解晨起颈部僵硬和不适。不过需注意，圆柱形枕头若过高，可能导致颈部过度后仰，引起压迫不适，需根据实际使用情况进行选择。

处方 3：枕头的材质是辅料

目前市面上的枕头材质种类繁多，有涤纶枕头、泡沫枕头、羽毛枕头、乳胶枕头、水性枕头、豆枕枕头、弹簧枕头、枕部降温枕头和穴位按摩枕头等。理想的枕头材质应兼具可塑性和支撑性。综合来看，记忆泡沫、乳胶或可调节填充型材质（如荞麦、高分子软管）得分最高。其中乳胶和部分弹簧结构的枕头，在减轻颈部疼痛、改善晨僵、提升日常颈部功能方面效果最为显著，明显优于传统羽毛枕。

枕头材质还会显著影响另一个关键因素——**睡觉时的头部温度**。研究表明，头部温度对睡眠质量有重要影响。选择透气性强、具有一定降温性能的材质，如天然乳胶、凉感凝胶等，有助于提升睡眠体验。

当然，材质偏好也具有一定主观性，需要结合个人喜好和体感选择。**枕头选材的最终目标是服务于两个核心需求：持续的支撑力与有效的压力分散。**比如，荞麦枕虽然可支撑颈椎曲度，但如果过硬，可能压迫局部血管；羽绒枕初躺舒适，但容易塌陷，长时间使用会加重颈部肌肉负担；密度过低的乳胶枕虽弹性较好，却也可能在后半夜失去支撑，反而得依靠颈部肌肉。只有支撑和压力分散都满足了，才需要进一步考虑透气性与温度调节功能。

颈椎病患者的睡眠优化指南

如果你已经出现颈部疼痛的现象，甚至被确诊为颈椎病，那么以下两个建议将有助于你在日常生活中进行辅助性缓解与康复。

第一，优化睡姿，减轻颈椎负担。在仰卧位时，将颈椎安置在枕头的凹陷部位，在膝盖下方垫一个薄枕，让髋膝略微弯曲，全身肌肉自然放松，减少腰背与颈部的紧张。在侧卧位时，枕头高度应与肩宽相当，确保头、颈、脊柱保持在一条水平线上，避免颈椎侧弯。需要注意避免俯卧位，也就是趴着睡，这个姿势迫使颈椎过度旋转，会进一步加重神经压迫与肌肉损伤。

第二，借助枕头进行简易牵引。你可以将枕头作为一个简便的辅助工具进行日间放松训练：仰卧于硬板床上，在颈后垫上枕头，使头部略向后仰，每次保持 20～30 分钟，同时可配合热敷，以缓解颈部肌肉紧张，促进局部血液循环。

研究显示，规范化的睡眠护理可以显著提升治疗颈椎病的效果——对于神经根型颈椎病，其治愈率可达 66.69%，明显高于常规护理。

我们生命中有三分之一的时间是在与枕头温柔相伴中度过的。一个合适的枕头并非奢侈品，而是颈椎最贴心的"夜间康复师"。当枕头的高度与睡姿科学匹配时，它带来的不仅是舒适，更是一场持续 8 小时的颈椎物理治疗。如果晨起时频繁感到颈部僵硬，甚至手指发麻，你不妨回头审视那个默默支撑颈椎的"伙伴"——它的高度是否合适？曲线是否贴合颈部？材质是否具备良好的支撑力？健康，往往就藏在这些悄无声息的细节中。枕头选得对，疗愈就会在你熟睡时悄然发生。

070 | 腰肌保护：
如何让"老腰"重回年轻态

俗话说："人未老，腰先老。"这一节，我们就来说说几乎每个人都会经历的烦恼——腰痛。

根据美国疾病控制和预防中心 2019 年的数据，腰背痛是导致残疾的第一大因素。而在我国，40%～70% 的成年人经历过腰痛的折磨。而且，腰痛不分职业，不分体力劳动或脑力劳动，也不分收入阶层，人人都有可能"中招"。它一旦找上了你，不仅容易反复，还有 20% 以上的概率终身难愈。腰背痛已连续 30 年位列全球伤残损失寿命年（YLDs）首位，成为全球致残排名第一的因素。是的，你没看错，不是骨折创伤，也不是心脑血管疾病，而是腰背痛。

这样一种你我都可能经历的疼痛，有没有办法让它减轻一些？如果已经开始疼了，有没有办法尽量缓解它，别走到手术治疗那一步？接下来我们就看看，如何让"老腰"重回年轻态。

问题到底出在哪儿

我的好朋友小冉今年 35 岁，是一家上市公司的财务总监，每天坐在办公室里至少 8 小时，上下班路上开车也要超过 1 小时，平常几乎不做什么运动，就是偶尔陪孩子去一趟公园。

她的腰痛是在 3 年前生完孩子后开始的。起初以为是坐月子时抱孩子落下的毛病，但随着孩子长大，她的腰痛不仅没好，反而越来越严重。每次发作时，整个腰像要"散架"一样，坐也不是，站也不是，一疼就是七八天，而且每隔一两个月就会发作一次。

刚开始，小冉也跟大多数病友一样，去医院拍片子、做 CT、照核磁，一通折腾。检查结果就是有点腰椎间盘突出，没有明显异常。可问题是，虽然每次拍片子都看不出什么变化，但她就是疼。

看到这里，你可能不禁要问：腰到底为什么会疼？有没有必要非得查清楚是哪块骨头、哪块肌肉，还是哪条韧带出了问题？

我先给出答案：**除非你的椎间盘突出已经压迫到了神经，或者有别的危险信号，否则没必要去追究腰痛的原因。**这已经是目前全球骨科、康复科、疼痛科医生的共识。

腰椎间盘突出压迫神经是一类有明确病理依据的腰痛病因。脊柱就像一根弹簧，是由一节一节的椎体连接而成的。每两节椎体之间的组织叫椎间盘。虽然椎间盘体积不大，却像海绵垫一样能起到缓冲作用，使脊柱这根"弹簧"既能保持弹性，又能承受重量。紧挨着椎间盘的就是肌肉、神经根、韧带等组织。

但如果有一天，这个"海绵垫"突出来，压迫到了旁边的神经和肌肉，就会引发剧烈的腰痛。如果压迫了支配下肢肌肉的神经，还会伴随大腿放射性疼痛、皮肤麻木、腿无力等一系列症状。

但现实是，90% 的腰痛属于非特异性腰痛。说白了，就是病因不明确——它不是某块骨头坏了，而是腰背部的功能失调。比如，长时间坐姿不当、核心力量不足，某些动作模式反复错误，最终让腰背部组织"过度敏感"，以至于哪怕一点轻微的负荷，也会让你觉得疼痛难忍。

你可能会说，我拍了片子，医生说我确实有异常。椎间盘突出、退变、增生，难道不算问题吗？

研究显示，**影像图上的异常与腰痛症状确实没有很强的相关性。在腰不疼的人里，32% 会出现"异常"的腰椎，而 53% 的腰痛患者，在影像学上根本没有任何异常。**

当然了，如果是腰痛首次发作、功能受限、严重影响生活、有并发症等，还是要去医院排查是否存在神经受压或其他病变。但在其他情况下，我们没必要刨根问底，一定要找到腰痛的原因。对大多数人来说，即使拍了影像，得到一个诊断，比如椎间盘突出或者坐骨神经痛，对后续的缓解和恢复其实也没有太大指导意义。

按摩对腰痛有用吗

我跟小冉解释了这些以后，她也放下了心结，不再一发作就去医院折腾自己。但第二个问题来了，没到做手术的地步，但腰痛得厉害，怎么办？

小冉执行力很强，立刻办了几张美容院和按摩店的会员卡。据她自己说，确实有效，碰上手法好的按摩师，按完立马觉得轻松很多。但问题是，效果往往只能维持两三天，过后该怎么疼还是怎么疼。

这其实也是很多人关心的问题：做按摩，也就是手法治疗，到底靠不靠谱？

从目前全球的医学研究来看，答案是有效，但其更适合作为辅助治疗。

不过，需要特别强调的是，手法治疗管用，不等于按摩店师傅的手法就是科学的。如果你确实需要此类干预，建议前往医院或正规康复机构，由专业人士进行评估和操作。

除了手法治疗，在急性疼痛期，还可以尝试以下几种常见且有效的缓解方法。

冰敷：每次持续约 15 分钟，可有效缓解局部炎症与疼痛。

低频电刺激（TENS）：在疼痛部位应用 TENS 治疗，缓解率可达 60%。这种方法在多数社区医院可以实现，也可以自行购买设备在家使用，建议选择获得国家药品监督管理局认证的产品，安全性更有保障。

非甾体抗炎药：这是最常用的止痛药之一，在急性疼痛期按说明书服用，通常能快速、有效地缓解症状。不建议硬扛，因为持续疼痛反而可能造成更大的生理负担。

如果以上方法仍无法缓解，或疼痛持续加重，一定要及时就医，避免延误病情。

需要注意的是，这些方法主要适用于急性期疼痛。对于亚急性或慢性疼痛，上述治疗方法的疗效并不显著。

运动疗法

那么，有没有比按摩更有效，而且适合长期改善腰痛的方法？有，而且答案明确：运动。

按摩这类手法治疗属于被动治疗，是用来缓解症状的，只能治标；**而运动是一种主动治疗，可以用来解决病因，既治标又治本**。有相当多的大规模高水平研究表明，在应对腰痛的各种方法中，运动是最有效的一种。它不仅可以缓解疼痛，还能改善因腰痛引起的功能障碍。更重要的是，长期坚持运动，其效果往往超过短期的按摩或物理疗法。

我向小冉说明这些之后，她立即追问："那什么运动对缓解腰痛的效果最好呢？"

几乎所有国内外指南给出的建议都是多模式运动。你可以简单地理解为各种不同运动的组合。没有一种运动能适用于所有人，也没有一种运动能单独解决所有腰痛问题。但医学研究发现，**通过组合不同的运动方式，调整整个身体的运动模式，能获得更好的改善效果**。主要的运动治疗方法包括有氧训练、力量训练、稳定性训练，当然还有经典的康复训练。

有氧训练可以提高心肺功能，让你能更持久地维持正确的动作模式，从而减轻腰部负担。适合腰痛患者的有氧运动包括快走、慢跑、骑自行车、游泳等。建议从低强度开始，逐渐增加强度。此外，有氧训练最好与力量训练、稳定性训练结合在一起，这样效果更好。

你可能会怀疑：我的腰已经疼了，还能练吗？

答案是肯定的。腰会疼，恰恰是因为腰部肌肉力量减退、腰椎稳定性降低，导致它既不能保持腰椎的姿势稳定，也不能稳固椎间盘，所以更需要训练。训练的重点不是大重量的"撸铁"，而是增强腰椎周围肌肉的稳定性与控制能力。任何能帮助你维持正确姿势、增强核心稳定性的动作，都属于有效的训练。

教你一套简单又高效的方法：每天睡前，躺在床上花 20 分钟，做 5 个动作——俯卧腿抬起、侧卧转体、臀桥、猫式伸展和燕儿飞（也叫"飞燕式"）。这几个动作简单、安全，有静态也有动态，既能增强控制感又能增加力量，它们共同的目标都是增强腰部的稳定性。我把具体的动作图解放在右侧二维码中，你可以跟练一下，每个动作做 3 组，每组 10 次。

**腰部稳定性训练
跟练视频**

除此之外，有一项运动在治疗腰痛这件事情上可以"一招鲜吃遍天"，那就是普拉提。一项涵盖 118 项研究、9710 名腰痛患者的大型系统综述发现，在缓解疼痛和改善功能上，普拉提是所有运动中最有效的，它缓解疼痛的可能性最高，达 93%；改善功能受限的可能性也是最高的，达

98%。这是因为普拉提结合了动态控制与力量训练，多数动作专注于腰椎和骨盆区域的核心稳定性肌群，也正好涵盖了有氧、力量、稳定三类训练的核心要点。

如何预防腰痛

小冉练了一个月的普拉提后，腰就没那么疼了。她回来感谢我，请我吃了顿饭，席间又问了我一个新问题："腰痛缓解了，以后怎么预防它再犯呢？"

我只能实话实说，目前还没有完美的预防方法。

我们常以为腰痛跟吸烟、超重、肥胖等因素有关，但大量研究表明，其直接关联并不明确。证据最明确的危险因素是操作重型机械或长期从事高强度体力劳动。但在现实中，大多数人并不处于这样的工作环境中。

目前唯一得到医学界公认的，是通过跨学科的健康教育，从生活方式、动作习惯和心理健康三个方面综合调节。其中要特别注意以下三点。

第一，避免久坐。别一次坐超过 90 分钟，每 20 分钟变换一下姿势，变换姿势的作用一点也不亚于运动。当然，即使坐着，也要注意维持一个良好的姿势。

第二，部分腰痛，尤其是急性腰扭伤，往往和搬重物的姿势不当有关。很多人下意识地"弯腰拎东西"，其实风险很高。推荐的正确姿势是屈膝、屈髋，而不是弯腰。你可以想象成"半蹲"下去，靠大腿和髋部的力量完成搬运动作，而不是用腰来发力（图 70-1）。

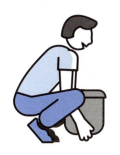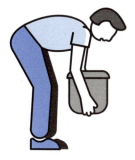

图 70-1　正确（左）和错误（右）的搬重物姿势示意图

第三，如果你已经做了以上种种调整，腰痛却仍然反复、长期不缓解，那么有必要考虑疼痛背后是否隐藏着心理因素。

有些腰痛，特别是找不到明确器质性原因的慢性腰痛，可能属于心理压力引发的躯体症状。研究表明，长期焦虑、抑郁、压力大的人群，其腰痛的发生率更高。

这种情况下，单纯依赖理疗或运动可能效果有限，你可能需要对自己的心理状况进行测评（可参考本书焦虑、抑郁的相关评估量表），如果确实有问题，则需要通过心理干预、情绪管理、压力调节来改善身体状态。

071 | 脊柱健康：
工学椅、升降桌、智能床垫真的有用吗

体态管理的核心问题之一就是维持脊柱的自然生理曲度，但这不是仅凭个人意愿就能做到的。以办公场景为例，如果办公桌高度不够，久坐后难免会不自觉地弯腰驼背。这种情况下，可以使用外部辅助工具，如符合人体结构的桌椅，来帮助我们保持良好的姿势。

近几年，"人体工学"产品备受追捧，从座椅、枕头、床垫到鼠标、键盘，甚至钢笔，都以符合"人体工学"为卖点。我第一次听到"人体工学"的概念时，以为这只是商家编造的营销话术。然而，深入研究生活方式医学的交叉领域之后，我才知道，"人体工学"实际上是一门起源于"二战"时期的综合性学科，旨在通过研究人体生理、心理特性与工具、环境之间的交互关系，优化

工具设计，使其使用起来符合人体的自然形态和行为习惯，同时具备安全性和舒适性。所以，真正的人体工学是可以切实改善身体疲劳的设计。

人体工学的原理

当然，"人体工学"不只是一个概念，还需要经过严苛的标准检验。而这个标准，就是我们的身体。具体来说，就是脊柱的生理弯曲。

我们的脊柱是由一连串椎骨巧妙连接而成的整体，犹如一根具有多向活动能力的弹簧。在自然放松的状态下，脊柱会呈现出四个生理弯曲：颈椎的颈曲向前，胸椎的胸曲向后，腰椎的腰曲向前，尾椎的骶曲向后。当脊柱保持这四个生理弯曲的完美状态时，每一块椎骨承受的压力是最小的，脊柱也是最舒服的（图 71-1）。

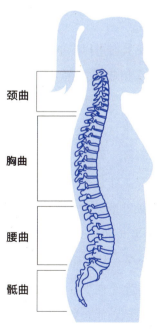

颈曲

胸曲

腰曲

骶曲

图 71-1 脊柱生理弯曲侧视图

但是，除了相对固定的骶曲，我们的颈椎、胸椎和腰椎都有较大的活动范围，这也更容易让它们偏离最佳生理曲度。比如，当你长时间低头看手机时，颈椎的自然曲度就会逐渐消失，最终演变成令人痛苦的颈椎病；当你坐着时习惯性地弯腰弓背，驼背、腰肌劳损、腰椎间盘突出及长年累月的浑身酸疼就会接踵而至。

正因如此，在选购家居、办公用品时，其中一个标准就是能否为脊柱提供恰到好处的支撑，帮助维持其生理弯曲。一件符合"人体工学"的产品，不仅可以预防颈椎病、腰椎病，还能缓解已经产生的健康问题。

接下来，我们就围绕最容易出问题的颈椎、胸椎和腰椎，逐一分析如何挑选合适的护椎工具。

护颈椎工具

要保持健康的颈曲，选工具时可以采取"一前一后两面夹击"的策略。

"一前"指的是帮你把头抬起来。在工作的时候，可以借助一些辅助工具，把桌面上的电脑屏幕、书本、操作台等抬高，你的视线随之抬高，头自然也就抬高了，原本因低头而过度弯曲的颈部就会被拉伸开来。这类工具主要是各种支架，或者是支架和可升降工具的结合，如手机支架、阅读架、笔记本电脑支架，以及可升降的书桌、工作台等。这些产品从几十元到上万元不等，具体应该怎么选呢？其中一个关键指标是高度。

根据美国人体工学学会发表的相关指南，理想的视线角度应该比水平线略低 15~20 度，而不是完全平视甚至仰视。具体来说，就是当你目光看向正前方的屏幕时，视线自然落在水平向下一点，你可以清楚看到文档中的第一行字，不需要低头、含胸、弯腰或前倾。屏幕与你之间大约是一个小臂的距离或稍远一点。用大屏幕看电影或投屏时，同样可以用这个原则去定位视线。无论产品的价格如何，只要能满足这一点，对颈椎的生理弯曲来说，就是足够的。

当然，即使达不到标准高度，无论使用什么方法，只要能抬高视线，都比完全低头要好。比如手机壳上小小的指环扣支架能让手机抬升30度或60度，你在刷剧时颈部弯曲的角度自然会随之减小。你也可以拿几本书垫在电脑屏幕下方，抬高显示器，从而抬高视线。

以上主要是工作场景，当你下班回到家，需要躺下来休息时，颈椎就需要后部支撑，也就是"一后"，这类工具中最常用的就是枕头。你可以参考前文关于"枕头选择"的内容，选择适合你的枕头。

护胸椎工具

保护胸椎的关键在于通过打开双臂或调整身体整体的姿势，间接地维持胸椎的自然曲度。

美国康奈尔大学的研究显示，无论是操作鼠标、键盘还是写字，无论是坐着还是站着，工作台的最佳高度应该与双臂自然下垂时的肘部高度齐平。具体来说，最好的姿势就是上臂自然下垂，贴近身体，上下臂夹角呈90度，小臂自然平放在桌面上，双肩保持舒展状态，同时保持身体直立。即使需要进行精细化操作，工作台高度也不宜超过肘部以上5厘米。

此外，国际主流指南均建议使用可升降办公桌，坐姿和站姿交替办公。人在长时间坐姿下很容易形成含胸驼背的不良姿势，而站姿能自然地激活胸椎的伸展。

升降桌的高度调整也可以按照上文所说的视线高度和肘部高度进行。但在实际操作中，你可能会遇到视线高度和肘部高度无法匹配的问题。以台式电脑为例，当显示器的视线高度适宜时，肘部位置往往会有些高。虽然颈椎曲度没有问题，但时间一长，肩膀和胸椎就受不了了。这时需要优先按照肘部高度调整工作台，再通过显示器支架来调整视线高度。如果你使用的是笔记本电脑，可以使用外接键盘，并利用支架把笔记本显示屏调到合适的高度。

此外，良好的肘部支撑对维持胸椎曲度同样重要。如果你用的是抽拉式键盘托或悬空工作台，建议扩大抽拉空间或使用带扶手的椅子，保证肘部得到充分支撑。

除了以上这些客观要求，你还可以通过一个主观感受进行检测：在工作时，你的双肩是否始终处于放松状态。如果感觉不舒服，就要及时进行调整。

护腰椎工具

腰椎保护是久坐人群最关心的问题之一。市面上从简单的靠枕，到备受追捧的人体工学腰靠，再到昂贵的人体工学椅，种类繁多，到底应该怎么选？

如果你在日常工作中可以自由地变换姿势，那么恭喜你，你可以不依赖任何护腰工具。多项研究表明，比起长时间保持"完美坐姿"，对腰椎最好的保护就是经常变换姿势，适时站立、走动、拉伸。即使用了上万元的高端人体工学椅，也不如每小时起身活动几分钟有效。所以，健康真的很公平，跟金钱并没有太大关系。

但是，在生活中，我们往往有许多不得已的时刻。比如，我也有一张升降办公桌，可是我在门诊接诊时，连坐几小时都无法起身。这时候，一把好的人体工学椅就显得尤为重要。具体应该如何挑选呢？可以关注以下两点。

第一，椅子高度。坐在椅子上，大腿和地面要尽可能平行，臀部和膝关节的高度一致，膝关节角度等于或略大于90度，踝关节略前于膝关节，双脚平放在地面上，避免悬空。因此，椅子高度最好是可调节的，以适应不同身高和体型的人。

第二，椅背。国际主流人体工学指南均指出，椅背需要贴合腰椎的生理曲度，也就是轻微向前突起，给腰背部提供强有力的支撑。椅背的回弹性要好，可以支撑 15 度左右的后仰。如果是高靠背椅子，颈部也需要有一个支撑点。

至于椅子的扶手、坐垫厚度、靠背材质等，更多的是舒适性考量，不属于腰椎健康管理的范围，可根据个人喜好进行选择。

智能床垫是否必要

怎么选床垫，才能在夜间更好地保护脊柱呢？

实际上，大量科学研究表明，脊柱疾病与床垫之间并不存在直接关联。换句话说，床垫不会直接导致颈椎病或腰背痛。如果在睡醒后出现了这些不适，大概率是由你的不良睡姿，白天的不良坐姿和站姿及不适当的运动造成的，而非床垫本身。

在床垫的各项指标里，硬度是唯一与脊柱承托有关的指标。但是，目前并没有充分的证据支持孩子和老人需要选择更硬的床垫。事实上，躺着本身就已经让脊柱的生理曲度处于自然舒展状态，因此挑选软硬适中的床垫就好。

如何判断床垫是否合适呢？由于全球床垫硬度标准不一致，且不同人的体重、睡姿对床垫的压强也不一样。所以，挑选床垫没有硬性标准。你可以用自己觉得舒服的姿势躺上去，床垫下陷 3～6 厘米即可。

保护脊柱的自然曲度，并非一朝一夕之功，你更不可能做到时时刻刻提醒自己去纠正。关键在于借助合适的工具，让这些曲度自然、顺势地呈现。如此，脊柱便能舒适地维持应有的姿态，也就守住了良好的体态基础。

072 | 身材焦虑：
如何科学地瘦掉小肚子

　　我经常和闺蜜吐槽："怎么一过 35 岁，稍微吃多一点，肉就通通跑到肚子上了？"更让人沮丧的是，只有全身一起瘦，小肚子才会勉强跟着减一点点。无论你管它叫啤酒肚、游泳圈，还是苹果型身材，这一圈"顽固"脂肪似乎总是最难减的，难道它真跟我们有仇不成？

　　一般来说，中国男性腰围应小于 85 厘米，腰臀比应小于 0.9；女性腰围应小于 80 厘米，腰臀比应小于 0.8。但现实中，能达到这个标准的人并不多。

　　由我所在的中国医学科学院阜外医院发起的 China PEACE 百万人群项目研究显示，在 35～75 岁的人群中，每 7 人就有 1 人属于肥胖；而腹型肥胖的检出率更高，女性为 32.7%，男性为 36.6%。

　　看到这里，你可能会说："我就是肚子上的肉多，本身倒也不胖，应该没什么健康问题吧？"

　　不好意思，你说错了。**腰围和腰臀比不仅是身材的表现，更是医学上衡量健康状况的重要指标。**我在得到 App 开设的课程《科学减肥 16 讲》里讲过，减肥首先要确立"三体目标"——体重、体脂率和体形。从对健康的影响角度看，体形才是最值得关注的，体脂率次之，最后是体重。哪怕体脂率或体重略超标，只要体形匀称，基本就算健康；反过来，即使体重、体脂率都合格，但如果小肚子明显突出，那也很可能预示着健康风险。

小肚子的健康隐患

小肚子上的脂肪主要分为两类：皮下脂肪和内脏脂肪。

皮下脂肪分布在皮肤表层之下，有助于维持免疫力、内分泌平衡和基础能量代谢。这部分肉比较容易减掉，只要全身瘦下来，皮下脂肪也会随之减少。

更麻烦的是另一类脂肪——内脏脂肪，它堆积在脏器周围，相对比较难减掉，造成了绝大多数人的腹型肥胖。而且你可能没意识到，这些内脏脂肪，正是许多慢性病的"幕后推手"。

一项涵盖超过 3.5 万名居民的慢性病前瞻性研究发现，腹型肥胖者发生缺血性脑卒中的风险比正常人高出 78%；另一项覆盖 41 万人的研究指出，腹型肥胖是冠心病的独立危险因素，腰越粗，冠心病的死亡风险就越高。中国疾病预防控制中心也曾对 2.6 万人开展了为期 6 年的随访研究，结果发现，不论体重是否超标，腹型肥胖都是心梗的重要风险因素：在体重相同的情况下，肚子大的人，患急性心梗的风险将增加 85%。

此外，腹型肥胖还与结直肠癌、胰腺癌、胃食管癌、认知障碍、睡眠呼吸暂停等疾病高度相关。俗话说"**腰围长一寸，寿命短一截**"。研究显示，腰围每增加约 2.54 厘米，心衰风险增加约 11%；每增加 10 厘米，全因死亡风险将增加约 11%。

那怎么减掉小肚子、减少这些危险的内脏脂肪呢？我结合目前大量高质量的医学研究，给你梳理出了一个清晰的方案：牢记三个行动建议、避开一个常见禁区，并特别澄清一个误区。

建议一：低碳水、高蛋白饮食和轻断食

低碳水、高蛋白饮食，配合轻断食，是减少内脏脂肪最有效的策略之一。

研究发现，相比低脂或均衡饮食，低碳水、高蛋白饮食在减少内脏脂肪方面更有优势，尤其在短期内效果明显。"要想瘦，先吃肉"这句话并不是调侃，而是有科学依据的。一项汇总了 74 项研究、111 篇论文的系统综述发现，在热量相同的情况下，高蛋白饮食比低蛋白饮食更能显著减小腰围。

如果除了减小肚子，你还想减肥，那低碳水、高蛋白饮食还需要结合总热量的控制。你可以采用"饮食日记"的方法（记录自己 3 天内的所有饮食），然后平均从每天的摄入里减掉 500~700 千卡的食物，这是减重最基本、最简单的做法。如果你只想减掉小肚子，不需要减重，那就不需要刻意减掉食物了，只需把原有的一半主食替换成蛋白质丰富的肉类就可以了。

已经有大量研究证明，轻断食能通过提高胰岛素的敏感度，加快糖脂代谢，从而有助于分解腹部和脏器周围堆积的脂肪。

当然，**将低碳水、高蛋白饮食和轻断食这两种饮食方式结合起来，双管齐下，内脏脂肪会减少得更快**。实验结果表明，比起单纯地限制能量摄入，"低碳水、高蛋白 + 轻断食"的组合能够显著降低内脏脂肪面积、空腹血糖、尿酸和血脂异常风险，内脏脂肪减少的效果几乎翻倍。更值得一提的是，实验中采取这一饮食组合的人群明显感觉食欲得到了极大的满足。

建议二：高强度有氧运动

除了饮食调整，我还建议你做高强度有氧运动，特别是高强度间歇性训练。这类运动已被多项高质量医学研究证实，是减少内脏脂肪、减小腹围最有效的方法之一。

相比单纯控制饮食，"饮食 + 运动"的组合策略在减少内脏脂肪方面效果更佳。一项针对不同年龄、性别的随机对照研究发现，每周进行 3~5 次的锻炼并持续 12~52 周，能有效减少内脏脂肪。研究还指出，即使体重变化不大，平均也能减掉 6.1% 的内脏脂肪。

为什么高强度间歇性训练效果特别突出？原因在于它独特的训练方式：在短时间内交替进行高强度运动与低强度恢复，并反复循环。这种节奏不仅更能激发心肺系统的潜能，还能延长运动后的"后燃效应"时间，持续提升脂肪代谢率。

下面是一份实用的高强度间歇性跑步训练计划，你可以直接照着做。

> 频率：每周 3 次。
>
> 单次训练总时长：30～45 分钟（含热身和冷却阶段）。
>
> 热身阶段：5～10 分钟慢跑或快走，逐步提高体温和关节灵活性。
>
> 高强度阶段：15 秒冲刺跑。
>
> 恢复阶段：2～3 分钟快走或慢跑，让心率逐渐回落。
>
> 循环：高强度和恢复交替进行，完成 5～10 组。
>
> 冷却阶段：5～10 分钟慢跑或走路，然后逐渐减速至静止，最后做静态拉伸。

进行这类运动时，有几个注意事项。首先，高强度的判断标准是心率达到最大心率的 75% 以上。大多数人在冲刺跑 15 秒时都能达到这个标准。如果没有心率监测设备，也可以通过"说话测试"判断：若你此时无法连贯地说出完整的句子，只能断断续续地说出一些短句，就说明运动强度达标了。

其次，随着体能的提升，你可以将冲刺跑时间从 15 秒延长至 30 秒。另外，高强度阶段和恢复阶段的循环次数也可以增加。

最后，你应该关注身体信号，如出现异常疲劳、心悸、头晕等症状，应立即暂停训练。另外，高强度运动出汗较多，请务必及时补水，防止脱水。

睡好觉，事半功倍

除了饮食和运动，我还建议你关注睡眠这个老生常谈但常被忽视的问题。

睡个好觉，小肚子真的会"悄悄瘦下去"。这可不是一种幻想。美国医学协会发表的一项大型研究指出，长期睡眠不足或晚睡会显著增加肥胖风险，尤其是腹型肥胖的风险。如果你每天睡眠少于 6 小时，或常常凌晨 2 点后才入睡，全身肥胖和腹型肥胖的风险将分别增加 35% 和 38%。更重要的是，白天补觉无法完全消除夜间睡眠不足带来的危害。

因此，想要减掉肚子上的脂肪，规律的高质量睡眠不可或缺。建议你尽量在晚上 11 点前入睡，保证每晚睡眠时间不少于 6 小时，为身体提供足够的代谢修复时间。

瘦肚子的禁区和误区

前面介绍了饮食、运动、睡眠三方面的建议，接下来还要提醒你避开一个禁区和一个误区，它们很可能让你前功尽弃。

瘦肚子的禁区就是喝酒。

我们总把"啤酒肚"挂在嘴边，但是这个"锅"不该让啤酒独自来背，因为所有种类的酒都会增加腹部脂肪堆积的风险。

一项针对近 25 万人的研究发现，无论你是一周只喝一次酒，还是每天都喝，腹部肥胖的风险都显著高于不喝酒的人群。每周饮酒天数超过 3 天的人，全身和腹部肥胖的风险最高。如果非要比较酒的类型，研究显示，白酒和红酒对全身肥胖和腹部肥胖的影响更明显，啤酒虽然名声在外，反而在这方面的影响略小。

至于瘦肚子的误区，我认为是不要迷信所谓的局部减脂。

现在市面上有不少减肥、健身机构都在做误导宣传——只要做某种特定的腹部训练，就能瘦肚子。比如做仰卧起坐，给腹部裹上保鲜膜后运动，在肚子上涂瘦身霜，系上紧身束腰带，甚至粗暴地"抽脂"。

事实上，仰卧起坐只能起到锻炼腹部肌肉的作用，对燃脂没有太大帮助；在腹部裹上保鲜膜运动，其实是通过局部脱水让你短时间体重下降，但只要一喝水体重就会反弹；瘦身霜则是通过加热皮肤刺激出汗，本质还是暂时脱水，并不能真正燃烧脂肪；而束腰虽然让你"看上去瘦了"，实际却是在挤压脂肪、挤压内脏，长期束腰甚至可能引发内脏移位、胃肠压迫等问题，对身体损害极大。

而抽脂对我们真正需要减掉的内脏脂肪几乎没有任何作用，因为它所去除的仅仅是皮下脂肪。抽脂之后，腹部皮肤往往会变得松弛，如果没有同步进行全面的生活方式干预，脂肪很可能在短短 3 个月左右卷土重来，除了"花钱受罪"，还可能因为打破了皮下脂肪原本具有的保护结构，带来反弹性肥胖等额外的健康风险。这种做法不仅事倍功半，甚至可能适得其反。

所以，请远离这些减脂的禁区与误区。把握住正确的方向，从饮食、运动、睡眠这三大生活基石入手，只要坚持 1 个月，瘦小肚子就可能开始见效；3～6 个月，大多数人都能达到理想的减脂目标。

在减重与塑形的路上，从来都是"欲速则不达"。只要方向正确、步伐坚定，就算慢一点，也终将到达目标；但若一开始方向就错了，即使看似"立竿见影"，最终也不过是镜中花、水中月。

073 | 健康减肥：
打针减肥真的可行吗

近几年，中国的精英圈掀起了一股"打减肥针"热潮，以至于有段时间，我的门诊里但凡做金融的都要咨询一下减肥针。我开玩笑地问："你们公司到底有多少人在打？"一位高管认真答道："中午饭局上，12 个人里有 11 个在打。"

2022 年，马斯克在社交媒体上公开表示，自己一个月减重 9 千克的秘诀，就是节食加上注射司美格鲁肽，算是给减肥针"带货"了。很快，减肥针疗法便在全球范围内风靡起来。

这种"神奇减肥针"的学名是胰高血糖素样肽 1 受体激动剂（GLP-1 激动剂）。我在门诊中已经为不少患者开过 GLP-1 类药物，对它的临床效果也积累了不少经验。几年来，我见过打完针脱胎换骨、彻底变了一个人的，也见过因恶心、呕吐等副作用而坚持不下去的。值得关注的是，GLP-1 类药物如今已经在中国正式获批作为减重适应证药物上市。想减肥的你，肯定有很多疑问：这类药物的效果如何？有没有副作用？能不能长期使用？停药会不会反弹？

这一节，我们就把关于 GLP-1 减肥针的问题讲透，全面评估一下这个全新的减肥方案。

GLP-1 受体激动剂的作用和原理

很多人会问，为什么全球这么多精英都痴迷于打针减肥？他们难道不知道减肥要靠控制饮食、增加运动量吗？

显然不是。放眼整个医学界，有一个不得不承认的事实：**通过生活方式减肥的成功率平均下来确实不高，大约只有 11%。**

肥胖已经成为全球性的健康问题，但过去可用的药物往往效果有限、副作用大，甚至还不如"管住嘴、迈开腿"来得实在。直到 GLP-1 受体激动剂出现，才彻底改变了这一局面。

GLP-1 类药物的减肥效果，用一句话总结就是：好得出奇，稳定见效。这已经被多项国际高水平研究所验证。比如，在一项为期一年的试验中，超重及肥胖人群每天注射 3 毫克利拉鲁肽，8 周后平均体重减轻 4.56 千克，其中 33.1% 的人减重超过 10%。

要知道，"减重 10%"正是通过改变生活方式减肥 6 个月的理想目标，通常也是评估一个疗程是否有效的关键标准。也就是说，使用 GLP-1，大部分人都能达到通过改变生活方式很难实现的减重效果。

目前常见的 GLP-1 类药物包括司美格鲁肽、替尔泊肽、利拉鲁肽等。其中司美格鲁肽和替尔泊肽属于长效药，每周注射一次；利拉鲁肽属于短效药，每天注射一次。

看到这里，你一定很好奇：这类药物那么"厉害"，它的减肥原理到底是什么呢？

其实，GLP-1 不是凭空"造"出来的，而是我们身体本来就会分泌的天然激素。它由肠道的 L 细胞在进食后自然释放，也能由中枢神经系统合成。

GLP-1 的受体能够在胰腺和外周组织（包括心脏、肾脏、肺、胃肠道和多个大脑区域）中检测到。而由肠道分泌的 GLP-1，同样在大脑和全身组织中有受体。

GLP-1 和受体结合后，可以促进胰岛素的分泌，提高葡萄糖的利用效率，从而达到降低血糖的效果。同时，它还能延缓胃部排空。胃部不排空，我们就不会感到饥饿，自然就不会想吃东西，从而达到减肥的目的。

因为 GLP-1 的降糖作用是"葡萄糖依赖型"的——只有在血糖升高时才发挥作用，因此在非糖尿病人群中几乎不会引发低血糖反应，相对更安全。

什么人群可以用

2023 年 7 月 4 日，国家药品监督管理局批准了国内首种减肥针——利拉鲁肽的上市，同时明确了以下三个适应证。

> 第一，作为低热量饮食和增加体力活动的辅助治疗。
> 第二，适用于初始 BMI ≥ 30 千克 / 平方米的肥胖者。
> 第三，适用于 BMI 在 27～30 千克 / 平方米，且至少伴有一种与超重相关的疾病（如高血压、糖尿病、高脂血症、冠心病等）的人群。

截至 2025 年 8 月，已经上市的减肥针有 3 种，分别是替尔泊肽、司美格鲁肽和玛仕度肽，表 73-1 列出了这几种减肥针的效果和适用人群，供你参考。

表 73-1　已上市减肥针对比

药品名称	研发企业	获批时间	48 周减重幅度（部分研究）	适用人群
替尔泊肽	礼来（美国）	2025 年 1 月	20.1%	BMI ≥30（肥胖）或 ≥24（超重）且存在相关合并症
司美格鲁肽	诺和诺德（丹麦）	2024 年 6 月	17%	BMI ≥30（肥胖）或 ≥27（超重）且存在相关合并症
玛仕度肽	信达生物（中国）	2025 年 6 月	14.8%	BMI ≥28（肥胖）或 ≥24（超重）且存在相关合并症

这三种减肥针的适应证几乎是一致的，回应了"哪些人能用'减肥神药'"的问题。事实上，全球主流国家对这类药物的使用标准规范基本一致。

我们可以拆解一下上文的三个适应证。

先来看第一个适应证。**GLP-1 被明确定位为"辅助治疗"**，这在临床中并不罕见。原因很简单：药物可以暂时控制体重，却无法改变导致肥胖的根本原因——生活方式。全球医学指南也普遍强调，改善饮食和加强运动才是减肥的核心手段，药物只能起到辅助作用。

你可能已经想到，药停了会不会反弹？没错，确实会。《美国医学会杂志》发表的一项研究对此做出了验证：783 名肥胖者每周注射一次减肥针替尔泊肽，9 个月后，他们被随机分配在继续打减肥针和打安慰剂的两个不同组，持续 52 周直到实验结束，中间不做任何生活方式的干预。实验结果显示，所有人在打了 9 个月的减肥针后，平均体重下降了 20.9%，效果非常显著；然而一年后，安慰剂组的体重开始反弹，平均超过 14%；继续打减肥针组的体重还在下降，但降幅变成了 5.5% 左右。

这说明，不改变生活方式，单靠药物减重，反弹几乎是必然的；而更大的问题在于，靠药物让体重大起大落，会给身体留下很大的健康隐患，甚至增加罹患各种疾病的风险。

所以，我要特别提醒你，不能只关注马斯克说打减肥针效果惊人，却忽略了他也在坚持饮食控制。**越是好用的东西，越需要你具备强大的能力来掌控它，而不是受制于它。这就是"水之积也不厚，则其负大舟也无力"的道理。**

打个比方，在减肥这件事上，生活方式是你的大海，需要你平时就做好"海情"的管理和监测；减肥针则是让你"借船出海"的"船"。

有过减肥经历的人都知道，在最初的启动期，纠正自己的生活方式是最困难的，而减肥针恰恰能在这一时期为你助力。在食欲被药物抑制后，你可以轻松摆脱深加工食品、精制碳水，放下被肥胖撑大的胃带来的种种欲望，更理性地看待食物。

这时候，你最不该一看到掉秤就坐享其成，而是应该做出充分的规划，坚持均衡饮食，安排合理的运动，稳定自己的心态。只有这样，停药后你才能顺利延续这些生活方式，把减肥的成果巩固下来。

这是对"辅助治疗"原则的解释，接下来我们来看后两个适应证。

不少人看到这两条时会有疑问：为什么不是所有超重人群都能打减肥针，而是需要达到一定的 BMI，或者有相关合并症才可以呢？

这背后其实涉及一个所有医生在用药时必须遵循的核心原则——**权衡利弊**。俗话说"是药三分毒"，这话放在 GLP-1 减肥针上同样适用，它并非没有副作用，我们必须对此有清晰的认知。

在用药的前一两周，GLP-1 可能会诱发或加重使用者的焦虑、抑郁情绪。这是因为 GLP-1 会作用于大脑中调节压力与情绪的区域。这也是很多人在用药初期觉得"万念俱灰"的原因。可想而知，如果是本来就有抑郁、焦虑倾向的人，症状可能会更明显。不过也有部分研究结果显示，从长期来看，它反而可能有助于缓解情绪问题。一项纳入 2000 多名受试者的荟萃分析显示，接受 GLP-1 治疗的成人，其抑郁评分显著降低。根据我在临床开出大量处方的经验，如果你已经有一定程度的焦虑、抑郁情绪，请和专业医生商量后使用。

除了焦虑、抑郁，临床中 GLP-1 最常被报告的不良反应集中在胃肠道（比如恶心、呕吐、腹泻），尤其是在剂量逐渐增加的阶段。不过好在这类症状大多为轻中度，持续时间短，一般可耐受。因副作用而中断治疗的患者比例为5.4%～9.9%。

但仍须注意的是，GLP-1 是否会引发胰腺炎、胃轻瘫、肠梗阻等更严重的问题，目前仍缺乏定论。2023 年发表在《美国医学会杂志》上的一项关于GLP-1 副作用的研究也许能帮我们窥见一二。

这项研究使用了覆盖美国 93% 门诊处方的 IQVIA 数据库，抽样分析了1600 万名患者后发现，使用 GLP-1 类药物，急性胰腺炎的发病风险约为普通人的 2 倍，肠梗阻和胃轻瘫的风险分别提高了 3 倍和 2 倍。尽管这些病症的绝对发生率很低，但在肥胖人群基数不断扩大的背景下，其风险仍需引起重视。

随着这类药物的广泛使用，新的研究揭示出另外一个值得重视的问题：它们与男性性功能障碍（如勃起障碍）之间存在显著关联。一项大型研究显示，用药组出现勃起功能障碍的风险是对照组的 4.6 倍。尽管目前尚未明确其生理机制，但这种高度相关性已经引起临床关注。对于原本就存在性功能问题，或正经历性功能下降的中年男性而言，这无异于当头棒喝。在权衡减重效果的同时，我们也应更加审慎地考虑可能带来的生理影响。

所以，我们必须明确一点：**只有当你的 BMI 已达标准，且肥胖对健康构成更大威胁时，才建议考虑使用减肥针，因为此时肥胖对你身体的坏处已经远远大于药物的副作用了。**否则，生活方式治疗仍应是你的第一选择。

当然，如果你已经到了"借船出海"的地步，或者因为肥胖合并了"三高"等疾病，不得不这么做，也别太担心——绝大多数胃肠道反应是可控的，可以通过逐步加量、减少高脂饮食、监测不适反应等方式缓解，慢慢建立耐受。

减肥针的分类

目前国内已经上市的几种减肥针，我们都已详细介绍过了。到底哪种最好呢？从现有研究数据来看，司美格鲁肽与替尔泊肽无疑是全球减重领域中的"尖子生"，在减重效果上处于领先地位；利拉鲁肽虽略逊一筹，但凭借良好的安全性和丰富的临床使用经验，稳居"优等生"之列。至于最终选择哪一种，请务必记住：这是处方药，必须在医生指导下，结合自身健康状况做出决策。因为使用某种药物，不仅涉及起始剂量、递增方案，还涉及使用过程中可能出现的副作用处理（比如减量、停药，还是更换药物）。此外，这类药物对某些人群还存在明确禁忌证，如胰腺问题患者，一旦使用不当，可能导致严重甚至致命的并发症。你可以去正规医院优先在减重门诊、内分泌科、心内科或营养科，请专业医生开具药物。这些科室的医生不仅可以为你开具药物，还会根据你的体质和目标，制订饮食、运动等配套的生活方式管理方案，帮助你安全、科学地减重，在未来也能顺利停药，降低反弹风险。

至此，我们已系统地梳理了当前减重领域最火的方式——减肥针。希望你在了解其强大功效的同时，也能真正理解其科学机制与使用前提，避免被流行裹挟，被宣传误导。

在这个信息碎片极多、诱惑极多的时代，完整的认知，才是我们做出理性、健康决策的前提。消费上的冲动，代价或许只是几百元"智商税"，但在健康这件事上，一次决策失误的代价，可能是你我难以承受的沉重后果。

碎片信息拼不出健康的星辰大海，唯有认知完整，才是抵御熵增的终极算法。

074 | 出差生活：
"空中飞人"如何高效安排生活

　　规律生活是健康的基石。我们的身体与生活习惯是融为一体的，当身体与生活习惯和谐统一时，我们的健康天平就能比较好地保持平衡。但出差，这个现代职场人无法回避的命题，可以说彻底打破了这种平衡。我们的作息节奏、饮食规律、通勤方式及生活环境都因出差而改变。

　　先来看两个极具代表性的案例。我接诊过一位从事航天事业的科学家，50 岁的他每个月都要经历 20 多天"铁人三项"般的出差：先坐 8 小时的飞机，再坐 4 个多小时的汽车，来到烈日炙烤的沙漠里，顶着超过 40℃的高温，毫无遮挡地完成一整天的工作。他刚经历过心梗发作，但还是希望能够找到既能坚守岗位，又能保全健康的解决方案。

　　还有一名 32 岁的小伙子，6 年里，他每年的飞行里程都超过 28 万千米，飞行时间高达 500 小时。最夸张的一次，他 4 天辗转坐了 6 趟航班、5 趟火车。长期超负荷运转让他的身体不堪重负——不仅"四高"缠身，还患有睡眠呼吸暂停综合征。他特别希望我能为他制订一个健康的生活方案，改善他的健康状况。

　　也许你同样是一位"空中飞人"，正为频繁出差带来的健康隐患忧心忡忡；又或者你只是偶尔出差或旅游，路上有些疲劳，不知该如何快速缓解。接下来，我们就系统地梳理一下出差或旅行中可能遇到的健康挑战，为你找到切实可行的解决方案。

如何缓解旅途疲劳

　　旅途疲劳并不是主观感受，而是真实存在的生理现象。虽然目前针对减轻旅途疲劳的研究尚不充分，但这不妨碍人们为此而想尽招数。一项涵盖近500人的调查发现，99%的人都会在飞行过程中采用特定方法减轻旅途疲劳——约半数人选择不喝咖啡或酒，另一半人反倒认为喝咖啡或喝酒才能抗疲劳；68%的人会选择宽松舒适的衣服，31%的人却刻意穿着紧身衣。

　　那么，要缓解旅途疲劳，究竟哪些行为才真正有效呢？这要从旅途疲劳的原因说起。研究发现，如果旅途时间超过3小时，无论坐飞机、火车还是汽车，身体都会承受极大的隐性消耗和损伤，而我们未必能够察觉。

　　大多数交通工具的空间都比较狭窄，还存在一定的光线和噪声污染，这些因素都会降低睡眠质量。干燥、低质量的空气，尤其是机舱里的低气压环境，还会导致身体脱水、免疫力下降。更大的危害来自轻度缺氧的环境，低氧环境对大脑的损害很大，并会影响胃肠的消化功能。以上种种原因都会导致我们在旅途中感到疲劳、困倦、食欲不振。

　　此外，由于旅途中条件有限，我们可能吃不到新鲜、有营养的食物，加上对未知行程的焦虑、对工作压力的担忧等，这些因素都会加重身体的疲惫感。

　　那么，应该如何缓解旅途疲劳呢？

　　首先，调整饮食。旅途中胃肠消化功能较弱，可以适当减少正餐的摄入量，暂时不吃零食。研究发现，降低旅途中的总能量摄入，可以减少身体的炎症反应，提高反应速度和改善情绪。此外，还要及时补水，缓解身体的缺水状态，建议多喝白开水，尽量不喝饮料。

其次，到达目的地之后，在不影响睡眠的情况下，做一组 10 分钟的低强度有氧运动，最好选择日照充足的户外区域。研究表明，这样能够有效地缓解疲劳。

最后，旅途中还要注意提高身体的舒适度，放松心情。简单来说，就是穿得舒服，享受旅程，不胡思乱想。

如何解决"认床"问题

到达目的地之后，第一个问题便是困扰众多差旅人士的问题——"认床"。"认床"这种现象在心理学上被称为"首夜效应"，它不是简单的不适应环境，而是人类在进化历程中刻于基因深处的智慧。

试想远古时代，对人类祖先而言，睡眠是一件多么危险的事：在夜晚无边的黑暗中，什么都看不见也听不见，周围潜伏的危险也无从察觉。正是这种生存压力，促使人类演化出一种独特的睡眠调控机制。睡眠被分为两种模式——安全模式和警戒模式。在安全模式下，人会进入深度睡眠，即使在睡梦中受到外界刺激也不易醒来，被唤醒后经过一段时间才能完全清醒。而在警戒模式下，人会保持高度警觉，稍有风吹草动便会立即清醒过来，这显然会影响睡眠质量。

到底以哪种模式入睡，很大程度上取决于我们对睡眠环境安全性的判断。所以，要想在旅途中睡个好觉，可以从安全感入手，为自己打造一个舒适的睡眠环境。比如，优先选择治安良好的区域和熟悉的、可信赖的酒店，睡前检查好门窗。你还可以营造个人化的睡眠环境，添加一些自己熟悉的元素，比如播放熟悉的音乐，使用自带的枕套、睡衣，喷一款喜欢的香水，等等。研究发现，在诸多助眠物品中，枕头对睡眠质量的改善效果最为突出。对于重度认床者，不妨考虑把家里的枕头压缩后随身携带，熟悉的味道、适合的高度，能帮我们迅速进入安全的状态，改善睡眠质量。

如何科学倒时差

对于频繁出差，尤其是需要经常出国的商务人士来说，还有一个绕不开的烦恼——倒时差。

当我们跨越 3 个及以上时区时，身体的昼夜节律与目的地时区无法匹配，身体无法马上适应，就会出现类似"水土不服"的现象。你会感觉头脑昏沉、注意力涣散、记忆力减退、食欲不振，并出现便秘、腹泻、睡眠障碍等问题。有的人因为生物钟被完全打乱，还会情绪波动很大，烦躁不安。

如何拯救被打乱的生物钟？你可以在出行前的 3～4 天，根据目的地时差逐步调整作息。如果向东飞行，那就每天提前 1 小时入睡，保证 7～9 小时的睡眠时间，起床时增加光照，入睡前减少光照。如果是向西飞行，那就每天推迟 1 小时入睡，起床时避免光照刺激，其他原则不变。总体来说，就是尽量模拟目的地的昼夜节律，让身体提前适应。研究证明，用这个方法倒时差是最容易成功的。

如果没有提前调整作息，也有补救办法。2021 年，《运动医学》杂志刊登了另一种倒时差方案——在时差较大的情况下，采取延迟适应原则。如果中午 12 点往东飞行了 10 小时，到原本的睡觉时间时，目的地正值下午，阳光大好，你就可以延迟入睡。相比于出发前的提前适应，你的身体也许更能适应这种延迟，因为它类似于日常生活中你主动发起的熬夜。

无论选择提前适应还是延迟适应，倒时差到这里还没有结束。抵达目的地后的第一晚，你还要保证至少连续睡眠 4 小时，这并非易事。哪些方法能助眠呢？你可以考虑服用褪黑素，它能在短时间内有效改善睡眠质量。

在到达新时区的第二天，你还要尽量遵循当地作息，适当接触光照，午休时间不要超过半小时。

如果到达目的地后的第三天仍有严重的时差反应，你可以尝试通过短暂禁食来重新构建生物钟。这个方法已经得到了哈佛大学一项研究的证实。如果在到达目的地的前 12～16 小时内完全没有进食，就可以将人体的生物钟重置为零；如果在午餐前到达，建议午餐多吃高蛋白食物，有助于保持头脑清醒，然后下午 4 点可以开始禁食；如果午餐后到达，直接禁食至次日早餐。

此外，你还可以使用时差管理 App 辅助倒时差，它们能够根据出发地、目的地之间的时差，给出推荐的起床和睡眠时间，帮助你更好地调整作息。

气候差异

最后，再来看看如何应对差旅目的地的气候差异。

从出发地到目的地，如果温度变化在 10℃ 以内，湿度变化不超过 20%，正常人一般能很快适应，一旦超过这个范围，人体适应机制就会面临一定的挑战。本节一开始提到的那位航天工作者，就是因为出差地的气候差异而导致心梗，而这从来都不是个例。

海南三亚 301 医院对冬季住院的 1246 例冠心病患者进行了调查，结果显示，"候鸟人群"（北方赴三亚过冬的群体）的急性心梗发病率远高于本地居民，休克率、死亡率也相对较高。值得警惕的是，这些疾病大多发生于抵达海南后的前 3～5 天。针对脑梗患者的相关调查也反映了类似情况。本以为开启"候鸟"生活可以养生，没想到心脑血管病的高风险也藏匿其中。

那该怎么避免气候差异带来的健康风险呢？出发前一天晚上，要尽可能将房间的温度、湿度调节至接近目的地的参数，让身体提前适应。如果距离较远且跨气候带，可以考虑中途找个中转站进行缓冲。比如从北京去海南，不妨先在广东、福建住一晚，再去海南。临床数据显示，中转站方案效果更好，尤其适用于老年人或者身体素质较差的人群。

如何健康出行是每个人都应该掌握的基本技能。毕竟旅途中常常人生地不熟，医疗资源也未必完善，保护好自己的健康，才能让旅程更安心、更愉快。

075 | 身体透支：
工作忙到"飞起"，如何兼顾健康

这一节，我们来聊一件看似简单却很难做到的事：如何在你已经忙到"飞起"的时候，合理安排属于自己的那一点时间。

当然，这里说的不是你的工作时间，而是在繁忙的工作间隙，你仅有的生活时间。从健康的角度出发，这些时间应该怎么分配？哪些活动可以适当压缩，哪些反而需要你格外留出空间、认真对待？

你或许也有过这样的感受：一整天，会议接着会议，几乎没空喘息；抬头一看，饭点早已错过；好不容易忙完，肚子早已饿得咕咕叫，只想赶紧吃顿大餐慰劳自己；晚上加班、熬夜更是成了生活的常态。表面上看这样的生活节奏很快、效率很高，但你会发现，属于自己的缓冲时间几乎为零。长此以往，人仿佛被日程推着走，既难有思考，也难以抽身。慢慢地，你会意识到，自己虽在奔跑，却越来越难"站得高、看得远"。正如孔子所说："欲速则不达，见小利则大事不成。"这不是效率的问题，而是节奏出了问题。

既然问题出在节奏上，那是不是意味着我们应该尝试让自己慢下来？但是，现代社会的运转越来越快，无论是企业高管、白领、外卖员，还是全职妈

妈，想要主动放慢脚步都不容易。

也许答案不是在工作中强行减速，而是从生活中找回属于自己的"慢"。哪怕只有短短几分钟，只要用对了方法，也足以给身体和心态带来缓冲。这一节，我会将传统养生理念与现代医学中的康复思维相结合，提炼出五件简单、具体、可操作的事。它们不仅不会打乱你的节奏，反而能在你最忙碌的日子里，帮你为身心留出一小块缓冲区，让你在快节奏中稳住自己。

慢下来的第一件事：喝口水

第一件事，喝口水。研究发现，我们忙起来最容易忽略的事，就是喝水。

我们的身体在应激状态下，对饥饿、冷热、疲劳等信号的感知会变得迟钝。好在现代人一般都有一定的能量储备，通常情况下，稍微饿一点、冷一点或热一点，都不会损伤身体。但只有水分例外——身体越是高速运转，就越会消耗大量的水分。如果等到口渴才去喝水，身体往往已经处于轻度脱水的状态。

更重要的是，喝水不仅是补充，更是一种打断过快节奏的方式。哪怕只是喝一小口水，你也需要停下手头的工作，稍微转移一下注意力；水喝完了，就要起身去接水，身体也因此得以活动一下；水分补足后，才能正常上厕所，维持代谢。这些看似微不足道的举动，其实是在高速运转的日常中为自己腾出一丝缓冲与回神的空间。哪怕只有几秒钟，也能让你的注意力、语速、思维稍稍缓下来。这就像在转得冒烟的机器上加一点润滑剂，温度降下来了，速度看似稍稍放缓，但实际上会让机器运转得更为顺畅。

那怎么在忙的时候提醒自己喝水呢？给你一个简单实用的方法：每次开始工作或开会前，先接一大杯水，放在视线范围内伸手就能拿到的地方。这样你不需要刻意去记，喝水就能变成一个顺手的小动作。

慢下来的第二件事：发会儿呆

第二件事，允许自己发一会儿呆。虽然看起来像在浪费时间，但它对大脑来说，其实是一种极为重要的"重启"。

曾经有一个聪慧的学僧问禅师："师父，以我的资质，多久可以开悟？"禅师答："10年。"学僧又问："要10年这么久吗？如果我加倍苦修，多久能开悟呢？"禅师想了想，又说："那就需要20年了。"

加倍苦修，怎么反而开悟得更慢了呢？这个看似反常的答案，其实与近20年来脑科学的研究结论不谋而合。加倍苦修，有点类似于现代人"忙到飞起"的状态，这意味着大脑需要在多任务之间不断切换，从A跳到B，再从B跳到C。这种频繁切换会导致多个脑区同时被调动，神经元大量放电，耗能显著增加，却又难以在任何一件事上深入思考。结果就是：表面很忙，大脑却空转，效率和创造力反而下降。

因此，越忙，越需要给大脑一段真正的"空白时间"。你可以通过前文提到的深慢呼吸放松大脑。

慢下来的第三件事：高强度运动

能帮你慢下来的第三件事则是反其道而行之，让自己做一些高强度运动。

忙到飞起来，意味着你正在从事高强度脑力活动——你可能有一瞬间觉得脑袋晕沉沉的，转不动了。这时候你就可以抽出5分钟，原地做一些高强度运动，帮助身体快速进入节奏，让你从脑力疲劳中恢复过来。

研究证明，短时间高强度运动可以有效减轻久坐带来的危害，帮助大脑快速进入更专注、更高效的状态。美国医学会的研究指出，高强度运动带来的"唤醒效果"，远高于中等强度运动，效率甚至可能是后者的两倍。换句话说，时间越紧，你越应该选择高强度运动来提神醒脑。例如做一组开合跳、快速深蹲或原地高抬腿——只需 5 分钟，把自己累到微喘、心率提上来，大脑就会像电脑重启一样，进入一个更清醒、高效的状态。

慢下来的第四件事：睡好觉

第四件事，可能是最重要的一件事，即睡好觉。

前文那个开悟的故事中，聪明的学僧对"加倍苦修"仍感到困惑，于是追问禅师："那如果我夜以继日、不眠不休地修行，多久可以开悟？"禅师说："那你将永无开悟之日。"

这个回答听起来残酷，但它其实不仅适用于修行，也适用于我们的日常生活。如果你不眠不休连轴转，那你高速运转的生活迟早会变成一团乱麻。

睡眠的重要性，远远高于喝水、吃饭、运动、发呆这些日常事务。要是实在太忙，你只能问自己一个问题——"我昨晚睡好了吗？"

睡眠的修复能力是无可替代的。白天各种神经活动会在大脑中积累大量代谢废物，只有在深度睡眠时，脑部的"清洗系统"才会启动，将这些"垃圾"清理出去，让大脑恢复清醒和高效率。

你可能有过这样的经历：白天有些轻微感冒症状，比如打喷嚏、流鼻涕，结果一晚没睡好，第二天病情就加重了；相反，如果好好睡了一觉，第二天就会感觉好多了。这不是心理作用——研究表明，高质量的睡眠的确可以增强免疫力，是应对压力与疾病最可靠的自愈方式。

你可能还有这样的体验：好好睡一觉，学习能力和记忆力都提升了。这同样是有科学依据的。在睡眠中，大脑会把白天形成的短期记忆从海马体转移到新皮质，转化为长期记忆——你白天所有的努力，其实靠晚上的好觉才能巩固落实下来。

　　但你可能会说：我也想睡啊，但忙到深夜，常常一收工就饿，得压缩睡眠时间，跟同事或朋友去吃一顿夜宵。

　　我对牺牲睡眠时间吃夜宵这种行为的看法是：万万不可。

　　深夜摄取的食物很可能导致胃胀、消化不良，进一步影响睡眠质量。而且熬夜本身还会导致肥胖的发生，此时你的大脑更想把食物一扫而光，而且是吃更多不健康的食物。

　　研究显示，每天睡眠少于 5～6 小时的人，肥胖发生率将增加 38%。2023 年，《自然》杂志还发表了一项研究：虽然睡眠减少 1 小时会额外消耗约 150 千卡热量，但大脑会因此开启"补偿性进食"机制，每小时额外摄入多达 250 千卡热量，且更容易选择高糖、高脂、高盐的食物。算下来，每少睡 1 小时，你可能净增 100 千卡热量，久而久之，肥胖难以避免。

　　当然，热爱运动的你也许要问：既然熬夜易发胖，那我不吃夜宵，改成健身减肥运动行不行？答案是不建议。《柳叶刀》发表的一项最新研究指出，当睡眠时间少于 6 小时，即使加大运动量，也无法弥补睡眠不足带来的身体损伤。长期如此，甚至可能增加患阿尔茨海默病的风险。换句话说，**睡不好带来的健康亏空，靠运动是补不回来的**。

慢下来的第五件事：有节律

　　说完了喝水、发呆、高强度运动和睡眠，还有最后一件事特别推荐你做：给自己设定一个稳定的生活节律，帮身体找到健康的"锚点"。

　　很多人一忙起来，可以说毫无规律可言——吃饭也在回微信，睡前还在开电话会，恨不得把洗漱时间都掰成两半。可越是在这样的日子，你越要把自己的生活过出节律，让三餐、睡眠（包括午睡）、深慢呼吸等重要的"锚点"时间相对固定。哪怕工作变动再大，有这几个锚点在，身体也能抓住规律，不至于被彻底打乱。所谓"泰山崩于前而色不变",靠的就是这些日复一日的节律支撑。

你可能暂时还做不到从容不迫、游刃有余,那就先从井井有条开始,让身体和节奏保持一致。因为压力不会在一两天内消散,这样的忙碌状态可能还会持续几周,甚至几个月,越是这样的时候,越需要用稳定的生活节律去对冲外界的不确定性。

身体其实是最有智慧的,它懂得用最朴素的方式帮助你恢复。**只要你愿意把"慢"还给身体,它自然会带你进入更平衡、更有力量的状态。**

076 | 被动吸烟:
如何对二手烟坚决说"不"

你肯定知道吸二手烟不好,应当能避则避。但有很多场合,理智说要躲,情感却不允许。

比如,回老家参加同学聚会,好几年才见一次,饭局上男生们纷纷点起烟,你要是站起来走开,好像有点不给面子;办公室里加班赶项目,正头疼着,同事叼起烟说"缓口气",你要是躲远点,又怕显得太矫情;更别提在长辈或领导的饭局上,别人抽烟你不敬烟就已经很"失礼",要是你还想起身离席,几乎不可能。这些时候,你是不是常常不知所措?

讲健康管理的其他问题时,我一般会把重点放在"怎么做"上。但二手烟这一节,我更想帮你跳出那个"没办法"的思维框架,重新认识这件事。

二手烟的严重危害

我曾接诊过一位 36 岁的男性心梗患者。他是县里的公务员，不抽烟、不喝酒，没有"三高"，还有运动习惯。各种常见风险因素我都排查了，始终找不到他心梗的原因。

后来我注意到他父亲身上有一股浓重的烟味，追问他是否长期暴露在二手烟环境中。他的回答让我震惊。他说，一天 24 小时，除了睡觉，几乎每时每刻都泡在烟雾里。单位办公室有 4 个人，除了他，其他 3 人烟不离手；下班后应酬，饭桌上烟雾缭绕；回到家，父亲是抽了 20 多年烟的老烟民。

当我告诉他，这正是他心梗的主要诱因时，他满脸不信，还反问："我那些同事天天抽，也没见出问题，怎么我吸点二手烟就出事了？"这正是我想提醒你的地方——大量医学研究发现，**大多数时候，吸二手烟的危害大于吸烟本身，二手烟比一手烟的有害物质浓度更高，存在的时间也更长。**

在二手烟里，尼古丁、一氧化碳的含量分别是一手烟的 3 倍和 5 倍；强致癌物质苯并芘是一手烟的 4 倍；强致癌物亚硝胺的含量则高达一手烟的 50 倍。

长期暴露在这类有害物质中，会损伤我们的呼吸道，造成哮喘、肺气肿、气管炎、肺癌等疾病；也可能损伤血管，导致冠心病、脑血管病等。2022 年一项针对 5731 名受试者的研究显示，暴露在二手烟环境中的人，发生心房颤动的风险比非暴露者高出 1.6 倍。而且，二手烟对儿童的危害更大，尼古丁等毒物会损伤脑血管，影响儿童发育，甚至导致智力水平下降。

此外，二手烟中的有害成分在空气中可停留几分钟到数小时不等，并长期附着在衣服、墙壁、地毯、家具等物体表面，可持续释放毒素长达数周甚至数月。这也是为什么在诊室里，哪怕隔着口罩，我依然能闻到那名患者父亲身上的烟味。

警惕"三手烟"

其实，这些烟草燃烧后残留在环境中、沉积在物体表面的有害物质还有一个更准确的名字——"三手烟"。

美国加州的一项跨学科研究对"三手烟"做出了明确界定：吸烟后残留在衣物、墙壁、家具、头发、皮肤上的污染物会与空气中的灰尘混合，重新释放到空气中，形成持续的污染。

研究发现，"三手烟"中含有十余种高致癌化合物，它们不仅会与亚硝酸反应生成强致癌物亚硝胺，还会与臭氧反应，释放出潜在有害的超微粒子。这些物质可通过皮肤接触、呼吸吸入、饮食摄入等方式进入人体，在细胞层面造成基因损伤，危害人体健康。

这就是"三手烟"的最大特点：残留时间更长，造成的持续危害更久，污染也更容易积累。

看到这里你就明白了，为什么这一节我特别强调，我们对"二手烟"的认知需要彻底更新。因为这不仅仅是"你自己抽烟，别人跟着受害"的问题，而且涉及三手烟的危害，可能会影响一代人，甚至两代人。

一篇综述了 132 项研究的文献指出，中国有多达 50% 的孕妇在家中遭遇二手烟暴露。结果显示，这类孕妇胎死腹中的风险增加 23%，新生儿发生先天性畸形的概率也上升了 13%。

现在，大多数要孩子的夫妇都会格外注意，怀孕期间避免吸到二手烟。但你可能很难想象，夫妻双方在小时候经历的二手烟暴露问题，同样会对胎儿的健康造成影响。

一项发表在《欧洲呼吸杂志》上的研究表明，如果丈夫一方在 15 岁之前的青少年时期暴露在家长造成的二手烟环境里，等他长大成人之后要孩子，即使他不吸烟，孩子患上非过敏性哮喘的风险还是会增加 59%。

二手烟"避祸"指南

那么，作为家庭或工作团队中不吸烟的一员，我们该如何维护自己的健康权益，最大限度地降低二手烟的危害呢？结合全球在该领域的研究成果，以及我自己的"抗争经验"，我给你总结了一些二手烟"避祸"指南。

如果只是短暂经过吸烟区，可以用捂住口鼻、屏住呼吸或缓慢呼气吹散烟雾的方式尽快通过，等走到户外或无烟区域再放松呼吸。

如果不得不跟吸烟者共处一室，首先要尽量远离吸烟者，避开烟雾的重灾区；其次要及时开窗通风，降低烟雾浓度。此外，家中、办公室里，建议长期摆放绿植，使用空气净化器。

空气净化器是解决二手烟污染问题的"神器"，因为二手烟是室内 PM2.5 的最大来源。研究发现，室内无人吸烟时，PM2.5 的浓度仅为 37 微克 / 立方米；但从吸第一支烟开始，5 分钟内空气质量就下降到了原来的 1/10～1/8，空气中 PM2.5 的浓度可达到 330 微克 / 立方米，而且 15 分钟内始终保持该浓度。这就相当于空气被重度污染了。不过，一台运行良好的空气净化器就能将室内 PM2.5 的浓度降低 50%～80%。

当周围有人点烟时，打开空气净化器，再戴上 N95 口罩，基本就能过滤掉 95% 的 PM2.5。做好以上两步防护，你吸进去的空气就是优质的。

多吃新鲜蔬果也有助于降低二手烟、三手烟对人体的伤害。烟雾被人体吸收后，会产生许多氧化反应。每一支香烟所释放的烟雾大约能产生 10^4 个氧自由基，如果不及时清除，这些氧自由基就会破坏我们的 DNA、细胞膜等，累积起来则有可能导致癌变。而清除自由基主要靠体内的抗氧化剂，比如常见的维生素 B、维生素 C、维生素 E 等。其中，维生素 C 被视为自由基"清道夫"。以维生素 C 为例，成人每天的推荐补充量是 85 毫克，差不多巴掌大的水果就能达到。被动吸二手烟、三手烟的人，可以在此基础上，每天再多吃一些水果。

另外，由于三手烟易沉积在家具、织物、墙壁等物体表面，建议你定期进行大扫除，擦桌子、擦地板、清洗窗帘和床单被罩等，减少物体表面三手烟的积累。

如果你是吸烟者，为了你身边人的健康，也请记住以下两点。

第一，希望你吸完烟第一时间掐灭烟头。如果能把烟头用水浇灭、丢出房间，那就更好了，这样可以防止烟雾的持续产生。

第二，要是你出门在外抽了很多烟，或者为了工作应酬不得不身处烟雾缭绕的场所，那回家后，你要做的第一件事就是换身衣服、冲个澡，别把被烟雾污染过的物品带入家人的活动区域。只有提高自己对二手烟危害的意识，你才能保护家人免受侵扰。

但要是你问我：这件事最好的解决办法是什么？不用说，最好的方法就是戒烟。这不仅是为了你自己，也是为你身边的每一个人。

最后，我还想提醒你关注公共场所的吸烟管理条例。

你肯定在公共场所遭遇过二手烟的侵扰，下次不妨更有底气地对二手烟说"不"。因为在公共场所禁烟这件事上，国家有明确的法律法规，比如《公共场所卫生管理条例》《基本医疗卫生与健康促进法》，各个城市也都出台了公共场所禁烟管理办法。

不过，你也大可不必拿出条例去制止，只需要留存证据，找到该场所的工作人员，他们有及时劝阻、留存证据和进一步向公安机关投诉的义务。

每个人都难免面临生活的无奈，但真正的英雄始终是那种"认清生活的真相后，依然热爱生活"的人。成为自己的英雄，不是喊口号，而是走进真实的修炼场，敢于直面困难，承认脆弱，却不放弃希望；怀揣一颗坚定的心，去寻找解决问题的方式，在一次次尝试中积蓄改变的力量。

077 | 湿度失衡：
这个经常被忽视的指标有多重要

　　这一节，我们来讨论一个常被忽视的环境因素——湿度。

　　如果我告诉你，湿度对健康很重要，你可能会想：环境因素那么多，温度、风、下雨、打雷……哪个不都在影响我们的身体吗？确实如此，但大量医学研究表明，在这些环境变量中，湿度是对健康影响最明确、作用范围最广的一项。它甚至已经被纳入很多疾病的治疗和干预方案。

　　目前已有研究证据显示，湿度会广泛影响呼吸系统、皮肤、胃肠道和泌尿系统。长期处于湿度不适宜的环境中，还可能增加心脑血管疾病的发生风险。

　　你肯定听说过，人体大约一半以上是水。除了皮肤这道角质屏障，身体还有很多含水量高的黏膜组织，比如嘴唇、鼻腔、口腔和呼吸道，这些部位每天都直接暴露在空气中，对湿度的变化极为敏感。

　　打个比方，如果你早上咬了一口草莓，把它放在空气中一整天，晚上再去看，它很可能已经干瘪发皱了。我们的黏膜组织虽然不像草莓那样能被肉眼看出干瘪，但可是每时每刻都在与空气直接接触。

　　更麻烦的是，我们对湿度的感知远远没有对温度那么敏锐。人类是恒温动物，身体对冷热变化的反应很快，加减衣服、开空调、用暖气等行为早就成为本能。但湿度不一样，只有干到唇舌生燥、鼻腔发痒，或者湿热得让人喘不过气，我们才会注意到环境湿度出了问题。更别说身体自身调节黏膜湿度的能力也非常有限，根本无法像调节体温那样及时有效。

所以这一节，我们就来仔细看看，在不同的气温环境里，面对不同的健康问题时，人体对湿度到底有哪些具体需求，又有哪些简单、可操作的湿度调控策略。

湿度和各类疾病的关系

如果你当前身体状况良好，没有特定疾病需要防控，那么你适宜的环境湿度范围其实较为宽泛，一般在 45%～80%。但在某些特定的健康状况下，湿度的调控就需要更加精准。

具体来说，**如需预防冬季流感，湿度最好不要低于 40%。**

流感病毒主要通过气溶胶传播，而 20%～40% 的低湿度环境恰好为病毒通过气溶胶传播创造了理想条件。在干燥的空气中，气溶胶颗粒因失水而变小，更容易被吸入肺部；同时，低温低湿还能延长病毒的存活时间，使空气中的病毒活跃度提升。

全球多项研究已证实：湿度越低，流感的感染率和死亡率就越高。美国的一项研究更是直接指出，绝对湿度是影响流感死亡率的关键因素。阿根廷的一项研究则发现，当平均相对湿度较低时，由呼吸道合胞病毒、甲型流感病毒引起的儿童住院率会明显上升。

当然，也有一部分病毒偏爱高湿度的环境。德国的一项研究指出，相对湿度越高，儿童呼吸道感染中的人鼻病毒感染比例就越高。日本的研究团队则给出了更详细的数据——每周平均湿度每上升 1%，腮腺炎病例会增长约1.4%。因此，**如需防控手足口病毒、腮腺炎病毒等常见于儿童的病毒，建议将湿度控制在 65% 以下。**

除了病毒感染，湿度还与多种过敏性疾病密切相关。

比如，在春季花粉高发期，如果你或家人有花粉过敏、哮喘等呼吸道敏感问题，环境湿度至少应维持在 45%。这主要是因为干燥的空气会促进花粉的释放和扩散，使空气中悬浮的吸入性过敏原数量明显增加，从而诱发更多过敏反应和哮喘发作。

不过，并非所有过敏问题都"怕干"。像湿疹、过敏性结膜炎这类皮肤和黏膜类过敏性疾病，反而在高湿环境中更容易发作。中国台湾一项针对学龄儿童的研究发现，相对湿度越高，儿童湿疹的发病率越高；上海一项为期 5 年的研究也显示，高温高湿天气会显著提高儿童过敏性结膜炎的发生率。此外，对于非过敏性哮喘患者，高湿度也可能加重呼吸道负担，因此应将室内湿度控制在 60% 以下，以减轻症状。

此外，湿度还跟空气污染有一定关系。这是因为气溶胶不仅能携带病毒，还能吸附空气中的 PM2.5 等污染颗粒。研究表明，当空气湿度低于 45% 或高于 60% 时，污染物更容易在空气中聚集，导致空气质量下降，增加心血管系统的压力。因此，如果你或你的家人患有心血管疾病或属于高风险人群，建议将居住环境湿度严格控制在 45%～65%，以减少外部刺激。

那么，有没有一个适用于大多数人的理想湿度区间呢？

答案是肯定的。综合多项研究结果，45%～60% 被认为是适合绝大多数人的健康湿度区间，尤其对呼吸系统和心血管系统更为友好。

如何调控室内湿度

在现实生活中，想让室内湿度稳定在最佳湿度区间 45%～60%，往往需要人为干预。

干预方式并不复杂，就是利用加湿器和除湿机。虽然我们无法控制室外的自然湿度，但在家中或办公室内，通过这些小设备，就能轻松实现湿度调控。

你可以先准备一个湿度计，参考上文所说的推荐标准，判断一下你的房间是需要加湿还是除湿。

在北方供暖季，暖气房干燥是常见问题，很多人会用加湿器缓解不适。选什么样的加湿器好呢？规则其实很简单，无论是有水雾的还是无水雾的，加湿量大的还是小的，号称能杀菌的还是不能杀菌的都可以，只要能实现加湿的目的即可。

不过，你可能听说过不少骇人的新闻报道，比如"加湿器肺炎"。很多人因此有顾虑，不敢买加湿器。事实上，造成这些后果的不是加湿器本身，而是加湿器的错误使用方法。

加湿器的第一种错误使用方法，是不定期清理。

有的人一到冬天就把加湿器打开，每天水换得挺勤快的，但机器从来没洗过。长期积水的环境不但会让加湿器的元件变脏，还会让加湿器喷出来的水汽携带污染物，侵入你的呼吸道，甚至诱发肺炎。"流水不腐，户枢不蠹。"老祖宗的道理一点都没错。

加湿器要每周清洗一次，洗完彻底晾干后再使用。哪怕你买的是带杀菌功能的产品，标榜有负离子、紫外线等功能，也不能替代物理清洁。

加湿器的第二种错误使用方法，是往里面加各种"奇奇怪怪"的东西。

你可能听说过这些用法：加盐、加醋、加柠檬片，还有给普通加湿器滴香薰精油的。此外，我还接触过几个为了抗病毒往加湿器里放中药汤液的人。但是，这些东西通通不可以往加湿器中添加。

原因很简单：加湿器的水汽会经由我们的呼吸道黏膜直接进入血液，原则上只能加水，而且最好是纯净水。自来水虽然方便，但里面的矿物质会滋生细菌，还容易变成粉尘挥发到空气中，进入呼吸道。

除了这些，我还要特别提醒你注意一类物质，就是市面上那些成分不明的加湿器除菌剂。韩国曾发生严重的"加湿器杀人事件"，罪魁祸首正是市面上一种含聚六亚甲基双胍盐酸盐的除菌剂，它被标榜为"婴儿友好"，却导致大量消费者出现肺部纤维化的症状，甚至导致很多婴儿死亡。请记住，加湿器只是加纯净水的机器，不是药罐，也不是香薰炉。

至于除湿机，南方的朋友应该很熟悉——梅雨季一来，除湿就是刚需。

虽然湿度高并不会直接引发大多数疾病，但如果你有湿疹、过敏性结膜炎、哮喘等病史，就需要特别关注环境湿度。此外，潮湿的环境更容易导致衣物、被褥发霉，滋生霉菌，间接影响健康。

我小时候在南方长大，衣服晾不干、被子柜里长霉点的事几乎每年梅雨季都会发生。这种时候，一台除湿机就能带来非常直观的改善——让衣服干得快，被褥不再潮，地板不再打滑。关于除湿机的使用，注意定期清洗滤网、保持排风顺畅即可。如果没有除湿机，家用空调一般也有除湿功能，可酌情使用。

"湿化"也能用于治疗

湿度不仅能预防疾病，本身也是一种治疗手段。

医学上有一套系统的治疗技术叫作"湿化"，其原理是通过局部加湿来改善多种暴露部位的黏膜性疾病，比如口腔、呼吸道，甚至开放性伤口等。其中，气道湿化在呼吸系统疾病的治疗中尤为常见。它可以有效缓解因感染或过敏引起的鼻塞、喉咙干痒、黏膜充血等症状，也可以帮助患者顺利咳痰、排痰，让呼吸更顺畅。

不过，"湿化"可不是家用加湿器能做到的，它需要专门的医疗级雾化设备，搭配无菌生理盐水使用。在流感高发期或过敏季节，如果条件允许，家中常备一台雾化器是不错的选择。一家人可以轮流使用，还可以根据医生的建议，添加适量药物进行辅助治疗。

湿度是一个始终伴随我们生活的环境指标。它既可能成为诱发疾病的隐患，也能被巧妙利用，用于预防甚至辅助治疗某些疾病。正如古人所言："君子性非异也，善假于物也。"关键在于如何因势利导、善用其性。

078 | 过敏预防：
如何有效防止过敏发作 ①

近年来，过敏性疾病变得越来越常见。从过敏性鼻炎、结膜炎、皮炎到哮喘，从换季过敏、环境过敏到食物过敏，过敏的类型越来越多。有时候，甚至根本找不到明确的过敏原，但身体依然反复出现症状。

我也深有体会。起初是我家孩子过敏，我们还以为是遗传了她爸爸的体质。没想到这些年，从来不过敏的我也开始早上起床眼睛肿胀、鼻涕直流。更意外的是，前几年的夏天，我妈妈——一个年过六旬的人突然开始对阳光过敏，被诊断为日光性皮炎。过敏，已经悄悄地成了我们家三代人共同面对的问题。

事实上，过敏早已不是个别家庭的小困扰，而是一场正在全球范围内快速发展的健康挑战。研究显示，过去 30 年间，过敏性疾病的发病率至少增加

---

① 感谢北京世纪坛医院变态反应科副主任医师王晓艳时这一节内容的全面修正和指导。

了 3 倍。有预测指出，再过 20 年，工业化国家将有一半人口受到不同形式的过敏困扰。正因如此，世界卫生组织已将过敏列为 21 世纪三大重点防控疾病之一[①]。

来自欧美国家的流行病学数据显示，约三分之一的青少年、四分之一的成年人都曾出现过敏症状。中国过敏性鼻炎的患病率同样处于高位。2022 年一项纳入 51 项中国地区的横断面调查研究的系统综述显示：中国成人过敏性鼻炎的合并患病率为 19%，儿童更是高达 22%。

当过敏成为一种常态

你肯定想知道，为什么过敏越来越常见呢？

医学界对此有多种解释，其中最有力的一种是所谓的"卫生假说"。研究发现，如果你出生时家中有哥哥或姐姐，或者从小生活在农村环境里，成年后过敏的概率往往会显著降低。

医学家们推测，这是因为儿童时期频繁地接触到各种微生物，能够帮助免疫系统完成"训练"与"建模"，从而形成更稳健的免疫应答机制，长大后就不容易发生过度反应。简单来说，免疫系统"见多识广"，就不会轻易"发起攻击"。

还有一些观点认为，现代社会环境的剧烈变化是关键诱因。比如，自 20 世纪 60 年代以来，环境中的化学物质种类和浓度不断增加，一些人工合成物可能会破坏人体的免疫屏障；与此同时，现代人饮食结构发生了显著改变，高糖、高脂、高热量的饮食模式也被认为可能扰乱免疫系统的正常运作；而肥胖

---

① 另外两种是癌症和心脑血管疾病。

本身就与慢性炎症反应密切相关，也可能间接增加过敏风险。

不管是哪一种原因，有一点是确定的：**只要人体的免疫系统出现波动，就可能引发"免疫过度反应"**，这正是过敏的本质。

面对越来越普遍的过敏现象，我们要怎么应对呢？我查阅了国内外大量研究与权威指南，梳理出了最有效的一条建议——物理隔离。

既然过敏是由某些东西引发的人体免疫反应，那最直接的办法，就是远离这些东西。这一点不仅被世界卫生组织反复强调，也是全球过敏防治指南中明确推荐的首要策略。

那该怎么判断自己到底对什么过敏呢？目前临床上最有效的方法是激发试验，即将可疑过敏原以极小剂量引入人体（通过口服、吸入或接触），观察是否会诱发过敏反应。除了激发试验，皮肤点刺试验和血液 IgE 检测也常用于辅助判断过敏原，具有一定的参考价值。

不过，需要特别提醒的是，无论使用哪种方法，都不建议自行解读检测结果。因为你服用的药物、所处的环境，以及当时身体的状态，都会对检测结果产生影响。一定要请专业医生结合具体情况进行判断和解读，才能更准确地锁定过敏原。

一旦明确了过敏原，接下来的首要措施就是物理隔离。医学上常见的过敏原分为四大类：吸入性、食物性、接触性和注射性。

如何对抗花粉过敏

先从最常见的吸入性过敏原说起。花粉和尘螨就是其中典型的代表。尤其是花粉，它是引发季节性过敏性鼻炎的主要因素之一。如果你每到春秋换季就鼻塞、打喷嚏，很可能和它脱不了干系。

那么如何有效地避开花粉高发期呢？除了直接观察树木的开花情况，还有一个方法是通过气象网站查看本地的花粉预报。我国气象行业已经制订了"花粉过敏指数"，当指数达到3级或以上时，说明过敏风险升高。

你可以在"城市过敏预报"这类小程序中搜索本地花粉指数。如果你所在的城市暂时没有花粉监测服务，也不用担心，中国气象局发布的各地多年花粉指数也可以作为参考（表78-1）。

表 78-1　全国各地多年的花粉指数

月份	一区	二区	三区	四区	五区	六区	七区	八区
1月	1	1	1	1	1	1	1	1
2月	1	1	1	2	2	1	1	1
3月	3	1	4	4	3	3	3	1
4月	4	3	4	3	4	4	4	1
5月	3	3	3	2	2	2	3	2
6月	2	2	2	2	2	2	2	2
7月	2	2	3	2	2	2	2	3
8月	4	4	4	2	2	3	3	3
9月	4	3	3	3	3	4	4	2
10月	2	1	2	4	4	3	3	1
11月	1	1	1	3	3	2	1	1
12月	1	1	1	1	1	1	1	1

注：一区包括北京、天津、河北、山西和内蒙古中部地区，二区包括黑龙江、吉林、辽宁和内蒙古东部地区，三区包括新疆、甘肃、陕西、青海、宁夏和内蒙古西部地区，四区包括广东、广西、海南、香港、澳门和台湾，五区包括重庆、四川、贵州和云南，六区包括河南、湖北和湖南，七区包括山东、江苏、浙江、安徽、上海、福建和江西，八区为西藏。表中数字为花粉指数等级。

如果你属于易过敏人群，一旦发现当天花粉指数偏高，你就需要提前做好防护。

首先，佩戴口罩是最基本也最有效的措施。普通的医用外科口罩就足以阻挡大部分花粉颗粒，并不需要使用 N90、N95 这种防雾霾等级的口罩。

其次，眼部防护也别忽视。花粉可以通过结膜引发过敏反应，因此建议佩戴密闭性较好的防护眼镜，尤其是在户外活动时间较长的情况下。

当然，有些人会觉得长时间戴口罩太闷、不舒服。这种情况下，可以尝试一个实用的替代方案——鼻腔过滤器。它直接插入鼻孔内部，能在不影响呼吸的前提下，物理阻隔花粉进入鼻腔。市面上已有多款产品，可以根据自己的需求进行购买。

除了这些常规防护措施，还有两种新型的物理隔绝产品已被多项高水平研究验证有效，值得一试。它们一种叫花粉阻隔剂，一种叫惰性纤维素粉，都是通过涂抹或喷洒在鼻黏膜上，实现隔绝花粉的效果。

另外还有一个工具——洗鼻器。用生理盐水冲洗鼻腔，可以有效清除黏附在鼻腔内的花粉、灰尘和病原体，缓解鼻塞、打喷嚏等不适。这种方法已被写入过敏防治指南，并得到了大量研究的支持。

如何清除尘螨

在做好花粉防护之后，我们再来关注另一种常见的吸入性过敏原——尘螨。对付尘螨，核心策略有这样几条：清洗、晾晒、吸尘、控湿。

美国国家环境健康科学研究所的一项除螨调查发现，单次吸尘只能短暂地减少过敏原，而每周清洗床上用品并用高温烘干，除螨效果要显著得多。换句话说，对付螨虫，最有效的武器就是勤快。

螨虫喜欢温暖潮湿的环境，最适宜的生存条件是温度 20～30℃、湿度60%～80%。我们要做的，就是跟它的需求相反：升高温度，降低湿度。

温度方面，研究显示，螨虫在 50℃ 以上的环境中会逐渐失水死亡。这就是晒被子有效的原理——中午的强烈阳光正好可以"晒死"它们。如果你所在的地区阳光不足，也可以使用高温烘干机。

湿度方面，当空气湿度低于 50% 时，螨虫无法长期存活，通常半个月内就会自然死亡。看到这一点，北方的朋友们肯定松了一口气；南方的朋友如果家里有除湿机，也不用太担心。

至于吸尘器，只要功率够大，就可以有效吸除尘螨及其排泄物，不一定要购买所谓的"专业除螨仪"。但别忘了，吸尘器的滤网要定期清洁。除此之外，像除螨洗衣液、除螨灯之类的产品，则基本上属于"智商税"。

除了这些，现在还有一种辅助工具叫作防螨床罩，原理是利用超细密织物（孔隙小于 100 微米）让螨虫无法进出，从而将人和螨虫有效隔离。但由于材质不透气，舒适度一般，不太适合日常长期使用。如果你经常出差，不太放心酒店的卫生条件，像这样的防螨床罩倒是可以备一个。

宠物过敏和甲醛过敏

除了花粉和尘螨，还有两种容易被忽视的吸入性过敏原——宠物过敏和甲醛过敏。

很多人都会有这样的疑问："过敏体质的人能不能养宠物？"

根据全球多项健康指南，如果你或家人属于过敏高风险人群，尤其是家中没有养宠物的情况下，不建议你养猫。猫的皮屑和唾液中含有强致敏蛋白，容易诱发鼻炎、哮喘等呼吸道过敏反应。

不过有研究发现，如果孩子在出生后的第一年或前三年里生活在有狗陪伴的家庭环境中，长大后发生过敏的概率反而会有所下降——这种保护效应目前只在养狗的家庭中观察到了，换成猫或其他宠物则不成立。

如果你和家人目前没有过敏症状，也不需要为了预防可能出现的过敏而将已经饲养的宠物送走。科学养宠是一种责任，而且目前也没有充分的证据表明养宠物一定会导致过敏。

相比宠物，更容易被忽略，但风险更高的，是室内装修污染，尤其是甲醛。

甲醛是一种常见的挥发性有机化合物，容易通过呼吸道进入人体，不仅刺激性强，而且是一种潜在的过敏原。在我的门诊中，有位全身患有严重过敏性皮炎的老人，搬离新装修的家仅两周后，症状就明显缓解了。结合症状和时间判断，装修污染，尤其是甲醛，很可能就是他过敏的诱因。

如果你家要装修，建议你尽量选择环保材料，减少复杂装饰，保持通风。在入住新家之前，可以购买一款家用甲醛和空气质量检测仪。现在这类电子设备已较为普及，能更直观地检测室内甲醛等有机挥发物的浓度，帮助你全面了解空气状况。安全、健康的居住环境，远比豪华装修更值得追求。

其他过敏原

医学上常见的过敏原除了吸入性，还有食物性、接触性和注射性。

食物性过敏原的隔离相对容易，只要确认为过敏食物，避免食用即可。不过，食物过敏的情况可能会随着年龄的增长而有所改善。

研究显示，对牛奶、鸡蛋过敏的婴幼儿，大约 50% 会在 5～10 岁逐渐建立起耐受能力；到了 12 岁后，这一比例还可能上升到三分之二以上。但也要注意，并非所有食物都有"自发耐受"的可能。如果你对坚果类食物过敏，那就通常是终身过敏，必须长期严格回避。

接触性过敏原多与日常生活用品有关，比如某些洗发水、沐浴露、化妆品、金属饰品等。有些人接触这些物质后，会出现皮肤发红、瘙痒、起疹等反应。这类过敏原通常较容易被发现和规避，只要平时多留意，不太容易造成严重后果。

　　注射性过敏原大多是在医院里，比如某些抗生素、麻醉药、疫苗成分等。一旦被确诊，一定要及时记录并随身携带相关信息，就医时也要主动告知医生，以避免用药风险。

079 ｜过敏治疗：
现代医学的突破点在哪里 [①]

　　关于过敏，很多人有这样的疑问：如果找不到明确的过敏原，或者无法彻底隔绝它，是不是就只能一直过敏下去？

　　答案是很有可能。过敏性疾病通常被视为一种慢性病。虽然症状可能是阶段性出现的，但过敏本身不会消失，一旦遇到触发条件，就可能再次发作。而长期反复的过敏发作，不仅会影响身体状态，也会带来持续的心理负担。

　　那该怎么办？别担心，现代医学已经形成了相对成熟的治疗体系。你不仅可以了解这些治疗手段，而且可以在日常生活中科学地使用它们。

　　是的，这不仅是医生的事，作为患者，掌握自我管理的能力同样重要。毕竟，过敏的触发往往来自你生活中的点点滴滴，只有你自己能够科学应对，治疗才真正有效。

　　而且，目前市面上常用的过敏药物大多是非处方药。一项统计数据显示，

---

① 感谢北京世纪坛医院变态反应科副主任医师王晓艳对这一节的全面修正和指导。

过敏性疾病确诊后，85% 的患者会选择自行管理和治疗。说到底，医生能开出的药物种类其实很有限，真正影响治疗效果的，往往是患者的使用方法，以及能否在关键时刻及时用药，并长期坚持下去。

正因如此，世界卫生组织提出了"四位一体"的过敏治疗框架：患者教育、过敏原隔绝、对症的药物治疗和免疫治疗，缺一不可。这一理念也被写入了多国的临床治疗指南。其中，患者教育是指每一位过敏患者都应该理解其他三种治疗方式的基本原理，配合医生合理使用它们，形成自我管理能力。

上一节已经系统地介绍了隔离过敏原的问题。这一节，我们将重点聚焦于后两项——药物治疗和免疫治疗，帮你从忍一忍变成科学干预，从被动接受变成主动控制。

对症的药物治疗

先来看看对症的药物治疗。

临床一线使用的过敏药主要是外用激素类药物，比如针对过敏性鼻炎的激素鼻喷剂，如布地奈德、丙酸倍氯米松、糠酸莫米松等；治疗过敏性皮炎的激素药膏，常与抗组胺药（如西替利嗪、氯雷他定）联用。此外，还有针对哮喘的抗白三烯药，如孟鲁司特。

这些药物在医院中使用频率极高，很多人看病多了，对药名耳熟能详，甚至觉得自己也成了半个大夫。但恰恰是在这个过程中，很多误解悄然出现。

误区一：激素副作用大，能不用就不用

在中国，激素药物常常背负着"副作用大"的名声，不少人一听到"激素"两个字就退避三舍。在我的门诊中，只要开出含激素的药物，我都会当场解释清楚，因为患者一旦带着恐惧回家，很可能就会把药束之高阁。

其实，激素类外用药的副作用远没有很多人想象中那么大。以治疗过敏性鼻炎的鼻喷激素为例，多个国家的长期研究已经证实，哪怕连续使用一年以上，也不会对儿童的生长发育造成不良影响，同样不会导致鼻腔感染或免疫力下降。针对皮肤的激素类药物研究也得出了同样的结论。

激素外用药物是目前全球治疗过敏性疾病的首选一线药物。还是以过敏性鼻炎为例，多项临床研究都证实，激素喷剂单药治疗和联合抗组胺药的效果没什么区别，也有不少指南只推荐激素外用这一种单药治疗，认为疗效足够了，没必要叠加其他药物。

当然，还有一部分人觉得，过敏就过敏吧，不过是流鼻涕、打喷嚏、眼睛痒，虽然有点不舒服，但也不是什么大毛病。但过敏的核心问题并不是症状本身，而是潜在的持续性炎症。如果不及时干预，这种炎症就可能从局部蔓延开来，演变成皮肤疾病或哮喘，典型的"小病拖成大病"。因此，一定要坚持规范治疗。

误区二：只要症状消失，就可以停药

这是最常见的误解之一。很多人会在鼻炎发作时喷两下鼻喷剂、吃几粒药，症状一缓解，就立刻停药。这种做法表面上看没问题，实则隐患很大。

正确的做法是，即使症状已经明显缓解，也应该坚持用药至少两周。全球各大过敏指南早已明确指出：对于轻度或间歇性的过敏性鼻炎，建议连续用药不少于2周；对于中重度持续性鼻炎，疗程建议至少4周。

这是因为症状消失不代表炎症完全清除。此时贸然停药，残留的黏膜炎症极易反弹，过敏症状也会很快卷土重来。更关键的是，免疫系统的稳定状态也需要时间逐步恢复，在此之前停药，无异于打了胜仗的当晚就酩酊大醉，等着敌人偷袭成功。

长期随访研究也发现，低剂量、持续性治疗的效果，明显优于症状驱动

的间断用药。

误区三：药吃了一圈不见好，开始硬扛

还有一种常见情况是，患者按照医生的方案尝试了多种常规药物，但效果始终不理想，于是干脆放弃治疗，选择硬扛。但我要提醒你，这时千万别轻易下结论——医生的"百宝箱"里还有不少"后手"没亮出来呢。

根据权威医学期刊《柳叶刀》推荐的临床路径，过敏治疗如果初步无效，可以根据具体症状进行组合优化：如果是黏膜水肿，可以加用抗白三烯药。如果频繁打喷嚏，可以加用抗组胺药。如果鼻塞严重，可考虑短期加用局部血管收缩剂（如麻黄碱类药物），因为肿胀的鼻腔组织可能阻碍激素药物的渗透和发挥——尽管这类药物有一定副作用，但在医生指导下短期使用3～5天，通常是安全且有效的。如果清水样鼻涕持续不止，可尝试使用异丙托溴铵类药物。

是不是感觉思路一下子打开了？近年来，一类新型的治疗方式正在逐步进入大众视野，那就是生物制剂治疗。以奥马珠单抗为代表的药物，能够精准靶向调节过敏反应中的某一个关键环节，特别适用于那些病情较重、常规治疗效果不佳的患者。相比传统药物，这类生物制剂不仅疗效更明确、起效更快，还能降低患者对其他药物的依赖程度，减少副作用，让治疗更安全、更可控。

所以，真的没必要硬扛。过敏并不是只能靠忍，科学的治疗路径已经越来越清晰。关键在于了解自己的病情，找到适合自己的方案，主动管理、个性化干预，这样才能真正摆脱过敏困扰。

免疫疗法

如果你已经尝试了各种对症药物，却依然无法摆脱过敏困扰，别急，还

有一张"底牌"——免疫疗法,也被称为"脱敏治疗"。这正是世界卫生组织"四位一体"过敏治疗方案中的关键一环。

与用药物缓解症状不同,免疫疗法是一种从源头着手的"治本"策略。它的原理是:**在医生的指导下,通过反复给予极小剂量的过敏原(通常是皮下注射或舌下含服),逐步让免疫系统建立耐受,减少过度反应,最终实现长期甚至彻底脱敏。**

医学研究证明,免疫疗法在过敏性鼻炎、哮喘、过敏性结膜炎的控制上效果显著。有研究对比了接受免疫治疗和常规药物治疗的过敏性鼻炎儿童,3年随访结果显示,免疫治疗组不仅症状控制得更好,新发过敏症(包括哮喘)的比例也大幅下降了。而更令人欣喜的是,这种改善效果在停药后可持续长达7年。

你可能会问,既然免疫疗法效果这么好,为什么没有人人都采用呢?原因在于,这种治疗方式虽然有效,但有一定门槛和限制。

首先,必须明确识别出单一的致敏原,而现实中很多患者的过敏原是复合的,难以精准定位;其次,免疫治疗需要专业医生长期指导,并定期监测疗效;最后,也是最重要的,一旦开始治疗,通常需要坚持至少3年,这对患者的时间、耐心和配合度都是不小的挑战。

正因如此,免疫疗法并非人人适用,一般建议用于药物疗效不佳的患者,或希望追求长期缓解、具备较强自我管理意愿的人群。

至此,我们讲完了对抗过敏的三大核心手段:过敏原隔离、药物治疗和免疫治疗。再加上"患者教育"这一关键支持,完整的"四位一体"过敏管理体系就搭建好了。只要你能理解并坚持践行,就有望从"忍受过敏"走向"掌控过敏"。

如何通过生活方式的改变减少过敏

上一节提到，过敏的本质是免疫系统的波动，而这种波动往往是由生活方式或外部环境因素引起的。具体来说，幼年时期免疫系统发育不全、皮肤屏障受损，或近期感冒、感染导致的免疫力下降，都会成为诱发过敏的潜在因素。

那我们应该如何避免这些波动发生呢？

虽然遗传因素无法改变，但几乎所有的生活方式因素——饮食营养、运动、睡眠、情绪压力、日常的清洁行为等，如果管理得当，都可以帮助我们维持免疫系统稳定、预防过敏。我为你总结了几条已经得到医学研究证实、对过敏有预防和缓解作用的生活方式建议。

第一，规律运动。大量研究表明，有氧运动，尤其是游泳，可以增强免疫力，从而减少过敏发作。我的女儿就是个例子——原本过敏性鼻炎反复发作，从三年级开始规律游泳，不仅进了校队，鼻炎症状也明显减轻了。

第二，控制体重。减重有助于降低手部湿疹和鼻炎的发病率。有研究发现，母亲在孕前或孕期 BMI 过高，会显著增加孩子患哮喘的风险；肥胖儿童的哮喘发病率也明显高于体重正常的儿童。

第三，管理压力和远离污染。压力水平越高，越容易导致过敏性鼻炎和湿疹的反复发作。吸烟（主动或被动）和 PM2.5 等空气污染物的暴露，也会显著增加哮喘等呼吸道过敏的风险。

第四，饮食多样化。适度摄入多种食物抗原，可以温和地刺激肠道菌群，帮助建立更稳固的免疫系统。对孕妇而言，世界卫生组织建议坚持均衡、多样化的饮食，尽量坚持母乳喂养，避免婴儿在出生前几天就过早接触配方奶——多项研究发现，过早饮用配方奶与过敏存在一定相关性。

第五，谨慎对待保健品。尽管市面上有大量益生菌产品声称能"根治过敏"，但权威研究表明，无论是益生元还是益生菌，都没有确凿证据能有效预防过敏性鼻炎和哮喘，因此不建议孕妇或婴儿额外补充，也不需要将其作为婴儿奶粉的成分。

了解过敏的相关知识和应对方法后，希望下一次你和过敏交手时，能更加从容不迫，把生活掌握在自己手中。

080 | 心理测评：
疼痛背后，潜伏着怎样的心理信号

你有没有过这样的经历：后背隐隐作痛，总觉得心慌气短，甚至胸口发紧、呼吸不畅。这些症状看起来像是心脏或肺出了问题，可是跑了好几家医院，做了各种检查，医生却总说"没大碍""查不出问题"。如果遇到过这种情况，那你就该认真考虑一下这些不适是不是由心理因素造成的。

一项涵盖全国 5 座城市多所综合医院的调查显示，心内科门诊患者中，抑郁和焦虑的总患病率高达 17%。另一项覆盖 15 家综合医院心血管、消化、神经和妇产四个科室门诊的联合调查也发现，在近万名就诊者中，有 19.97% 的就诊者存在不同程度的心理问题。这些数据意味着在普通门诊中，心理疾病患者的比例非常高。

接下来，我会通过几个真实的临床案例，帮你识别那些被忽略的心理信号，带你一步步看清，当身体在"喊痛"时，背后可能藏着什么样的心理密码。

案例一："伪装"成早搏的焦虑症

先来看一个典型的案例。43 岁的汤姐在一年前开始出现心慌、气短的情况，时常突然觉得胸闷，有时候心口又像被针尖扎过一样疼。半年前，她觉得疼痛感放射到了后背，一会儿热得发烫，一会儿冰凉难受。她好几次夜里被疼醒，翻来覆去睡不着，后期只能依靠安眠药入睡。

起初她以为是心脏出了问题，做了 24 小时心电图，发现有些早搏和心律不齐，但医生说不算严重。可她不放心，又接连挂了神经内科、内分泌科、心内科……前前后后看了十多位专家。每次都是刚开始吃药时有效，但不到两周就又开始发作。

最后，她带着一大摞检查报告来找我。我一边看资料，一边听她讲病程，心里已经隐隐有数：这可能不是身体的问题，而是情绪在"报警"。于是，我建议她做一下心理健康筛查量表。结果很明确：重度焦虑症，并伴有轻度抑郁。

像汤姐这样的情况，在医学上通常被归类为"广泛性焦虑障碍"。身体上的不适并不是器官出问题引发的，而是焦虑通过身体"说话"了。这类由情绪引发的生理反应，医学上称为焦虑的躯体化症状。

焦虑的躯体化症状大致可以分为以下两类。

第一类是运动性紧张，主要表现为身体难以放松，比如坐立不安、上班开会时突然想站起来透气，还可能伴随紧张性头痛、肌肉颤抖等。

第二类是自主神经活动亢进，其影响范围更广，涉及多个身体系统。门诊里最常见的是呼吸系统问题，具体表现为胸闷、憋气、过度换气。还有心血管系统问题，主要表现为心悸、心律不齐。在消化系统方面，患者会有口干、过度排气的症状。此外还会涉及泌尿生殖系统，出现尿频尿急、男性勃起障碍或者女性突然开始痛经的情况。

那么，到底怎么判断目前的身体症状是器官本身出了问题，还是焦虑导致的呢？可以按照以下几条标准做一个初步判断。

> 第一，最近频繁就医，做了不少检查，但始终找不到确切的身体问题。
>
> 第二，即便查出一些小毛病，医生也无法解释为什么你会这么难受。
>
> 第三，这些身体不适症状明显干扰了睡眠，特别是容易导致入睡困难。
>
> 第四，这些症状可能来自多个系统，单一疾病无法解释。

如果你发现自己符合上述几条，且医生排除了器质性疾病，那么建议你进行一次专业的心理自评。你可以使用焦虑自评量表（SAS）、广泛性焦虑障碍量表（GAD-7）进行初步筛查（表 80-1、表 80-2）。

表 80-1　焦虑自评量表

请仔细阅读量表中的每一个项目，并根据自己最近一周内的实际情况进行作答。

序号	项目	从无或偶尔（A）	有时（B）	经常（C）	总是如此（D）
1	我觉得比平常容易紧张和着急				
2	我无缘无故感到担心害怕				
3	我容易心烦意乱或感到恐慌				
4	我觉得我可能将要发疯				
*5	我感到事事都很顺利，不会有倒霉的事情发生				
6	我的四肢会抖动和打战				

续表

序号	项目	从无或偶尔（A）	有时（B）	经常（C）	总是如此（D）
7	我因头痛、颈痛和背痛而烦恼				
8	我感到乏力而且容易疲劳				
*9	我感到平静，能安静坐下来				
10	我感到心跳很快				
11	我因阵阵的眩晕而不舒服				
12	我有阵阵要晕倒的感觉				
*13	我呼气和吸气都不费力				
14	我的手指和脚趾感到麻木和刺痛				
15	我因胃痛和消化不良而苦恼				
16	我必须频繁排尿				
*17	我的手总是温暖而干燥				
18	我觉得脸发热发红				
*19	我容易入睡，并且夜里睡得很好				
20	我容易做噩梦				

说明：

SAS 采用 4 级评分，主要评定症状出现的频度。其具体标准如下。

A 代表从无或偶尔（过去一周内，出现此情况的日子不超过 1 天）。

B 代表有时（过去一周内，有 1~2 天有过这类情况）。

C 代表经常（过去一周内，有 3~4 天有过这类情况）。

D 代表总是如此（过去一周内，有 5~7 天有过类似情况）。

在 20 个项目中，有 15 个是用负性词陈述的，按正向顺序计分，A=1 分，B=2 分，C=3 分，D=4 分。其余 5 个项目（标 * 号的第 5、9、13、17、19 项）是用正性词陈述的，按反向顺序计分，A=4 分，B=3 分，C=2 分，D=1 分。

将 20 个项目的各个得分相加，即得粗分。再用粗分乘以 1.25 后取整数部分，就得到了标准分。

SAS 标准分的分界值为 50 分，其中 50~59 分为轻度焦虑，60~69 分为中度焦虑，70 分及以上为重度焦虑。

表 80-2　广泛性焦虑障碍量表

过去 2 周内，你的生活中有多少天出现了以下症状？请选择相应选项。

序号	项目	没有 （0分）	有几天 （1分）	一半以上时间（2分）	几乎天天 （3分）
1	感到不安、担心及烦躁				
2	不能停止或控制担忧				
3	对各种各样的事情过度担心				
4	很紧张，很难放松下来				
5	非常焦躁，以致无法静坐				
6	容易烦恼或易被激怒				
7	害怕有可怕的事情会发生				

说明：

各项目得分的总和即为量表总分。

0～4 分：没有焦虑症，建议注意自我保重。

5～9 分：可能有轻微焦虑症，建议咨询心理医生或心理医学工作者。

10～13 分：可能有中度焦虑症，最好咨询心理医生或心理医学工作者。

14～18 分：可能有中重度焦虑症，建议咨询心理医生或精神科医生。

19～21 分：可能有重度焦虑症，一定要看心理医生或精神科医生。

案例二：焦虑症带来的"濒死感"

第二个案例的主人公是小汪，今年 32 岁。他之所以来我的门诊就诊，是因为之前在得到 App 上听过我的《心脏医学课》，对我非常信任。

他告诉我，最近 3 个月内他已经打了两次"120"。一次是在正常上班时，另一次是在晚上和朋友聚餐时。两次发作的情况几乎一样：突如其来的心跳加速、胸痛，感觉心脏都要跳出胸口了，接着就是出汗、颤抖、呼吸急促，喉咙像被石头堵住了一样，感觉随时都要窒息，同时伴有头晕和恶心。

"那一刻我真的以为自己要死了。"小汪说这是他人生中第一次离死亡这么近。他认定自己得了心梗，但到了急诊，所有相关的检查都做了，结果却一切正常。

"会不会是我当时真的心梗了，但送到医院的时候症状刚好缓解了，所以查不出来？"他还是不放心，事后又翻阅了大量医学书籍，总觉得自己心脏有问题。自那以后，他再也不敢剧烈运动，连一个人外出都不敢，生怕在路上出事。

后来有位医生建议他去看看精神科，他十分生气，觉得这简直是笑话——自己平时幽默开朗，是公司里公认的"社牛"，怎么可能有心理问题？他觉得医生是在推脱责任，根本没有看出自己的真正病因。

听完他的经历，我明白了他的焦虑与无助。他的痛苦不只来自那些强烈的身体不适症状，还来自"没人相信我"的孤立感。于是我尽量放慢语速，耐心解释——你所描述的情况，在医学上有个非常准确的词，叫"濒死感"。小汪听完愣了一下，说："对，就是这个词，太贴切了。"

随后我引导他做了心理量表评估。经过几轮沟通，我最终确认：小汪患有焦虑障碍，伴有惊恐发作。

复盘这类患者的共同特征，你会发现，他们大多有过拨打"120"、被送进急诊室的经历；症状看起来像心梗，但检查结果一切正常。有时候可能会查出轻度高血脂、高血糖，但远远不足以解释那种剧烈的濒死感。他们往往会反复就医、检查，却始终找不到"对得上症状"的诊断。

如果发现自己正好符合这些情况，那你现在就可以利用前文提到的两个量表做一个简单的自我评估。

案例三：精神心理障碍 vs 器质性病变

最后一个案例的主人公是一位 65 岁的退休老干部，我叫他老潘。半年前，他因心梗做了手术，术后一直很配合治疗，按时吃药、定期复查。可这半年里，他常常感觉心口隐隐作痛，有时疼痛还会放射到后背。

老潘很纳闷，该放的支架都放了，该吃的药也都吃了，怎么还老是不舒服呢？他认为一定是某处狭窄的血管没有处理好。尽管主刀医生一再解释他恢复良好，但依然没能打消他的疑虑。

来我门诊前的那段时间，他的症状明显加重：胸口和背部的疼痛频繁发作，经常半夜让他疼得睡不着觉，白天整个人也特别疲倦。长期睡不好、吃不下饭，导致他的体重也下降了不少。这些症状在起床时最严重，到了下午稍有缓解，尤其在散步之后，他的精神状态会好一些。

像老潘这样的情况，在临床上其实并不少见。很多人一旦身体不适，首先想到的是心脏这种能查出器质性问题的部位，却很少考虑心理原因。实际上，很多看似查不出病的症状，背后都和情绪密切相关。下面这几条是这类情况中比较典型的共性特征，你可以对照着自查一下。

> 1. 食欲减退，体重明显下降，通常在一个月内下降超过 5%。也有少数患者表现为体重增加。
>
> 2. 持续的疲劳感，与日常工作强度不成比例，即便没做体力劳动，也总觉得精力透支，同时伴有难以解释的身体疼痛。
>
> 3. 对曾经感兴趣的事物失去兴趣，提不起劲。
>
> 4. 症状在清晨最为明显，到了下午或傍晚会有所缓解。

如果你符合以上几条，建议不要拖延，可以通过抑郁自评量表（SDS）和抑郁症筛查量表（PHQ-9）进行初步筛查（表 80-3、表 80-4），尽早识别、尽早干预。

表 80-3 抑郁自评量表

请仔细阅读量表中的每一个项目，并根据自己最近一周内的实际情况进行作答。

序号	项目	从无或偶尔（A）	有时（B）	经常（C）	总是如此（D）
1	我觉得闷闷不乐，情绪低沉				
*2	我觉得一天之中早晨心情最好				
3	我会一阵阵哭出来或觉得想哭				
4	我晚上睡眠不好				
*5	我吃得跟平常一样多				
*6	我与异性密切接触时，和以往一样感到愉快				
7	我发现我的体重下降了				
8	我有便秘的苦恼				
9	我的心跳比平时快				
10	我无缘无故地感到疲乏				
*11	我的头脑跟平常一样清醒				
*12	我觉得经常做的事情没有困难				
13	我觉得不安，难以平静下来				
*14	我对未来抱有希望				
15	我比平常容易生气、激动				
*16	我觉得做出决定是容易的				
*17	我觉得自己是个有用的人，会有人需要我				
*18	我的生活过得很有意思				
19	我认为如果我死了，别人会生活得更好				
*20	平常感兴趣的事我仍然感兴趣				

说明：

SAS 采用 4 级评分，主要评定症状出现的频度。其具体标准如下。

A 代表从无或偶尔（过去一周内，出现此情况的日子不超过一天）。

B 代表有时（过去一周内，有 1～2 天有过这类情况）。

C 代表经常（过去一周内，有 3～4 天有过这类情况）。

D 代表总是如此（过去一周内，有 5～7 天有过类似情况）。

在 20 个项目中，有 10 个项目按正向顺序计分，A=1 分，B=2 分，C=3 分，D=4 分。其余项目（标 * 号的第 2、5、6、11、12、14、16、17、18、20 项）按反向顺序计分，A=4 分，B=3 分，C=2 分，D=1 分。

将 20 个项目的各个得分相加，即得粗分。再用粗分乘以 1.25 后取整数部分，就得到了标准分。抑郁评定的临界值为 50 分，标准分的分值越高，抑郁倾向越明显。

标准分小于 50 分，为无抑郁。

标准分 50～59 分，为轻微至轻度抑郁。

标准分 60～69 分，为中度至重度抑郁。

标准分 70 分及以上，为重度抑郁。

表 80-4　抑郁症筛查量表

过去 2 周内，你的生活中有多少天出现了以下症状？请选择相应选项。

序号	项目	没有（0 分）	有几天（1 分）	一半以上时间（2 分）	几乎天天（3 分）
1	做什么事都没兴趣，感觉没意思				
2	感到心情低落、沮丧或绝望				
3	入睡困难、睡不安稳或睡得太多				
4	常感到很疲倦，没有活力				
5	胃口不好，或吃得太多				
6	对自己不满，觉得自己是个失败者或让家人失望				
7	无法专注，比如读报纸或看电视时不能集中注意力				
8	行动或说话缓慢到引起别人的觉察，或刚好相反，坐卧不安，烦躁易怒，总是到处走动				
9	有不如一死了之的念头，或想要伤害自己				

说明：

各项目得分的总和即为量表总分。

0～4 分：没有抑郁（无须进一步处理）。

5～9 分：可能有轻度抑郁（建议继续观察，择时再次测量）。

10～14 分：可能有中度抑郁（建议寻求专业人士进一步评估，制订治疗计划，可能需要心理咨询或药物治疗）。

15～19 分：可能有中重度抑郁（建议积极寻求专业人士进一步评估，制订治疗计划，可能需要药物治疗或心理治疗）。

20～27 分：可能有重度抑郁（建议立刻寻求专业人士进一步评估，制订治疗计划，需要尽早开始药物治疗）。

注意：如果第 9 题 ≥1 分，需要进行专业的自杀风险评估。

心理问题躯体化症状的原因

都说"身心健康"，心理和躯体原本就是一体的，心理因素完全有可能引起严重的躯体症状。反过来也一样，患有身体疾病的人同样更容易遭受心理问题的困扰。

具体来说，最近一份调查数据显示，在中国，心脏病患者中有心理问题的占比约为 40%，糖尿病患者中有心理问题的占比也达 30%。更值得注意的是，心理问题不仅影响情绪，还会加重原有疾病。以抑郁症为例，它会显著增加心梗患者发生二次心梗的风险，幅度高达 37%。这就是为什么当家人出现持续性的身体不适时，我们要留心有没有可能是心理因素在作祟。

为什么心理问题会表现为多样化的躯体症状？这涉及本节最后的一个关键点：心理疾病的"躯体化"机制。

在我看来，人的身体是有智慧的。当心理出现异常，导致主人无法直接表达时，身体就会"代为发声"。哈佛大学曾对这一现象进行长期研究，并得出两个主要结论。

第一，心理疾病的躯体化症状是潜意识中被压抑的愿望的产物。当没法通过诉说心理感受获得关注和满足时，人就会处于被压抑的状态。而这种情况在中国人身上尤其明显，因为我们往往认为忍耐是每个人必备的美德。正常的情绪发泄渠道被堵住，往往会酿成心理疾病，而患有心理疾病的情况一旦被公开，又可能招致他人异样的眼光，长此以往，这种恶性循环就更容易表现为躯体化症状。

第二，表现出躯体化症状，其实是为了得到"继发性获益"。这个结论的意思是，人一旦生病，无论是身体上还是心理上，都会本能地渴望被照顾、被理解、被关注，获得一点点生病的"特权"。但需要澄清的一点是，这些症状并不是病人装出来的，而是由不同的神经系统紊乱导致的真实疼痛。

所以，我最想给你的建议就是：请正视心理问题。一旦发现心理疾病，务必及早接受治疗。如果对精神专科医院有所顾虑，那你可以考虑去三甲综合医院开设的"双心门诊"，接受内科和心理科医生的联合会诊，帮助你更全面地判断问题出在哪儿。

再提醒一句，心理疾病不是靠扛就能扛过去的。它不是你意志不坚定，也不是不够坚强，更不是"想太多"。恰恰相反，越早正视、越早治疗，恢复得越快。以今天的医学水平来看，绝大多数心理障碍是可以通过药物、心理干预等方式得到有效缓解甚至治愈的。

把心理健康当成身体健康的一部分，才是真正把健康掌握在自己手里。

081 │ 抑郁情绪：
如何跨越突如其来的情绪低谷

你可能会觉得抑郁离自己还很遥远，但事实是，它比你想象的更近。根据世界卫生组织 2023 年发布的数据，全世界有超过 2.8 亿人受到抑郁症的困扰。按疾病负担计算，抑郁症已成为全球第四大疾病。世界卫生组织曾经预测，到 2030 年，抑郁症将成为全球第一大疾病。

中国的情况同样严峻。据《2022 国民抑郁症蓝皮书》的调查显示，62.36% 的受访者表示"经常感到抑郁"（如情绪低落、沮丧或无助）。2025 年 4 月发布的《心理健康蓝皮书：中国国民心理健康发展报告（2023—2024）》显示，中国成人的抑郁风险检出率约为 10.6%。值得注意的是，这只是检测出来的比例，现实中还有大量未被识别、没有接受治疗的抑郁症患者。

很多人在遭遇抑郁时，第一反应是"扛一扛，总能过去的"。殊不知，抑郁就像一片沼泽地，一旦把你拖住，你就会越陷越深。如果放任抑郁情绪、抑郁状态自行发展，就极有可能演变为抑郁症。

正因如此，我们用"跨越"这个词来形容应对抑郁的姿态。它意味着，面对抑郁，你需要主动迈出那一步，而不是被动地等待情绪好转。只有意识到自己有选择、有力量，你才能真正从困境中走出来。

当抑郁来临时，你能做些什么，又该怎么陪身边的人一起走过这段低谷，让生活慢慢回到正轨呢？我们一起来看看。

如何主动识别抑郁

从各国权威的抑郁防治指南来看，跨越抑郁大致可以分为两步。第一步是主动识别抑郁。

抑郁情绪并不罕见，几乎每个人都可能经历。在生活中遭遇压力或重大事件时，比如工作冲突、亲子矛盾、疾病打击、突发事故等，产生悲伤、沮丧、失望等情绪是很正常的。情绪本身无所谓对错，关键在于程度和持续时间是否超出了承受范围，一旦超出，就会损害健康。

那么，如何判断自己的抑郁情绪是否已经进入"危险区"？我为你提炼出了三条自评标准。

首先，你要问问自己，你当前的情绪强度和最近经历的事件是否匹配。

正常的抑郁情绪通常有明确的触发事件，比如今天被上司批评了，或者考试失利了。总之，是因为某件具体的事产生了相应的情绪波动。

而异常抑郁情绪的来源并不明确，好像无缘无故就陷进去了；或者虽然有触发事件，但情绪持续的时间明显超过了正常范围。比如，被上司批评后，一般两三天就能缓过来，但你一两周都走不出来。

还有一种情况是抑郁的程度和触发事件不匹配。比如，你经历了一场重大手术，术后恢复期内因为身体虚弱，很难马上回归工作，这可以理解。但如果医生评估你的身体功能已经基本恢复，而你在 3 个月甚至更长时间里，仍然无法正常工作和生活，那就要警惕了——这可能不是生理问题，而是"社会功能受损"，它是精神科疾病的诊断中最为关键的一点。

其次，检查一下你出现的症状和抑郁症的症状是否吻合。

抑郁症常见的症状包括持续的情绪低落、明显的疲劳感、对原本感兴趣的事物失去兴趣、食欲和体重明显下降（也可能是体重增长）、注意力下降、对未来失去信心等。如果发现自己有这些症状，建议你回到上一节，用相关量表自测一下，有问题尽早接受治疗。

最后，也是最重要的一条标准，你是否出现过自伤或自杀的想法。

如果答案是肯定的，你就不需要再等待了，也无须纠结量表分数或诊断标准，请立即前往医院，尽快接受专业的干预和治疗。

如何跨越抑郁阶段

在主动识别抑郁之后，第二步就是积极地应对它，努力跨越这个阶段。

如果医生没有给你下抑郁症的诊断，或者诊断了但暂时不建议你接受药物和心理治疗，那你可以从生活方式干预开始。越来越多的临床研究证实，生活方式干预对缓解抑郁情绪有确切的效果，这种方式也正在成为抑郁管理中重要的一环。

我整理了五条关于生活方式干预的核心建议，都是可以付诸实践的实用方法。

第一，改变不良饮食习惯。

不良饮食习惯正是诱发抑郁的重要因素之一。澳大利亚一项研究在追踪了3000多名青少年的饮食情况，发现饮食质量下降会直接影响人的心理状态。欧洲一项长达4年的研究也证实，坚持地中海饮食的人群，其抑郁的风险会显著降低。简单来说，饮食越天然、越均衡，情绪状况越稳定。

第二，坚持规律运动。

研究表明，运动不仅能有效缓解抑郁症状，甚至在一定程度上具备"预防"功能。更为神奇的是，在儿童时期有良好运动习惯的人，成年后罹患抑郁症的风险会更低。推荐你尝试融入正念练习的瑜伽，它已经被证实能在短期内显著缓解抑郁情绪。

第三，重视放松和娱乐。

在压力成为常态的今天，放松尤其重要。最直接的放松方式是睡一个好觉——规律作息对情绪稳定的作用，甚至超过瑜伽和正念冥想。

此外，做好"工作—休息—娱乐"的动态平衡也很关键。澳大利亚和美国的相关调查显示，参加有组织的娱乐活动也有助于缓解抑郁，比如跳广场舞、参加兴趣社团和社区志愿活动等。此外，音乐对抑郁的缓解效果尤其明显。当抑郁情绪不期而至时，不妨先播放一段音乐，试着让自己放松下来。

第四，减少负向沟通。

消极的沟通方式，比如冷漠、指责、讽刺、争吵等，会显著加重抑郁情绪，让一个本就脆弱的人陷得更深。而鼓励、倾听、肯定等正向沟通，虽然短期内效果未必显著，但至少不会造成进一步的伤害。换句话说，积极沟通不一定立刻有帮助，但消极沟通一定是有害的。如果你是患者的家人或朋友，你能提供的最基本的支持就是别给对方雪上加霜。

第五，禁烟和限制饮酒。

研究发现，烟酒对抑郁症患者有明确的伤害，会大大影响药物治疗和其他治疗方法的效果。

这里额外提一下咖啡：部分研究者认为它可能有助于预防抑郁，但也有观点认为咖啡因会加重焦虑，所以目前的研究结果并不一致。如果你本来就喜欢喝咖啡，不必强行戒掉；但如果原本不喝，你也没必要为了"抗抑郁"而特意开始喝。

药物疗法

你可能会觉得上文提到的五条生活方式干预建议有些琐碎，但大量医学研究已证实，对于轻中度抑郁患者来说，综合应用这些干预手段，能够带来显著的改善效果。这些是我们每个人都可以主动去尝试的。

然而，如果被确诊为抑郁症，尤其是中重度抑郁，患者常常会产生一种深深的无力感，很多自我干预的方法在这个阶段往往无法采用。这时候，更重要的是尽快就医，遵循医生的治疗方案。

在医生指导下的治疗中，很多人最关心的问题是：到底要不要吃药？

答案是要吃。目前全球权威的抑郁症治疗指南都将药物治疗列为标准首选方案之一。已有大量临床研究表明，抗抑郁药物可以有效缓解症状，而且是相对安全的。很多患者正是通过药物治疗走出抑郁，回归正常的生活轨道。

当然，具体用什么药、吃多久、何时减量或停药，都需要你和医生一起决定。我们重点来看几个常见的用药疑问和误区。

问题一："我得的是心理疾病，身体又没有出问题，为什么要吃药呢？"

这是最常见的疑问之一。其实，抑郁症并不是"心情不好"那么简单，它的核心机制是大脑中调节情绪的神经递质（如多巴胺）失衡。而抗抑郁药物的作用就是帮助这些递质恢复平衡，让大脑慢慢"正常运转起来"。

问题二："药物治疗会让我变傻吗？"

这是一个过时的刻板印象。事实上，**很多抗抑郁药物能提升人的认知能力**，包括注意力、记忆力、思维清晰度等。这一方面是因为药物本身的作用，另一方面是因为抑郁状态缓解后，原本受影响的脑功能会逐步恢复。

问题三："服用抗抑郁药会不会产生依赖性，一吃就停不下来？"

抗抑郁药不会使人上瘾。不过，大多数患者在症状缓解后，医生会建议维持治疗一段时间，以防复发。患者可以和医生一起商量合理的停药节奏。

问题四："说明书上列了那么多副作用，吃了这种药会不会有问题？"

这是让很多人犹豫的地方。我的建议是，请放下说明书，把信任交给医生。要知道，现在临床广泛使用的抗抑郁药物已经在全球范围内被使用多年，安全性有充分的保障。说明书上列出的副作用，是可能出现的问题，不代表一定会出现。如果有不适，医生也会帮忙换药或调整剂量，远远比拖着不治带来的影响小得多。

抗抑郁是一场与自己的较量。与其咬牙硬扛，不如用科学的方法，给自己一条真正可走的路。跨越抑郁阶段或许不是一蹴而就的事，但每一步坚持、每一次求助，都是朝着"好起来"的方向。请相信，只要不放弃前行，你终会走出那片沼泽，找回属于自己的更美的光芒。

082 | 情绪重压：
焦虑来袭，如何与自己和解

一项覆盖中国大部分省市、超过 3 万人的调查显示，焦虑症是所有心理障碍中发病率最高的。在美国，大约有 34% 的成年人曾遭遇焦虑困扰，其中女性的患病风险高于男性，而在所有人群中，发病中位年龄只有 11 岁，这意味着青少年更容易受到焦虑的影响。

更令人担忧的是，71% ～97.8% 的焦虑患者并未被及时诊断，即便被诊断出来，仍有超过四成患者没有接受治疗。高发病率、低诊断率、低治疗率，在这样的现实情况下，我们更应该重视焦虑问题，做好自己和家人的健康守门人。

大部分焦虑问题都与压力有关。压力并不是全无好处，适度的压力有助于激发潜能，推动我们解决问题、完成目标。那么，在什么情况下，压力带来的焦虑会对你产生伤害呢？

答案是当焦虑情绪形成了恶性循环，让你深陷其中、无法逃脱的时候。

在这种状态下，焦虑会逐渐剥夺你的行动力和社交能力，让你变得逃避工作、回避社交，甚至不愿出门。一旦影响了你的日常生活、学习、工作或人际关系，就说明焦虑已经开始损害你的社会功能，需要尽快干预。

如果你感觉最近总处于紧绷、烦躁、担忧的状态，建议你用前文的焦虑量表做一次自我评估。如果结果提示焦虑程度较高，建议你同时完成抑郁量表的评估，因为这两种心理问题常常"结伴而行"。当然，最重要的是及时就医，接受专业帮助。

焦虑的源头

为了真正理解"焦虑"是什么，我们不妨从进化的角度出发，看看它的根源在哪里。

工作忙、压力大的人很容易感到焦虑。很多人一焦虑，就开始反思自己是不是效率太低了，是不是因为自己不够专注、容易分神，才会一会儿想这个，一会儿琢磨那个，结果越来越焦虑。但很少有人意识到，焦虑不是现代才有的问题，它与人类百万年的进化有关。

为了实现精细化的操作，比如制作或者使用工具，人类需要更精细化的视觉，原本一左一右分得比较开的两只眼睛开始逐渐拉近，形成了大面积重叠的"立体视觉"，让我们能更准确地观察和操作眼前的物体。

但这样变化的代价是人类的视野变窄了，无法像某些动物一样大范围地感知周边的潜在威胁。那人类是怎么弥补这一缺陷的呢？

我们的祖先进化出了一种能力——"对关注的跳跃"。我们可以在很短的时间内，把注意力从一个点跳到另一个点，甚至从身前跳到身后，从当下跳到过去或未来。这种跳跃式关注提高了我们对环境变化的感知能力，也增加了我们的生存概率。

都说"鱼和熊掌不可兼得"，这种兼得的好事怎么就被人类办到了呢？漫长的进化史告诉我们，事情不会这么简单。没错，正是这个"对关注的跳跃"能力，让你一焦虑起来就思前想后、辗转反侧，甚至陷入其中无法自拔。

根据进化心理学，人类的注意力更容易聚焦在三类事物上：危险的、新奇的、愉悦的。而为了生存，我们的系统天然会优先识别危险。在当代社会，"危险的"事物不再是猛兽或天灾，而是那些无形但持续存在的压力，比如工作任务、人际关系、财务问题等。

更麻烦的是，现代的压力不像原始的危险那样短暂。我们的祖先要么很快解决问题，要么命悬一线，不会在危险中"长期滞留"；而今天的我们常常要与某种压力相处数周、数月，甚至数年。这种长时间的"高警觉"，正是焦虑产生的土壤。

所以，焦虑不是你的"性格缺陷"，而是进化的副产品——它是人类为适应现代社会节奏而演化出的应激反应。

那是不是每个人都会焦虑？为什么有些人看起来完全不焦虑？

其实，焦虑与否，不仅取决于你承受的压力的大小，还取决于你如何解释这些压力。多数人即便面对压力，也能做出积极或中性的解释，认为自己有能力应对。但焦虑症患者往往习惯性地做出过度消极甚至灾难化的判断，把问题想得更严重，把后果预期得更糟，认为自己完全无法掌控。

这些负面的解释模式，不仅会加重情绪反应，还会不断反过来强化焦虑本身，让人陷入恶性循环：越焦虑，越想不明白；越想不明白，越焦虑。

对抗焦虑的非药物疗法

知道了焦虑的来源，我们大致就知道该如何应对它了。你可以从两方面入手：第一，训练关注点；第二，纠正错误的认知模式。

先来看怎么训练关注点。训练关注点的意思是，把自己的关注点聚焦在当下的事情上，而不是先想想 A，再想想 B，到头来哪件事都没做好。这个过程不仅耗神，还会加剧焦虑。正念练习正是打破这个恶性循环的关键方法。

研究表明，为期 8 周的正念练习能明显缓解焦虑症状。你可以从最简单的深慢呼吸开始练起。除此之外，渐进性肌肉放松、冥想、有氧运动，也都是科学验证过的有效放松方式。

再来看怎么纠正错误的认知模式，其中一个重要的方法就是前文所说的认知行为疗法。焦虑往往来源于对现实的过度负面解读，比如小事放大、预设最坏的结果、认为自己无力应对。而认知行为疗法的核心就是帮助患者重新识别这些扭曲的思维方式，建立更合理、真实的认知判断。

认知模式是很难自我纠正的，患者需要医生的引导和教育，才能建立正常的行为认知，做出正确的判断和选择。

目前，认知行为疗法已成为全球主流的心理治疗方法，是治疗焦虑最有效的非药物手段。

对抗焦虑的药物疗法

药物疗法的基本原理是从焦虑的生理根源出发，去调节大脑与身体之间的失衡状态。

在焦虑状态下，人体会发生以下两个层面的变化。

身体上，交感神经系统、副交感神经系统会出现失衡的情况。面对危机时，交感神经系统能够激发我们"战斗或者逃跑"的反应，让我们心跳加快、呼吸急促、肌肉紧张。这些生理变化本来是为了帮我们战胜危机，但如果反应过度，就可能导致身体过度激活，从而产生焦虑。而副交感神经系统能够帮助平衡这些反应，相当于刹车。可如果交感神经系统长期处于激活状态，这个刹车就很有可能失灵。

除了身体，我们的大脑也会因为焦虑而发生变化：负责认知控制和情绪调节的前额叶皮质功能减弱，有可能会影响5-羟色胺水平。5-羟色胺正是用来调节神经递质的。这一生理变化会让我们难以理性地应对现实生活，被焦虑情绪所支配。

在了解这些原理的基础上，药物治疗的两大机制就很清晰了：第一，缓解交感神经系统的过度兴奋；第二，提升大脑中5-羟色胺的水平，帮助调节神经递质。

其中，调节神经递质被认为是目前药物治疗焦虑最有效、最根本的机制。临床上一线使用的抗焦虑药物，如舍曲林、文拉法辛等，都是通过这一机制起效的。

上述抗焦虑药物都是处方药，一定要根据医生的诊断和处方来服用。关于服用的剂量、服用初期的副作用、服用时间、如何停药等，医学上都有详细的科学依据。总的原则是需要长期服用，直到临床症状几乎完全缓解才可以考虑停药，整个疗程可能持续半年到一年。尤其要注意不能擅自停药，必须遵医嘱循序渐进地停药，否则很有可能造成病情反弹。

还有一类常用于抗焦虑的药物是镇静、安眠类药物，它们可以缓解交感神经系统的兴奋，能在焦虑急性发作期迅速缓解症状。但这类药只能短期、辅助使用，不能替代主药，建议在医生的指导下使用，不可自行长期服用。

对于这几种治疗方法，不同人群的适应性可能不同。根据大量循证研究，目前主流医学界通常将焦虑的治疗手段分为三个梯队。

第一梯队：药物治疗与认知行为疗法。这两种方法是目前国际指南中公认的一线干预手段，疗效确切、适用范围广，适合中重度焦虑患者，是改善焦虑最直接、最有效的方式。

第二梯队：正念训练和有氧运动。这些方法简单易行，副作用小，特别适合焦虑程度较轻、尚未严重影响生活功能的个体，也可作为第一梯队治疗的辅助方式。

第三梯队：放松训练、生物反馈、经颅磁刺激等。这些方法多用于配合医疗机构的综合治疗方案，适合需要进一步干预或不能耐受药物的患者。

选择哪一梯队的疗法，取决于患者的焦虑严重程度：焦虑症状越明显、持续时间越长，越建议优先采用第一梯队的治疗方式；如果只是偶尔有轻度焦虑或短期应激反应，可以从第二或第三梯队的方式入手，做好日常调节。

家庭全周期
健康管理

从一生的视角来看，健康不仅依赖于日常习惯，更取决于生命历程中的关键转折点——在身体机能悄然变化的阶段，能否及时识别身体需求，做出科学决策，往往决定了健康的走向。

在人生这条时间长轴上，散落着不同的"高风险时段"和"黄金窗口"：婴幼儿时期免疫系统的建立、青春期性格的塑造和骨骼发育的定型、青年时期对健康底线的试探、中年时期慢性病的发展和激素的失衡、老年时期认知能力的衰退和骨质、肌肉的流失。这些阶段，既可能成为健康下行的起点，也可能成为健康提升的契机。

本部分将为你呈现一张科学而实用的健康策略蓝图——

如何为新生命奠定一生健康的根基；

如何帮助孩子成长为高分又高能的少年；

如何在敢于"作"的年纪设下不伤身的健康边界；

如何在中年找回女性的温柔与力量、男性的稳重与定力；

如何提前为衰老布局，让清晰的思维、稳健的步伐与体面的生活尽可能延续。

健康管理并不是要在每个阶段面面俱到，而是在关键节点做好关键之事。这样，健康便不再只是被动防守，而是化守为攻，将风险转化为安康。

· 09 ·

第九章

从出生到成年

少成则若性也，习惯若自然也。

——《孔子家语》

083 | 新生命诞生：
新手爸妈最应关注的重点是什么 ①

这一部分，我们将开启全龄段健康管理的讲解。从时间线上来说，这是最宏大的一个部分，覆盖了一个人的一生。接下来，我们先从人生的第一个阶段——婴幼儿时期开始，说说对新手爸妈来说最重要的几件事。

在这个信息爆炸的时代，新手爸妈被海量的育儿资讯包围，从孩子怎么睡成圆头到枕秃如何护理，从哪种成分的润肤霜不伤皮肤到第几个月要添加辅食，每个细节都被包装成家长必须掌握的知识点。这样的育儿知识爆炸阶段，我也亲身经历过。但回过头看，我觉得新手爸妈面临的最大挑战不是了解的育儿知识太少，而是在商业营销的裹挟下信息过载。当育儿知识被用作商业带货的工具时，新手爸妈所面临的困局也日益严峻。这个困局远不止交"智商税"、花冤枉钱那么简单，它还给育儿埋下了两个巨大隐患：

第一，碎片化知识消耗了父母大量精力，不仅加剧了育儿焦虑，还可能因为育儿理念的差异引发家庭矛盾。

第二，过于关注细节，导致舍本逐末。婴幼儿时期是人生发育黄金期，这一阶段育儿的本质其实是给孩子打好健康基础，父母应该把精力用对地方，避免育儿重心偏移。

---

① 感谢北京协和医院儿科副主任医师李冀对这一节内容的全面修正和指导。

其实，孩子的成长有一条清晰的逻辑主线，把握住生长发育的核心规律，在育儿这件事上就能事半功倍。新手爸妈可以从三个关键步骤入手，实现科学育儿。这三个步骤分别是：阅读专业育儿书籍，保持情绪稳定，防止安全事故发生。

阅读专业育儿书籍

科学育儿的第一步，是按照时间线来阅读专业育儿书籍。

每个孩子都是独一无二的。关于如何养育一个孩子，你需要的不是育儿嫂的实战心得、长辈的陈年方法，抑或其他妈妈的个人体会——你最该相信的是科学。科学早已回答了育儿路上 99% 的问题，而这些问题和答案已经被整理成了权威书籍，你只需要阅读它们，从中找到你想要的。

我与北京协和医院、上海儿童医学中心、北京儿童医院的儿科专家们交流过，他们几乎一致推荐两本经典著作：美国儿科学会的《育儿百科》和日本儿科医生松田道雄的《定本育儿百科》。这两本书都按照孩子出生后的时间线进行编排，科学严谨，实操性强，其中《育儿百科》的时间跨度更长，《定本育儿百科》的内容更详尽。

这两本书都是厚重的大部头，具体怎么阅读有一定的讲究。

首先，谁需要看这些书呢？家里带孩子的人都要看，没时间带孩子但是关心孩子的人也应该看。这两本书的内容事无巨细，从孩子出生后的第一周会遇到什么问题、如何解决，到孩子五六岁时可能面临哪些情况都交代得清清楚楚。更难得的是，书里的每个解决方法都是基于育儿的科学规律撰写的。

我当年生完孩子后就买了这两本书，跟我母亲一起学习。我们几乎快把书都翻烂了。作为医生和两个孩子的妈妈，我可以负责任地说，养育孩子过程中 90% 以上的困惑，都能在这两本书里找到科学的解答。

其次，这两本书具体应该怎么看呢？不必一口气读完，要根据孩子所处的阶段阅读对应章节。

《育儿百科》又厚又重，内容繁杂，即使从头到尾看一遍也记不住；而且孩子小时候变化特别快，每个月都会遇到一些新情况，所以只要根据孩子的实际情况同步阅读即可，没必要超前预习。

在"看书养娃"这件事上，还应注意避免关注过多的信息，干扰判断。育儿本身已经足够耗费心力，父母更要注重对时间、精力的分配。当面对一个育儿选择时，不妨从孩子整个人生的维度来考量。如果这件事在孩子未来的人生中微不足道，此刻大可以从容放下。我一直推崇"少即是多"的育儿哲学，只有牢记关键点，才能在纷繁复杂的育儿日常中保持清醒的判断。

如果已经阅读过《育儿百科》这类权威著作，你就不会被网络上的碎片化信息困扰，也没必要在意其他人的指手画脚。但是，如果遇到了书中完全未提及的异常情况，一定要及时咨询专业医生。

保持情绪稳定

科学育儿的第二步，是确保养育者情绪稳定，这需要全家人共同努力。

照顾婴幼儿是一项 24 小时不间断的高强度工作。如果妈妈是主要养育者，即使是一个特别好带的"天使宝宝"，也必然会让妈妈的夜间睡眠支离破碎；如果遇上难带的孩子，妈妈更是几乎天天睡眠不足。而这种状态很可能会持续 8 个月甚至更久。白天，很多妈妈还要做家务、做辅食，如果孩子得了湿疹，还要全天候照顾孩子，再加上产后激素的冲击，以及产后体质下降导致的荨麻疹、感冒等健康问题——这些因素叠加起来，极易诱发妈妈们的产后抑郁。更加需要警惕的是，养育者的负面情绪会对孩子心理造成极大影响，甚至会影响孩子的一生。

孩子对于大人情绪的感知能力远超我们的想象。大量研究表明，出生仅3天的婴儿就已经能够感知大人的情绪，看到大人的微笑，他会产生同样的脑部区域反应。3岁以下婴幼儿所处的生活环境是充满争吵、痛苦，还是被微笑、表扬和幸福围绕，都会记录在他们的脑部特定区域中，并进一步影响他们的大脑发育，决定他们的情绪调节能力、压力应对方式和快乐激素分泌水平。

心理问题已经成为我国青少年健康的最大威胁之一。因此，所有养育者，无论是父母、老人还是保姆，都要格外注意自己和孩子相处时的情绪状态。其他家庭成员也要尽最大努力让养育者维持情绪稳定，避免因为各种琐事，如孩子吃得好不好、衣服换得勤不勤、家务有没有及时做，或者孩子得了感冒而紧张，更不要因此苛责主要照顾者。如果是自己带孩子，请你多鼓励自己："没问题，我已经非常棒了。"如果看见别人带孩子，也希望你能够支持他们："别急，你真的已经很棒了。"

此外，家人们要一起分担育儿压力，确保主要照顾者每周至少有一天的完整假期，能暂时卸下育儿重担，让身心得到短暂放松。

育儿这件事并不存在尽善尽美，孩子能感受到的"好"才是真正的好。而这些好的感受，正是来自离他们最近的父母、家人给予的无限的爱和安全感。

防止安全事故发生

科学育儿的第三步是防止安全事故发生。

婴幼儿安全防护是育儿的底线问题。调查显示，在1～4岁儿童中，跌倒是最常见的非致死性意外伤害原因。0～2岁是婴幼儿跌倒的高峰期，建议新手爸妈在孩子出生之前就有意识地改造家庭环境，使其更适合儿童使用；在孩子出生后，还要保障孩子的外出安全。

基于各国多项相关研究，我总结了几条适合中国家庭的预防跌倒策略。

第一，全屋铺设防滑垫和防滑贴纸，重点区域加贴防滑条。

第二，楼梯口安装安全门，高层窗户加装防护装置。

第三，超过 30 厘米高的床面要配置床围栏。

第四，一些容易磕碰到的桌角要用防撞垫包裹。

当然，除了家居环境的改造，日常对孩子的安全教育同样十分必要。

此外，需要特别强调的是，婴儿学步车是很多家庭都可能存在的一项潜在风险。研究证明，使用学步车会大大增加孩子跌倒的风险，阻碍孩子协调能力、平衡能力的发展。英国等国家已经立法禁止使用婴儿学步车。

表 83-1 罗列了各种事故的防御性措施，你可以认真查阅。

表 83-1　各种事故的防御性措施

事故类型	防御性措施	措施来源
跌倒类	安全设备 ·安装楼梯门 ·安装窗户防护装置 ·使用防滑浴垫	·WHO 2008; European Region ·RCPCH 2019 ·CDC 2019 ·NICE 2012 ·Eurosafe 2006
	防护设备 ·骑行时戴头盔 ·滑冰时穿戴头盔、护腕、护膝和护肘	·WHO 2008; European Region ·CDC 2019
	室外操场 ·使用缓冲地面材料 ·设置护栏	·WHO 2008; European Region ·CDC 2019 ·Eurosafe 2006
	教育方面 ·执行全方位的社区宣传教育方案	·WHO 2008; European Region

续表

事故类型	防御性措施	措施来源
跌倒类	学步车 ·立法禁止婴儿学步车的使用	·PrevInfad 2011 ·RCPCH 2019 ·Eurosafe 2006
	监督 ·实时监督有坠落、跌倒危险的孩童	·RCPCH 2019 ·CDC 2019
	加强对大人和孩童的教育，在危险的地方贴上警示标签	·Infant Carrier-Related Falls: An Unrecognized Danger
	·重新设计安全设备，弥补看护人员缺乏安全意识的问题 ·建议看护者午休，以减少疲劳 ·雇用护理专业的人员，提高警觉	·Rising above risk: Eliminating infant falls
	·0~2岁幼儿应当适当使用床围栏 ·对看护者实施预防跌倒的宣传教育	·Analysis of Falls within Paediatric ·Hospital and Community ·Healthcare Settings
交通类	汽车座位加装儿童座椅	·WHO 2008; European Region ·WHO 2018; Global Report ·WHO 2019 ·PrevInfad 2019 ·RCPCH 2019 ·CDC 2019 ·Eurosafe 2006
	骑车（自行车或摩托车）时戴头盔	·WHO 2008; European Region ·WHO 2018; Global Report ·WHO 2006 ·PrevInfad 2019 ·CDC 2019 ·Eurosafe 2006
	在夜间增加照明、提高可见度，过马路走人行横道	·WHO 2008; European Region ·WHO 2018; Global Report ·WHO 2013 ·PrevInfad 2019 ·RCPCH 2019 ·CDC 2019 ·NICE 2010 ·Eurosafe 2006

续表

事故类型	防御性措施	措施来源
溺水类	在游泳池周围设置隔离围栏，安装自闭自锁大门。泳池围栏应该将房子、游戏区与泳池完全分开	·WHO 2008; European Region ·WHO 2017; Global ·PrevInfad 2011 ·CDC 2019 ·Eurosafe 2006
	为学龄前儿童提供远离水源的安全场所，清除或覆盖危险水源	·WHO 2008; European Region ·WHO 2017; Global ·RCPCH 2019
	在湖泊或海边等自然水源附近放置救生衣和漂浮救援装置，确保孩子们在湖泊或海边穿戴救生衣或漂浮装置下水，人工泳池附近也需要放置救生衣	·WHO 2008; European Region ·WHO 2017; Global ·RCPCH 2019
	制订和执行安全划船、航运和渡轮条例	·WHO 2017; Global ·Eurosafe 2006
	开展游泳安全与自救知识教育	·WHO 2008; European region ·WHO 2017; global ·CDC 2019 ·NICE 2010 ·Eurosafe 2006
	当孩子在水里或水附近时（包括浴缸），要实施密切监督，看护者应该避免进行分心活动，比如打牌、看书、打电话、喝酒、玩手机等	·RCPCH 2019 ·CDC 2019 ·NICE 2010
	心肺复苏 ·对溺水者立即实施心肺复苏 ·在海滩及公众游泳池配备受过训练的救生员	·WHO 2008; European Region ·WHO 2017; global ·RCPCH 2019 ·NICE 2010 ·Eurosafe 2006

续表

事故类型	防御性措施	措施来源
误食中毒类	移除有毒物品	·WHO 2008; European Region ·RCPCH 2019
	包装 ·通过立法，要求药品和有毒物品的包装必须防止儿童开启 ·以非致死剂量包装药品	·WHO 2008; European Region ·Eurosafe 2006
	中毒控制中心 ·建立中毒控制中心 ·在有毒品上设置防控中毒标签 ·张贴中毒控制中心的电话号码	·WHO 2008; European Region ·PrevInfad 2011 ·CDC 2019 ·Eurosafe 2006
	教孩子辨识、远离有毒物品	·WHO 2008; European Region
	药物和有毒物品 ·设法减少药物和有毒物品的吸引力 ·不要称药物为"糖果"	·WHO 2008; European Region ·CDC 2019
	进行家庭安全教育	·WHO 2008; European Region
烫伤类	安装有效的烟雾报警器	·WHO 2011; Global Burns Guide ·WHO 2008; European Region ·PrevInfad 2011 ·RCPCH 2019 ·CDC 2019 ·NICE 2010b ·Eurosafe 2006
	热水控制 ·将家用水龙头的水温设置为合适的温度 ·所有热水器设置为安全温度	·WHO 2011; Global Burns Guide ·WHO 2008; European Region ·PrevInfad 2011 ·RCPCH 2019 ·CDC 2019 ·NICE 2010 ·Eurosafe 2006
	不易燃的面料 ·儿童睡衣使用阻燃材料制作	·WHO 2011; Global Burns Guide ·WHO 2008; European Region ·Eurosafe 2006
	安装自动洒水系统	·WHO 2011; Global Burns Guide ·WHO 2008; European Region

事故类型	防御性措施	措施来源
烫伤类	制订儿童防护打火机和自动熄灭香烟法案	·WHO 2011; Global Burns Guide ·WHO 2008; European Region ·Eurosafe 2006
	立法禁止制造及售卖烟花	·WHO 2011; Global Burns Guide ·WHO 2008; European Region ·NICE 2010 ·Eurosafe 2006
	安装消防装置	·RCPCH 2019
	将热饮/热食放在儿童拿不到的地方	·RCPCH 2019
	将火柴或打火机放在儿童拿不到的地方	·RCPCH 2019

破除误区

新手爸妈很容易陷入过分焦虑的误区，一旦孩子出现异常情况就胆战心惊，着急去医院、找专家。其实，除了罕见疾病，大部分异常情况都是孩子发育过程中的正常现象。比如孩子得了湿疹，皮肤都挠破了，痒得睡不好觉，父母心疼不已，觉得这是天大的事。但数据显示，儿童湿疹50%会在1岁时自愈，70%会在2岁时自愈，5岁以后还有湿疹的孩子在极少数。

此外，还有一些孩子爱做怪相，比如挤眼睛、咂嘴、歪脖子、咬指甲等。这些小毛病是孩子发育过程中的正常现象，没有必要揪着孩子要求立即改正。家长越批评，孩子可能越会这么做。家长忽视这些行为，短则半个月，长则数年，孩子可能慢慢就自己纠正过来了。原则上，只要不影响健康，不耽误孩子开心地成长，这些小毛病就不必过于在意。家长更应该留意的，其实是不要让别的小朋友和老师因为这些小毛病而特殊对待孩子，导致孩子产生自责、自卑的情绪。

对于孩子的成长，父母最需要做的就是少一点干预，多一点耐心，保证孩子在发生特殊情况时有所依靠，这是父母所能给出的最好的爱护。

084 | 家有少年郎：
如何科学管理孩子的健康和成长 [①]

我曾有幸聆听北京第一实验学校李希贵校长的精彩演讲，他在演讲中特别强调在孩子的少年时期，父母要懂得适时放手，将主导权逐渐过渡到孩子手中，父母打好辅助、做好服务就可以了，尽量少干预。接下来，我们就围绕这一核心理念，探讨身为"少年郎"的父母，有哪些健康方面的问题需要替孩子把好关。根据医学专业建议和青少年发展特点，有五件需要父母重点关注的健康事项，分别为：身高、体重、运动、睡眠、人格。

身高

父母需要重点关注的第一件事是孩子的身高。

影响孩子身高的一个重要因素是运动。研究显示，网球、游泳、体操等全身性运动能显著促进青少年的骨骼发育。而跳绳、打篮球等纵向弹跳运动，

---

① 感谢中国医学科学院阜外医院心肺康复中心精神心理学博士王鹏医生对这一节内容的全面修正和指导。

则能为孩子的身高增长提供"加速度"。

影响孩子身高的另一个重要因素是睡眠。充足而规律的睡眠有助于生长激素分泌，从而促进身高发育。青少年在青春期前后正处于身高快速增长阶段，睡眠不足可能会影响最终身高。因此，父母要特别重视"生长黄金期"的作息管理。

不过，研究表明，身高在很大程度上受遗传因素影响。父母对孩子的身高不必过于焦虑，尽力而为即可。

体重

父母需要重点关注的第二件事是孩子的体重。

少年时期，孩子的体重与家长直接相关。在这一阶段，孩子吃什么、吃多少、怎么吃，绝大部分都由父母掌控，所以，孩子的体重管理，是父母最应该重视且最具可控性的。

体重对孩子来说十分重要。研究显示，少年时期的肥胖会带来四个影响：第一，抑制生长激素的分泌，阻碍身高发育；第二，发展为肥胖体质，一生都会比其他人更容易肥胖；第三，即使成年后减肥成功，心血管疾病风险仍高于常人；第四，更容易自卑，甚至患上抑郁症和焦虑症。

如果孩子已经超重，不妨从饮食结构开始调整。尤其要注意的是，与其他年龄段不同，青少年体重管理必须运动和饮食"两手抓"。如果不运动，只靠饮食调整，减肥的成功率很低。

运动

父母需要重点关注的第三件事是运动，要帮孩子培养一项运动爱好，并且持之以恒。

注意，这里使用了"爱好"这个词。对于孩子来说，不喜欢一件事就很难坚持下去，只有成为爱好，孩子才会主动完成运动目标。研究显示，培养运动爱好对 5～17 岁青少年的健康改善效果非常显著。运动爱好不限于有计划的体育训练，也包括在家庭、学校等环境中的玩耍、游戏等。

世界卫生组织为青少年设立的运动目标包括以下三项：

第一，每天累计进行至少 60 分钟的中等强度至高强度的身体活动。

第二，每周至少进行 3 次高强度有氧活动，以及增强肌肉和骨骼的活动。

第三，活动形式应多样化，可以是跑步、跳绳、爬楼梯、拔河等，不需要系统化。

除了能够强身健体，运动更是一种我们很容易忽略的教育。大量研究证明，孩子健全的人格、良好的精神状态、强大的抗挫折能力、稳定的情绪等，都要依靠运动来维持。

同时，运动也会成为孩子未来重要的社交手段之一。通过组建兴趣社群，孩子们可以一起运动，结交朋友，培养团队协作能力。

需要注意的是，运动爱好的培养要把握"适度原则"，一项持续终身的运动爱好，远比短暂的体育成绩更有价值。即使孩子在运动方面天赋异禀，也没必要把体育运动作为升学加分的手段，甚至强行让孩子成为运动员。研究发现，过量运动可能会导致孩子心脏发育异常，甚至引发更为严重的疾病。

睡眠

父母需要重点关注的第四件事是睡眠。

相比之下，睡眠比以上几件事重要得多。在门诊中，我常常听到家长抱怨作业太多，辅导班下课太晚，导致孩子睡眠不足。但是，这些都不能成为理由。父母要为孩子安排好各种事情，如果认为其他事都优先于睡眠，当然会导致孩子睡不够。

睡眠对于成人的重要性毋庸置疑，对于正处于发育期的青少年来说，其重要性还要翻倍。

除了前文提到的对身高发育的促进作用，充足的睡眠还会显著提升孩子的注意力、行为控制力、学习能力和记忆力。反之，长期睡眠不足将严重阻碍孩子的智力、情感和认知能力的发展。《柳叶刀》子刊在 2023 年发表的一项针对数千名 9～10 岁儿童的追踪研究显示，睡眠不足不仅会持续影响孩子的情绪和认知能力，更会导致大脑结构和脑功能的改变。换言之，如果希望孩子得到更好的身心发展，与其花费重金报各种早教、家教、课外辅导班课程，不如先确保他每天都能拥有充足、优质的睡眠。

此外，孩子的睡眠时长需求也有别于成人。4～12 月龄的婴儿每日睡眠时间要达到 12～16 小时；1～2 岁的孩子每日需睡 11～14 小时；6～12 岁的学龄儿童每日需睡 9～12 小时；13～18 岁的青少年每日需睡 8～10 小时。

值得注意的是，每个孩子的具体睡眠需求可能存在个体差异，其睡眠时间也有一个上下限。研究显示，睡眠时间在推荐的睡眠时长范围内，并保持良好的睡眠质量，有助于孩子的身心健康和学习表现，而睡眠不足则会带来明显的负面影响。在允许的范围内，应尽量让孩子多睡。如果孩子早上睡不醒导致上学迟到，正确的做法是帮助孩子提前睡觉，而不是缩短他的睡眠时间。

人格

父母需要重点关注的第五件事，也是最重要的事，是培养孩子健康的人格。

心理学家认为，人格特质会在儿童和青少年时期逐渐形成，并持续终身。

因此，作为父母，育儿的首要目标和最重要的底线就是帮助孩子形成健康的人格。

现在社会上都在提倡"快乐教育"，许多父母对此持保留态度。然而，在儿童心理门诊，那些一次次陪伴孩子应对心理问题折磨的父母最终都会感慨：相比于学习成绩、未来前途，孩子身心健康、快乐成长才是最重要的。如果遇上人生中不可避免的黑暗时刻，健康的人格是帮助孩子平稳地渡过难关的关键。

青春期是人格发展的关键转折点。孩子不再完全依赖父母，但也尚未完全独立。在这一阶段，孩子的核心任务是回答"我是谁"的问题，自主探索自己的不同身份，如学生、儿女、朋友等，并最终形成稳定的"角色同一性"，这个过程将决定孩子未来的社会适应能力。如果孩子被迫成为别人安排的角色，如一个爱学习的好学生、一个孝顺的孩子，他们的第一反应就是抗拒——"那不是我要成为的人，都是别人安排的"。这就出现了角色的冲突。如果父母此时还在纠结进门鞋没放整齐、坐姿不对、书写不工整这些小习惯，与孩子来来回回地搞"拉锯战"，反而会加剧冲突。正确的做法是把自主权逐步交给孩子，让他独立思考和探索，并学会对自己负责。

此外，父母还要特别关注孩子的心理健康情况。世界卫生组织的数据显示，自杀已经成为全球 15～29 岁人群的第二大死亡原因。

作为父母，要特别警惕各种危险信号，比如孩子以"死亡"为话题开玩笑或威胁家长，做出一些自伤行为等。一旦出现这些情况，务必及时寻求专业帮助，建议优先选择儿童精神科医生进行诊断和评估。在这个关键时刻，没有什么比孩子的生命更重要，学习上的要求完全可以暂时放一放。

以上就是孩子成长过程中父母需要真正投入精力的关键事项，至于其他事情，建议采取"能不干预就不干预"的原则。如果总是想管太多，可以牢记这句话："老师教育子女，要求总是高一些，因为他们见识过最优秀的孩子；

而医生教育子女，要求就会低很多，因为他们见识过最糟糕的孩子。"

或许你会质疑，难道真的不需要关注孩子的学习和课外辅导吗？是的，建议将这些事情的选择权交给孩子，等孩子自己愿意去做的时候，再为他铺设桥梁。要多留一点时间和空间给孩子去思考和创造，去成为自己，因为未来孩子要面对的世界，也许远不是今天的父母可以想象的——当新时代的大门被AI 叩响，当书本上的知识不再那么重要，健康的人格和强健的体魄才是让每一个孩子立于不败之地的硬实力。

085 | 青年时期：
用健康"作妖"的底线在哪里

在传统认知中，高血压、糖尿病、心脑血管疾病及大部分的肿瘤、骨关节病等都属于"老年病"，其发病率往往与年龄的增长成正比。面对同样的外部环境和压力，年轻本身就是对身体的一种巨大保护。所以，不少年轻人都有这样一种心态——"年轻就是本钱"，于是颇敢用健康"作妖"。

然而近年来，"作妖"后的惨痛案例频频出现。我所在医院的急诊科主任曾经给我讲过几个他印象深刻的病例：38 岁的高管因为熬夜工作，在浴室摔倒，送到医院时已经救不回来了；30 岁出头的会计师在出差路上倒下，送到急诊时大面积心梗，即使奋力抢救，也已经是心衰晚期。我的一位好朋友，一家三甲医院的肿瘤学部副主任也说过，医院接诊的 39 岁以下的肿瘤患者中，大部分在就诊时就已经是晚期了。

　　为什么原本的"老年病"在年轻群体中呈爆发式增长，而且年轻人身上症状更为明显呢？年轻人血管供血充足，免疫系统反应良好，身体对缺血、供血不足、免疫力不强等不良状况是没有任何适应经验的。这时候，一旦长期肆无忌惮地"作妖"，熬夜、喝酒、抽烟、胡吃海塞，累积到一定程度，导致突发性血管堵塞、缺血，心脏、大脑等对血液供应最敏感的器官就会瞬间崩塌，造成心梗、脑梗，而且梗死的面积远超同等情况下的老年人。

　　因此，年轻人用健康"作妖"，千万不能触碰底线。底线之内，的确有一定的腾挪空间，即使生病也可以快速恢复。一旦越过底线，年轻人比其他年龄段人群的身体适应空间更小，就更容易带来无法想象的后果。

不吸烟

　　吸烟带来的危害不但会反映在当下，而且会不断累积，就像一颗定时炸弹，爆炸时间可能是从你开始有这个坏习惯以后的任何一天。

　　其他不良生活方式造成的危害也许是从高血压、高血脂开始的，但吸烟造成的危害往往没有缓冲期，很可能一上来就是心梗、脑梗等。

　　研究显示，15～39 岁人群的心肌梗死，最常见的原因是动脉斑块破裂，占比约 88%。而诱发斑块破裂的其中三大高危因素分别是吸烟、肥胖和性别。另一项研究表明，每天吸 25 支烟的年轻人患心梗的风险是不吸烟者的 3 倍。

　　北京安贞医院一项针对 2800 多名 18～44 岁初发急性冠状动脉综合征的 10 年追踪研究显示，72.7% 的患者有吸烟史，其占比显著高于其他危险因素。而且，越年轻，吸烟对身体的危害就越大。

　　许多年轻人对此心存侥幸："我每天也就吸 1 支烟，应该没什么危害吧？"答案是，每天只吸 1 支烟，与每天吸 20 支烟相比，冠心病和中风的风险仅降低约 50%。在心脏病、中风、癌症、痴呆症和慢性呼吸道疾病面前，根本不存在所谓的吸烟安全剂量。

简单来说，在吸烟这件事上，只有一项硬标准——不沾染任何形式的烟草制品，最好一支也不吸，包括电子烟。

如果已经有了吸烟的习惯，该怎么戒掉呢？

戒烟是一门大学问。一提到戒烟，很多人都觉得必须依靠毅力。实际上，吸烟的本质是药物成瘾，医学上已经明确将其作为一种疾病。烟草产品的成瘾机制和症状与毒品几乎一模一样。数据显示，仅靠意志力戒烟，半年后的成功率只有 3%～5%，戒烟后还容易引发焦虑、抑郁等情绪问题。

因此，我们要明确，戒烟是一件需要专业医生辅助完成的事，你可以去大医院的戒烟门诊，或者拨打全国戒烟热线寻求专业支持。

医学上的戒烟主要分三步。

第一步，逐渐减量。建议从降低吸烟频次开始，或者减少吸烟总量。

第二步，使用药物辅助。不论是中国还是美国的临床戒烟指南，都明确要求吸烟者使用戒烟药物，一线药物有伐尼克兰和安非他酮等。使用伐尼克兰后，戒烟率可以提高 2.5～3 倍。

第三步，接受医生的不断教育和动机谈话。数据显示，在医生的帮助下戒烟，成功率能提高 2～3 倍。并且比起靠意志力戒烟，在医生的帮助下戒烟，身体要舒服得多。

做好体检

2019 年的一项调查显示，我国 15～39 岁中青年群体中，癌症死亡人数高达 30～36 万，较 10 年前增长约 20%。

与此同时，除了原本就在年轻人群中多发的高尿酸，高血压、高血糖、高血脂等"三高"问题也呈现出显著的年轻化趋势。这些疾病在早期往往有一个"黄金逆转期",你可以通过对生活方式的管理或及时的药物干预,避免它们恶化为心梗、脑梗。而能否及早发现这些疾病,很大程度上取决于平时是否做好体检。

年轻人体检可以做一些针对性检查,其中最需要关注的两方面,一是"四高"指标,二是肿瘤筛查。

如果在体检中发现"四高"问题的迹象,就需要及时调整生活方式,切忌在"三高"或"四高"齐聚的情况下肆意挥霍健康,否则很可能诱发大面积脑梗、心梗。如果通过生活方式管理已经无法扭转"四高"局面,必须尽快就医,接受专业治疗。表85-1列举了"四高"对应的各项指标的诊断标准,你可以对照自己的体检报告单一一查看。

表 85-1　"四高"诊断标准

高血压诊断标准		
当收缩压和舒张压数值分属于不同级别时,以较高的分级为准		
血压类别	收缩压(SBP)(毫米汞柱)	舒张压(SBP)(毫米汞柱)
正常血压	<120	<80
正常高值	120～139	80～89
高血压	≥140	≥90
1级高血压(轻度)	140～159	90～99
2级高血压(中度)	160～179	100～109
3级高血压(重度)	≥180	≥110
单纯收缩期高血压	≥140	<90

高血糖诊断标准		
糖代谢状态	静脉血浆葡萄糖（毫摩尔/升）	
	空腹	OGTT 2 小时（口服葡萄糖耐量试验 2 小时后）
正常血糖	≥3.9 且 <6.1	<7.8
糖尿病前期　空腹血糖受损	≥6.1 且 <7.0	<7.8
糖尿病前期　糖耐量降低	<7.0	≥7.8 且 <11.1
糖尿病	≥7.0	≥11.1

糖尿病诊断标准	
诊断标准	静脉血浆葡萄糖（毫摩尔/升）或糖化血红蛋白（HbA$_{1c}$）水平（%）
随机血糖	≥11.1
空腹血糖	≥7.0
OGTT 2 小时血糖	≥11.1
HbA1c	≥6.5

高血脂诊断标准				
血脂异常	空腹静脉血清检测指标	正常（毫摩尔/升）	边缘升高（毫摩尔/升）	升高（毫摩尔/升）
高胆固醇血症	总胆固醇（TC）	<5.2	≥5.2 且 <6.2	≥6.2
高甘油三酯血症	甘油三酯（TG）	<1.7	≥1.7 且 <2.3	≥2.3
低密度脂蛋白胆固醇血症	低密度脂蛋白胆固醇血症（LDL-C）	<3.4	≥3.4 且 <4.1	≥4.1
高密度脂蛋白胆固醇血症	高密度脂蛋白胆固醇（HDL-C）	≥1.0	-	-
非高密度脂蛋白胆固醇血症	非高密度脂蛋白胆固醇（non-HDL-C）	<4.1	≥4.1 且 <4.9	≥4.9

续表

高尿酸血症诊断标准	
在正常嘌呤饮食状态下，非同日 2 次，空腹血尿酸（SUA）浓度	
血尿酸	>420 微摩尔 / 升

至于年轻人的肿瘤筛查，女性可以重点关注乳腺癌、宫颈癌和甲状腺癌，男性重点关注甲状腺癌。

女性还要特别注意排查一下乳腺癌的家族遗传因素，因为如果有直系亲属患病，其乳腺癌发病率将提升至普通人的 2 倍。存在这种情况的女性，需要从 25～30 岁开始定期进行乳腺核磁或钼靶检查。另外，有性生活的女性还要定期进行宫颈 TCT 检查。如果不存在以上几种情况，常规体检就足够了。

做好性生活安全措施

数据显示，艾滋病是年轻群体疾病负担较高的疾病之一。遗憾的是，以目前的医学水平，我们仍无法彻底治愈艾滋病。即便在今天相对开放包容的环境中，艾滋病也不是一种可以轻易宣之于口的疾病，它给患者及其家属带来的身心负担和伤害是无法估量的。

我国对艾滋病管控相对严格，过去 10 年间的总体感染率呈下降趋势，但与此同时，25～34 岁人群的艾滋病诊断率却在逐年上升。近 10 年全国新报告的艾滋病阳性青年学生约为 2.3 万人，男女比例为 34：1，平均年龄不到 20 岁。

20 岁的年纪，正是花样年华，刚刚脱离父母的怀抱，享受独立的自由，什么新鲜事物都想尝试，这本无可厚非。但是，年轻人必须明确性生活的安全底线在哪里。

全球艾滋病的流行曾被认为是性观念开放、性伴侣增多导致的，但后来的研究表明，其根本原因在于"无保护的性行为"。要想预防艾滋病，进行任何性行为都要正确使用安全套。

一项全国性调查显示，20～45 岁群体中，近 30% 的人透露自己有过无保护措施的性行为。另一项针对 15～19 岁青少年的调查显示，只有约 1/3 的受访者表示自己在上一次性行为中使用了安全套，也就是说，有 2/3 的人都暴露在风险中。

在艾滋病面前，没有身体强壮的幸运儿，他人的承诺也无法确保你的健康，因为有不少患者甚至都不知道自己感染了艾滋病。

除了预防艾滋病等性传播疾病，安全套还有另一个重要作用——避免意外怀孕。

数据显示，我国每年人工流产病例约为 900 万例，并呈现出两个显著特征——低龄化和重复人工流产。在做人工流产手术的人群中，25 岁以下女性占比 47.5%，从未生育过的女性占比 49.7%。55.9% 的女性不是第一次做人工流产手术，甚至 45% 的女性重复流产的间隔时间仅为半年到一年半。

一个令人心碎的事实是，人工流产手术对女性的伤害是巨大的。如果问"一名女性最多能够承受多少次人工流产手术"，答案是 0 次。

要避免人工流产手术，就要尽可能避免意外怀孕。避免意外怀孕最有效的方法之一，就是正确使用安全套。安全套避孕已经得到了全球几乎所有指南的一致推荐，相比之下，体外射精、安全期避孕等方法并不能有效避孕，指南并不推荐。

其他短效避孕方式，如口服激素避孕药的效果如何呢？总体来说，这类药物可以作为偶然性行为的补救措施，最好还是配合使用安全套，以获得双重保护。

如果常规的避孕措施失败了怎么办？建议在事后 72 小时内按要求服用紧

急避孕药。服用越早，效果越好。在事后 5 天内，还可以尽快到医院接受宫内节育器的干预治疗。这些事后补救措施虽然存在一定副作用，但远比人工流产对身体的伤害小得多。而且，需要强调的是，避孕不是女性单方面的责任。无论男女，都应该主动采取科学避孕措施，这是对彼此最基本的尊重和保护。

· 10 ·

第十章

女性 / 男性健康管理

————

健康是人生第一财富。

—— 拉尔夫·沃尔多·爱默生

086 | 月经周期：
如何利用月经周期养生

当代女性，无论是职业女性还是全职妈妈，都展现出了比男性更有执行力的一面。但是，当我们习惯于用钟表衡量时间、规划节点时，我们是否忘记了感受身体自带的生物节律？这个节律就是月经周期。

对女性来说，月经周期从来不是一种"负担"，而是一个与生俱来的"生命导航系统"，它牵动着激素水平的涨落、情绪的起伏、能量的流转，甚至决策的敏锐与模糊，却时常被我们忽视。

你是否也曾好奇：为什么自己有时候状态特别好，灵感大爆发，有时候却连起床都需要意志力的动员？这不是状态失衡，而是身体发出的温柔提醒："请倾听我，跟随我的节律，满足我的需求，这样可能你就不会那么累了。"

在这个持续高压、追求效率的社会，我们往往会用一种恒定的节奏来要求自己，试图每天都一样做事高效、情绪稳定、精力充沛，却忽略了女性的身体本质上是周期性的生命之流，有起伏、有节奏。

月经周期是女性的重要生物节律，这个节律是由雌激素和孕激素的剧烈波动造成的。雌激素和孕激素是女性的主要性激素，影响情绪的起伏和行为的决策。如何顺应这一天然的生理节律，通过科学养生让女性收获更好的身心状态呢？下面我们就来深入了解一下。

周期地图：了解你的"四季轮回"

女性的月经周期平均为 28 天（正常范围为 21～35 天），可以划分为四个阶段：月经期、卵泡期、排卵期和黄体期，每个阶段都赋予我们不同的身心特质。由于每个阶段的主导激素不同、身体反应不同，身体能量水平、情绪状态、食欲变化、代谢效率乃至睡眠质量都形成了天然的生活周期。与其对抗这种生理节律，不如善加利用——月经周期，其实是女性专属的健康优化系统。

月经期（第 1～5 天）

月经期也叫卵泡早期，这一时期雌激素、孕激素水平都比较低，子宫内膜脱落，身体能量也处于最低状态，因此你会容易感到疲劳，做事动力不足，渴望温暖和休息。此时你的情绪也比较敏感、脆弱，甚至觉得"全世界都在与你为敌"。部分女性还会痛经，这进一步加重了其负面感受。所以，这一时期可以形象地概括为"冬季休整期"，我们要学会休息，减少高强度运动，选择舒缓的瑜伽、散步或冥想；补充营养，多摄入富含铁、镁的食物（如深绿色蔬菜、坚果等）。

卵泡期（第 6～13 天）

卵泡期是月经后的第一个阶段，此时雌激素水平会慢慢上升并占据主导地位，孕激素也高于月经期。这一阶段可以被称为"春天蓄能期"，女性的情绪、专注力、能量水平会有明显提升。而且，在雌激素的作用下，脂肪的利用率增加、新陈代谢加快，减脂效率也会大幅提升。此外，雌激素还能有效促进肌肉修复与合成，强化代谢能力，这一阶段也是增长肌肉、提高运动成绩的时期。

排卵期（第 14 天 ±1 天）

排卵期是自然留给女性的生育窗口，在这一时期，卵巢开始向外排出卵子，与此同时，雌激素水平也达到最高峰，黄体生成素短时激增，孕激素水平也开始稳步上升，为可能的受孕做准备。这一时期的女性处于"高能高敏感期"，会感受到基础体温升高（0.3～0.5℃），皮肤状态变好，对气味、触觉等感官刺激更敏感。不过，由于激素水平过高或对激素波动较为敏感，部分女性可能会在这个阶段产生较大的情绪波动，多数人表现得兴奋、热情高涨，就像"炽热的夏天"，少数人会变得容易激动。

黄体期（第 15～28 天）

黄体期也是月经前期，此时孕激素水平升高，占据主导地位，子宫内膜开始增厚，为受精卵着床做准备。如果卵子没有与精子结合，子宫内膜就会脱落、出血，进入月经期。在这一时期，你可能会食欲旺盛，渴望喝到"秋天的第一杯奶茶"。研究发现，黄体期的食物摄入量是最高的，女性在黄体期日均多摄入 500 千卡热量。原因之一是雌二醇（雌激素）会抑制食物摄入并增加能量消耗，而黄体酮（孕激素）则会刺激食物摄入。

此外，食物摄入量的增加还与黄体期的情绪波动有关。当女性体内的孕激素在排卵后突然上升时，抑郁的感觉也会出现，如同身处"多愁善感的秋天"。在黄体期，女性可能会出现情绪波动、焦虑、乳房压痛、腹胀、痤疮、头痛、胃痛和睡眠障碍等症状，也就是"经前期综合征"（PMS）。PMS 通常在月经前 6 天开始变得明显，并在月经前 2 天达到高峰。

月经周期养生实用策略

深入了解女性独特的生理节律特点之后，我们会发现月经并非烦恼的负担，而是大自然赐予的"健康指南针"。我们应当学会与这份天然的节律和谐共舞，根据月经周期科学规划生活起居，制订个性化的同步养生方案，从而获得更高层次的健康。

饮食

对女性来说，规律的月经周期更有利于减重，但遗憾的是，许多女性因为不了解月经周期，不仅减重困难，而且容易增重。你可能发现了，月经前体重会迅速上升，月经结束后体重又自然回落。正如上文所说，这是因为黄体期孕激素水平升高会刺激食欲，促使我们摄入更多热量；同时大脑对高油、高盐、高糖食物的渴望也会加剧，导致体液潴留；而到了卵泡期，雌激素水平升高会抑制食欲并提升代谢效率。如果我们能抓住这一生理节律，在饮食上进行调整，减重便能事半功倍。

首先，在雌激素水平上升的卵泡期，可以采取"高蛋白 + 复合碳水 + 优质脂肪"的饮食模式。这一时期食欲稳定且代谢增强，容易控制总热量的摄入，减脂效率高且不易反弹。

其次，排卵期雌激素水平会达到峰值，身体会处于高能量消耗的状态，可以在均衡饮食的基础上增加高抗氧化食物（如浆果、深色绿叶蔬菜）、维生素 B 含量较高的食物（如全谷物、鸡蛋、瘦肉等）来支持神经系统和激素代谢。这一时期也是减脂的最佳时期，除了调整饮食，还可以适当增加运动量。

再次，在黄体期，需要着重控制食欲，尤其是控制高热量食物的摄入。可以通过补充富含维生素 B 和钙、镁、钾的食物（如香蕉、深绿色蔬菜、坚果等）来抵抗高油、高盐、高糖食物的诱惑，同时要少食多餐，避免血糖骤升骤降。

最后，由于月经期失血较多，需重视各种营养的摄入。可以摄入含铁食物（如牛肉、猪肝、深色绿叶蔬菜等）和富含维生素 C 的食物（如橙子、彩椒等）促进铁的吸收；可以饮用温热饮品（如热水、姜茶、桂圆红枣茶等）缓解宫寒，维持代谢，减少水肿。由于这一阶段身体处于低能量状态，我们要控制高糖或高能量的饮食（如奶茶等），以减少身体的代谢负担。

运动

除了根据生理周期调整饮食，女性也可以根据生理周期来制订训练计划，尤其是希望抗衰老的女性。

成年女性的肌肉会加速流失，而骨质疏松更是大部分绝经后的女性会遇到的一大难题。肌肉量和骨密度直接决定了女性的衰老速度。研究表明，雌激素不仅对骨骼肌具有合成代谢作用，还能增强阻力训练期间的肌肉增长效果。因此，我们应该在雌激素分泌增加的阶段（卵泡期）进行大重量训练，这正是增肌的最佳窗口期。

此外，一项为期 12 周的单侧腿部阻力训练跟踪研究揭示了月经周期与训练效果的潜在关联。研究人员让受试者一条腿在卵泡期进行阻力训练，另一条腿则在黄体期进行训练，结果发现，在卵泡期训练的腿部，股四头肌最大等长力量的提升要显著优于黄体期训练的腿部。还有研究证实，在离心运动后，卵泡中期肌肉纤维的恢复和重建效率显著高于黄体期。因此，在卵泡期还可以适当进行阻力训练。

而黄体期和月经期雌激素水平下降，应尽量避免进行力量训练，以防增加盆腔压力。但在黄体期，可以适当增加中低强度的耐力训练和有氧训练，这样既能塑形，又可以促进脂肪代谢，达到减脂目的。而月经期也不是完全不能运动，可以进行瑜伽、慢走等低强度的舒缓运动，在运动过程中要注意避免对腹部和盆底的挤压。

总体来说，女性最佳的运动方案为：月经期进行舒缓运动，卵泡期进行大重量训练和阻力训练，排卵期没有特殊要求，保持日常所需的中强度运动即可，黄体期进行中低强度塑形训练。掌握这套"激素 - 运动"协同方案，不仅能有效对抗肌肉流失和骨质疏松，更能打造由内而外的年轻态。

情绪调节

当孕激素水平上升时，许多女性会出现明显的情绪波动，如焦虑、易怒、莫名的食欲暴增等。研究发现，患有经前期综合征（PMS）的女性对激素波动更为敏感，这会导致她们在经前期摄入更多的简单碳水化合物。简单碳水化合物能快速提升血清素和多巴胺水平，暂时缓解情绪低落。简单来说，如果这个时候来瓶"小甜水"，来块小蛋糕，心情就会好很多。正因如此，这个时期的能量摄入很难控制，意志完全被焦虑的心情"碾压"。不过，我们可以在月经前一周（黄体期后期）提前做好准备，以应对 PMS 引发的情绪问题。具体措施如下。

第一，调整进餐策略。将 3 顿大餐改为 6 顿小餐。这种饮食模式有助于维持稳定的血糖水平，减少情绪波动。

第二，充分摄入富含复合碳水化合物的食物，如全谷物、新鲜水果和蔬菜，从源头减少自己对甜品的渴望。

第三，限制高脂、高糖、高盐食物的摄入。在高脂、高糖、高盐食物带来的短暂愉悦，往往会伴随剧烈的情绪反弹。

第四，增加微量元素的摄入。在一项连续跟踪 3 个月经周期的研究中，研究人员发现，补充微量营养素（复合维生素）组有 72% 的人实现了 PMS 症状完全缓解；补充维生素 B_6 组有 60% 的人实现了 PMS 症状完全缓解。研究还发现，维生素 B_1、维生素 B_2 摄入量较高的女性患 PMS 的风险相对较低。微量元素可以通过相关补充剂和食物（如全谷物、豆类、根茎类蔬菜等）获得。

除了饮食模式的调节，你还可以从以下两个方面入手，缓解月经周期的情绪波动。

第一，经前 1 周应避免熬夜，保证充足、规律的睡眠。

第二，进行呼吸练习与正念冥想。研究发现，正念冥想可以有效缓解月经周期引发的情绪波动。

痛经难题

很多女性在月经期间还会受到痛经的困扰。医学上将痛经分为原发性和继发性两类。

原发性痛经的主要原因是女性在月经前后体内会分泌大量前列腺素，导致子宫收缩剧烈，子宫内膜会以碎片的形式剥脱，如果这些碎片较大，同时宫颈口较紧，就会导致排出困难，引发疼痛。这类痛经属于正常现象，通常不需要就医，首选应对方案是服用止痛药来减缓前列腺素的释放。

继发性痛经则跟子宫内膜异位、子宫肌瘤、子宫内膜息肉、盆腔感染、宫腔粘连等妇科疾病有关。这类痛经需要及时就医、找到病因并接受针对性治疗。

改变生活方式能有效缓解痛经，具体可以从三个方面着手。

第一，多做热敷，多喝热水。如果你处于月经期，可以使用 38℃左右的热水袋热敷腰腹部，改善局部的肌肉痉挛和血液循环，从而对抗子宫平滑肌的收缩，减轻疼痛。喝热水则会让消化道局部受热，改善包括子宫在内的全身血液循环，提高子宫平滑肌的血液供应水平，让其保持合理的收缩强度和节律。

第二，月经期适当运动。能够有效缓解疼痛的经期运动是较为舒缓的瑜伽，建议避开强度过大的有氧或无氧运动。

第三，月经期多吃富含维生素 B_1、镁和 Omega-3 等营养素的食物。常见的富含维生素 B_1 的食物主要是谷类、豆类和根茎类蔬菜；富含镁的食物主要是绿叶蔬菜、海产品等；富含 Omega-3 的食物主要是深海鱼和坚果类。如果日常饮食中摄入不足，可以考虑服用相应的补充剂。

重视与身体的"对话"

　　总体来说，女性在月经期出现的种种不适，其实跟平时的状态密切相关。如果平时没有处于被压抑的状态，与家人朋友相处融洽，与周围环境和谐共处，那么你可能几乎感受不到特殊时期的种种不适，会较为安然、从容地度过这一阶段。但是，如果你只是在努力扮演他人所期望的、所需要的角色，与真实的自我保持着遥远的距离，那么你就很有可能出现经期不适症状，在更年期也可能面临更大的身心挑战。

　　要妥善应对月经期的健康问题，核心在于建立与身体的"对话"——看懂身体发出的信号，正视并解决各种问题，从而实现身心和谐。

　　如何建立这种"对话"呢？首先要掌握两个关键认知。

　　第一，重视身体发出的信号。

　　如果长期感到压抑、痛苦、委屈，或长期处于巨大的压力之下，身体就会在月经期集中释放预警信号。这时，不能武断地切断与身体的沟通，更不要认为这些只是特殊时期激素变化造成的麻烦，否则，你的身体可能会陷入孤立无援的困境，最终影响健康。

　　第二，要认识到，处于月经期的你才是最真实的自己。

　　许多女性往往存在一种误解：处于月经期时，自己会变得暴躁易怒，莫名其妙地情绪不稳定，甚至动不动就哭。她们觉得这些根本不是自己，甚至讨厌处于这些时期的自己。然而，这个特殊时期恰恰展现了女性最真实的一面。我们要尝试建立正向的自我价值体系，充分认识自身的优点和价值，实现自我的接纳。

当你在卵泡期学会拥抱爆发力，在黄体期自我照顾，在月经期为自己留出休息的空间时，你会发现：所谓"养生"，不只是好好吃、好好动，而是与身体真正站在一起。

087 | 女性更年期：
如何平稳地度过

在传统观念中，女性到了更年期，基本就意味着衰老的开始，不仅会身材走样、容颜衰退、丧失生育能力，还会被家人、朋友贴上"暴躁易怒""情绪不稳定"的标签。无奈的是，许多女性虽然对此有所感知，心有不甘，但又不得不承认身体和心理的双重转变。

在日常对话中，我们常把"更年期"视为一个阶段，它似乎横跨了女性40～60岁的整段岁月，伴随着月经紊乱、情绪波动、潮热盗汗、睡眠障碍，乃至亲密关系与自我认同的深层变化。从医学角度来看，"更年期"的开始有一个清晰的"时间点"——由于卵巢功能永久性衰退，女性连续12个月停止月经，且排除其他病理原因后的自然绝经的那个时间点。如果今天正好是你停经满整整12个月的日子，那么根据医学定义，你就在今天正式进入了"更年期"。

不过，在临床实践与健康管理中，我们真正关注的，往往是围绕这个时间点前后的生理与心理变化的过程。"更年期"这一概念在实际使用中被泛化，涵盖了围绝经期与绝经后早期两个重要阶段。

　　围绝经期是指从月经周期开始出现紊乱、卵巢激素水平波动加剧的几年，一直到绝经后一年的过渡期。这一阶段的典型症状包括潮热、情绪波动、睡眠问题等。绝经后早期则是指在绝经之后，雌激素长期处于低水平所引发的缓慢生理变化的阶段，这一阶段需要重点关注骨质疏松、心血管疾病风险、泌尿生殖系统的健康问题。下文所提及的"更年期"，都是指这一泛化后的定义。

　　接下来，我们会从生理机制角度解读更年期的本质，结合现有最佳治疗方案，帮你用科学的方式应对更年期的种种症状，重新掌控自己的生活。

更年期的特点

　　关于更年期女性的生理变化，有三件事可能与传统认知不太一样。

　　第一件事，更年期女性的激素水平并没有完全紊乱。

　　更年期往往伴随着绝经。在这一阶段，女性大脑中的促性腺激素释放激素水平逐渐上升，并导致卵泡刺激激素水平、黄体生成激素水平的上升。对此，有一种观点认为，由于雌孕激素水平下降，身体为了恢复激素水平，通过提升上游激素水平来刺激雌孕激素的分泌。但这种观点忽略了一个基本事实——更年期女性的卵巢已经不排卵了。我们的身体很清楚，即使分泌再多的激素也不能重启卵巢功能，所以这种观点很难成立。

　　而且有意思的是，这些上游激素激增以后，并不会减少，而是长期停留在高位。因此，更有说服力的解释可能是，身体分泌这些上游激素，是需要它们进行其他工作。

　　具体是什么工作呢？这就涉及第二件可能颠覆传统认知的事。

　　中国现代妇产科学的主要开拓者和奠基人林巧稚说过："更年期是女性的第二青春。"越来越多的证据表明，上游激素会促使更年期女性重新构建大脑，使其接近青春期女性大脑的状态，创造力、记忆力将会被前所未有地激活，对不公正的判断力也会增强。多项社会学调查显示，很多女性会在这一时期疗愈过去的情感创伤，重新思考是否要延续婚姻。有的女性会开启一项全新的事业，有的女性则发展出新的兴趣爱好，如画画、跳舞，并且达到了专业水平。

也就是说，更年期女性逐渐卸下育儿重担，可以更加自由地选择自己真正想做的事，发挥创造力，重新追寻青春期被搁置的梦想。在感受身体潮热的同时，更年期女性也将更多地感受到大脑的活跃。

第三件事，更年期女性在这一时期不必要求自己退让、宽容。

如果更年期女性一再背离自我，屈从于外部环境的压力和他人的要求，其身体就会像火山爆发，让过往堆积的问题一股脑儿地爆发出来，也更容易患上冠心病、抑郁症甚至恶性肿瘤。与其强迫自己宽容、退让，更年期女性倒不如遵从内心，让坏情绪得到正常的宣泄。

女性进入更年期的平均年龄是 51.5 岁，但其中约有 20% 几乎感受不到任何异常。如果能对上述三件事建立正确认知，真实地做自己，开启全新的事业或爱好，当你身处更年期时，你就会更"无感"。

更年期应对原则

如果你在更年期身体确实出现了一些异常症状，应该怎么办呢？有三个基本原则。

第一，掌握自主权。更年期不是疾病，而是一个自然的生理阶段。是否使用激素治疗，完全由你自己决定。所有药物治疗的出发点，都是改善身体的异常症状。没有任何一种药物的治疗是必需的，如果你觉得生活没有受到太大干扰，完全可以选择不用药。

第二，实行个性化治疗方案。更年期问题的治疗目标也应该由你自己来决定，如改善关节疼痛、潮热、盗汗等问题。你可以请医生根据你的具体症状和需求，制订适合的治疗方案。

第三，测定激素水平。 建议女性在 40 岁左右进行一次全面的性激素水平检测，给未来的自己预留一份参考资料，以便医生能够更精准地制订治疗方案。

更年期常见症状

接下来，我们看看更年期常见的六类症状及其应对措施。

第一类：潮热和盗汗

潮热和盗汗是最常见的更年期症状，可能在月经停止前的很多年就已经出现了。不过，对此不必过于焦虑，从症状初现到绝经，还有平均 4.5 年的过渡期，这其实是身体在适应更年期变化的过程中，第一次尝试跟你进行"对话"。

如果出现这两个症状，首先要调整好心态；其次要多准备一些换洗衣物，并且适当调低房间温度。前文提到的深慢呼吸、冥想和认知行为疗法也有明确的效果。如果长期处于情绪压抑的状态，建议寻求专业心理医生的帮助。

如果潮热、盗汗影响了正常生活，甚至干扰了情绪和睡眠，不用纠结，直接去医院找医生，咨询是否可以进行低剂量的雌激素治疗。多项研究证明，低剂量的雌激素、孕激素能有效改善更年期症状，缓解率甚至高达 95%，且副作用可控，在安全性方面不必担心。

第二类：骨质疏松症高危因素

骨质疏松是更年期女性需要重点关注的健康问题之一。骨质疏松症的高危因素包括以下几个。

第一，较早绝经，比如 45 岁之前绝经。

第二，早发性卵巢功能不全。

第三，有脆性骨折家族史，比如父母曾因为轻微的外力冲击导致骨折。

第四，维生素 D、钙等营养素摄入不足。

第五，BMI 小于 18.5 千克 / 平方米。

第六，有缺乏运动、吸烟、过度饮酒等不良生活习惯。

如果存在上述任一情况，就属于骨质疏松症高危人群，即使暂时没有出现骨质疏松，也建议尽早采取干预措施。研究证明，合理使用激素替代疗法，可以降低约 50% 的骨折风险。

第三类：阴道干涩、疼痛，尿频和尿失禁

研究表明，外尿道 1/3 的黏膜和阴道内膜对雌激素都高度敏感。当雌激素水平下降时，这些部位就有可能出现不适症状。建议考虑使用润滑液缓解阴道干涩，并通过盆底肌锻炼（如凯格尔运动）来改善尿失禁问题。

如果这些方法没有明显效果，建议及时去医院，进行低剂量的激素治疗。除了口服激素，针对这类症状，效果更好、副作用更小的选择是涂抹外用的激素软膏。

第四类：情绪波动、健忘及失眠

这些症状与上文提到的更年期大脑重塑密切相关。如果能找到情绪波动的关键原因，排解内心的压抑和不满，尤其是找到能够让自己发光发热的事业或爱好，这些问题可能不需要药物就可以解决。

如果无法通过自我调节改善，仍然建议采取激素替代疗法。

第五类：关节疼、腰背疼、颈椎疼和偏头疼等各种疼痛

这些疼痛的成因较为复杂，可能与骨质疏松相关，也可能受情绪影响，部分病例甚至找不到明确的原因。建议首先排除其他疾病导致疼痛的可能性，其次进行心理评估与情绪调整。如果效果不明显，同样可以考虑激素替代疗法。

需要注意的是，在大多数情况下，激素替代疗法可以缓解偏头痛，但也存在因为单独补充雌激素而加重偏头痛的情况，建议在医生指导下选择雌激素和孕激素联合治疗方案，以确保疗效与安全性。

第六类：性欲减退

如今越来越多的女性开始积极关注并试图改善这个问题，这当然是一件好事，但是，很多更年期女性的性欲下降其实只是暂时的，性欲很可能是被其他不适症状掩盖了，并没有实质性减退，因此，这一问题并不需要刻意治疗。

美国老年学学会的一项研究发现，55岁以上的女性更加享受性生活。《新英格兰医学杂志》上也有研究指出，健康中老年女性的性生活频率可以达到每周2~3次，与年轻人相同。此外，越来越多的研究发现，性欲和女性的激素水平关系并不大，性欲下降也不需要通过补充激素来改善。

还需要注意的是，更年期女性在绝经后一年内仍存在受孕的可能性，需要做好避孕措施。

总体而言，对大多数女性来说，大部分更年期症状都可以通过激素替代疗法得到有效缓解。具体的用药方案，需要医生根据患者当下的激素水平来制订。在使用激素治疗时，建议遵循以下原则。

第一，越是纯天然的、体内本身就有的激素，就越安全；第二，优先选择外用涂抹激素，如果无法解决问题，再考虑口服激素；第三，用药剂量上，能缓解症状的最低剂量，就是最佳剂量。

此外，饮食也是改善更年期症状的重要辅助手段。其中证据比较明确的食物是大豆。研究发现，摄入足量的大豆及豆制品，能有效缓解阴道干涩、潮热、盗汗等症状，对骨骼和心血管系统也有一定的保护作用。建议每日补充100～200毫克异黄酮，大约相当于2杯豆浆、1块豆腐／半斤毛豆或炒黄豆。

关注心脑血管疾病和肿瘤风险

更年期女性还会面临一类更大的健康隐患——心脑血管疾病和妇科肿瘤。

研究发现，正常的雌激素水平对女性的心脑血管具有显著的保护作用，这是更年期之前女性的心脏病发病率远低于男性发病率的重要原因。然而，随着雌激素水平下降，女性的血压、血脂、血糖逐渐升高，冠心病风险显著上升，50岁后发病率与男性持平，60岁后甚至可能会反超。女性的心脑血管疾病会在更年期的5～10年里集中爆发，叠加更年期的抑郁和焦虑情绪，无异于雪上加霜。

既然雌激素有这么强大的保护作用，女性是否可以提前补充雌激素，预防心脑血管疾病呢？很遗憾，现有研究一致表明，在预防心脑血管疾病这件事上，没有捷径可走，只能老老实实地高度关注血压、血糖、血脂，及时发现问题，及时就医。

在门诊中，我会给月经已经开始不规律的中年女性提出以下建议。

第一，家里备一台电子血压计，每周测一次血压。

第二，进行口服葡萄糖耐量试验，筛查高血糖风险。

第三，每年检查一次血脂。

一旦发现任何一项高危因素，都要尽早进行生活方式调整，必要时在医生指导下进行药物治疗。

更年期不是女性衰老的代名词。雌激素和孕激素水平的下降，意味着我们卸下了生育的使命，迎来的是思维的提升、思想的解放，甚至灵魂的自由。这是每一位女性都值得期待的全新起点。但在这个过渡期，身体也更容易出现各种状况。因此，我们应该学会倾听身体的声音，理解自身的变化，给予自己更多的关注与呵护。

088 ｜ 男性更年期：
更年期如何保持强大与稳定

从医学角度来说，女性更年期主要是雌孕激素水平下降导致的。那么，男性是否同样存在更年期现象呢？答案是"是"，中年男性同样要经历雄激素水平的下降，只是这一变化的界限不像女性那么明显。相较于女性更年期，男性更年期有两个显著特征。

第一，医学上将雄激素水平的下降称为"雄激素部分缺乏综合征"或"迟发性性腺功能低下"，几乎所有男性都会出现这种情况，只是严重程度不同，且临床症状存在较大的个体差异，有的男性表现得比较隐秘，有的则非常明显。

第二，由于雄激素水平下降十分缓慢，男性更年期持续时间可能更长，开始时间也通常比女性早 5 年。女性更年期大多始于 45 岁，终于 55 岁，部分女性可在 5 年内度过这个阶段。然而男性更年期一般在 40～45 岁开始，最早甚至在 35 岁就开始了，整个过程持续 5～15 年。

具体来说，男性更年期的挑战主要表现在身体、心理及夫妻亲密关系三个方面。

身体上的核心症状表现为性功能减退，最早始于 35 岁，最晚始于 70 岁，男性会出现性欲下降、勃起功能减退（尤其是夜间勃起减少）等症状。美国马萨诸塞州一项针对 40 岁男性的研究显示，存在勃起功能障碍的男性已达 39%，70 岁男性中甚至高达 67%。

此外，中年男性还会面临肌肉减少、肌力下降、骨密度降低等问题，严重者甚至会患上骨质疏松症。中年男性还可能出现内脏脂肪沉积或排尿问题，如尿频、尿急、排尿不畅、夜尿增多等。

心理上，男性更年期主要表现为认知功能与情绪状态的改变。很多中年男性会感觉记忆力减退、注意力涣散或容易疲劳，还有人会出现失眠或嗜睡、潮热、出汗、易怒、抑郁等症状。此外，还可能出现脑力和空间定向力的下降。

夫妻亲密关系问题主要表现为双向负反馈。由于中年夫妻双方的身心都发生了改变，一方的性问题可能会反过来导致另一方的性健康恶化，甚至导致以性关系按下暂停键为主的"夫妻暂停"现象。这一概念已经得到了医学界大量研究的验证，具体的解决方案是把夫妻作为一个整体纳入健康管理，联合干预，共同治疗。

男性更年期是一个充满了无奈、怀疑和难言之隐的过程，十分漫长而艰难。能否顺利度过这个时期，将决定男性 50 岁、60 岁，甚至高龄老年期的生活质量。与之对应的残酷现实却是男性在更年期的健康状况经常受到漠视，被社会普遍认为是一种正常的衰老现象，不需要关注，也不需要治疗。

怎样才能让更年期的男性更强大、更稳定呢？基于全球男科医学、心理学及运动医学的最新研究，我总结出了三个干预策略。

雄激素治疗

既然很多问题都是雄激素缺乏引起的，能不能直接补充雄激素呢？

单纯补充雄激素并不能解决所有问题，给中老年男性补充雄激素在医学上也缺乏充分的证据。

为什么会这样呢？首先，雄激素水平下降的症状与男性更年期的症状并不完全匹配。

雄激素水平的巅峰期是 21～30 岁，30 岁以后每年下降 1%～1.4%，50 岁以后显著下降。但临床调查发现，男性的更年期症状早在 40～45 岁就开始了，等到一定年龄，激素水平降到极低，某些功能反而有所改善。也就是说，雄激素水平下降与更年期症状不存在一一对应的关系。

其次，补充雄激素有一定的潜在风险，比如前列腺癌及心脑血管疾病的风险。所以，临床上大多建议更年期症状比较严重的男性在专业医生的指导下使用雄激素替代疗法。

认知疗法

针对男性更年期，比较有效的非药物干预策略是认知疗法，也就是让男性建立起对更年期的认知。认知疗法具体可以分为三步。

第一步，正视男性更年期的存在。

大量研究和临床实践都证明，如果男性能够充分认识到 35 岁可能进入初步更年期，40～45 岁会集中爆发，全程可能需要 5～15 年，那么他对更年期就不会过分恐慌。越是否认和逃避更年期，男性就越会失去掌控力，致使生活和健康都落入一团糟的境地。

调查发现，男性并不是因为变化本身，而是因为不了解变化的真正原因而变得恐慌、易怒。在这种情况下，男性更容易与家人产生矛盾或陷入婚外情，被不良情绪所困扰，甚至开始酗酒。中年男性的伴侣当然也需要提前做好准备，尝试理解对方所处的状况，而不是不停地批判、责备。

第二步，找一个"过来人"进行倾诉。

倾诉，尤其是向亲近的人倾诉，本身就是一种治疗。男性一开始可能会碍于自尊不肯开口，需要一段时间才能逐渐接受自己需要帮助的事实。不要催促他，耐心地倾听他的忧虑，给他时间自我调节。在开始接受现实和采取措施之间，有抱怨、牢骚都是更年期的正常表现。

倾诉对象优先选择年龄更大的"过来人"，因为经历过同样的痛苦，这些前辈会更有经验和同理心。

第三步，建立医疗干预意识。

倘若发现问题严重，尤其是心理上的问题，需要对照前文讲过的睡眠、焦虑和抑郁的相关内容，及时寻找专业医生的帮助。研究显示，越早开始治疗，效果越好。

生活方式疗法

通过改变生活方式来缓解更年期症状也是一个实用的策略。研究表明，有六项特定因素会对男性性功能产生巨大影响，分别是肥胖、吸烟和酗酒、特定疾病和药物、运动、性生活及农药和激素残留。

第一，肥胖。

数据显示，中度肥胖（BMI 30～35）和重度肥胖（BMI > 35）会明显降低血清雄激素水平，而且 BMI 越高的男性每年雄激素水平下降得越多。建议中度以上肥胖的男性减肥，具体的减肥策略可以参考我的《冯雪科学减肥法》一书。

第二，吸烟和酗酒。

研究发现，吸烟会提升男性的雌激素水平，抑制雄激素的合成。每天吸烟 10 支以上的人，更年期症状的出现时间会明显提前。而酒精的主要成分乙醇及其代谢产物乙醛，会对雄激素合成酶形成抑制作用，加速男性更年期雄激素水平的下降。因此，如果想平稳地度过中年阶段，戒烟限酒是基本操作。

第三，特定疾病和药物。

急性重症（如急性心梗、严重创伤、大型手术等）引发的暂时性缺血会导致雄激素水平暂时性下降，随着身体康复就可以自然恢复。但糖尿病、慢性肝肾功能不全等慢性病则会持续影响雄激素水平。这类患者要特别关注激素水平的变化。

此外，部分降压药，如钙离子拮抗剂（通常药名为"××地平"，如尼群地平）和 β 受体阻滞剂（如倍他乐克）可能会影响性功能，甚至导致男性更年期提前。实际上，降压药可选种类较多，如果你担心这类副作用，建议及时与医生沟通，调整用药方案。

第四，运动。

这一因素既包括缺乏锻炼，也包括运动过度。研究发现，长期缺乏运动的男性会表现出更为明显的更年期症状。但另一方面，长期过度运动导致的肌肉疲劳也会减弱雄激素的分泌。此外，成年男性在高纬度地区进行高强度体能训练时，其精子的浓度和活力也会有所下降。运动对男性的性功能是一把"双刃剑"，适度运动有益健康，超负荷运动则会带来损害。因此，中年男性可以根据自身情况，选择合适的运动，适当锻炼。

此外，还有一项有助于改善男性更年期症状的运动——提肛运动。它能够锻炼盆底肌，治疗射精过快或勃起功能障碍，还能防治痔疮。具体方法是慢慢将肛门缩紧，保持 3～5 秒，然后放松肛门。每组练习 20～30 次，每日练习

2～3 组。

第五，性生活。

研究显示，长期缺乏性生活会加速雄激素水平的下降。规律而和谐的性生活不仅有助于男性的心理健康与情绪平衡，还能提升整体生活质量，并可能通过多方面的积极效应间接促进全身健康。至于性生活的频率，以个人舒适度为准。

第六，农药和激素残留。

男性需要特别注意避免两类有害物质：一类是杀虫剂、除草剂及促进动物增肥的激素；一类是塑料容器、塑料包装。

此外，研究发现，饮食以全谷物、蔬菜、鱼类为主的男性，其雄激素水平比以高脂肪饮食为主的男性更高，这意味着健康的饮食模式对雄激素水平也有一定的积极作用。

089 | 保护甲状腺：
甲状腺异常有哪些预警信号

甲状腺，这个位于颈部、形似蝴蝶的小小腺体，看似不起眼，却是人体代谢的"调控中枢"。它不仅参与脑部发育、个体成长，还在调节新陈代谢方面发挥着关键作用，并且几乎影响着心血管、消化、神经等所有系统的运转。通过分泌甲状腺激素，甲状腺全方位指挥着全身细胞的代谢活动，巧妙调节着我们的体温、心率、能量水平，甚至对情绪波动也有着不可忽视的影响。

令人意想不到的是，甲状腺疾病在男性和女性身上的发病率存在显著差异，女性患病的概率远高于男性，这种性别差异在众多疾病中并不常见。令人担忧的是，女性在甲状腺疾病的诊断中存在较高的漏诊与误诊率。正因如此，我特意将这部分内容纳入这本书，希望每一位女性都能给予足够的关注和重视，及时了解并守护好这位掌控活力与能量的"隐形指挥官"。

先来看一个真实案例。我曾接诊过一位 42 岁的女性患者，她来门诊是想要减重。她从小就有些偏胖，到了中年"发福"，自然也是胖胖的，所以大家都叫她"小胖"。她不是不想减肥，也尝试过控制饮食，自认为吃得已经不多了，可体重依然不降，所以她觉得自己可能属于那种"喝凉水都长胖"的体质。她坦言，自己确实不爱运动，最大的爱好就是睡觉。她 30 多岁时曾经创业，事业一度红火，但后来实在不愿意去上班，甚至觉得出门都是一种负担，干脆将公司卖掉，从此开始"躺平"。

她说自己每天要睡 12～15 个小时，不然整个人就像断电了一样没有精神。早上刚睡醒一会儿，就想躺下再补个觉；吃完午饭还得再睡上一大觉，否则整个下午都提不起劲。除此之外，她的生活状态看起来倒还算正常。她曾听别的医生说过，有些人天生爱睡觉，所以就没太当回事。就这样，她从 35 岁一路"睡"到了 42 岁。

我注意到她的脖子有些粗，便建议她先别急着减肥，而是查一下甲状腺功能。检查结果一出来，果然是甲减，而且已经出现了低蛋白血症。也就是说，她的"胖"有一部分其实是低蛋白水肿造成的，并非全是脂肪堆积。

甲状腺功能减退，不仅影响了她的新陈代谢，也严重影响了她人生中本应奋斗、绽放的 7 年。而像小胖这样的病人，我在临床中每年都能遇到不少。

甲状腺功能异常主要分为两大类：甲状腺功能亢进（简称"甲亢"）和甲

状腺功能减退（简称"甲减"）。甲亢意味着甲状腺分泌了过多的甲状腺激素，仿佛身体的"加速引擎"失控了；甲减则是甲状腺激素不足，导致身体的"能量炉"熄火了。甲状腺就是人体代谢的"精准调节器"，一旦它功能失衡，身体便会悄然亮起"警示灯"。

据统计，我国的甲亢患病率为 1.22%。《中国甲状腺疾病流行病学调查（2019）》显示，女性患病率约为男性的 3～4 倍，75%～80% 的甲亢患者是女性。Graves 病是最常见的甲亢类型，其患者中 90% 以上为女性。

我国的临床甲减患病率为 1.04%，其中有 16.7% 的人处于甲状腺功能减退初期，也就是所谓的"亚临床甲减"。甲减的女性患者数量同样远远高于男性，女性患病率是男性的 5～10 倍，占比 70%～85%。此外，随着年龄的增长，甲减的患病风险也在显著升高，65 岁以上老年人的甲减患病率约 7%，而亚临床甲减患病率高达 19.87%。

除此之外，甲状腺结节也是一种常见的甲状腺疾病。一项涵盖 78470 人的调查显示，我国甲状腺疾病的总体患病率达到 40.37%，其中经超声诊断的甲状腺结节（直径≥0.5 厘米）患病率为 20.43%，60%～75% 的甲状腺结节患者为女性。

甲状腺问题预警信号

甲状腺疾病之所以如此高发，与现代生活方式息息相关。工作压力大、经常加班、频繁熬夜、免疫力低下、抽烟酗酒及母亲妊娠期营养状况不佳等问题，都有可能影响甲状腺健康。所幸甲状腺疾病在现代临床医学中并不是棘手的问题，关键在于我们能否及时识别。事实上，当甲状腺功能开始异常时，身体往往会悄然发出"预警信号"，只是常常被我们忽视。

预警信号 1：体重变化

如果甲状腺出现了结节，且伴有功能亢进，可能导致体内释放大量甲状腺激素，使新陈代谢显著加快。这种代谢加速很容易使人产生饥饿感，食欲亢进。但是，尽管摄入量增加，体重却如坐滑梯般迅速下降。过多的甲状腺激素如同给身体的"代谢引擎"注入了强劲动力，加速脂肪和蛋白质的分解，从而造成体重显著减轻。

相反，若你的食量并未增加，体重持续上升，尤其是体脂增加、全身乏力、肌肉无力，呈现"懒、胖、弱"的状态，那就有可能是甲减的信号。这种体重增加往往伴随着黏液性水肿，表现为皮肤按压后不易留下持久凹陷，面部、四肢等部位浮肿。

预警信号 2：心脏跳动异常

如果你在静坐时常感觉心跳加速，甚至伴随胸闷、心律不齐的症状，这可能与甲状腺激素水平异常有关。心肌和血管内皮对甲状腺激素的变化非常敏感，临床上，甲亢或甲减都会对其产生直接影响。

甲亢时，交感神经系统被过度激活，心率上升，血液循环加速，促使全身代谢水平被动提高，心脏工作负荷加重，即便在休息状态下也可能出现心跳过快、心悸等症状。甲减则会抑制心肌的收缩和舒张功能，可能导致血压升高或心率减慢，严重者可引发难治性心力衰竭。此外，甲减还常常引起血脂异常，特别是胆固醇水平显著升高，增加胰岛素抵抗，诱发高胆固醇血症，进一步增加冠心病患病风险。数据显示，与甲状腺功能正常的人群相比，甲状腺功能减退（包括临床与亚临床甲减）患者的心肌缺血、心肌梗死、心律失常及总体死亡率的风险分别上升 13%、15%、96% 和 25%。

预警信号 3: 皮肤异常

皮肤作为人体最大的器官，是甲状腺激素作用的主要靶点，参与多种生理过程，包括胎儿表皮分化、皮肤屏障形成、毛发生长、伤口愈合、角质形成细胞增殖及角蛋白基因的表达等。

甲亢患者常出现皮肤多汗、面部潮红和手掌红斑等症状，还可能发生胫前黏液性水肿，多见于小腿胫骨前区域。早期表现为局部皮肤增厚、变粗，伴随弥漫性或局限性肿胀，皮肤表面光滑，按压时不易出现凹陷，与普通水肿不同。此外，指甲也可能变薄、变脆、易断裂，部分患者还会出现"甲床分离"现象，也就是指甲与甲床之间出现空隙。

甲减患者，尤其是女性，则表现为皮肤干燥、粗糙、缺乏水分和光泽，头发脱落明显。这是因为甲状腺激素对皮肤的新陈代谢有调节作用，甲减状态下皮肤代谢减缓，皮脂腺和汗腺分泌减少，导致皮肤水分大量流失，从而引发干燥、粗糙等问题，毛发生长也明显受抑制。如果你的皮肤突然出现上述变化，建议及时关注甲状腺功能是否正常，避免疾病进一步发展。

预警信号 4: 情绪波动

如果你突然变得脾气暴躁、情绪不稳，动辄焦躁不安、紧张易怒，一点小事就可能引发强烈的情绪反应，如同"火药桶"般易燃易爆，这很可能与甲状腺激素水平过高有关。甲状腺功能亢进时，体内激素会过度刺激中枢神经系统，导致神经兴奋性增强，常见症状包括急躁、易怒、焦虑、失眠、情绪亢奋等。

相对地，如果你总感到疲惫、嗜睡、情绪低落、意志消沉，那有可能是甲减导致的精神状态变化。在甲减状态下，大脑细胞代谢速度降低，交感神经活动减弱，患者往往表现出反应迟钝、沉默寡言、神情呆滞，甚至类似抑郁的状态。

预警信号 5：体温异常

甲状腺激素能调节人体的产热功能。正常情况下，一个人清晨起床后由于尚未进食或进行活动，身体不会出现大量流汗的现象，然而，甲亢患者由于体内分泌了过多的甲状腺激素，加速了新陈代谢，产热量显著增加。同时，甲亢患者的基础体温也比普通人偏高，因此容易出现出汗多、怕热等症状。

而甲减患者比常人更容易畏寒，即使身处他人感觉温暖的环境中，也需要添加更多衣物御寒。这是因为在甲减状态下，甲状腺激素分泌不足，身体产热能力下降，导致体温调节功能受损，从而产生持续性寒冷感。

预警信号 6：排便异常

甲状腺激素对消化系统同样有重要影响。如果你近期排便次数明显增多，频繁产生便意，甚至出现腹泻情况，就可能是甲状腺激素过多所致。过多的激素刺激胃肠道，使其蠕动加快，食物停留时间缩短，从而导致排便次数增多。

与之相反，甲减患者则很容易便秘，出现排便次数减少、大便干结、排便困难等症状。这是因为甲状腺激素不足导致胃肠道蠕动减慢，食物在肠道内停留时间过长，水分被过度吸收，最终引起排便不畅。

除了以上提到的这些信息，甲状腺激素变化还可能伴随许多其他较为隐匿的症状，图 89-1 列出了甲减可能导致的主要异常情况，你可以自我对照一下。如果发现自己出现类似症状，请不要犹豫，尽快前往医院进行甲状腺功能检查。该项检查操作简单，抽血即可完成。如确诊为异常，应及时前往内分泌科，由专业医生进行诊断与治疗。早发现、早治疗，是防止进一步健康损害的关键。

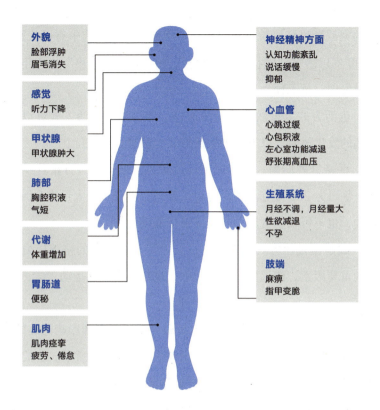

外貌
脸部浮肿
眉毛消失

感觉
听力下降

甲状腺
甲状腺肿大

肺部
胸腔积液
气短

代谢
体重增加

胃肠道
便秘

肌肉
肌肉痉挛
疲劳、倦怠

神经精神方面
认知功能紊乱
说话缓慢
抑郁

心血管
心跳过缓
心包积液
左心室功能减退
舒张期高血压

生殖系统
月经不调，月经量大
性欲减退
不孕

肢端
麻痹
指甲变脆

图 89-1　甲状腺激素变化导致的异常情况（甲减）

预防甲状腺疾病

　　甲状腺相关疾病呈现高发态势，其原因往往不是单一的，而是遗传背景、生活方式和环境因素共同作用的结果。要真正做到有效预防，首先需要关注以下几个因素。

　　先来看遗传。2023 年《临床内分泌学》杂志发表的一项研究指出，Graves 病患者的直系亲属患病风险比普通人高 8～10 倍。美国甲状腺协会的数据显示，桥本甲状腺炎（最常见的甲减）的家族发病率高达 35%～40%；

甲状腺癌的家族性患病风险也相对较高。因此，如果家族中有甲状腺疾病史，建议你在 30 岁以后将"甲状腺功能检测"和"甲状腺超声"加入年度体检项目，做到早发现、早干预。

再来看生活方式。虽然遗传无法选择，但科学的生活方式可以显著降低甲状腺疾病的发生风险。以下几种生活方式，值得长期坚持。

第一，保持营养均衡，适度增加碘的摄入。 成年人每日推荐碘摄入量为 150 微克，孕妇为 250 微克。要合理食用碘盐，避免长期大量进食海带、紫菜等高碘食物，也不可长期食用无碘盐或极端低碘食物。

第二，缓解慢性压力，养成良好的作息习惯。 长期的精神压力是诱发甲状腺疾病的重要因素，建议保持规律睡眠，进行适度有氧运动，尝试冥想或正念练习。

第三，避免接触内分泌干扰物。 这是最容易被忽视却影响深远的风险源。如果你的家族有遗传风险，或者你已经出现了上文提到的症状，一定要避免频繁接触塑料制品，尤其要避免用微波炉加热塑料容器；要选购无 BPA（酚甲烷）标识的食品容器或安全材料；应避免进食反复油炸的食品；清洗蔬果时应尽量减少农药残留。一些塑料类化学成分已被证实具有干扰人体内分泌系统的作用，可能对甲状腺功能造成长期损害。

最后，我想对所有女性说，正视那一丝莫名的疲惫、那一点突如其来的情绪波动，是守护自己乃至家庭的关键。 甲状腺在调节身体代谢、情绪、能量与生殖力方面扮演着关键角色。女性因内分泌系统更为复杂，受影响尤甚。许多女性将甲状腺功能异常的表现误以为是"更年期到了""自己太敏感""累着了"，却不知其背后可能隐藏着深层的健康问题。作为女性，我们一定要重视自己的感受。真正的女性力量，不仅是照亮他人，更是照见自己。

090 生育力：
如何有效保护生育力

生育力指的是生物体繁衍后代的能力，是维持生命繁衍、生生不息的根本。正是因为生育力的存在，才有了这个世界的欣欣向荣。然而，与大多数生物相比，处于食物链顶端的人类，生育能力却异常脆弱。无论是男性产生健康精子的能力、女性产生优质卵子的能力，还是二者结合形成胚胎，最终在母体中孕育出健康胎儿的过程，都需要精心呵护。这些过程的任何一环出现问题，都可能影响新生命的诞生。

如今，越来越多的年轻人选择不生育，但即便他们想生孩子，也并非易事。尤其是许多人选择推迟生育，这进一步加剧了生育困难。世界卫生组织1992年对25个国家8500对不孕不育夫妇的大型研究显示，37%的不孕不育病例是女性因素造成的，35%的病例是男女双方因素共同造成的，8%的病例归因于男性因素，还有20%可能与环境、医疗等其他因素相关。

男性的生育力主要取决于睾酮水平、精液质量、勃起功能，其中精子的数量、活力和形态是核心部分。虽然男性的精子可以持续生成，但精子质量会随着年龄增长而下降。不良的生活习惯、慢性疾病、环境污染等因素也可能导致精子质量下降，从而影响生育力。

相比之下，女性在生育中的作用更为关键。女性除了需要健康的卵子，还要有好的子宫条件与内环境，以保障受精卵的着床、发育与成长。但遗憾的是，上天赋予女性的生育黄金期却相对短暂。这也是为什么很多育龄女性一结婚，便被来自家庭、社会的"催生"声音包围。精卵结合形成的受精卵，染色体一半来自父亲，一半来自母亲。然而，精子与卵子的生成机制截然不同，男性的精子可以不断更新，其生成周期约 70~90 天，每次产生数百万个，且每次射精后 2~3 天，精子数量就可恢复；而女性一生的排卵数量约为 400 颗，每个月经周期排 1~2 颗，且随着年龄增长快速递减，质量也逐渐下降。因此，相较精子而言，卵母细胞更加稀缺且不可再生，女性的生育力也更加受年龄影响。这种不可逆的生理规律，使得女性成为生育力的核心限制因素。

女性的生育力与卵巢功能密切相关。事实上，从女性出生的那一刻起，其卵巢内便已储备了一生所需的原始卵泡。这些卵泡数量庞大，却在岁月流逝中逐渐减少。一般来说，在 20~30 岁，女性的卵巢储备功能处于最佳状态，卵子的数量和质量都相对较高，这段时间也被认为是女性生育的"黄金期"。然而，这一储备会随着年龄的增长而自然耗损，尤其是 35 岁之后，下降速度明显加快，卵子数量和质量都开始下滑，给自然受孕带来挑战。

除了年龄因素，现代社会中还有许多"看不见的手"在悄然影响着人类的生育力，比如环境和生活方式。

影响生育力的"隐形杀手"

环境

伴随着工业化的发展，人们越来越多地暴露在各种污染源之中，无论是重金属、空气中的有害颗粒，还是日常生活中潜藏的化学品，都可能干扰人体的内分泌系统，进而影响女性的排卵与月经周期，甚至损害生殖系统的整体健康。近年来，国内外研究还发现，包括新型农药、微塑料、液晶单体等在内的新兴污染物，同样可能对生殖功能造成不容忽视的潜在损伤。

生活方式

在快节奏的现代生活中，我们的每一个生活习惯和日常选择，都在不知不觉间深刻影响着我们的生育力。

第一，吸烟和饮酒。 吸烟和饮酒已被证实会对男性的生殖激素分泌、精子质量等产生显著的负面影响，甚至在某些情况下还可能影响下一代的神经发育与心理健康。不仅如此，就连二手烟的暴露，也可能与勃起功能障碍和精液质量下降相关联。对于计划要孩子的夫妇而言，这些风险不仅存在于精子和卵子的结合阶段，还可能对胎儿的发育和健康造成长远的影响，包括出生缺陷、生长异常、神经发育障碍、成瘾脆弱性等。

第二，体重。 无论是体重过轻还是超重、肥胖，都会对生殖系统造成压力，干扰正常的内分泌。一些研究发现，父母在孕前的不良体重状态与胎儿的不良出生风险存在显著关联，并且若父母双方体重均不在理想范围内，相关风险还会呈现叠加效应。此外，饮食结构的失衡，尤其是高脂高糖饮食的长期摄入，也为代谢紊乱和内分泌疾病的发生提供了温床，其中最典型的就是多囊卵巢综合征。这种病症在育龄女性中的发病率相当高，是导致女性不孕不育的常见原因之一。

第三，压力。 在心理层面，一些育龄人群由于长期的压力、焦虑或抑郁情绪的影响，面临着病理性的生育力下降的风险。情绪的波动可能会打乱"下丘脑 - 垂体 - 卵巢轴"的协调运作，导致月经不调，降低卵子质量，甚至在某些情况下导致排卵障碍或不排卵。对于那些正面临生育困扰的女性而言，精神状态的调节同样是提升怀孕概率的重要一环。

第四，年龄。 在医学领域，根据潜在的生育风险评估证据，高龄父亲通常被定义为 45 岁及以上，而高龄母亲则为 35 岁及以上。现代女性往往倾向于先打拼事业，再组建家庭。而家庭的延迟启动，往往会导致与年龄相关的生育能力下降，主要是卵巢功能衰退。相比之下，男性的生育能力虽然下降得相对缓慢，但同样会受到年龄增长的影响。一个常见的表现是男性性腺功能减退症，其特征为睾酮水平自 30 岁至 40 岁逐渐降低，并持续影响整个生命周期。

生育力保护策略

了解了影响生育力的各种因素，我们也就找到了主动保护生育力的途径。虽然年龄不可逆、时间不等人，但有些事，我们确实可以靠自己去改变和争取。

策略一：远离污染环境

面对日益复杂的生活污染，我们需要采取更主动的策略来保护自身的生育力。首先，应尽量减少生活与工作中和有害物质的接触，例如避免长期暴露在重工业区或空气质量差的环境中，减少使用含有重金属、有毒溶剂的产品，选购无公害认证的日用品和食品包装等。在日常生活中，尽量选择绿色有机食品，避免食用受农药污染的蔬果，减少微塑料摄入，也有助于降低体内污染物累积。此外，家中装修时应避免使用含甲醛、苯系物等挥发性有机物的材料，并确保通风良好。同时，应尽可能选择空气质量良好的时间段进行户外活动，并且使用空气净化设备提高室内环境质量。

通过以上这些具体可行的方式，我们就可以在力所能及的范围内构建一个更有利于生育健康的生活空间，为未来的孕育打下坚实的基础。

策略二：改善生活方式

现代生活方式的诸多细节，也在悄然影响着我们的生育力。因此，主动优化生活习惯是保护生育力的重要一环。

首先，应严格限制烟酒的摄入，不仅自己要戒烟戒酒，也要避免长期暴露于二手烟环境中，以降低其对生殖激素及精子、卵子质量的潜在损伤。

其次，科学管理体重，保持适宜的体脂水平，是维持良好内分泌功能的必要条件。均衡饮食和规律运动，不仅有助于预防如多囊卵巢综合征、代谢综合征等影响生育的疾病，也有助于优化卵泡发育和精子生成。

最后，学会调节压力、保持心理健康同样不可忽视。通过冥想、心理咨询、社交支持等方式缓解焦虑情绪，有助于稳定"下丘脑 - 垂体 - 性腺轴"的功能，提升排卵规律性与激素水平。

此外，女性应重视生育年龄的规划，在身体机能处于高峰期时主动做出生育决策。通过日常生活中一系列积极的改变，我们可以为未来的受孕和胎儿健康打下坚实的身体基础。

策略三：借助现代医学前沿技术

在生育力受限与年龄压力交织的现实中，现代医学为我们提供了两大强有力的保障路径：生育力保存与辅助生殖技术。前者是"暂停键"，后者是"助推器"，二者共同构建起生育力保护的技术支撑体系。

对于暂不打算怀孕或因疾病需延迟怀孕的人群，卵子、精子及胚胎冷冻等"生育力保存"手段已成为延迟生育计划的重要选择。例如，女性可通过玻璃化冷冻技术保存卵子，30 岁以下女性的卵子解冻存活率可达 85%～90%。精子冷冻技术更成熟，成本更低，活产率接近自然受孕。已婚夫妇则可选择胚胎冷冻，移植成功率和活产率均较高。对于有特定医疗需求的患者，如肿瘤患者，还可采用卵巢组织或未成熟卵母细胞冷冻的方式进行储备。

当自然受孕难以实现时，辅助生殖技术也可以提供精准帮助。从人工授精到试管婴儿（IVF），再到可进行基因筛查的第三代试管婴儿，每一项技术都可以帮助提高妊娠成功率。一代试管适用于女性不孕，二代解决男性不育，三代则可以筛除遗传缺陷。目前，试管婴儿活产率最高可达 55%，成为众多家庭实现孕育梦想的重要途径之一。

　　此外，前沿干细胞研究也在为生育力修复提供新思路，包括子宫内膜再生、卵巢激活等。随着技术的发展与政策的普惠，生育力保护将不再是少数人的选择，而是更多人可以考虑的方案。科学为生命预留"可能"，让我们在合适的时间播种，迎接新生命的到来。

091 | 亲密关系：
如何在关系中守护健康的底线

　　俗话说"食色，性也"，"饮食男女"，亲密关系是人性最本质的一部分，对人类来说就像饮食一样重要、一样必要。而与伴侣短期或长期的互动，也会牵动一个人的情绪状态，深刻影响其身体健康乃至心理健康。

　　然而，医学研究在这一领域却呈现了明显的滞后性，每年的学术产出稀少，且多数都止步于社会学观察层面，极少有生理学机制、分子机制层面的深入探索，也缺乏大规模临床研究的数据支持。不得不承认，人类发展到今天，对于两性话题依然讳莫如深。

　　在查阅了心理学、社会学及医学生理学领域的相关研究后，我发现，对亲密关系的管理聚焦于三个方向——如何科学避孕、生理上如何改善两性关系，以及情感上如何维系健康的亲密关系。

科学避孕

如果没有做好避孕，会导致两类后果：第一，不合适的避孕药物会增加女性肿瘤风险；第二，女性意外怀孕，不得不流产。这两类后果都会给女性带来巨大的伤害，而且同样会影响男性。研究发现，约 30%～40% 的男性会在伴侣流产后出现性功能障碍。

世界卫生组织、美国妇产科学会等国际权威机构和国内妇产科专家均明确指出，对于有规律性生活的人群，应优先选择长效、可逆的避孕方式。其中最有效的两种是宫内节育器植入和皮下埋植剂植入。多项研究显示，二者的避孕成功率能达到避孕药、避孕贴的 20 倍以上，副作用则要小得多。而且，这两种方式几乎对所有女性都是安全的，包括青少年、产后及流产后女性。

看到这里，你可能会产生一个疑问：安全套难道不是最推荐的避孕方式吗？

我们要分清楚不同的使用场景。安全套适用于偶然的性行为，其核心价值是预防性传播疾病。当伴侣之间建立稳定的亲密关系后，就更推荐使用宫内节育器和皮下埋植剂这类长效避孕方法。在长期、频繁的性行为中，安全套的避孕效果算不上"优等生"。研究数据显示，在正确使用安全套的情况下，避孕失败率仍有 2%～15%，意思是每 100 名女性中，每年仍有 2～15 名女性会怀孕。相比之下，宫内节育器的避孕失败率为 2‰～6‰，皮下埋植剂则不足 5‰。

这两种方式有没有副作用呢？随着医学的发展，其副作用已经微乎其微。

宫内节育器分为含铜型和含药型。含铜节育器的有效期可达 10 年，是目前最长效的避孕方式。含药节育器的有效期为 3～5 年，它可以缓慢地释放孕激素，大大减少使用含铜节育器带来的月经出血量增多的情况，还能抑制子宫内膜增生，降低子宫内膜疾病的风险。

这两种节育器都可以选择，相比之下，含药节育器的避孕效果更胜一筹。

更推荐有原发性痛经问题的女性使用含药节育器，因为它还能在一定程度上缓解痛经。

皮下埋植剂是将孕激素注入一根约 4 厘米长、2 毫米宽的特制小棒，将其植入手臂内侧，缓慢释放超低剂量的孕激素，以达到避孕效果。这种方式的避孕效果能持续 3～5 年，可以根据需要进行更换。研究显示，长期使用皮下埋植剂，对月经量、骨密度没有显著影响。不过，对于乳腺癌患者，或者 40 岁以上且有心脑血管高危因素者，建议优先考虑非激素型宫内节育器。

改善两性关系

越来越多的研究证明，性健康、性活力与身体健康有很强的相关性。当性生活愉悦时，伴侣双方体内会大量分泌一氧化氮分子，这种物质是心脑血管中的神奇分子，不仅可以加速血液循环，抑制炎症细胞，还能平衡多巴胺和内啡肽的水平。

那么，什么样的性生活频率是最有益于健康的呢？

目前医学界尚未确立所谓的"金标准"，所以不必过度纠结于数字。但需要注意的是，当性生活出现问题时，建议伴侣双方避免进行次数统计，这种量化行为反而容易让情况变得更糟糕。

此外，可以确定的一点是，如果完全没有性生活，女性的性欲和男性的雄激素水平确实会有一定程度的下降。目前我国女性群体普遍不够重视自身的性欲问题。但临床观察显示，健康的性欲水平对女性有诸多好处，包括增强免疫系统功能、促进心血管健康、缓解心理压力，甚至延长寿命。

如果女性想改善性欲减退的情况，只需把注意力放到自己身上，感受内心的真实需求并进行心理调整，多数情况下性欲水平都能得到改善。相比之下，男性则面临着更大的挑战，勃起功能障碍（ED）是全球男性普遍面临的生理和心理问题。

大量医学研究证实，ED 不仅关乎男性的面子，更是心血管健康的"晴雨表"。40 岁后出现 ED 的男性，未来 10 年心脏病发作的风险将增加 1.5～2倍。比利时鲁汶大学一项涵盖 9.2 万人的研究发现，ED 还会导致男性全因死亡风险显著增加。

为什么会这样呢？研究发现，ED 和心血管疾病其实具有同样的危险因素——肥胖、压力、缺乏运动、吸烟及"三高"。临床证据表明，通过体重管理、规律运动，就可以有效预防或改善 ED 症状。如果一直无法改善，务必及时去泌尿外科或男科就医。ED 是可以通过药物治疗的，一些细分类的 ED 甚至不需要药物就能治愈。如果受到这类问题的困扰，最重要的就是正视它，及时进行干预。

在药物治疗中，磷酸二酯酶抑制剂（如西地那非，俗称"伟哥"）被证实具有显著疗效。数据显示，服用 25 毫克、50 毫克和 100 毫克西地那非的 ED人群，勃起功能改善率分别能够达到 56%、77% 和 84%。

那么，这类药物是否能长期服用，有没有风险呢？

答案是可以长期使用，男性可以根据自身需求来选择种类。西地那非的有效时间约 4～6 小时，需做好性生活规划，提前服药；他达拉非的有效时间约 36 小时，适合想要效果持久、随时可以开始性生活的男性。临床观察显示，这两种药物在效力高低上并没有明显的区别。

在用药风险方面，从目前的研究来看，这类药物不会增加健康人群的心血管发病风险，冠心病患者也可以在医生的指导下放心服用。但是，如果正在服用硝酸酯类心血管药物，建议避免与其同时服用。

需要提醒的是，市场上销售的大部分相关保健品，其实都掺入了西地那非。但相比于药物，保健品的效果不够稳定，也存在服用过量的风险，所以建议通过正规渠道直接购买药品，以确保用药安全和疗效。

尽管药物能有效改善勃起功能，但大量临床证据表明，同时进行伴侣参与的心理行为治疗，才能取得最佳的治疗效果。

性欲低下是男性和女性都很常见的问题，除情感因素外，睾酮水平对性欲的影响也至关重要。研究表明，提高睾酮水平，可以使男女双方的性欲都得到一定程度的改善。建议通过力量训练，尤其是针对臀部、大腿的大肌群负重训练来提高睾酮水平，训练要达到让你几乎筋疲力尽的强度。比如，可以选择深蹲或负重深蹲，每组训练 20 次、30 次，做到做不动为止。

维持亲密关系

罗兰·米勒在其经典著作《亲密关系》中介绍了一个颠覆性发现：爱情被理所当然地视为亲密关系的前提这件事，其实仅有 500 年的历史。事实上，在人类漫长的岁月中，无论是在东方还是西方，爱情从来都不是建立亲密关系的必要条件。即使在 1967 年的美国，仍有 76% 的女性和 35% 的男性愿意和自己不爱但条件匹配的伴侣结婚。而在古希腊时期，婚姻、爱情和性三者是完全分离的。

现代大部分学者的共识是，爱情建立在多巴胺的生理反应基础上，这意味着爱情确实存在"保质期"。我讲这些，当然不是为了破坏你对爱情的美好想象，而是希望你能用逆向思维来看待亲密关系问题。

研究发现，如果把亲密关系中的双方定义为"最亲近的朋友"，尤其是在婚前就建立这种认知，能有效降低 44% 的婚姻风险。这种"相伴之爱"能够让使人放松的催产素持续分泌，并维持在较高水平，从而增进伴侣之间的信任，并让争吵、矛盾都变得更容易化解。

· **11** ·

第十一章

对抗衰老

————

人们因为停止玩耍而变老，而不是因为
变老才停止玩耍。

——斯坦利·霍尔

092 人到中年：
如何为生命后半程的健康打好基础

人到中年，要管理好哪些方面，才能撑起人生后半程的健康呢？

对于这件事，我深有体会。我自己也是人到中年，既要努力工作，发展事业，又要兼顾家庭，应对上有老、下有小的处境，总在充当家庭的"救火队长"，却很容易忽略自己的健康问题。

中国一项急诊调查数据显示，首次就诊就已经处于疾病中晚期的人群中，45 岁以上中年人的占比，竟比 60 岁以上老年人高 15%。这背后有两个原因：一方面，中年人的健康意识比老年人薄弱，不够注重健康管理；另一方面，中年人的身体机能开始衰退，不良生活方式更容易积累健康隐患。

更令人担忧的是中年人的心理健康问题。调查显示，尽管中年人的收入和社会地位持续提升，但抑郁、焦虑等严重的心理困扰在中年人群中不降反升。"中年危机"不仅是一个网络热词，更是一种真实存在的关键状态。

"中年危机"

"中年"理论最早由心理学家荣格和埃里克森提出，荣格形象地把中年比喻为"人生的下午"。关于中年的界定，一般认为是 40～60 岁，也有观点认为是 45～60 岁。"中年"是人生中矛盾最为集中的阶段。一方面，中年人的身体机能开始逐渐从高点跌入停滞期；另一方面，无论是在小家庭中还是社会里，中年人都需要承担双重压力，既要面对上一代的衰老，又要托举下一代的成长。

如果你已经有了停滞或向下的感觉，好像陷入"腹背受敌"的困境，在一定程度上就说明你已经跨入了"中年"这个阶段。在这个阶段，我们面临的最大的健康问题是什么，又该如何应对呢？

2020年，《柳叶刀》发表的一项研究对全球204个国家、过去10年不同年龄阶段的疾病负担进行了系统分析，汇总了一份排行榜。25～49岁中青年阶段疾病负担排行榜的前20名，除了交通事故和HIV，主要分为三类：

第一类，冠心病、糖尿病、中风。

第二类，疼痛问题，如下背痛、头痛、颈部疼痛和其他肌肉疼痛。

第三类，心理问题，如抑郁、自伤、焦虑、人际关系障碍等。

一项针对1990—2019年全球癌症负担的相关调查报告也指出，不健康的生活方式使全球癌症患者呈现年轻化趋势，50岁以下的中青年癌症新发病例增加了79%，癌症死亡人数增加了27.7%。

"生命八要素"

医学界通过大量研究，总结出了影响营养健康的关键因素——"生命八要素"，分别是饮食、运动、烟草、睡眠、体重、血脂、血糖及血压。可以说，八要素牢牢撑起了人生后半程的健康。你可以先根据表92-1中关于"健康饮食"的评分标准，计算出"饮食"的得分。然后，再根据表92-2中每一项要素的具体评分标准，计算出"生命八要素"的总分，评估自己的健康状态。

表 92-1　健康饮食评分标准

评分项目	问题	摄入量	计分标准
橄榄油	你每天摄入多少橄榄油?	≥2 份 / 天（约 28 克）	
绿叶蔬菜	你每周吃多少份绿叶蔬菜?	≥7 份 / 周（约 3500 克）	
其他蔬菜	你每天吃多少份其他蔬菜?	≥2 份 / 天（约 1000 克）	
浆果类	你每周吃多少份浆果?	≥2 份 / 周（约 400 克）	
其他水果	你每天吃多少份其他水果?	≥1 份 / 天（约 200 克）	
肉类	你每周吃多少份红肉、汉堡、熏肉或香肠?	≤3 份 / 周（约 150 克）	
鱼类	你每周吃多少份鱼、贝类或海鲜?	≥1 份 / 周（约 50 克）	
鸡肉	你每周吃多少份鸡肉?	≤5 份 / 周（约 250 克）	符合条件计 1 分；不符合条件计 0 分
奶酪	你每周吃多少份全脂奶酪、普通奶酪或奶油奶酪?	≤4 份 / 周（约 640 克）	
黄油 / 奶油	你每周吃多少份黄油或奶油?	≤5 份 / 周（约 50 克）	
豆类	你每周吃多少份豆类产品?	≥3 份 / 周（约 150 克）	
全谷物类	你每天吃多少份全谷物食物?	≥3 份 / 天（约 75 克）	
糕饼甜食	你每周吃多少份甜食、糖果、糕点、饼干或蛋糕?	≤4 份 / 周（约 90 克）	
坚果	你每周吃多少坚果?	≥4 份 / 周（60 克）	
快餐	你每周在快餐店吃几顿饭?	≤1 顿 / 周	
酒精	你每天喝多少酒?	男性 ≤2 份 / 天（约 28 克）；女性 ≤1 份 / 天（约 14 克）	

表 92-2 "生命八要素" 评分标准

要素	评估标准	
饮食	分值	"健康饮食评分标准"（表 92-1）得分
	100	15～16
	80	12～14
	50	8～11
	25	4～7
	0	0～3
运动	分值	每周中高强度运动时间（分钟）
	100	≥150
	90	120～149
	80	90～119
	60	60～89
	40	30～59
	20	1～29
	0	0
（吸烟）尼古丁暴露	分值	状态
	100	从不吸烟
	75	既往吸烟者，戒烟 ≥5 年
	50	既往吸烟者，戒烟 1～5 年
	25	既往吸烟者，戒烟 1 年，或正在使用吸入性 NDS
	0	目前正在吸烟
	注意：如果家中有室内吸烟者（经常室内吸烟），则减去 20 分（除非得分为 0）	
睡眠	分值	每晚平均睡眠时间（小时）
	100	7～9
	90	9～10
	70	6～7
	40	5～6 或 ≥10
	20	4～5
	0	<4

续表

要素	评估标准	
BMI	分值	BMI（千克 / 平方米）
	100	<25
	70	25.0～29.9
	30	30.0～34.9
	15	35.0～39.9
	0	≥40.0
血脂	分值	非高密度脂蛋白胆固醇水平（毫克 / 分升）
	100	<130
	60	130～159
	40	160～189
	20	190～219
	0	≥220
	注意：如果有药物治疗，减去 20 分	
血糖	分值	空腹血糖（毫克 / 分升）或 HbA1c 水平（%）
	100	无糖尿病史及空腹血糖 <100（或 HbA1c<5.7）
	60	无糖尿病且 FBG100～125（或 HbA1c 5.7～6.4）（糖尿病前期）
	40	糖尿病：HbA1c<7.0
	30	糖尿病：HbA1c 7.0～7.9
	20	糖尿病：HbA1c 8.0～8.9
	10	糖尿病：HbA1c 9.0～9.9
	0	糖尿病：HbA1c≥10
血压	分值	收缩压和舒张压（毫米汞柱）
	100	<120/<80（最优）
	75	120～129/<80（升高）
	50	130～139 或 80～89（1 期高血压）
	25	140～159 或 90～99
	0	≥160 或 ≥100
	注意：如果处于治疗阶段，减去 20 分	

说明：

以上各项要素的评分范围为 0～100 分，总分为各项要素分数的平均值，范围也为 0～100 分。

80 分以上，表示健康状况良好。50～79 分，表示健康状况中等。0～49 分，表示健康状况不佳。

可能已经发现了，这八要素大部分都与心脑血管疾病相关，那它们对肿瘤有影响吗？当然有影响。《美国心脏病学会杂志》的子刊发表的一项研究显示，心脏病与癌症具有相同的危险因素。因此，保持有益于心脏健康的生活方式，同样可以降低癌症风险。

中国一项涵盖 6 省份的队列研究显示，如果能满足八要素中的五个及以上的人群，相比于只能满足其中一两个，能降低 72% 的冠心病风险、61% 的中风风险。

如果八要素的自评分数接近 100 分，说明你平时就保持着良好的生活习惯，中年健康因此有了保障，你可以放心地去做家庭的"救火队长"、职场的中流砥柱。

还有研究显示，中年阶段八要素的自评得分越高，老年阶段生活质量越高，寿命也会更长。虽说生老病死本是人生常态，可谁都不愿意有一个病痛缠身的老年。同样是活到 80 岁，你肯定希望自己到那时依然精力充沛，既能含饴弄孙，又可以追寻诗与远方。实现这个心愿的前提，就是尽力提高中年阶段的健康水平。

进阶建议

如果你已经掌握了"生命八要素"，还想进一步精进，结合《欧洲心脏杂志》和哈佛大学的前沿研究，我为你总结了几个进阶策略。

第一，通过有氧运动和科学饮食来减小腰围，通过抗阻运动保持或提高骨骼肌质量。

第二，在均衡饮食的基础上进行间歇性禁食和正念进食。

第三，进行多样化活动，避免久坐。

第四，通过正念练习控制情绪，配合呼吸练习，有效缓解心理压力，减少焦虑和抑郁。

第五，也是最重要的策略，多行善事，多进行社交活动，对他人保持同情心，与家人、朋友建立深厚的关系。这些行为能够让我们拥有更加牢固的社会关系、更加幸福的家庭生活，这对身心健康至关重要。正如孔子所说："知者乐，仁者寿。"

093 │ 面对衰老：
你需要做哪些健康准备

如今，人类的平均寿命正在快速延长。大部分人可能会觉得这是一件好事。但从医学角度来看，寿命延长带来的并不全是好处。被各种病痛缠绕的老年，与健康、自由、从容的老年，是两种截然不同的人生。

在门诊中，我接诊过很多老年人，从他们身上，我发现随着年纪增长，老年人的生活是否富足、幸福，与其学历、收入、地位、成就的关系越来越小。人年老以后，会像初到人世的婴儿一样，每天只与自己的身体朝夕相处。

到了老年阶段，出问题的器官会越来越多，如果依旧从器官、疾病的角度来应对，头痛医头、脚痛医脚，就很容易被表面的病症牵着鼻子走，最终陷入疾病之间互为因果、恶性循环的困局。

这一节，我会带你跳出器官、疾病的思维，从人的整体功能的角度重新审视老年。基于大量循证医学研究和临床经验，我总结出了关系到老年生活质量的五件大事，我们一起来看看。

强健骨骼

很多人都有一个简单的认知："年纪大的人最怕摔跤。"高龄老人容易骨质疏松，一旦摔跤，往往会因为骨折而卧床，继而引发各种疾病，甚至赔上性命。但是，这个认知只对了一半。跌倒是 65 岁以上人群因外伤致死的主要原因。但高龄老人摔跤不一定都会骨折，骨折也不一定都会严重到必须卧床的程度。

这个颠覆性认知，我最早是从 82 岁的奶奶身上感受到的。冬天雪后路滑，她出门不小心摔倒，扭伤了腰，后来有一次下楼梯时又摔倒伤了髋部。一年内两次摔倒，但第一次没什么大事，第二次只是骨裂，很快就恢复如常了。

这引发了我对骨质疏松症的深入研究。数据显示，虽然老年群体的骨质疏松症发病率约为 38%，但这并不是一个必得的疾病，不少人终其一生都保持着良好的骨密度。那么，怎样才能保持良好的骨密度呢？

第一，50 岁以上的男性和绝经后的女性都应定期检测骨密度，如果确诊为骨质疏松症，需要及时去医院接受药物治疗。

第二，补充钙和维生素 D，同时尽量每天晒会儿太阳。

第三，加强运动，尤其是中等强度的力量训练。力量训练能够促进无机盐的矿化和骨骼的重建，从而帮助塑造更强健的骨骼。年轻时骨骼会不断这样重塑，但老年后这种机会越来越少，负重的力量训练可以刺激这一过程重新出现。需要注意的是，老年人的力量训练方案最好由专业医生制订。如果是自行训练，要从无负重开始逐步进阶。

如果具有以下特征，你就极有可能患骨质疏松症：第一，父母有骨质疏松病史；第二，瘦高体型，且年轻时很少晒太阳；第三，习惯久坐；第四，过度健身；第五，长期大量饮酒；第六，营养结构不均衡；第七，身高减少超过4 厘米。上述特征越多，患骨质疏松症的风险越大。但是，如果从 35 岁开始重视和改变生活方式，就可以有效地降低这一风险，这将在很大程度上决定你老年时的健康水平。

增肌比减脂重要

老年人如果想减脂，一定要在医生的指导下进行，不建议自己盲目减脂，否则可能会带来严重后果，比如降低对疾病的抵抗力，影响病后恢复能力，甚至导致病后或手术后的生存率降低。

减肥需要谨慎，增肌也需要循序渐进、科学规划。中国一项涵盖 51 万人的队列研究显示，65 岁以上人群身体衰弱率约为 10%，如果同时患有心脏病，衰弱率甚至高达 40% 以上。身体衰弱是一种以肌肉流失为核心特征，并伴随一系列功能减退的老年特征性疾病。要想改变衰弱状态，最根本的方式就是增肌。现有医学证据表明，与体力活动较少的老人相比，经常进行体力活动的老人患冠心病、高血压、中风、2 型糖尿病、结肠癌、乳腺癌等疾病的风险都明显更低。

世界卫生组织建议 65 岁及以上的老年人要保持规律运动。

第一，每周应至少完成 150 分钟中等强度的有氧运动，或 75 分钟高强度的有氧运动，这与中年人标准一致。如果身体条件允许，建议将中等强度运动量提高至 300 分钟 / 周，以获取更多健康益处。

第二，每次有氧运动至少持续 10 分钟，并且每周至少进行 2 次大肌群训练。

活动能力受限、无法达到这一标准的老年人，也可以通过相对较少的体力活动获得理想的健康收益。具体做法可以参考我准备的示范视频，你可以扫描右侧的二维码跟练。

老年人运动跟练视频

做这些活动时，只要尽力达到身体允许的最佳水平即可，不必追求完美。此外，65 岁及以上的老年人每周至少需要进行 3 次增强平衡能力和预防跌倒的训练，你同样可以看视频跟练。

培养一个兴趣爱好

老年人非常容易陷入社交孤立的困境，也更容易因此出现抑郁情绪，甚至患上抑郁症。一项统计显示，中国老年人的明显抑郁症状患病率高达 16%，且多数患者的家人对此完全不知情。老年人抑郁通常会出现躯体症状，具体的排查方式，可以参考前文焦虑、抑郁的相关内容。

口头上的关爱或"多出去走走"的劝慰，其实很难真正改善老年人的抑郁症状。一旦发现老年人有抑郁倾向，建议及时寻求专业医生的帮助，使用药物进行干预。不过，从长期效果来看，比抗抑郁药物更有效的是培养一项兴趣爱好，比如学习一门乐器、发展一项喜欢的运动等。

除了排解抑郁情绪，兴趣爱好还能帮助老年人进入深度思考，改善认知功能，延缓记忆力减退，提升反应速度。相关社会学研究显示，拥有音乐等爱好的老年人，在听觉、注意力等认知功能上显著优于非音乐爱好者。

重视康复的作用

针对老年人的医学治疗固然重要，但我们应该认识到，虽然治疗能够从危急情况中挽回生命，但脏器功能的恢复和重建，更依赖康复。

比如，急性心梗患者通过及时治疗，可以开通堵塞的血管，但如果不进行系统的康复训练，其他血管仍会继续变窄，直到下次心梗发作。如果出院后一年内进行心脏康复训练，能够让全因死亡率降低 53%，心脏相关疾病的死亡风险降低 57%，再住院率也会降低 20%~30%。

再如，在骨折或关节置换术后，良好的康复训练不仅可以大大缓解疼痛，还能有效恢复运动功能，帮助患者回归正常的生活，避免因为一次生病就导致永久性的功能丧失，从而大幅降低生活质量。

选择合适的养老方式

无论是 65 岁刚步入老年，还是 75 岁依然精神矍铄，老年人都要尽早考虑是居家养老，还是入住养老院。在生活能力出现明显衰退之前就做好决定，可以避免面对突发状况手足无措。

居家养老的好处，是老年人能拥有更多自主权，可以继续在熟悉的家庭环境中生活。养老院的优势，则是老年人更容易与同龄人建立社交关系，缓解孤独感，而且能享受更全面、更专业的医疗护理服务。目前全球尚未对哪种方式更健康达成共识，老年人可以根据个人偏好和实际情况来选择。此外，目前国内上门养老服务市场的发展已经相对成熟，不失为一个折中的备选方案。

做完决定后，还需要根据不同的养老方式做出相应的准备。

居家养老

居家养老的第一步是家庭环境改造，其中最需要注意的一点就是防止老人意外跌倒。参考《城市居家适老化改造指导手册》，我总结了以下几点建议。

第一，优化物品摆放。常用生活物品放在触手可及之处，尽量不要把物品放得太高，避免让老人登高拿东西。

第二，做好防滑、防磕措施，保证家庭环境易于通行。卫生间是老人跌倒的"重灾区"，最有效的防滑措施就是干湿分离。如果条件有限，可以铺设防滑地垫，最好选面积较大的，但必须保证边缘的稳固性，否则更容易出问题。如果有条件，不妨把平开门改为推拉门，通行宽度不小于 80 厘米，方便坐轮椅的老人在家里通行。

　　第三，尽可能使用智能家居产品。家居环境智能化可不只是年轻人的潮流，有老年人居住的家其实更需要智能化，只要教会老人使用智能家居即可。家居智能化包括安装智能门锁，在玄关处设置控制全屋照明的总开关，在老年人起夜的过道安装自动感应灯具，等等。

　　第四，安装紧急呼救装置。可以在坐便器、淋浴附近安装按钮和拉绳相结合的紧急呼救装置。更推荐的方案是在家里合适的位置安装人体存在感应器，这类装置的原理类似于烟雾传感器，可以远程监测老人的多项生理体征，及时发现老人的意外情况，并把相关信息传递给子女。你可以去网上自行搜索相关产品。

　　更具体的家庭环境适老化改造方法，可以参考表 93-1，对照自家的具体情况进行评估。

表 93-1　老年人居家危险因素评估

序号	分类	评估内容	评估结果	建议
1	室内灯光	居家灯光是否合适	□是　□否	灯光不宜过亮或过暗
2		楼道与台阶的灯光是否明亮	□是　□否	在通道和楼梯处应使用明亮的灯泡。通道宜安装可感应电灯
3		电灯开关是否容易打开	□是　□否	电灯开关应轻松打开
4		在床上是否容易开灯	□是　□否	在床上应很容易打开
5		存放物品的地方是否明亮	□是　□否	在黑暗处应安装灯泡
6	地面	地面是否平整	□是　□否	地面不宜高低不平，如有应以斜坡代替。室内不应有门槛
7		地面上是否放置杂乱的东西	□是　□否	地面应整洁，尽可能少放或不放东西，应清除走廊障碍物
8		通道上是否放置电线	□是　□否	通道上不应有任何电线

续表

序号	分类	评估内容	评估结果	建议
9	卫生间	浴缸或浴室内是否使用防滑垫	□是　□否	浴室内应使用防滑垫，浴缸内也应使用防滑材料
10		洗漱用品是否放在容易拿到的地方	□是　□否	洗漱用品应放在容易拿到的地方，避免弯腰或将手伸得太远
11		马桶周围、浴缸或淋浴间是否有扶手	□是　□否	应安装合适的扶手
12		是否容易在马桶上坐下和站起来	□是　□否	如马桶过低，或老人不易坐下和站起来，应加装马桶增高垫
13	厨房	是否不用攀爬、弯腰或影响自己的平衡就可取到常用的厨房用品	□是　□否	整理厨房用品，以便更容易取到常用厨具。可配手推托盘车。如必须登高取物，请使牢靠的梯子
14		厨房内灯光是否明亮	□是　□否	灯光应明亮
15		是否有良好的通风设备来减少眼睛变模糊的危险性	□是　□否	留通风口，安装抽油烟机或排气扇
16	客厅	是否容易从沙发椅上站起来	□是　□否	宜使用高度适宜又有坚固扶手的椅子
17		过道上是否放置任何电线、家具和凌乱的东西	□是　□否	不可在过道上放置电线或其他杂物
18		家具是否放置在合适的位置	□是　□否	家具应放置在合适的位置，使老人取物时不用把手伸得太远或弯腰
19		窗帘等物品的颜色是否与周围环境过于接近	□是　□否	窗帘等物品的颜色应尽可能鲜艳，与周围环境有明显区别

序号	分类	评估内容	评估结果	建议
20	楼梯、台阶、梯子	是否能清楚地看见楼梯的边缘	□是　□否	楼梯与台阶处需要灯光明亮。楼梯灯尽量用自动开关
21		楼梯与台阶的灯光是否明亮	□是　□否	
22		楼梯上下是否有电灯开关	□是　□否	
23		每一级楼梯的边缘是否安装防滑踏脚	□是　□否	所有阶梯必须至少一边有扶手，每一级楼梯的边缘应安装防滑踏脚
24		楼梯的扶手是否牢固	□是　□否	扶手必须牢固
25	老人的衣服和鞋子	是否穿有防滑鞋底的鞋子	□是　□否	鞋子或拖鞋上应有防滑鞋底和凸出的纹路
26		鞋子是否有宽大的鞋跟	□是　□否	鞋子应有宽大的圆形鞋跟
27		在房子以外的地方是否穿的是外出的鞋子而不是拖鞋	□是　□否	避免只穿袜子、宽松的拖鞋、皮底或其他光滑鞋底的鞋子和高跟鞋
28		穿的衣服是否合身，是否没有悬垂的绳子或褶边	□是　□否	衣服不宜太长，以免绊倒（尤其是睡衣）
29		是否坐着穿衣	□是　□否	穿衣应坐下，而不要一条腿站着穿
30	住房外面	阶梯的边缘是否已清楚标明	□是　□否	应在阶梯的前沿涂上不同的颜色，以确保阶梯容易被看到
31		阶梯的边缘是否有防滑条	□是　□否	阶梯边缘应贴上防滑踏脚
32		阶梯是否有牢固且容易抓的扶手	□是　□否	阶梯应有牢固且容易抓的扶手
33		房子周围的小路情况是否良好	□是　□否	应保持小路平坦无凹凸。应清除小路上的青苔与树叶

序号	分类	评估内容	评估结果		建议
34	卧室	是否有安全隐患，如过高或过低的椅子、杂乱的家居物品等	□是	□否	卧室的地板上不要放东西。要把松动的电线固定好。通道上不得有杂物。椅子高度应合适
35		是否有夜间照明设施，是否可以在下床前开灯	□是	□否	床边安一盏灯，可以是按钮灯或夜明灯。晚上最好在床边放一把手电筒
36		是否容易上、下床	□是	□否	床高度应适中，较硬的床垫可方便上、下床
37		是否有电话	□是	□否	卧室应装一部电话或分机，放在床上可以够到的地方
38		拐杖或助行器是否放在老人下床前容易够到的地方	□是	□否	将拐杖或助行器放在合适的地方

说明：勾选"是"得 1 分，勾选"否"不得分，将各项得分相加，总分越高，说明居家环境越安全，否则就要根据"建议"进行居家环境改进。

养老院

具备自主能力的老年人都应该自己选择养老院，并尽可能提前去实地考察。判断一家养老院是否合格，可以从医疗条件、机构资质、饮食水平和整体生活质量四个方面进行评估。

首先，对老年人来说，医疗条件远比花哨的活动区更重要。养老机构的医疗团队要包含老年科医生、临床药师、康复理疗师和护士等。在选择养老院时，要重点关注其是否配备了专业的医生，是否与附近医院有合作机制，是否提供其他医疗服务。除此之外，还要关注养老院是否可以提供老年人高频需求的医疗服务，如牙科、眼科等。

其次，要重点评估养老院的资质，比如是否有营业执照、民政部门颁发的养老机构设立许可证及养老院护理员的职业资格证。这些资质能够反映出一家养老院的护理专业程度。

　　再次，养老院的饮食要兼顾好吃和营养。据统计，全球约 25% 的老年人面临营养不良的风险。在考察一家养老院时，可以着重留意它的餐食规划是否合理，建议看看一日三餐的菜单，最好能亲自尝一尝。

　　最后，关注养老院老人的整体生活质量。可以重点考察养老院工作人员的护理态度，观察已入住老人的精神状态，或通过聊天向他们了解相关情况。

　　面对老年的到来，如果做好了以上五件事，就有机会实现孔子所说的"七十而从心所欲"，也能更有尊严地老去。健康，才是老年生活质量和幸福水平的最大保障。

094 | 长寿药物：
你真的需要服用长寿药吗

　　从古至今，长生不老始终是人类最执着的梦想之一。回顾抗衰老科学的发展历程，我们能看到医学认知的不断迭代。

　　20 世纪 80 年代，高纯度、大剂量的维生素 C 一度风靡全球，被誉为抗衰老的"灵丹妙药"。然而，随着医学的发展，人们对维生素 C 的功效已经有了更为理性的认识。

　　20 世纪 90 年代，辅酶 Q10 崭露头角，因其广泛分布于细胞线粒体中，被认为能够参与细胞能量代谢、具有抗氧化作用而备受瞩目。随着研究的深入，医学界逐渐将其定位为心血管健康的辅助治疗手段，而非抗衰老的"万能钥匙"。

时至今日，NMN（烟酰胺单核苷酸）无疑是抗衰老领域最炙手可热的明星。它的爆火并非偶然——哈佛大学的教授将其用在自己的父亲身上，并写入《长寿》这本书；商业巨擘李嘉诚曾投资了与 NMN 相关的研究项目。这些背书让 NMN 从实验室走向大众视野，成为精英阶层和普通百姓共同关注的焦点。但 NMN 究竟是又一个昙花一现的"维生素 C"，还是能够真正影响人类衰老进程的突破性发现？接下来，我们就基于现有的医学证据，抽丝剥茧，揭开它的真实面目。

NMN 是什么

NMN 与我们十分熟悉的一种营养素——维生素 B_3——密切相关。在人体内，维生素 B_3 会在 NAMPT（烟酰胺磷酸核糖基转移酶）的催化作用下，和磷酸、核糖结合，转化为具有生物活性的核苷酸，也就是 NMN。换句话说，NMN 并非人工合成的"黑科技"产品，而是人体自然代谢的产物，它广泛存在于细胞核、线粒体和细胞质中。

NMN 之所以能抗衰老，关键在于它会进一步转化为 NAD+（烟酰胺腺嘌呤二核苷酸），这才是真正发挥抗衰老作用的成分，对细胞能量代谢、抗氧化、抗炎和 DNA 修复至关重要。

目前大量研究已经证实，细胞和组织中的 NAD+ 水平下降会导致线粒体内产生的能量减少，从而加速衰老进程，并诱发一系列与年龄相关的疾病，如动脉粥样硬化、关节炎、高血压、认知功能障碍、糖尿病及恶性肿瘤等。而提升体内 NAD+ 水平，则能有效预防这些疾病的发生，并且控制其发展。也就是说，对于 NAD+ 水平随着年龄的增长而下降的特定人群来说，他们确实可以通过补充 NMN 来提高体内的 NAD+ 水平，从而维持机体的抗衰老功能。

NMN 的效果已经在动物实验中得到了充分验证。研究者对老年小鼠进行了为期 12 个月的 NMN 干预实验,两组小鼠分别口服 100 毫克和 300 毫克的 NMN。结果显示,两组小鼠均表现出与年龄相关的体重增长减缓,同时其能量代谢、血脂水平、胰岛素敏感性等指标均显著改善。除此以外,NMN 干预还提升了小鼠的视力、骨密度和免疫力,增强了其骨骼肌线粒体的呼吸功能及细胞的能量供应。

其他动物研究进一步揭示了 NMN 的诸多益处,包括改善大脑认知功能、减轻脂肪肝程度、降低体内炎症水平、抑制肌肉萎缩及恢复嗅觉功能等。值得注意的是,NMN 还能有效延缓免疫细胞衰老,维持其正常功能,进而抑制肿瘤的新生或转移。

那么,NMN 在人体临床研究中的实际效果如何呢?在一项研究中,持续 12 周每天服用 250 毫克 NMN 后,受试的老年人群睡眠质量、疲劳程度和身体表现均有明显改善;而受试的健康中年人群血清中的 NAD+ 水平显著提高。

此外,NMN 对代谢异常人群可能同样具有潜在益处。研究发现,存在肥胖情况的糖尿病前期女性患者连续 10 周补充 NMN 后,其胰岛素敏感性显著增加,相当于减重 10% 产生的代谢效果。

NMN 的适用人群

既然 NMN 有诸多益处,那到底能不能服用 NMN 补充剂呢?

虽然已经有不少研究证据支持 NMN 的抗衰老潜力,但现有证据仍不足以得出确凿结论。因为大多数支持性证据来自动物实验和体外研究,人体实验虽然显示出积极结果,但样本量小,且研究时间相对较短。要验证 NMN 到底是否具有抗衰老效果,还需要更大的样本量,以及至少覆盖一代人(约 20 年)

的长期研究数据。

因此，是否可以服用 NMN 补充剂需分情况讨论。

首先，年轻人无须服用 NMN 补充剂。年轻人体内的 NAD+ 水平本来就比较充足，目前无证据表明补充 NAD+ 会带来额外的益处。此外，过早、过量摄入 NMN，还有可能干扰自身的 NAD+ 代谢平衡，其潜在风险尚不明确。

其次，中年人可以优先通过改变生活方式来促进身体自行生成 NMN，而不是直接服用补充剂。研究表明，通过改善生活方式，如轻断食、规律运动、调整作息等，既能提升 NMN 的水平，又能减少 NAD+ 的消耗，这比服用保健品更可靠。身体自主合成的 NMN 生物活性更强，无须担心 NAD+ 的转化效率，更不用担心过量的风险。简单来说，健康的生活方式才是最好的"补充剂"。

最后，高龄老人应适当服用 NMN 补充剂。老年人体内的 NAD+ 水平急剧下降，且很难通过改变生活方式提升，因此需要额外摄入。研究显示，NMN 在预防老年人身体活动能力下降、改善慢性疲劳及代谢功能方面有相当大的潜力，对维持老年群体的生活质量有一定帮助。因此，对于特定高龄人群来说，在医生的专业指导下补充 NMN 可能是合理的选择。

NMN 如何挑选

除了人体自主合成，NMN 还可以通过食物摄取。比如，圆白菜、西蓝花、西红柿、黄瓜、蘑菇、毛豆、牛油果等食物。不过，如果只是正常饮食，这个含量极远不足以产生抗衰老效果。那么，如果确实需要补充 NMN，应该怎么选 NMN 补充剂呢？

面对市场上琳琅满目的 NMN 保健品，尤其是其中号称"可以提高人体 NAD+ 水平"的 NR（烟酰胺核糖）成分保健品，我们一定要谨慎选择。

首先，在吸收效率方面，研究显示，口服 500 毫克 NMN 后 1 小时，血液中 NAD+ 水平会显著提升，其效果会持续约 5 小时。而，连续 7 天每日服用 1000 毫克 NR 后，血液中的 NAD+ 水平才会在每日服用后的 2~3 小时开始提升，且器官组织中无法检测到明显变化。

为什么会这样？因为 NMN 进入人体后，会直接转化为 NAD+，发挥其功效。而 NR 则需要经历两次转化：先转化为 NMN，再转化为 NAD+。多重转化过程必然伴随着能量损耗。

部分 NMN 保健品在宣传时，常以 NR 的专利权作为卖点，试图暗示 NR 更具"技术壁垒"或"独家优势"。然而，NMN 才是 NAD+ 的直接前体物质，而就像空气和水一样，其天然属性决定了它无法被任何企业垄断。因此，我们在购买时，不必盲目选择含有 NR 成分的补充剂。

其次，在临床效果方面，NR 有些"言过其实"。国际权威期刊《科学》发表的一篇涵盖 25 项临床研究的文章指出，NR 补充剂并未表现出显著的临床效果。

所以，如果确实有购买 NMN 补充剂的需求，可以从三个方面进行选择：第一，确保产品的主要成分是 NMN，而不是 NR；第二，优先选择通过 GMP（药品生产质量管理规范）认证的进口产品；第三，优先选择具有良好市场声誉的保健品生产商。

在服用剂量方面，临床研究显示，每日 100~2000 毫克的 NMN 摄入具有良好的安全性，未发现明显的副作用。常规剂量为每日 250 毫克。

在抗衰老的道路上，我相信在不远的将来，还会有更多像 NMN 一样，甚至更为高效的保健品或功能性食品出现。只要使用本节讲到的这套思路进行评估，你就能对它们进行理性的判断，比如，其来源和作用机制是什么？是否得到了大规模的临床验证？是否具备长期的人体实验数据？是否进行了长期的效果观察？通过对这几个关键问题的梳理，你便能够建立起一套科学、自主的判断体系。

095 | 轻断食：
饮食对延缓衰老有效吗

从 20 世纪初到现在，100 多年的时间里，人类的平均寿命延长了约 40 岁。中国更是在短短 60 年间将人均预期寿命从 1960 年的 43 岁提升到了 2020 年的 77 岁。这个趋势还在继续——仅过去 10 年，中国人的平均寿命又增长了 3.4 岁。百岁人生，已经不再只是少数人的奇迹，而是你我身边正在发生的现实。

因此，抗衰老不再是老年人的专属课题，也不应该是临时抱佛脚的应急措施，而应该成为我们日常生活的一部分。只有从年轻时就开始积极干预，每天做好抗衰老的工作，我们才能健康幸福地老去。从 60 岁到 100 岁，这漫长的 40 年时光，你是选择垂垂老矣、凑合度日，还是延续年轻时的活力，自由地行走于世界？关键就看我们今天的选择。

本节要为你介绍的抗衰老策略，正是当前最受科学支持的方式之一——轻断食。

抗衰老的开关：轻断食

我们在本书的开篇就对衰老进行了详细阐述。衰老已经被世界卫生组织正式纳入《国际疾病分类》，从科学角度来说，"老而不衰"是完全可以实现的。简单来说，衰老是繁殖过程的副产品。从受精卵到死亡，身体中的每一个细胞都在不断复制、繁殖和分裂。然而，每一次细胞复制都伴随着微小的错误，复制次数越多，错误的概率就越大。这些错误不断积累，就形成了衰老。

幸运的是，我们的身体也进化出了一套体系，可以让"繁殖"暂停一下，来修复这个基因的错误。这个暂停机制，就是我们抗衰老最原始的力量。科学家发现，在生活富足、资源充沛的情况下，这个暂停机制的"开关"是关闭的。也就是说，如果我们没有什么外在的生存压力，所有细胞就会放心大胆地进行繁殖。相反，**当我们处于食物短缺、能量匮乏的环境中时，暂停机制则会开启，那些与衰老相关的疾病，如高血压、糖尿病、冠心病、心梗、中风、阿尔茨海默病等，也会被按下暂停键。**

众多研究已经证实，适度限制能量摄入对于长寿有着显著作用。康奈尔大学的研究者在长达 80 年的研究中，先后在酵母菌、小鼠和猴子身上进行了实验，发现在避免营养不良的前提下，限制热量摄入能显著延长寿命。

例如，日本冲绳岛以百岁老人闻名，那里养育孩子的习惯是"腹八分目"，也就是吃八分饱，避免过量进食；希腊的"长寿岛"伊卡利亚岛，1/3 的居民能活到 90 岁以上，他们所信仰的宗教要求每年禁食超过半年，这半年虽然也可以吃一些东西，但总能量摄入会大大受限；而在我国广西的巴马村，百岁老人的进食量也普遍比较少。

目前，科学研究对长寿的共识已经相当明确——"少吃点、适当饿着"似乎是延缓衰老和延长寿命的关键。

如何轻断食

但我想提醒你，先别着急饿。"怎么饿"其实很有讲究。如果只是单纯地挨饿，谁也受不了，你的身体要开启修复，也需要摄入一些必需的营养素。所以，我把轻断食划分成了几个不同阶段，你可以循序渐进地来。

第一阶段，持续断食 16 小时以上。只有这样，才能保证我们的细胞充分感受到饥饿，启动修复程序。

这没有你想象的那么难，因为你每天睡觉就会用掉 7～8 小时。你只需要在 8 小时内吃完三餐，至于是从早上 8 点到下午 4 点，还是从上午 11 点到晚上 7 点，完全可以按照你的习惯自由选择。

刚开始轻断食时，你可以只专注于保持 16 小时的断食，其余时间都吃得饱饱的，这样一般不会感到特别难受。这也是我最常采用的方式——在断食期间，摄入的能量已经大幅减少，抗衰老的基因也得到了激活。

第二阶段，限制全天的总热量摄入，目标是 500～800 千卡。你可以从 1000 千卡甚至 1200 千卡开始逐渐减少，慢慢达到这一目标。

但要注意的是，虽然总热量减少了，但各种营养物质的摄入仍然需要保持均衡，可以按比例减少。为了确保摄入足够的维生素和纤维素，你可以将各种颜色的蔬菜和水果搭配在一起，像苹果、蓝莓、猕猴桃等低热量水果都很适合。如果蔬菜和水果的摄入不够，可以考虑服用复合维生素片。

具体怎么吃合适，我给你准备了一张食谱，你可以参照着来（表 95-1）。

表 95-1　轻断食推荐食谱

热量	餐次	食谱
500 千卡	早餐	鸡蛋 1 个 脱脂奶 250 毫升
	午餐	200 克蔬菜 75 克米饭或 200 克带芯玉米（总热量 90 千卡的谷薯类即可） 低脂肉类 80 克（去皮鸡肉、牛腱子肉、牛羊里脊肉、鱼虾等）
	晚餐	水果 200 克（香蕉、牛油果、桂圆、榴梿、柿子、枣等高糖水果除外）
600 千卡	早餐	鸡蛋 1 个 脱脂奶 250 毫升 100 克薯类或 200 克带芯玉米（总热量 90 千卡的谷薯类即可）
	午餐	200 克蔬菜 75 克米饭或 200 克带芯玉米（总热量 90 千卡的谷薯类即可） 低脂肉类 80 克（去皮鸡肉、牛腱子肉、牛羊里脊肉、鱼虾等）
	晚餐	水果 200 克（香蕉、牛油果、桂圆、榴梿、柿子、枣等高糖水果除外）
650 千卡	早餐	鸡蛋 1 个 脱脂奶 250 毫升 300 克带芯玉米或 150 克薯类（总热量 135 千卡的谷薯类即可）
	午餐	200 克蔬菜 75 克米饭或 200 克带芯玉米（总热量 90 千卡的谷薯类即可） 低脂肉类 80 克（去皮鸡肉、牛腱子肉、牛羊里脊肉、鱼虾等）
	晚餐	水果 200 克（香蕉、牛油果、桂圆、榴梿、柿子、枣等高糖水果除外）
800 千卡	早餐	鸡蛋 1 个 脱脂奶 250 毫升 300 克带芯玉米或 150 克薯类（总热量 135 千卡的谷薯类即可）
	午餐	200 克蔬菜 75 克米饭或 200 克带芯玉米（总热量 90 千卡的谷薯类即可） 低脂肉类 80 克（去皮鸡肉、牛腱子肉、牛羊里脊肉、鱼虾等）
	晚餐	水果 200 克（香蕉、牛油果、桂圆、榴梿、柿子、枣等高糖水果除外） 低脂肉类 80 克（去皮鸡肉、牛腱子肉、牛羊里脊肉、鱼虾等） 蔬菜 200 克

　　注：500 千卡和 600 千卡的食谱，全天用油 5 克；650 千卡和 800 千卡的食谱，全天用油 10 克。如果费用可接受且不会浪费，每天早餐都可以再加一个蛋清。

第三阶段，保持长期轻断食的节奏。每周进行一次轻断食是理想的，最多不应超过三次。

你可以选择隔日进行一次轻断食，或者连续两天，但连续三天的轻断食以及每周三次以上的方案，在许多减肥研究中已发现可能增加营养不良的风险。因此，不推荐健康人群采用这种方式。

看到这里，你可能会想：既然限制能量摄入就能抗衰老，那"辟谷"这件事看来是靠谱的，不吃不就行了吗？目前确实有不少辟谷项目，找个"大师"，去个山清水秀的世外桃源，进行不吃或极少吃的辟谷，持续 14 天甚至 1 个月，声称能够包治百病、延年益寿。在这里，我要特别提醒：不推荐尝试辟谷。

为什么呢？因为现代的辟谷项目与古人实施的辟谷养生大不相同。过去的道家养生是经过多年修习的，能够进行辟谷的人通常都做了长期的身体准备，辟谷的过程是渐进的，并不剧烈。而且，辟谷之后，他们会沿袭原来粗茶淡饭的生活方式。

可是，今天的辟谷不管前缘，不问后续，上来就是极低能量的饮食，就和我们考试时"临时抱佛脚"差不多。但问题在于，人体内的脂肪细胞和能量代谢系统是有记忆的，这样极端的饮食方式只会让你的身体记住：现在能量匮乏，我要紧急保护自己，避免脂肪流失。

因此，我们常看到，许多人在辟谷后，身体状况短期内良好，但一旦恢复正常饮食，身体便开始报复性地囤积脂肪，导致体重反弹，血脂、血糖、血压等问题恶化，一年后或两年后，健康状况甚至比辟谷前更糟糕。

所以，我建议还是回到不那么难做到的轻断食上，它既能有效抗衰老，又不至于引发身体负担，能起到事半功倍的效果。

其他抗衰老的方法

想激活抗衰老开关，除了轻断食，还有其他方法吗？

还真有。比如，恶劣的环境刺激也有一定的抗衰老效果。美国麻省理工学院的研究发现，人体在处于寒冷环境中时，会激活一套与抗衰老相关的修复基因，同时调动体内（特别是背部和肩膀等部位）的棕色脂肪组织。这种脂肪原本在婴儿时期较为活跃，成年后虽然减少，但依然存在，并在低温环境下发挥重要作用。

寒冷可以，那酷热呢？在长期生活于酷热地带的人身上，我们并没有看到与抗衰老相关的基因激活现象。然而，短暂的酷热刺激，比如蒸桑拿，似乎确实有一定效果。芬兰的一项研究发现，每周蒸 7 次桑拿的 2300 多名中年男性，与每周仅蒸 1 次桑拿的人相比，心脏病、心梗发病率及死亡率均降低了约一半。不过，尽管桑拿有益健康，但其具体机制尚未完全明确。

环境因素我们难以控制，幸运的是，还有一种可控的方式，那就是中高强度的运动。研究证实，中高强度的运动通过短暂的缺氧状态，可以在细胞层面激活抗衰老的修复基因，改善从皮肤到骨骼、肌肉、脏器等各个层面的衰老状态。

至此，相信你已经很清楚了：要开启抗衰老的开关，我们可以让身体适时地处于一些挑战性的环境。适度的饥饿和寒冷可以刺激修复基因的活化，而过于舒适的环境则容易让细胞缺乏修复的动力。轻断食是目前科学证实最有效的抗衰老方法之一，结合适当的运动，效果将更为显著。

096 | 预防跌倒：
老年人如何有效预防跌倒

有一天，75 岁的王阿姨坐在轮椅上，被她的女儿推我的门诊就诊。透过王阿姨黯淡的眼神、佝偻的背，我看到的是一个老态龙钟的人。但当她的女儿把王阿姨 3 个月前旅游的照片找出来让我看时，我很难想象，照片里站在花丛中笑得舒展的那位和眼前这位是一个人。

王阿姨一向身体硬朗，热爱旅游、种花、做饭。直到那天晚上，她去厨房倒杯水，结果厨房地上有水渍，旁边还有一把没挪开的椅子，王阿姨因此不小心滑倒，导致下肢骨折。然后，她的身体就像被推倒的多米诺骨牌：做骨折手术、住院、卧床，继而心梗、心衰——一连串事件接踵而至。三个子女轮番请假陪护，原本安稳有序的家庭节奏被彻底打乱。

这看起来只是一次意外，但事实上，王阿姨的故事一点也不罕见——它可能发生在我们每一个家庭里。数据显示，跌倒是 65 岁以上老年人死亡和失能的首要外因。全球每年约有 3730 万起因跌倒受伤需要医疗救治的案例，约有 68.4 万人因跌倒而死亡。在我国，每年大约有 30% 的 65 岁以上老年人会经历跌倒。超过 20% 的老人跌倒会导致骨折、脑损伤等严重伤害，25%～75% 的老人能在骨折后恢复至跌倒前的活动能力。而且，跌倒过一次的老人，再次跌倒的风险将增加 2～3 倍，也更易陷入"恐惧跌倒—减少活动—肌力下降—再次跌倒"的恶性循环。

对年轻人来说，一次跌倒不算什么，即使骨折，也会较快恢复。但对老人来说，跌倒往往是"灾难链"的开端。一次跌倒，不仅会损伤老人的骨骼、肌肉，还会加速老人心肺功能的退化，降低免疫力，导致凝血功能紊乱、肺炎、心梗等严重问题。不仅如此，跌倒往往还会导致老人的自理能力下降，摧毁老人的自信与自尊，甚至破坏一个家庭的平衡。

不过，美国老年医学学会与英国老年医学学会联合发布的《预防老年人跌倒的临床实践指南》、中国老年医学学会发布的《中国老年人跌倒风险综合管理专家共识》，以及世界卫生组织发布的《老年人跌倒预防与管理世界指南》等都明确指出，跌倒是一件可以有效预防的事。根据最新的权威医学指南，我总结了跌倒的风险评估方法和核心预防策略，我们一起来看看。

跌倒风险评估

想要有效预防跌倒，关键在于精准识别高风险人群。你可以通过以下两步，为家人进行科学的跌倒风险评估。

第一步：初步筛查

你可以通过几个关键问题快速判断家人是否存在潜在风险。

第一，过去一年是否跌倒过？

第二，是否觉得走路或站立时不稳？

第三，是否担心自己会跌倒？

第二步：详细评估

初步筛查的 3 个问题，只要有一个答案为"是"，就需要进一步详细评估。详细评估更专业、更全面，主要包括以下 6 个指标。

第一，是否存在步态与平衡异常，比如行走拖步、转身缓慢、双腿无力等。

第二，是否存在体位性低血压，从躺着到坐起或站立，会因为血压骤降而出现头晕、视物模糊、眼前发黑等症状。

第三，是否存在多药联合使用的情况，尤其是镇静药、降压药、抗抑郁药、安眠药等。

第四，是否有视觉退化现象，比如黄斑病变、白内障手术后恢复不佳、夜间视力差等。

第五，是否患有慢性疾病，比如帕金森病、糖尿病神经病变、关节炎等。

第六，是否存在居家环境安全隐患，比如家中地板湿滑、照明不足、缺少扶手、电线杂乱等。

如果以上指标符合3～4项，那就基本可以判定为跌倒的高风险人群，需积极地进行干预。

防跌倒，如何做才最有效

大量研究表明，在老年人跌倒的预防措施中，相比于单一因素干预，多因素干预策略更能产生显著的协同效应。需要特别指出的是，如果仅对风险因素进行评估而不实施针对性干预，如告知家里老人有跌倒风险，跌倒的预防效果往往非常有限。

在多因素干预策略中，干预措施涵盖五大核心领域：运动与身体活动、医疗评估与管理、药物调整、环境改造及防跌倒教育指导。其中以下措施被证实具有显著成效：居家及活动环境的安全性改造；针对平衡功能、转移能力、肌力及步态的训练；精神活性药物等高风险药物的减量管理；视觉障碍、体位性低血压等疾病综合管理。接下来，我们对部分干预措施进行具体分析。

居家及活动环境的安全性改造

这项干预措施是预防跌倒最有效的策略之一。

环境危害是指环境中任何可能增加跌倒风险的物体或状况，其存在范围既包括家庭内部空间，也包括户外公共区域。识别和消除环境危害已经成为众多成功防跌倒项目的关键要素之一。

具体来说，环境改造可以采取以下几个措施。

第一，由专业人员进行系统的家庭安全隐患评估，清除或改造所发现的隐患。

第二，在卧室和走廊安装感应灯，移除易导致老人绊倒的地毯。

第三，整理家中各种电线，统一收纳，并确保地板始终干燥。

第四，在楼梯和浴室等关键区域安装安全扶手，采用防滑地砖。

第五，改善室内照明条件。

研究显示，环境改造措施对有跌倒史的虚弱老人尤其有益。因此，如果家里有曾经跌倒过的老人，或者经过评估的跌倒高风险人群，环境改造应当作为家庭健康管理的优先事项予以重点落实。

运动

运动是适用于大部分老年人的预防跌倒措施。多个权威指南都指出，综合运动干预方案应作为老年人防跌倒的多因素干预的核心措施。在条件有限的情况下，该方案亦可作为单一干预手段使用。

防跌倒所需的运动训练并非简单的散步、跳广场舞或使用小区里的健身设施，而是系统化、结构化的训练方案。这个方案包括平衡训练、力量训练、有氧训练等，应至少持续 12 周，每周训练 1～3 次，并根据个体情况调整强度。

在所有训练中，平衡训练的推荐等级最高。一项涵盖 54 项临床研究的分析显示，平衡训练可降低 23% 的跌倒发生率。你可以采取以下三个动作来进行平衡训练。

第一，单腿站立。保持站立位，可靠近墙壁或握住椅子扶手，以保障安全。保持自然呼吸，缓慢抬起一侧的腿，保持 20～30 秒后，腿落下来，换另一侧腿重复练习。如果能够轻松完成，可尝试进阶至闭眼单腿站立。

第二，直线行走。在平坦地面上，前脚脚跟紧贴后脚脚尖，尝试沿着一条直线缓慢行走，确保每一步都精准对位。行走时保持身体稳定，避免左右摇摆。

第三，侧身走。在平坦地面上，保持双膝微屈，然后向侧方迈步，一侧脚向旁迈一步，另一侧脚并步跟上，连续走 10～20 步后，换方向重复练习。

而力量训练对预防老年人跌倒的效果也十分显著且持久。一项涵盖 108 项临床试验，超过 23000 名老年受试者参与的研究发现，规律的下肢力量训练可大幅降低跌倒的风险。世界卫生组织建议 65 岁及以上老年人每周至少进行 3 次中高强度下肢肌力训练。老年人可以着重进行以下几种训练。

第一，踝关节肌肉训练。双脚站立，缓慢提起脚跟至脚尖站立，维持 5～10 秒后缓慢落下脚跟。每组重复 10 次，每天做 2 组。

第二，髋关节外展训练。保持侧卧位，下肢向外展开至 45 度，保持 10 秒左右后缓慢回落。每组重复 10～12 次，做 2 组后，换对侧练习。

第三，深蹲。靠墙或扶着椅子缓慢屈膝下蹲，膝关节弯曲 90 度或达到自身的极限位置时，保持 5～10 秒，缓慢呼气并站起。注意下蹲过程中大腿前部肌肉要有收缩的感觉，同时保持膝关节不超过脚尖。

第四，上台阶训练。站在有扶手的固定台阶上，交替迈步上台阶。注意全程控制速度，站稳后再换脚。

第五，直腿抬高。保持仰卧位，收紧腹部肌肉，单腿直腿向上抬向天花板，直到大腿与地面垂直后缓慢落下，换另一条腿。每组重复 6～8 次，每天做 2～3 组。

增加躯干部位的核心力量也能有效降低老年人的跌倒风险。多项研究证实，核心力量训练可以显著改善老年人的动态平衡能力，使跌倒风险降低约20%。推荐进行以下两种针对性训练。

第一，臀桥。 保持仰卧位，弯曲双膝，双脚平放，与肩同宽，臀部缓慢抬向天花板（整个过程保持臀部肌肉收紧），在最高点停留10～20秒后回落。建议每日3组，每组6～8次，组间休息30～60秒。

第二，平板支撑。 保持俯卧位，双手放在肩膀正下方，肘部弯曲呈90度，双腿并拢，脚尖点地，保持头、肩、臀、腿、踝呈一条直线。需要特别注意几点：头部自然伸直，眼睛看向地面，避免过度低头或仰头；收紧腹部和臀部肌肉，避免塌腰或臀部上抬。建议每日三组，每组保持2～30秒，组间休息30～60秒。

此外，长期坚持有氧运动，也能在一定程度上降低跌倒风险。研究表明，每周快走150分钟可使跌倒风险下降约15%。更重要的是，规律的有氧运动能显著改善认知功能，如反应速度、理解力、记忆力等。这些认知功能的提升对预防跌倒具有潜在的协同作用。

矫正视力

相比儿童近视引发的家长焦虑，老年人的视力问题往往被忽视。视力下降、白内障、黄斑变性、青光眼等眼部问题不仅影响生活质量，更会显著增加跌倒风险。因此，矫正视力不应该只是一句口号，而应落实为科学的护眼行动。推荐措施如下。

第一，每年至少进行一次专业的视力检查，对家里老人的视力状况进行全面评估，及时治疗任何可纠正的视觉异常，尤其是白内障。许多老年人因忽视早期症状，导致视力恶化，间接增加了跌倒风险。

第二，发现白内障后要及时治疗。白内障手术并非紧急手术，但拖延治疗可能会带来严重后果。研究显示，及时接受白内障手术的老年人跌倒率比延迟手术人群下降 30% 以上，术后跌倒发生率下降 34%。

第三，慎用双焦镜。许多老年人同时存在老花和近视问题，习惯佩戴双焦镜。但双焦镜在运动、走路或上下楼梯时容易导致视物晃动，增加跌倒风险。建议在户外活动或运动时更换为单焦点眼镜，以确保视野清晰稳定。

补充维生素 D

维生素 D 缺乏在老年人中普遍存在，这会损害肌肉力量，影响神经肌肉功能。最新研究证实，补充维生素 D 不仅能维护骨骼健康，对预防跌倒也有独特作用。研究显示，规律补充维生素 D 可使老年人跌倒发生率下降约 19%。建议老年人每天摄入 800～1000 国际单位的维生素 D，无论是确诊维生素 D 缺乏，还是疑似维生素 D 缺乏，乃至维生素 D 水平正常的老年群体，都可以进行补充，从中获益。

管理足部和鞋子问题

足部问题在老年人中很常见。严重的足部问题（中度或重度拇囊炎、脚趾畸形、溃疡或指甲变形等）会显著增加老年人的跌倒风险。

而且，老年人对足部位置的感知能力往往较差，对地面的高低变化、障碍物的存在及自身的平衡状态都不易察觉。再加上视力下降、反应速度变慢等因素的共同作用，老年人在行走时更容易出现步态不稳、判断失误等情况，从而大大增加跌倒风险。

此外，鞋子的类型和状况也可能增加跌倒风险。不合脚、鞋底磨损、高跟或未系带 / 扣的鞋子都会导致更高的跌倒风险。要想降低跌倒风险，在选择鞋子时应该注意几个要素：低跟、鞋底大面积接触地面、宽鞋头、鞋底有防滑纹理、贴合脚型等。

研究显示，在湿滑的路面上行走时，专业防滑鞋能有效降低跌倒风险。建议老年人定期检查足部，并选择符合安全标准的鞋款，这对预防跌倒具有实际意义。

药物管理

多项防跌倒综合方案中均包含药物管理。想要做好药物管理，需重点关注以下两个方面。

第一，减少服用精神类药物。研究显示，药物治疗与跌倒风险存在一定的关联。其中，精神类药物（如安眠药、抗抑郁药、抗焦虑药等）的使用与跌倒风险呈显著的正相关。无论是作为单一干预措施还是多因素干预方案的组成部分，停用精神类药物都是十分有力的风险控制手段。若无法做到完全停用特定高风险药物，可在医生指导下逐步减少剂量，并监测症状变化。

第二，通过调整药物剂量、简化用药方案来改善体位性低血压。体位性低血压与跌倒风险呈密切的正相关。老年人因自主神经功能衰退，体位变化（如由卧/坐位改为站立位）时血压调节延迟，可能在站起后5～10分钟内持续处于低血压状态，而自己却没有明显感受，此时走路就很容易跌倒。

药物管理需要在医生指导下系统实施。此外，还可以通过适量补水、穿戴弹性袜或束腹带等方式，让老人尽量避免出现体位性低血压。

家庭防跌倒行动涉及诸多因素，很难面面俱到。我特意为你准备了一份家庭防跌倒清单（表96-1），列出了需要重点检查的事项，你可以逐项完成。

跌倒看似微不足道，却是身体功能衰退的信号。它并非衰老的必然结局，重点在于我们是否主动干预，为家里的老人构筑一道安全防线，守护他们最后的独立与尊严，更守护全家人的安宁与幸福。

表 96-1　家庭防跌倒清单

项目			状态	最近发生时间	备注
跌倒风险	初步筛查	过去一年是否跌倒过	☐ 是 ☐ 否		
		是否觉得走路或站立时不稳	☐ 是 ☐ 否		
		是否担心自己会跌倒	☐ 是 ☐ 否		
	详细评估	是否存在步态与平衡异常	☐ 是 ☐ 否		
		是否存在体位性低血压	☐ 是 ☐ 否		
		是否存在多药联合使用的情况	☐ 是 ☐ 否		
		是否有视觉退化现象	☐ 是 ☐ 否		
		是否患有慢性疾病	☐ 是 ☐ 否		
		是否存在居家环境安全隐患	☐ 是 ☐ 否		
跌倒措施		居家环境改造	☐ 完成 ☐ 需改进		每年改进时间：_____
		运动	☐ 完成 ☐ 需改进		每周运动频次：_____
		矫正视力	☐ 完成 ☐ 需改进		
		补充维生素 D	☐ 完成 ☐ 需改进		每日服用剂量：_____
		管理足部和鞋子问题	☐ 完成 ☐ 需改进		
		药物管理	☐ 完成 ☐ 需改进		

097 | 拯救记忆：
如何找回失去的记忆力

不知你是否有过这样的经历：原本要去房间里取一个东西，走进房间，却大脑一片空白，忘了自己要干什么；在街上偶遇一位老友，名字十分熟悉，却怎么都想不起来；随手把眼镜、钥匙放在一边，转过头就找不到了。这些健忘的瞬间就像生活中的小插曲，大多数人会一笑了之，也有不少人忧心忡忡，担心自己是不是得了阿尔茨海默病。

不可否认，随着年龄的增长，我们的大脑会逐渐老化，记忆力也会逐渐衰退。但在医院的诊室里，我也经常在前来就诊的老人中发现一两个满头白发的学者，对自己所在领域的知识、参与过的研究等如数家珍，令人钦佩不已。而且，即便是同一个家庭，不同家庭成员的记忆力差异也十分明显。究竟是什么原因导致了大脑的老化、记忆力的衰退呢？是否存在有效的方法来应对这一难题呢？

所幸，科学研究证明，在减缓、终止甚至逆转大脑老化的进程方面，我们并非束手无策。而且可喜的是，不少方法具有广泛的适用性，不仅适用于25岁以后记忆力开始出现减退的人群，而且对85岁、95岁等年龄的老年人同样有效。研究显示，无论采用哪种记忆训练方式，只要坚持几个月，都能有效地增强你的记忆力。

方法一：认知训练

在众多改善记忆力的方法中，认知训练是目前神经生理学界最为认可、证据最为充分的一种。对健康的成年人进行认知训练，不仅能有效改善其记忆功能，还能在一定程度上延缓其年龄增长导致的记忆力自然衰退。

大量研究发现，认知训练能够扩充大脑容量，强化神经功能，增加大脑的记忆储备。其原理很容易理解：当我们进行认知刺激时，大脑的神经会发生可塑性变化，具体表现为神经体积的增加、神经活动的强化，同时还会产生新的神经网络，以代偿或者弥补之前出现的记忆力下降问题，进而改善因疾病等因素带来的认知功能障碍。

那么，究竟什么是认知训练呢？简单来说，所有新的学习及需要思考的训练都可以归入认知训练的范畴。不过，这里所说的学习或思考必须达到一定的深度。比如画画对色彩搭配的钻研、弹钢琴对指法的把握、跳舞对韵律感的要求、下象棋对棋局走势的判断等，这些活动都能充分调动大脑的思维能力，起到认知训练的作用。或许你会问："打牌、打麻将算不算认知训练呢？"答案是肯定的，但有一个前提，在打牌、打麻将的过程中，你需要进行深度计算和策略规划，如果只是单纯靠碰运气来玩，显然无法达到认知训练的效果。

除了线下的认知训练，目前国际神经心理学界还流行一种计算机网络认知学习。其本质是将学习内容游戏化、网络化，通过玩一些指定的网络游戏来训练认知功能，增强记忆力。

你可能会感到惊讶：打游戏竟然还能锻炼大脑？没错，只要选择合适的游戏，打游戏非但不会让脑子变笨，反而会让大脑变得更加聪明、灵活。目前美国和中国都已经开发了一些有特定治疗用途的网络游戏，并将其作为精神心理疾病的处方治疗手段。

方法二：记忆技巧训练

记忆技巧训练也是一种极为有效的增强记忆力的方式，其本质是利用一套技术化的工具，系统地训练、增强记忆力。在延缓年龄增长导致的记忆力衰退方面，这种记忆技巧的效果已经得到了验证。

记忆技巧训练主要分为两个步骤：第一步，大脑获取信息；第二步，对这些信息进行回溯，也就是回忆。

我们的大脑就像一个超级信息接收站，无时无刻不在接收大量外部刺激，同时感应着内在的想法和感受。如果持续不断地关注所有信息和刺激，大脑必然会不堪重负。所以，想要记住一件事，关键不是死记硬背，而是学会筛选，忘掉那些不相干的、不重要的信息，过滤掉无关紧要的细节，精准地筛选出重要信息，并将其保留在短期记忆里。倘若你希望更长久地留存这些信息，你可以把它们转化到长期记忆里。在这个过程中，大脑需要对既往存储在短期记忆中的信息进行提取和整合，并赋予其特定的含义。

如果用一个公式来总结以上过程，那就是"关注—闪存—关联"。这三个关键词，是训练记忆力的基本技巧。

"关注"的诀窍是专注，要做到心无杂念，把全部注意力都集中在你要回忆的事情上。一旦心烦意乱，你就很容易忽略掉重要信息。

"闪存"实际上就是短期记忆。研究发现，经过漫长的进化，人类大脑对视觉和影像最为敏感，因此，对于想要学习的信息，我们要努力将其转化为生动的视觉图片或认知快照。就像摄影师按下快门、捕捉瞬间的精彩一样，我们也要在大脑中为信息拍下独特的"照片"。这样，在日后回忆时，这些生动的影像才更容易浮现出来，让我们能够清晰地记起相关信息。

"关联"的关键在于赋予信息以含义。视觉和影像虽然是对大脑最友好的记忆方式，但要让记忆更加牢固和持久，就需要建立一个影像库，把新学到的信息与它们所代表的意义紧密结合，形成新的视觉记忆，方便大脑进行检索和提取。

关注、闪存、关联这三个记忆训练的基本技巧，能帮我们快速完成一切常见的记忆任务。我们来做个小测试。

下面有 4 组词语，请你先用 10 秒时间记忆这些词语，然后遮住每组词语的后一个词语，看看能否在看到前一个词语时，就想起后一个。

兔子——电话

警察——苹果

钥匙——筷子

公鸡——吊床

你是否能轻松做到呢？如果运用"关注—闪存—关联"三个技巧，就会变得简单许多。首先，把注意力高度集中在这些词语上；其次，将每个词都用一幅生动的图片储存在大脑里；最后，运用关联法，将闪存的快照组合为一张新图片。比如，兔子——电话，生成为一只兔子在打电话的场景；警察——苹果，就是一个警察在吃苹果；钥匙——筷子，则是钥匙挂在一根筷子上；公鸡——吊床，可以是一只公鸡正躺在吊床上怡然自得地休息。

这样的训练，对增强记忆力来说是最简单且最有效的，远比在心里默念10 遍有用得多。如果你在生活中经常忘记要做的事，不妨采用类似的方法进行记忆，并刻意地进行训练。

方法三：交替训练

交替训练的本质，在于精心安排训练内容，使左右大脑半球轮流接受有针对性的训练，让大脑中更多的神经元被有序激活。神经科学家经过深入研究发现，被新鲜事物吸引是大脑的本能。而交替训练恰好契合了大脑这一特性，为大脑带来丰富多样的刺激，让其始终保持活跃状态，进而有效增强记忆力。

对于大部分习惯用右手写字的人来说，大脑左半球主要负责语言处理和逻辑思维等功能，可以通过前文提到的词语记忆训练来提高左半球的功能；而大脑右半球主要负责视觉感知和辨认方向等功能，迷宫、拼图等游戏是训练右脑的理想选择。

这两类训练交替进行，可以达到很好的效果，如果你想"双管齐下"，同时锻炼左右大脑半球，可以尝试一下数独游戏。在玩数独的过程中，左脑的数学功能会被充分激活，你需要运用逻辑推理和数字运算来填充空格；右脑的视空间功能也发挥着重要作用，你要对整个游戏界面进行视觉扫描和空间规划，以确保每行、每列和每个宫内的数字都不重复。而且，数独游戏还要求大脑的左右半球通过胼胝体进行高效的信息交流。胼胝体是连接大脑左右半球的重要结构，就像大脑中的"信息高速公路"。科学研究发现，胼胝体越发达，人的记忆力就越好，人也越聪明。一个广为人知的例子就是爱因斯坦，科学家在对他的大脑进行研究时发现，他的胼胝体在多个关键子区厚度显著高于对照组，这或许正是他拥有卓越智慧和超强记忆力的原因之一。

改善记忆力的饮食

除了以上三个改善记忆力的训练方式，借助饮食来增强记忆力也是一种简单易行的好方法。研究证明，为大脑提供充足的营养，对记忆力的改善有比较大的帮助。

那么，究竟什么食物能让我们吃出好记忆力呢？根据现有的科学证据，我总结了5条实用建议。

第一，每天至少摄入 5 种颜色各异的水果和蔬菜。不同颜色的果蔬富含各类抗氧化物质，能够有效消除大脑的氧化应激反应，为大脑构建一道天然的保护屏障。长期摄入丰富的水果和蔬菜，有助于降低认知衰退风险。

第二，每周至少吃 2 次富含 Omega-3 脂肪酸的鱼类，以及各类坚果。来源于鱼类、坚果等食物的 Omega-3 脂肪酸堪称"天然的消炎药"，能够保护脑细胞免受年龄增长带来的伤害。服用补充剂能否达到同样的效果呢？答案是肯定的，虽然对患有阿尔茨海默病的人来说，补充剂的作用有限，但有证据表明，它能够在一定程度上改善年轻人轻度记忆力下降的问题。不过，相较于食补，药补的效果还是稍逊一筹。

第三，控制饮食摄入量，避免超重。超重会使人的大脑比同龄人的大脑衰老得更快，而减重能够切实增强大脑的认知功能和记忆力。这就如同给大脑卸下沉重的负担，让它重新焕发生机与活力。

第四，适度进行轻断食。科学研究证明，轻断食是一种能够明显改善记忆力的饮食方案。它通过调整饮食节奏，为大脑提供"休息"和"重启"的机会，激发大脑潜能，增强记忆力。

第五，适量饮用咖啡或茶。研究表明，咖啡和茶中的关键物质——咖啡因——能够有效改善大脑记忆力。数据显示，每天喝 1～3 杯咖啡，能降低 20%～40% 帕金森病的风险。如果不习惯喝咖啡，喝茶也是不错的选择。

除了饮食，还有一些改善记忆力的基础方案也得到了大量科学研究的验证和认可。比如保证充足的睡眠，就像给大脑进行了一次深度清洁和修复，有助于巩固记忆；坚持有氧运动和抗阻运动，能够促进血液循环，为大脑输送更多的氧气和营养物质，增强大脑的功能。

面对这么多提高记忆力的方法，你是不是已经跃跃欲试了？别着急，在正式开始行动之前，建议你通过记忆力评估量表（表 97-1），评估一下自己的记忆力是否已经下降了。

表 97-1 记忆力评估量表

分类	具体场景	评价标准（分）				
		很少		有时		经常
人名	记得某个人的脸，但想不起他的名字	1	2	3	4	5
	同一个人的名字需要问两遍	1	2	3	4	5
	脱离特定环境时，无法介绍熟人（如看电影时遇到同事）	1	2	3	4	5
	有人喊你名字，和你打招呼，你却记不得对方的名字	1	2	3	4	5
	试图通过扫描脑中的字母表来回忆某个人的名字	1	2	3	4	5
找物品和地方有困难	你经常使用的物品（眼镜、钥匙、手机等）	1	2	3	4	5
	停在大型停车场的汽车	1	2	3	4	5
	收据、门票、文档等	1	2	3	4	5
	你去过的一家商店、商场或朋友的家	1	2	3	4	5
	你很少使用的物品（书、文件等）	1	2	3	4	5
舌尖现象①	努力回忆你刚看过的一部电影或一本书的名字	1	2	3	4	5
	找不到正确表达某物的单词	1	2	3	4	5
	知道问题的答案，但就是想不起来是什么	1	2	3	4	5
	忘记自己想说什么	1	2	3	4	5
	因为忘记想表达的单词，用其他单词来代替	1	2	3	4	5

---

① 即人们常说的"话到嘴边"。指人在回忆某个词语或名字时，明明感觉已经快要想出来了，甚至能回忆起部分相关信息，却一时无法完整说出这个词的心理现象。

分类	具体场景	评价标准（分）				
		很少		有时		经常
事情和计划	忘记约会或要做的事	1	2	3	4	5
	忘记你为什么走进一个房间	1	2	3	4	5
	忘记带重要的物品（如礼物、文件等）	1	2	3	4	5
	从市场回到家，忘记买计划买的东西	1	2	3	4	5
	忘记给别人回电话	1	2	3	4	5
	记不住别人刚刚告诉你的事情	1	2	3	4	5
	一段你已经读过的内容，需要重读	1	2	3	4	5
	遵从说明书有困难	1	2	3	4	5
	需要多次重复问同一个问题	1	2	3	4	5
	忘记是否告诉过某人某件事	1	2	3	4	5

　　把上面的各项分数加起来，即为主观记忆得分。量表的总分可以客观评价你目前的主观记忆能力。如果总分小于或等于 40 分，说明你的记忆力并没有明显下降，不过学习新知识及掌握提升记忆力的技巧，有助于进一步提升你的记忆力。如果量表总分超过 70 分，意味着你可能面临一定的记忆力问题，需要花点时间来进行记忆力提升训练。

　　即使量表总分偏高，也无须过度担忧，这并非直接等同于罹患阿尔茨海默病。导致阿尔茨海默病的脑部损伤，往往需要数十年的缓慢积累才会显著影响认知功能，对记忆力造成损害。更重要的是，大脑具有强大的神经可塑性，通过科学的认知训练、规律的锻炼和健康的生活方式，大脑能够建立新的神经通路来维持正常运转。

　　除了主观记忆力评估，也建议你做一下客观记忆力评估。你可以把定时器或秒表设定为 1 分钟。在 1 分钟内，记住下面给出的词语。

金枪鱼	降落伞	卡车
山谷	电话	登山者
蜥蜴	洞穴	茶叶袋
碗		

　　1 分钟后放下书，将计时器设定为 10 分钟。做些其他的事情来分散你对这些词语的注意力，如整理抽屉、阅读杂志等，确保延迟回忆的准确性。当定时器在 10 分钟后响起时，拿出纸和笔，在不看词语列表的情况下，写出尽可能多的词语。

　　与主观记忆力评估相比，客观记忆力评估可以有效发现和跟踪大脑衰老的早期细微变化。客观记忆分数是 10 分钟后写下的正确词语的数量。必须写出正确的词语，如果写的是鱼而不是金枪鱼，那你就没有分数。

　　如果你的客观记忆力评估与主观记忆力评估结果一致，那说明你主观感觉到的记忆障碍客观上可能确实存在。但有时，主观记忆力评估结果要比客观记忆力评估结果差得多。这种不匹配通常反映了你内心的焦虑和压力。

　　如果你的客观记忆力得分 ≥ 5 分，而你的主观记忆力分数显示你经常有记忆障碍（总分 ≥ 70 分），说明你记忆基础良好，只是过于担心自己的记忆能力而已。如果你的主观记忆力分数 < 70 分，甚至不到 60 分，那就建议你按照本节提到的方法练起来。

098 | 认知衰退：
如何进行有效预防和干预

有一个女儿带着她的父亲来我的门诊就诊。这位 77 岁的老人一见面就自嘲道："年纪大了嘛，记不住很正常。"女儿每回劝他多动脑、勤锻炼，他总是固执地认为女儿是嫌他老了、笨了。时间一长，家人也不好再说什么。直到有一天，邻居发现他站在电梯门口许久不动，言语也含混不清，赶紧给他女儿打电话，女儿才知道父亲出门时拎着菜篮子，走出家门，却在电梯口站了很久。他忘了自己要去哪儿，为什么手里有个篮子。更可怕的是，连电梯里热情跟他打招呼的邻居，他也认不出来了。

我们习惯性地把"老糊涂"视作衰老的自然现象，殊不知这很可能是阿尔茨海默病的前兆。随着年龄的增长，许多老年人会觉得自己记性变差了，脑子转得慢，学习新东西特别费劲——这其实是大脑这台精密机器运转节奏变慢的表现，医学上称之为"认知衰退"。

认知衰退是指学习、记忆、思考、判断等一个或多个认知功能减退，在老年人中比较常见。它并不是突然发生的，而是一个逐步演进的过程：从主观认知下降（感觉记性不如从前），到轻度认知障碍（检查确实发现了问题，但生活还能自理），再到更严重的阿尔茨海默病晚期（认知损害严重，生活需要依赖他人）。

据统计，中国是全球认知障碍患者数量最多的国家，已有超过 1500 万名 60 岁以上的阿尔茨海默病晚期患者，还有 3877 万人处于轻度认知障碍阶段。每年大约有 10%～15% 的轻度认知障碍患者会发展为阿尔茨海默病，这意味着很多家庭其实正身处"隐形危机"之中而不自知。

认知衰退是可以干预的

从 20 世纪末至今，神经科学逐步揭示了一个重要事实：认知衰退不是突发事件，而是一个长达 20 年甚至更久的"隐形衰退"过程。但好消息是，这个过程是可以被延缓甚至逆转的。2015 年，《柳叶刀·神经病学》上发表的一项涵盖 1260 名老年人的研究显示，通过健康饮食、规律运动、认知训练和心血管风险管理，仅仅 2 年后，相比对照组，干预组的整体认知功能高 25%，执行功能高 83%，处理速度高 150%。这项研究被认为是认知干预领域的里程碑式成果。这意味着，只要方法得当，大脑就可以"加油提速"，恢复清晰的运转。

通过深入研究国内外大量相关研究和临床实践案例，我梳理了几种有效的认知干预策略。

运动干预

运动被誉为大脑的"天然充电器"。首先，当我们进行规律运动时，心脏如同强有力的水泵，将富含氧气和营养的新鲜血液输送至大脑的各个区域，尤其是负责学习与记忆的"司令部"——海马体，以及掌管计划与决策的"指挥部"——前额叶皮层。大量研究表明，规律运动者大脑关键区域的血流量显著高于久坐人群。

其次，运动还能显著提升"脑源性营养因子"的水平。这些营养因子是一种关键物质，如同神经细胞的"肥料"，不仅滋养现有脑细胞，使其更健康、更活跃，还能促进神经元之间的连接与交流效率，让信息传递更加快速而精准。此外，运动甚至能刺激成年人的海马体中新的神经细胞生成。

大量针对认知衰退老年人的高质量研究表明，身体活动干预能显著提升该人群的整体认知功能，在语言功能、执行功能、记忆功能及视觉空间能力等方面效果尤为显著。

根据《认知衰退老年人非药物干预临床实践指南：身体活动》的建议，所有认知衰退的老年人都应增加身体活动，避免久坐或长期卧床。在身体条件允许的情况下，建议每周累计进行150～300分钟的中等强度运动，或75～150分钟的高强度运动，也可以两者结合进行。运动频率为每周3～5天。

认知衰退的老年人还可以进行一定的抗阻训练，增强肌肉力量，提升执行功能、平衡能力，降低跌倒风险。建议每周至少训练2次，在身体耐受范围内循序渐进，逐步增加阻力、训练次数，避免受伤。

此外，太极拳、八段锦等融合身体控制、呼吸调节和专注力的综合性身体活动，特别适合认知轻度衰退的老年人进行长期练习，有助于身心协调与认知功能的维持。

营养干预

在众多饮食模式中，有一种被称为"护脑饮食榜一号"——MIND饮食法，全称为"地中海-DASH神经退行性延迟干预饮食"。这是一种专门为保护大脑健康而设计的饮食模式，巧妙地融合了地中海饮食的"天然营养、抗氧化"优势与DASH饮食强调的"控盐、降压"理念，能够延缓神经退化、维护认知功能。

MIND饮食法的核心在于以下三个方面。

第一，抗氧化。它非常强调绿叶蔬菜的摄入。同时，蓝莓、草莓、黑莓这样的浆果类水果也是推荐重点，每周至少要吃两次。这些食物富含维生素 E 或花青素等抗氧化物，能有效清除自由基，减缓神经细胞的老化过程。

第二，抗炎。它鼓励食用橄榄油、山茶油、坚果和深海鱼等富含 Omega-3 脂肪酸的食物，这些营养成分有助于减少身体的炎症反应，从而保护大脑免受慢性炎症的侵袭。

第三，稳定血糖。在碳水化合物中，MIND 饮食更倾向于推荐全谷物和豆类，因为它们能够让血糖水平缓慢而平稳地上升，避免血糖忽高忽低对大脑供能造成的干扰，从而减少因血糖波动引发的注意力下降或思维迟缓。

一项涵盖近 9.3 万人的大型研究发现，坚持遵循 MIND 饮食模式的人整体认知功能更强，罹患阿尔茨海默病的风险比普通饮食人群低 9%～13%；如果坚持时间达到 10 年甚至更久，这一幅度可能达到 25%。

至于是否需要额外服用补充剂，目前科学界并没有足够高质量的证据帮助判断。但如果平时鱼类摄入较少，或经过医生评估认为需要服用补充剂，那么适当补充高品质鱼油可能对早期认知减退有一定的辅助作用。此外，维生素 B_{12} 和维生素 D 是中老年人容易缺乏的营养素，它们一旦缺乏，可能会对记忆力和认知状态产生不良影响。因此，建议定期检测这两种维生素的水平，如有不足，应在医生指导下进行补充。不过，需要强调的是，食物永远是营养的最佳来源，合理的饮食结构始终优于依赖补充剂。

大脑认知训练

就像身体需要锻炼来保持健康，大脑也需要持续锻炼来保持活力。大脑具有极强的可塑性，你越频繁使用某个区域，这一区域的"神经交通网络"就越清晰、高效。对于老年阶段的大脑而言，锻炼的意义更为深远，它不再是为了考试得高分，而是为了构建"认知储备"，提升大脑对抗风险的能力。每当我们学习一项新技能、解决一个新问题或完成一项具有挑战性的任务时，都会刺激脑细胞之间建立新的连接，也就是所谓的"突触"。这种不断扩展的神经连接网，正是"认知储备"的基础。一旦未来某些脑细胞因疾病或老化受到损伤，其他未受损的"备用通道"可以代为承担功能，从而减缓认知退化的速度。

同时，与肌肉会在训练中获得强化类似，学习新技能、进行有挑战性的认知活动会激发大脑相关区域的活跃度，强化相关神经回路。神经影像学研究显示，进行认知训练后的大脑，受训脑区的活动模式和连接强度会发生积极变化。

科学研究给出了以下几种经过验证的脑力锻炼方式。

第一，主动跳出舒适区。大脑喜欢熟悉的套路，但真正有益的锻炼往往来自新的、具有挑战性的体验。这些活动的关键不在于"难"，而在于新颖与需要动脑。比如，学习一门简单乐器、尝试画画、学习智能手机的新功能、下象棋或跳棋，甚至学习几句新方言或外语。

第二，借助高科技设备或软件进行脑力训练。如今不少医院和社区机构都引进了专业的认知训练软件，它们不是日常娱乐游戏，而是依据科学原理专门设计的训练程序，能系统性地提升注意力、记忆力、反应速度和执行功能等关键认知能力。部分训练方式还结合了虚拟现实（VR）技术，模拟超市、厨房、社区等真实生活场景，在三维环境中开展针对性的任务练习，有效改善视觉记忆和空间记忆。

第三，进行认知训练。这是一种通过多种认知任务来提升大脑功能的干预手段，如连续加法训练、地点记忆法等。研究表明，对于存在主观认知功能减退的个体，认知训练可以显著改善其记忆能力，包括延迟记忆、短时记忆、长时记忆及智力测验中的表现。此外，对于轻度认知障碍人群，认知训练同样能有效提升其整体认知功能。

然而，研究也发现，对于已经发展到阿尔茨海默病晚期的患者，认知训练的整体效果并不明显。因此，早期识别与及时干预显得尤为重要。如果能够在认知功能下降的初期及时开展认知训练，则不仅有助于延缓疾病的进展，还能显著增强干预的效果，改善患者的生活质量。

记忆力训练

记忆力训练通过激活大脑记忆相关区域，提升神经可塑性，有助于延缓患者认知功能的退化。对于轻度认知障碍人群，系统训练可改善记忆力和日常功能，降低发展为阿尔茨海默病晚期的风险。早期介入还能增强老年人的自信心，提高其生活质量，是预防认知衰退的重要手段。可以通过以下几种方式进行记忆力训练。

第一，专注于当下。许多人都遇到过这样的情形：刚关了煤气，才转身就突然怀疑自己到底关没关。这并不是因为你的记忆力出了问题，而是因为你当时根本没有注意到自己的动作。注意力就像大脑里的一盏聚光灯，只有当它聚焦在某一件事情上时，那件事情才有机会被大脑真正"记住"。大量研究早已证实，注意力是记忆形成的必要前提。如果我们希望某件事情能够真正地被大脑编码、储存下来，那我们就必须在做这件事情的时候全神贯注。

第二，善于建立联系，把新信息和你熟悉的东西挂钩。举个例子。新邻居老赵很爱钓鱼，你可以将他和你熟悉的"爱钓鱼的老李"联系起来，在心里称他为"爱钓鱼的老赵"。这看似是一个"自娱自乐"的记忆小窍门，其实有着非常严谨的认知心理学依据。早在 1972 年，加拿大心理学家弗格斯·克雷克和罗伯特·洛克哈特就提出了"加工水平理论"，如果信息只是得到浅层处理（比如简单重复），就很容易被遗忘；而当我们把新信息与已有记忆联系起来并赋予其更多意义时，就实现了"深加工"，而这种处理方式可以显著增强记忆的持久性，并提升其提取的效率。所以，别小看"联想记忆"这个小技巧，它其实是在帮大脑加深印象，构建更牢固的记忆路径。

第三，广泛的良性社交。积极参与社交活动，对大脑而言同样是一种强有力的锻炼。无论是与人聊天、打牌，还是参加社区组织的活动，这些看似轻松的互动，其实都涉及听力理解、情绪识别、语言表达、记忆调用等多项认知功能的协同运作，相当于给大脑做"全科训练"。一项历时 28 年的大型前瞻性研究发现，中老年人如果保持频繁而良性的社交接触，患阿尔茨海默病的风险会显著下降，并且能够在随后的 15 年中保持更好的认知状态。换句话说，多交流、多互动，其实就是在帮大脑延缓衰退。

良好的睡眠质量

任何大脑保护策略都不能忽视一个基础条件——良好的睡眠质量。白天大脑高负荷运转，会产生大量代谢废物，其中最受关注的就是与阿尔茨海默病相关的 β - 淀粉样蛋白。而在我们入睡，特别是进入深度睡眠阶段时，脑脊液循环会显著加速，帮助大脑完成一场彻底的"大扫除"。长期睡眠不足或睡眠质量差，不仅会削弱老人的注意力和记忆力，还会增加认知障碍甚至阿尔茨海默病的患病风险。

此外，睡眠中的快速眼动期对记忆也至关重要，它承担着将短期记忆转化为长期记忆的关键任务。如果睡眠过程中伴有呼吸暂停、缺氧和频繁醒来等问题，会对大脑造成双重损伤。这也是一个导致阿尔茨海默病的独立危险因素。研究发现，患有阻塞性睡眠呼吸暂停综合征的人，若接受有效治疗，其认知功能会有所改善。

在控制睡眠时长方面，科学界已有明确共识。每天睡眠时间控制在 6～8 小时最为理想。睡眠时长过短（不足 4 小时）或过长（10 小时以上），不仅会导致认知能力整体下降，也会增加认知障碍及阿尔茨海默病的风险。

管理"三高"

管理好"三高"是保护认知功能的重要一环。高血压、高血糖、高血脂这三项指标一旦长期控制不佳，就会对血管内壁造成持续性伤害。大脑中的微小血管也不例外，而一旦这些血管受到影响，脑部供氧和营养就会受限，脑细胞因"供养不足"出现损伤，从而出现记忆力下降、思维迟缓等认知衰退症状。

在"三高"中，高血压的危害尤为突出。研究表明，长期高血压不仅与老年人的认知衰退密切相关，还是血管性失智症的重要风险因素之一。一项大型荟萃分析显示，中年时期患有高血压的人，未来罹患认知障碍（包括轻度认知功能衰退和阿尔茨海默病）的风险会增加19%～55%。而如果在医生指导下规范使用降压药物，则可以将阿尔茨海默病发病风险降低12%～26%。

因此，积极控制血压、血糖和血脂，不仅有助于预防中风、心肌梗死等重大心脑血管事件，更能有效降低认知功能衰退甚至痴呆的风险，是"护脑工程"的重要保障。

保护视力和听力

听力减退常常被忽视，但它给大脑造成的负担却很大。当我们听不清楚别人说的话时，大脑不得不额外调动资源去努力理解声音和语言的含义，长此以往，听觉系统长期处于过载状态，其他认知功能也会受到牵连。《柳叶刀》发表的一项研究显示，听力损失已被确认为阿尔茨海默病的可干预风险因素之一，约有8%的阿尔茨海默病案例与听力受损有关。

视力下降带来的影响同样不容忽视。一项发表在《美国医学会杂志》上的研究指出，视力问题会影响认知功能测试的表现，通过及时矫正视力，有望降低约 2% 的阿尔茨海默病发病率。听觉与视觉衰退会让大脑接收的信息变少、信息质量变差，形成"感官剥夺"，加速"用进废退"的进程。因此，该配助听器就配，该戴老花镜就戴，不要因为"怕麻烦"或"怕被看出老"而耽误了大脑的黄金保护期。

预防跌倒

跌倒对老年人来说，绝不仅仅是一次身体上的伤害。很多人在经历跌倒后，会因害怕再次摔倒而逐渐减少活动量，降低外出和锻炼的频率，甚至影响睡眠和社交。而身体不活动、大脑缺刺激，正是认知功能下降的两个重要诱因。

一项覆盖近 250 万名 66 岁以上老年人的研究显示，跌倒后的老年人在一年内被诊断为阿尔茨海默病的比例高达 10.6%，比没有跌倒者高出约 21%。这不仅说明跌倒可能是认知衰退的早期征兆，也意味着跌倒之后的连锁反应可能成为认知退化的加速器。

所以，跌倒并非一桩小事，而是必须重视的大脑"风险事件"。老年人要采取切实有效的预防措施，为大脑健康保驾护航。

缓解焦虑和焦虑情绪

我们很容易忽视心理健康对大脑的影响，事实上，抑郁与焦虑在老年人群中并不少见。调查发现，中国的焦虑和抑郁发病率呈"两头高"分布，老年人与儿童和青少年相仿，都是高风险人群。然而，心理疾病带来的并不仅仅是

情绪困扰，长期的负面情绪和高压状态会持续刺激大脑，损伤海马体这种负责记忆与学习的重要区域，

研究显示，有抑郁症病史的个体罹患阿尔茨海默病的风险是没有抑郁症病史个体的近 2 倍。这并非个例。一项针对超过 35 万人（50～70 岁）的随访研究进一步发现，接受抑郁治疗的人，相比未治疗者，罹患阿尔茨海默病的风险低 30% 左右。这说明，及时发现并干预情绪问题，确实可以从源头减缓认知衰退的进程。

现代医学为老年人的心理疾病提供了多种温和且有效的治疗方式，包括心理治疗、音乐疗法、动物辅助治疗等，这些非药物方法都能帮助患者缓解负面情绪、重建心理支持系统。当然，更为关键的是，一旦通过专业量表筛查出明显的焦虑或抑郁迹象，应尽早就医，遵循医生建议，而不是讳疾忌医、抗拒治疗。

新药研发曙光

阿尔茨海默病等认知障碍疾病长期以来被称为"医学界的高墙"，过去几十年，科学家们持续攻坚克难，虽然尚未找到彻底治愈这类疾病的"神药"，但令人振奋的是，针对其机制的新药研发即将取得突破。一种名叫"仑卡奈单抗"的单克隆抗体药物已在多项临床研究中表现出可观的效果，可以将其理解为一种定向清除 β - 淀粉样蛋白的精准工具，仿佛受过训练的"垃圾处理机器人"，能够进入大脑识别病灶区域，清除那些加速神经退化的有害沉积物，帮助患者延缓病情的进展。

目前，该药物已相继获得美国食品药品监督管理局、日本药品医疗器械综合管理机构和中国国家药品监督管理局的上市批准，用于治疗轻度认知损害和阿尔茨海默病早期患者。这标志着阿尔茨海默病正在从"无法治疗"向"可

以延缓发展"迈出了关键一步。

　　不过，尽管如此，目前尚未有证据表明这些药物在改善认知方面的效果优于生活方式干预。也就是说，科学尚未带来奇迹，我们仍应坚持用日常点滴守护大脑的健康，用规律的生活、良好的情绪、积极的锻炼和合理的饮食构建起抵御疾病的防线。新药的未来可期，但生活方式的改变始终是我们手中最可靠的工具。

　　认知的堤坝不是一夜崩塌的，而是悄无声息地在每一次放任、忽视和妥协中逐步瓦解；认知的修复也不是奇迹的降临，而是一次次对生活方式的坚定重塑。作为医生，我见过太多认知出现问题的老年人，目睹过太多迷茫、失落的眼神背后所隐藏的痛苦与无助，听到过无数家属因照护负担而深夜叹息的声音。正因如此，我更加坚定地想告诉你：清晰地思考、独立地生活、自由地表达与享受家庭温情的能力，是这个时代最值得我们用尽全力守护的尊严与幸福。

PART
FIVE

第 五 部 分

家庭疾病
解决方案

疾病往往不是突然的巨浪，而是一次次被忽视的小暗涌：一场感冒久拖不愈，一次药物用错剂量，一份体检报告上几个不起眼的异常指标，或者某个夜晚突如其来的胸闷心慌。大多数时候，我们不是没察觉，而是缺乏准备，也不知道如何正确应对。

这一部分要做的，就是帮你为这些高频却常被忽视的风险提前布好防线。你会学到如何科学治疗和预防感冒；如何避免用药差错；在需要就医时，如何做出正确的决策；如何在慢性病的长期博弈中稳住血糖、血压、血脂和尿酸，守住心血管健康的底线；如何在心梗、中风、昏迷、烫伤、儿童误吞异物等紧急时刻，把握黄金救援期，成为家人最可靠的"急救员"。

最后，我们还将为你梳理家庭健康监测的必备清单：哪些疫苗必须接种，体检如何科学规划，家庭药箱该如何备药。健康的底气，从来不在于永不生病，而在于每一次危机来临时，你都能稳住自己，做出正确的选择。

· 12 ·

第十二章

疾病管理

————

谋定而后动，知止而有得。

———孙武

099 | 感冒治疗：
如何有效治疗感冒

冬春季节是感冒的高发期。一旦家人出现感冒症状，许多家庭都会陷入两难：去医院看医生吧，儿科和急诊科往往人满为患，动辄要等候上百个号；如果选择在家观察，又担心延误病情，引发更严重的问题。面对感冒这个健康难题，究竟应该如何科学应对，才能既保障家人健康，又避免过度医疗呢？本节我会结合全球医学界对抗感冒的权威经验，从五个关键问题入手，为你梳理一套实用、安全的感冒应对方案。

感冒需要重视吗

我小时候经常感冒，甚至每年总要发热三四次。对此，奶奶总是说："人吃五谷杂粮，哪有不生病的？小孩子烧一烧就长大了。"这种说法，想必很多人都不陌生。但是，也许你也跟我有一样的疑惑：一年到头经常感冒，真的正常吗？这是不是免疫力低下的表现？

《柳叶刀》子刊发表的一项研究对感冒的发病率进行了统计，结果显示，成年人平均每年感冒 2～5 次，学龄儿童平均每年感冒 7～10 次。因此，一年感冒三四次是很正常的，不必过度担忧。

此外，需要注意的是，虽然都名为"感冒"，但还存在普通感冒和流感两种不同的情况。普通感冒症状较轻，以咽部干痒或有灼热感、打喷嚏、鼻塞流涕为主要表现，初期可能伴有畏寒症状，2～3天后各种症状达到高峰。儿童得了感冒后更容易出现低热，而成年人多数不会发热。整体来说，感冒一周左右即可痊愈。

流感全称是流行性感冒，大多由特定病毒引起，病情往往比较重，初期表现为怕冷、发热，会在感染的第一天迅速发展，发热高达39～40℃，持续3～4天，并伴有头痛、咽干咽痛、全身酸痛、软弱无力等症状。

总的来说，普通感冒是呼吸症状重而全身症状轻，流感则刚好相反，全身症状重而呼吸症状轻。如果同时出现咳嗽和高热两种症状，可能提示是流感。

常见感冒药怎么选

长大后，我成为一名医生，也做了两个孩子的妈妈，才知道感冒这件事可大可小。大部分人得了感冒后并不需要去医院。感冒和流感都是自限性疾病，症状通常会在3～5天内逐渐缓解。我的两个孩子从小到大得了感冒，几乎都是我在家护理的，没带她们去过医院。不过，不去医院不等于什么都不做，适当使用药物也是很重要的。

具体可以服用哪些感冒药呢？市面上常见的感冒药有以下几类。

第一类，解热镇痛药。

这类常见药物包括布洛芬、对乙酰氨基酚、洛索洛芬钠片等。

目前暂无充分的证据表明解热镇痛药能延长或缩短流感、感冒的病程，但可以确定的是，合理使用药物可以解热、镇痛，缓解不适症状。建议体温高于38.5℃时使用，也可以在头痛、喉咙痛、肌肉酸痛等症状较为明显时使用。

这类药物可以在药店自行购买，按照说明书上建议的剂量和用法服用。

第二类，缓解鼻塞、流涕的药物。

感冒往往会伴随鼻塞、流鼻涕的症状，成年人还可以忍一忍，孩子就可能会因为鼻塞导致的呼吸不畅而哭闹不止，甚至影响睡眠。

怎么应对鼻塞、流涕呢？首先，可以使用没有副作用的生理盐水冲洗鼻腔。其次，适当服用药物。常见药物有缓解流鼻涕的氯苯那敏、苯海拉明，以及缓解鼻塞的伪麻黄碱。伪麻黄碱是一种常用的缓解鼻塞的药物，但由于它有刺激中枢神经系统的作用，需严格控制使用剂量、使用年龄和使用时间。

第三类，缓解咳嗽、咳痰的药物。

首先需要明确的是，镇咳药并不是必选项。咳嗽是人体正常的生理反射，可以把呼吸道内的痰液和异物排出体外。在不影响正常生活的情况下，可以尽量让痰咳出来。不过，如果严重影响生活，比如夜间因频繁咳嗽无法睡整觉、咳嗽过于剧烈乃至影响呼吸、咳嗽频率过高影响日常活动，就可以考虑适当使用镇咳药。

镇咳药分为两类，一类为处方药，其中可能含有容易致瘾的成分，需凭医生开具的处方购买；另一类为非处方药，可在药店自行购买，如枸橼酸喷托维林（咳必清）等西药，以及急支糖浆、川贝止咳糖浆等中成药。

此外，如果痰液浓稠难以咳出，就需要服用祛痰药，如溴己新、氨溴索、乙酰半胱氨酸，这三种都是非处方药，可以在药店自行购买，遵照说明书使用。如果症状持续得不到缓解，或者伴有呼吸困难的情况，也可以考虑用雾化的方式祛痰。雾化是一种新型给药方式，可以把药物变成雾一样细小的颗粒，直接吸入呼吸道。雾化的效果更直接、更深入，用药量也相对较少。建议在医生的指导下，使用雾化来止咳祛痰。

除了以上三类药物，还有一些复方药，也就是几种药的组合体，如复方盐酸伪麻黄碱缓释胶囊、氨咖黄敏胶囊、美敏伪麻溶液等。使用复方药时，要注意一次服用一种药物，避免同时服用多种复方药。表99-1总结了普通感冒常用复方制剂成分，你可以在用药时参考一下，避免药物服用过量。此外，6岁以下儿童一般不推荐使用这类复方感冒药。

最后，需要强调的是，无论哪一类药，用药前一定要仔细阅读药品说明书，如果症状持续或加重，应及时就医。

表 99-1　普通感冒市售常用复方制剂成分

药品名称	退热成分	减充血剂	抗组胺成分	镇咳成分	祛痰成分	其他成分
惠菲宁	-	盐酸伪麻黄碱	马来酸氯苯那敏	氢溴酸右美沙芬	-	-
澳特斯	-	盐酸伪麻黄碱	盐酸曲普利啶	福尔可定	愈创木酚甘油醚	-
艾畅	-	盐酸伪麻黄碱		氢溴酸右美沙芬		
艾舒	-	盐酸伪麻黄碱	-	-	愈创木酚甘油醚	-
奥亭	-	盐酸麻黄碱	马来酸氯苯那敏	磷酸可待因	愈创木酚甘油醚	-
奥斯灵	-	盐酸伪麻黄碱	马来酸氯苯那敏	福尔可定	-	-
福必安	-	盐酸麻黄碱	-	福尔可定	愈创木酚甘油醚	-
新泰洛其	-	盐酸麻黄碱	盐酸曲普利啶	磷酸可待因	愈创木酚甘油醚	-
惠菲芬	布洛芬	盐酸伪麻黄碱	马来酸氯苯那敏	-	-	-
新康泰克（蓝装）	-	盐酸伪麻黄碱	马来酸氯苯那敏	-	-	-
新康泰克（红装）	对乙酰氨基酚	盐酸伪麻黄碱	马来酸氯苯那敏	氢溴酸右美沙芬	-	-

药品名称	退热成分	减充血剂	抗组胺成分	镇咳成分	祛痰成分	其他成分
泰诺酚麻美敏混合液	对乙酰氨基酚	盐酸伪麻黄碱	马来酸氯苯那敏	氢溴酸右美沙芬	-	-
泰诺酚麻美敏片	对乙酰氨基酚	盐酸伪麻黄碱	马来酸氯苯那敏	氢溴酸右美沙芬	-	-
日夜百服宁（日片）	对乙酰氨基酚	盐酸伪麻黄碱		氢溴酸右美沙芬	-	-
日夜百服宁（夜片）	对乙酰氨基酚	盐酸伪麻黄碱	马来酸氯苯那敏	氢溴酸右美沙芬	-	-
白加黑（白片）	对乙酰氨基酚	盐酸伪麻黄碱		氢溴酸右美沙芬	-	-
白加黑（黑片）	对乙酰氨基酚	盐酸伪麻黄碱	盐酸苯海拉明	氢溴酸右美沙芬	-	-
快克	对乙酰氨基酚	-	马来酸氯苯那敏	-	-	盐酸金刚烷胺、人工牛黄、咖啡因
纳尔平	对乙酰氨基酚	盐酸甲基麻黄碱	马来酸氯苯那敏	氢溴酸右美沙芬	愈创木酚磺酸钾	核黄素磷酸钠、咖啡因
臣功再欣	布洛芬	-	马来酸氯苯那敏	-	-	葡萄糖酸锌
康普力星	对乙酰氨基酚	-	马来酸氯苯那敏	-	-	人工牛黄
康裕登通	对乙酰氨基酚	盐酸甲基麻黄碱	马来酸氯苯那敏	氢溴酸右美沙芬	愈创木酚磺酸钾	咖啡因
瑞可	对乙酰氨基酚	盐酸甲基麻黄碱	马来酸氯苯那敏	氢溴酸右美沙芬	愈创木酚磺酸钾	
安贝特	对乙酰氨基酚	-	马来酸氯苯那敏	-	-	人工牛黄、咖啡因
好娃娃	对乙酰氨基酚	-	马来酸氯苯那敏	-	-	盐酸金刚烷胺、人工牛黄、咖啡因

续表

药品名称	退热成分	减充血剂	抗组胺成分	镇咳成分	祛痰成分	其他成分
儿童小白糖浆	对乙酰氨基酚	盐酸伪麻黄碱	-	无水氢溴右美沙芬	-	-
时美百服宁	对乙酰氨基酚	盐酸伪麻黄碱				
儿童灵诺	对乙酰氨基酚	盐酸伪麻黄碱	-	氢溴酸右美沙芬		
祺尔百服宁	对乙酰氨基酚	盐酸伪麻黄碱	马来酸氯苯那敏	氢溴酸右美沙芬	-	-
复方氨酚愈敏口服溶液	对乙酰氨基酚	盐酸甲基麻黄碱	马来酸氯苯那敏		愈创木酚磺酸钾	咖啡因
联邦菲迪乐	对乙酰氨基酚	盐酸甲基麻黄碱	盐酸曲普利啶		-	咖啡因
惠菲通	-	-	-	-	愈创木酚甘油醚、盐酸溴己新	-
易坦静	-	-	-	-	盐酸氨溴索	盐酸克仑特罗
西可奇	-	-	-	磷酸可待因	桔梗流浸膏	-
史达功	-	-	-	氢溴酸右美沙芬	愈创木酚甘油醚	-
复方甘草合剂	-	-	-	-	复方樟脑酊、甘草流浸膏、愈创木酚甘油醚	浓氨溶液、甘油
镇咳宁糖浆	-	盐酸麻黄碱	-	-	甘草流浸膏、桔梗酊	酒石酸锑钾、桑白皮酊
可愈糖浆	-	-	-	磷酸可待因	愈创木酚甘油醚	-

注："-"表示不含该种成分。

抗病毒药物怎么用

上文介绍的感冒药主要为对症治疗的药物，可以理解为"治标"。那是否有"治本"的药物呢？

有，那就是抗病毒药物。这类药不仅可以缓解症状，还可以缩短感冒病程。感冒是自限性疾病，不是每个人都需要使用抗病毒药物，但有三类人——老人、孩子和有基础疾病者比较需要，因为这三类人在病毒感染后，发生严重并发症并导致死亡的风险相对较高。

抗病毒药物应该在什么时候使用呢？确诊病毒感染后，越早使用越好。研究表明，在流感症状出现 48 小时内进行抗病毒治疗，死亡率可以降低67%，症状也会明显减轻。

常见的抗病毒药物有玛巴洛沙韦、奥司他韦等，这些药物均为处方药，需严格遵医嘱使用。

中成药能选吗

答案是肯定的。2023 年 11 月，钟南山院士及其团队在期刊《病毒学》上发表的最新临床研究，证实了连花清瘟对新冠病毒的有效性和安全性。这项研究采用多中心、双盲、随机对照设计，为中成药的抗病毒作用提供了科学依据。

中医在治疗感冒方面积累了丰富的经验，老祖宗留下了很多经典古方，现代医学研究者根据古方制成了感冒冲剂。中医讲究辨证施治，需要根据感冒类型来选择合适的中成药。

风寒感冒的症状类似于普通感冒，主要表现为：畏寒怕冷；前额、太阳穴出现明显的头痛症状；鼻塞、流清鼻涕，咳稀白痰；嗓子痒；舌苔淡红，有薄白苔。治疗风寒感冒的药物以"辛温解表，宣肺散寒"为主要目标，简单来说就是发汗。常见药物包括风寒感冒颗粒、荆防颗粒、感冒软胶囊、正柴胡饮颗粒、伤风停胶囊、感冒疏风胶囊等。

风热感冒的症状更像流感，主要表现为：发热，高热（39℃甚至40℃以上）；不畏寒；鼻塞，流黄脓鼻涕，咳黄脓痰；舌头发红，舌苔黄腻。风热感冒的药物一般以清热解毒为主要目标，常见药物包括银翘解毒片、风热感冒颗粒、桑菊感冒颗粒、桑菊银翘散、清开灵口服液、羚翘解毒片、连花清瘟胶囊、双黄连口服液、柴胡口服液、穿心莲片、金莲清热颗粒、复方大青叶合剂、金青感冒颗粒、羚羊感冒片等。

中成药基本上为非处方药，可以去药店自行购买。

抗生素什么时候不能吃

国内外相关医学指南一致强调，普通感冒的治疗应以对症治疗为主，如果没有继发细菌感染，不需要使用抗生素。从理论上来说，大部分感冒都是由病毒引起的，而常见的抗生素，如头孢、青霉素、氧氟沙星等，都是针对细菌的，对病毒没有作用。不当使用抗生素，会导致肠道菌群紊乱，降低免疫力，增加耐药风险，甚至培养出"超级细菌"。因此，除非明确存在细菌感染，否则不应随意使用抗生素。

对大部分人来说，通过合理服用药物就可以扛过绝大多数流感和感冒。但也有特殊情况。世界卫生组织的相关调查数据显示，全球每年约有10亿人感染流感，有29～50万人因流感相关并发症死亡。这不是一个小数目。即使是普通感冒，也有可能发展为严重疾病。我在门诊中每年都会见到患者从感冒演变为肺炎、心肌炎的情况，其中有儿童、老人，也有成年人。

以下人群属于高风险人群，在感冒后更容易出现严重并发症，需要格外警惕。

12 个月以下的婴儿；65 岁以上的老人；免疫功能低下人群；合并慢性病人群，如患有哮喘、其他肺部疾病、糖尿病、心脏病等；孕妇；肥胖人群（BMI ≥ 40）。

那么，在什么情况下需要立即就医呢？

第一，身体缺氧，出现呼吸困难、呼吸急促或喘息等症状；部分儿童会表现出皮肤发青、嘴唇或甲床苍白等症状。

第二，精神状态出现变化，比如难以唤醒、癫痫发作、意识模糊等；或出现躯体症状，比如严重头痛、脖子僵硬、剧烈呕吐、晕倒或感觉即将晕倒等。

此外，在什么情况下需要尽快就医呢？

第一，体温超过 38.9℃，或者发热持续了较长时间（如 1～3 天），且伴有其他明显的症状。

第二，感冒周期超过 10 天，且症状不见好转。

第三，胸部持续疼痛或有压迫感。

第四，脸部或额头剧痛，耳痛或耳朵流脓。

第五，持续声音嘶哑、喉咙痛，或咳嗽超过两周。

除此以外，儿童还需要额外关注以下几种情况：

不怎么喝水，导致出现精神萎靡、烦躁症状；出现四肢温度由温转凉的脱水症状；流感好转后再次发热和咳嗽，并且症状更为严重。

100 | 感冒恢复：
如何让感冒好得快一些

　　上一节讲了感冒的治疗和用药，感冒期间，有没有什么其他办法能让我们少受一点罪，好得快一些呢？不少研究发现，想要有效缓解感冒症状、缩短病程，关键在于做好两件事：一是调整感冒期间的生活方式，保证充足的水分摄入、营养补充和高质量的睡眠；二是根据病原体接受针对性的药物治疗。

感冒期间的生活方式

　　先来看看简单易行的生活方式。

水分摄入

　　"感冒多喝水"这句父母经常挂在嘴边的叮嘱，其实有着非常充分的科学依据，年轻人也应当重视。无论是得了流感还是普通感冒，身体都会产生比较多的体液流失：隐性失水如高烧带来的呼吸加快，显性失水如高热出汗、咳痰、流涕等。要知道，如果汗水湿透一套衣裤，大约就损失了 1000 毫升体液。此时，及时补水不仅能补充流失的水分，还能加快尿液排出的速度，帮助身体排出代谢废物。

　　那么，发热时具体要补充多少水分呢？

研究表明，正常人体温每升高 1℃，将通过皮肤丢失 3～5 毫升 / 千克的水分。照这样计算，一个体温 37℃、体重 75 千克的男性，发热到 39℃，将丢失 450～750 毫升水分。一个人日常的基础补水量为 1000～1500 毫升，考虑到其他体液流失，在发热期间，体重 75 千克的男性至少需要摄入 1900 毫升水分，相当于 3.5 瓶 550 毫升的矿泉水；体重 60 千克的女性需要摄入约 1780 毫升水分，相当于 3.2 瓶 550 毫升的矿泉水。

营养补充

传统观念认为，感冒期间应该清淡饮食，多喝粥，不能吃鱼、虾。但现代医学研究表明，无论发热与否，身体对抗病毒都需要消耗更多能量，因此，在食欲允许的情况下，应该保证充足的营养摄入。那么，感冒期间究竟应该吃什么好呢？大量关于感冒期间营养补充的研究得出了两个结论：抗炎食物和维生素。

首先是抗炎食物。

研究发现，无论个体的基础状况如何，摄入抗炎食物都能在一定程度上改善免疫功能，帮助对抗病毒感染及其相关症状的风险。在众多健康饮食模式中，地中海饮食对病毒感染具有显著的保护作用，并具有一定的抗炎作用，对减轻其他类型的感冒和流感症状也有一定的帮助。

这种饮食模式强调摄入充足的水果、蔬菜、全谷物，以豆类、坚果、牛奶和橄榄油为主要脂肪来源。此外，比起家禽和猪、牛、羊肉，更强调摄入富含 Omega-3 脂肪酸的鱼类和海鲜。水果、蔬菜中含有丰富的具备抗炎、抗氧化特性的维生素，Omega-3 脂肪酸可以抑制促炎介质的生成。

其次是维生素。

在感冒期间，身体为了制造更多的白细胞、抗体来对抗病毒，对维生素和各种微量元素的消耗会快速增加。研究表明，维生素 A、维生素 B、维生素

C、维生素 D 及多种微量元素对抗病毒都有积极作用，长期补充充足的维生素可以增强对感冒的预防效果，而短期补充一些维生素也能有效缩短病程。

2021 年《BMJ 全球健康》杂志发表的一篇文章在分析了全球 80 项相关研究后发现，维生素 D、维生素 C 和多种微量营养素的补充剂可将急性呼吸道感染风险降低 3%～21%。而维生素 D、维生素 C 和锌联用可将症状的持续时间缩短 6%～59%。多种维生素和微量元素在支持免疫系统方面发挥着重要作用，比如支持身体屏障的构建、抗菌蛋白的合成及免疫细胞的生长。

为了达到抵御病毒的效果，可以适当增加维生素的摄入量。比如维生素 C，健康成年人建议每天补充 85 毫克，但为了达到最佳免疫效果，建议每天补充大约 200 毫克。如果处于疾病状态，则推荐补充量为日常剂量的 10 倍，达到每天 1～2 克。换算为水果，在疾病状态下，相当于每天要吃 1.5～3 千克草莓。

再如维生素 D，日常推荐摄入量为每天 600 国际单位，为了获得最佳免疫力，则建议每天摄入 2000 国际单位。至于 Omega-3 脂肪酸，则建议每日摄入 250 毫克的 EPA+DHA。

生病期间往往全身都不舒服，食欲不佳，甚至伴有呕吐、腹泻或便秘的症状，维生素的摄入肯定不够。所以，这一时期可以考虑吃复合维生素。具体来说，每天 1～2 粒复合维生素、1 粒微量元素、1 粒深海鱼油是比较合适的剂量。

高质量睡眠

感冒期间，不必遵循"睡眠需控制在 8 小时以内"这一原则，可以根据身体的实际状况进行休息。如果累了或困了，可以多睡一会儿。

针对病原体的药物治疗

一旦患上流感，多喝水、补充维生素、睡好觉显然是不够的。这种时候应该怎么做才能好得更快呢？答案是根据病原体进行药物治疗。接下来，我把曾经帮我女儿成功应对流感的一套方法教给你。

有一次，我女儿放学回家后就有点精神萎靡，到了晚上 7 点多，她开始出现发热症状，体温 38.3℃，伴有轻微咳嗽。我马上给她泡了一杯复合维生素泡腾片水，酸酸甜甜的，她乖乖地喝了下去。同时，我赶紧在线上平台预约了"呼吸道病原体居家快检服务"，这是一种上门采样，快速检测各种流感、支原体、细菌等病原体的服务，在很多一、二线城市都可以预约。

20 分钟后，外卖小哥就把采样工具包送到了我手上。按照说明书，我在孩子的鼻腔、咽喉各采了一个标本，放进标本保存液中密封好，交给外卖小哥，他马上把标本送去专业机构检测。2 小时后，也就是 9 点半左右，我的手机上显示女儿得了乙型流感。接下来，我在线咨询了儿科医生，确认女儿患乙流没有超过 48 小时。根据她的体重，我在线上购买了抗病毒药物。10 点多，女儿吃药后入睡。夜里再次发热到 39℃，我又让她吃了布洛芬。

第二天，我让女儿多喝水、多睡觉，同时补充营养。到了晚上 7 点多，抗病毒药物开始起效，女儿没有再发热，咳嗽了两天就彻底好了。

可以说，这是我处理得最快的一次流感，女儿从发病到退热，只有大约 24 小时。如果不进行抗病毒治疗，儿童患乙型流感后发烧的平均天数是 4 天。虽然一些城市暂时没有居家检测服务，但我的处理思路是所有家庭都可以借鉴的，那就是快速确认病因，对症治疗，及时通过药物干预。这套方法同样适用于成人，尤其是老年群体。

如何预防感冒

感冒可以预防吗？答案是肯定的。虽然最有效、最根本的方法是均衡营养、提高自身免疫力，但这种方法通常见效比较慢，更便捷、有效的方法是接种流感疫苗。

哪些人应该接种流感疫苗？主要是易受流感侵袭的高风险群体，包括免疫力较弱的老年人和儿童，以及患有基础疾病的人群，如"三高""四高"人群。此外，病态肥胖者（BMI≥40）和孕妇也属于重点接种人群。2016年《英国医学杂志》上发表的一项研究证实，灭活流感疫苗不会导致流感，对孕妇群体也是安全的。

调查显示，2014—2015年的流感季，在北京市确诊流感的中小学生中，接种流感疫苗的学生与没有接种流感疫苗的相比，出现38℃以上发热的风险显著降低。2016—2017年的流感季，北京市中小学生接种流感疫苗的总体保护率为69%。此外，针对成人的10项临床对照试验的汇总分析也表明，成人接种流感疫苗的总体保护率为59%。这些数据充分印证了流感疫苗的价值。

那应该什么时间接种疫苗呢？疫苗接种后需要2～4周才能产生有效抗体，因此需要提前接种。我国流感高发期通常为每年11月至次年3月。医疗专家建议，最佳接种时间为流感季开始之前，也就是10月底。如果错过最佳接种时间也不必担心，整个流感季接种都可以获得保护。接种疫苗既是对自身健康负责，也能为未接种疫苗的家人提供间接保护。

接种疫苗的注意事项

如果今年已经接种了流感疫苗，明年能不能不接种呢？流感疫苗可以"一针管三年"吗？

答案是不能，最好每年都接种流感疫苗。

研究表明，人体在一个流感季形成的免疫力，可能无法在未来几年持续提供保护。因为每年流行的流感毒株会不断变化，同一毒株的抗原也会漂移变化，人体免疫力也可能会减弱。临床数据显示，灭活流感疫苗对抗原类似毒株的保护作用可以维持 6～8 个月，接种一年后，血清抗体水平会显著降低。

此外，流感疫苗每年都会更新，主要针对预计会在这一年冬天传播的毒株。虽然都叫流感疫苗，但每年疫苗的成分可能会有所不同，接种疫苗的侧重点也不完全一样。也就是说，今年接种的疫苗可能无法有效预防明年的流行毒株，因此，最好每年接种。至于接种三价还是四价流感疫苗，可以根据个人意愿选择，两种疫苗都能起到保护作用。

101 | 正确服药：
如何避免"吃错药"

在日常生活中，如果某个人特别不靠谱，我们可能会随口抱怨一句"吃错药了吧"，但若是这句话成真，就会成为一件性命攸关的大事。从小到大，我们接受过各种教育，却没上过"如何正确吃药"这门课。大多数人关于用药的知识，往往来自祖辈口耳相传的零碎经验，以及去医院看病时医生的简单医嘱。实际上，用药问题远比想象中复杂。比如，当多种药物需要同时服用时，药物之间会相互作用吗？服药期间摄入的蔬菜、水果是否会影响药效？要避免错误用药，每个人都应该掌握一些基本的用药常识，这不仅是健康问题，更是一门关乎生命安全的必修课。

服药的正确方式

药品通常有多种剂型，如片剂、胶囊剂、滴丸、喷雾剂等。药品剂型的多样性背后，是药学工作者从科学出发的精心设计，目的或是防止药效减弱，或是掩盖苦涩口感，或是控制药物释放速度。以片剂为例，分散片能快速起效，咀嚼片适合吞咽困难者，肠溶片则能精准定位在小肠释放。

因此，只有正确服药，才能让其发挥最大的作用，并保证患者的安全。比如：泡腾片必须在水里完全溶解后服用，若直接口服，可能会在咽喉处迅速膨胀，引发窒息风险；服用硝酸甘油片时需要尽量保持坐位，舌下含服，才能实现最佳的急救效果；胶囊通常需要整粒吞服，打开胶囊壳服用可能会对胃肠道造成刺激；滴眼液需要拉开下眼睑滴入结膜囊内，而非直接滴在眼球上；含激素的吸入剂使用后需要漱口，否则可能会诱发口腔细菌或真菌感染。

此外，服药时间也是一门学问。肠溶片通常需要在饭前服用，一方面可以减轻对胃的刺激，另一方面可以迅速抵达小肠发挥作用；安眠药需要在就寝前服用，避免药物起效时活动导致跌倒；抗过敏药最好在晚间服用，因为它可能会引起疲倦、嗜睡等症状，影响正常活动。

具体的服用方式和服用时间，你可以咨询医生或药师，也可以参考药物说明书。

注意不同药品的相同成分及其相互作用

市面上很多药品，虽然商品名各异，但核心成分可能完全相同。我们在同时服用多种药物时，一定要仔细查看药品说明书，注意三个细节：第一，这些药物是否存在相同活性成分；第二，不同复方制剂中相同成分的剂量叠加后是否超标；第三，24 小时内同类药物的最大摄入量是多少。在追求疗效的同时，一定要警惕药物叠加带来的致命风险。

不同药物之间的相互作用也同样需要警惕。在中学的化学课上，我们都学过，两种化合物混合后往往会发生化学反应，并生成新物质。这个原理同样适用于我们服用的药物。从本质来看，药物就是化学物质。当两种或多种药物在一定时间内同时或先后服用时，就会产生一定的复合效应，既可能使药效加强或副作用减轻，也可能使药效减弱或产生意想不到的毒副作用。

通常来说，如果我们到医院就诊，医生开药时会关注药物之间的相互作用，但如果我们自行购买非处方药，或没有告诉医生我们正在服用什么药物，那就可能出现所服药物相互作用的情况，产生一定风险。接下来，我给你介绍几种常见的容易发生相互作用的药物，了解了这些，你就基本能够规避家庭日常用药的大部分风险。

第一类：抗生素

首先，使用四环素类抗生素（如多西环素、米诺环素）时，要特别注意避免与含钙、镁、铝、铁等的药物（如铝碳酸镁、碳酸钙、琥珀酸亚铁等）同时服用，否则会形成难溶性络合物，无法透过胃黏膜，显著降低抗生素吸收率。如果需要同时服用，最好间隔 2 小时。喹诺酮类抗生素（如左氧氟沙星、环丙沙星等）同样如此，要尽量避免与含铝、镁的药物同时服用。

其次，治疗细菌性肠炎时，抗菌药物与调节肠道菌群的活菌制剂应间隔 2 小时服用。由于抗生素可能会导致活菌被灭活，所以最好先服用抗生素，再服用活菌制剂。

最后，红霉素、抗真菌药物与他汀类降脂药同时使用，会大大增加肌肉溶解风险，出现肌肉疼痛、肾功能异常等不良反应。

第二类：抗血栓用药

这类药主要包括抗血小板药（如阿司匹林）和抗凝药（如华法林）。阿司匹林是心脑血管疾病患者的常用药物，也是他们的"保命药"。但这种药物与布洛芬等解热镇痛药联用，就会产生竞争效应，从而大幅降低药效。如果一天服用2～3片布洛芬，或连续多日服用，阿司匹林的作用就会明显减弱。在感冒或某些特定疼痛发作期，血液会更容易凝固，此时如果药物失效，很容易增加心梗、脑梗的风险。

华法林是一种常用抗凝药，它的药效极易受到其他药物影响，因此平时尽量不要随意调整用药，以防与其他药品产生相互作用。常见的可能增强华法林作用的药物有环丙沙星、红霉素、甲硝唑、头孢类、阿奇霉素、克拉霉素、左氧氟沙星、胺碘酮、普罗帕酮、咪康唑等。除此之外，川芎、丹参这类中药对其药效也有很大影响。

需要注意的是，长期服用此类药物的患者，增减任何药物都应咨询医生，避免因药物相互作用导致药效波动，引发血栓或出血风险。

第三类：抗过敏药

近年来，过敏性疾病高发，抗过敏药（如氯雷他定、西替利嗪等）成为家庭常备药。大多数抗过敏药都具有镇静作用，如果与安眠药（如唑吡坦）、镇静药（如地西泮）联用，就会叠加药效，导致患者嗜睡、反应迟钝、精细操作能力下降。如果白天需要驾驶汽车，甚至可能会因为困倦而引发交通事故。

除了以上提到的，不同药物间的相互作用还有很多。当我们不知道药品是否可以一起服用时，务必咨询医生或药师。如果去医院就诊，应告知医生自己正在服用的所有药物，包括非处方药、保健品、中药等，这样医生才能为你开具更安全、更有效的药品。

食物与药物的相互作用

虽然大多数食物不会影响药物效果，但某些特定食物与药物同服时，可能会降低药效或引发不良反应，甚至危及生命。不过，需要特别注意的食物种类并不多，重点关注以下几类即可。

牛奶

牛奶中的钙离子会与某些药物产生相互作用。比如，钙离子会与四环素类、喹诺酮类抗生素形成不溶性络合物，影响抗生素的吸收，从而降低药效；治疗贫血的铁剂主要在十二指肠吸收，但钙离子会与其发生竞争，从而影响铁剂的吸收，降低补血效果。因此，在服用上述药物时，应尽量避免同时摄入奶制品或钙片。如需摄入，建议间隔至少 2 小时再服用药物。

绿叶蔬菜

在服用补钙制剂时，如果同时食用菠菜等富含草酸的蔬菜，会降低钙的吸收率，并有可能形成草酸钙结石。因此，服用钙片前 2 小时内应避免大量食用菠菜、苋菜等。

酒精

尽管"吃药不喝酒"是基本常识，但每年仍有不少人抱着侥幸心理喝完酒后吃药，导致药物中毒，紧急就医。酒精不仅会加速某些药物在体内的代谢，影响药效，还可能引发严重的不良反应，甚至危及生命。

首先，酒精会扩张血管，导致胃黏膜充血或水肿，加剧阿司匹林等解热镇痛药物对胃肠道的刺激。

其次，酒精与某些药物联用，会引发"双硫仑样反应"，造成严重的后果。它的主要表现有喉头水肿、呼吸困难、心跳加快、血压骤降、四肢乏力、恶心、呕吐、产生幻觉等，严重者可致急性心力衰竭，甚至死亡。民间常说的"头孢就酒，说走就走"正是在警示这一危险。

会引起双硫仑样反应的药物有抗生素类，如头孢曲松钠、头孢哌酮、头孢噻肟、甲硝唑、替硝唑、氯霉素等；抗真菌药，如酮康唑、氟康唑等；降糖药，如甲苯磺丁脲、格列本脲等。

需要注意的是，除了饮酒，某些含酒精的药物（如藿香正气水）或消毒的酒精棉球也可能引发类似反应，服药期间应尽量避免接触。

鞣酸

每天饮用的茶水和常吃的水果可能也会影响药效。茶叶及其制品和一些水果（如石榴、苹果、柿子等）富含鞣酸，这种物质能够与铝碳酸镁、琥珀酸亚铁、碳酸钙等药物中的金属离子紧密结合，形成难以吸收的络合物。

此外，某些生物碱药物（如黄连素）也会与鞣酸产生沉淀反应，降低药效。因此，服药时应该用温开水送服，尽量避免用茶水送服药物或在服用上述药物时大量饮用浓茶。

葡萄柚

葡萄柚的主要成分是柚苷和呋喃香豆素类衍生物，这类成分可以选择性地抑制肝脏代谢药物的关键酶——细胞色素酶。一旦这些酶不起作用，很多药物的血药浓度会迅速增加，一旦超出安全范围，反而会产生副作用，甚至导致中毒。尤其需要警惕的是，葡萄柚与降压药同服时，可能引发危险的低血压反应。在服用阿托伐他汀、辛伐他汀、洛伐他汀、氨氯地平、地尔硫䓬、维拉帕米、胺碘酮等药物时，应避免食用葡萄柚。

102 | 挂号指南：
家人就医，如何破解挂号难题

　　都说"看病难"，去医院看病，往往第一步就难在挂号上。应该挂什么号？怎么挂号？如何挂专家号？近年来，挂号似乎成了一门大学问。

　　根据国家统计局 2022 年发布的相关数据，我国每万人拥有约 32 名执业（助理）医师，比例约为 300：1，与美国的比例相差无几。我在美国也有过求医看病的经历，总体而言是不难的。所以国内挂号难，问题到底出在哪儿呢？

　　数据显示，我国注册的执业医生约有 370 万，其中三甲医院的医生只有不到 90 万。理论上，如果大部分人的大部分疾病都能够被 280 多万非三甲医院的医生解决，应该就不会出现看病难的问题。但现实情况是，大多数患者无论得了大病还是小病，都执着于去三甲医院就医，这就导致优质医疗资源的医患比骤降为 1300：1。这在全世界都是难以破解的医疗难题。

　　考虑到现实情况，其实真的没必要一生病就去大医院扎堆。我每年都会接触全国各地很多基层医院的医生，还会参与针对基层医生的培训工作。不可否认，他们在某些方面的医疗水平还有待提高，但绝大部分疾病他们都是可以处理的，即使真的遇到了疑难杂症，只要及时转诊，就不会有太大问题。而且，我国现行的医疗制度赋予了患者充分的转诊自主权，如果在基层医院治不好，可以转去上级医院就诊。

　　接下来，我们就看看如何制订科学的就医策略，哪些疾病可以在社区医院解决，哪些疾病需要转诊到市级的三级医院和省级医院，挂号的原则和思路是什么，以及万一得了生死攸关的大病、罕见病，如何去国家级医院挂号。

社区医院

先来看看在社区医院就可以高效解决的情况。

第一种情况，已经在大医院完成诊断并获得相关治疗方案，可以选择社区医院、县医院复诊或配药，更方便而且医保报销比例更高。

以北京为例。社区医院的医保报销比例高、起付线低、挂号费更便宜。城乡居民参保人员和城镇职工医保人员在社区医院看病，分别能报销 55% 和 90%，但是二、三级医院只能报销 50% 和 70%。

在社区医院就诊时，不要只是简单地要求医生"照方抓药"，这样既浪费了医疗资源，也显得不尊重医生。你不妨请医生看一下你所吃药物的副作用、解读一下你的检查结果等，以获得专业指导。

第二种情况，有头疼脑热、感冒发热等症状，可以去社区医院或家附近的小医院就诊。

这类医院往往不用像在大医院就诊那样长时间排队，当天就能做相关检查并很快出结果。而且，基层医院的医生常年处理常见病，其专业经验值得信赖。

以流感为例，与其在家里硬扛，或者拖着病体去大医院排长队，不如在发病第一天就近去社区医院做一下咽拭子和血常规检测，快速鉴别是病毒感染还是细菌感染，对因治疗。48 小时内使用流感针对性药物可大幅缩短病程、减轻病情。家里的老人一旦得了流感，也要尽快去社区医院排除细菌感染的可能性，以免拖延病情，发展成肺炎。

第三种情况，如果有腰背痛、颈肩痛等慢性疼痛，可以去对你来说最方

便的正规医院就诊，而不是街边按摩店。

医院里的推拿师通常系统地学习过解剖学、生理学等专业的医学课程，并持有国家颁发的职业资格证书，在治疗安全性和专业性方面更有保障。

合理利用基层医疗资源，不仅能高效地解决日常健康问题，还能显著节省时间和费用。但需要注意的是，基层医疗机构存在一定的过度输液现象。数据显示，我国有 60%～90% 的患者在基层医疗机构接受过输液治疗，其中超过 60% 属于非必要的输液。输液会带来很多不良后果，如医院获得性感染、静脉炎等。因此，世界卫生组织明确提出了"能口服就不要进行肌肉注射，能肌肉注射就不要输液"的用药原则。

有一些情况下，现代口服药物与静脉输液的药效已经没有明显差异，注射这种有创的给药方式，只有在必要的情况下才建议使用，比如以下情况：

第一，严重脱水，需快速补液。

第二，出现了急性过敏反应等情况，来不及口服药物，需要立即给药。

第三，接受了手术或癌症放化疗，无法口服药物，或病人呕吐、腹泻导致肠道无法吸收药物。

如果基层医生让你输液，建议先判断一下自己是否属于以上三种情况，如果不属于，就要谨慎一些，建议跟医生再次沟通确认。

此外，改善组织代谢类药物，活血类、神经营养类药物，以及免疫调节剂，这些以"保健"为名的药物特别容易让人掉入输液的误区。如果医生打着"通血管、活血化瘀、营养神经"的旗号，让老人通过输液实现保健的效果，一定要提高警惕，主动询问是否有替代的口服药物方案，必要时可寻求上级医院专业医师的二次评估。

市级三级医院

当社区医院无法有效解决问题，或出现以下几种情况时，建议前往市级三级医院就诊。

第一，所患疾病需要长期或终身服药。

如果是这种情况，建议去市级三级医院进行系统评估，请专科医生给出有针对性的治疗方案。

以高血压为例，看似吃点降压药就行，实际上，其原发、继发的病因可能有七八种；影响的脏器也需要全面检查，判断是否有并发症。市级三级医院的专业医生可以通过完善检查明确病因，制订个性化治疗方案，避免"一刀切"用药。

第二，需要进行有创操作。

小到活检、白内障手术，大到骨科、心脏手术，都属于有创操作。稳妥起见，应优先选择市级三甲（三级甲等）医院。在医学上，所有的有创操作都需要一个强大的多学科保障团队，因为即便表面看起来只是一个小伤口，背后也可能存在麻醉意外、出凝血意外、过敏意外、感染及操作失败等问题，而这样的保障团队是基层医疗机构难以具备的。

当然，市级医院挂号的难度比社区医院大。去医院就诊前，建议提前通过医院官网了解两类信息：一是这家医院有什么科室，二是科室里有哪些医生。市级医院同一科室的医生，诊疗水平通常不会相差太多，根据自己的时间预约挂号即可。

大部分医院的挂号方式有以下三种。

第一，网络挂号。这是当前最便捷的挂号方式，可以通过以下渠道进行：医院的官网、官方微信公众号；医院官方 App 挂号服务；区域性挂号平台，如天津的"医指通"、四川的"健康四川"；第三方预约平台"好大夫在线"；

等等。各医院通常会在预约须知中写明放号时间，可以设置闹钟提醒，提高抢号成功率。

第二，"114"电话挂号。这种方式更适合不擅长使用智能手机的老年人。全国大多数省市都可以拨打"114"挂号，根据语音提示按键，进入预约挂号专线，电话接通后，会有专人询问具体情况，帮你挂号。

第三，医院现场号源。大部分现场号源是网络等其他渠道剩余的，相对来说，现场比较难挂到当日的号。还有少量号源是预留给65岁以上老年人的。

此外，如果是初次就诊，不建议一上来就挂专家号，可以先挂一个普通号。普通号号源充足，就诊更快，开检查单更高效，有助于预约到当天的检查。等检查结果出来，再挂专家号，便于专家一次性做出准确诊断，制订治疗方案，这样专家号才能真正"值回票价"。

如果顺序颠倒，很有可能抢了好几次才好不容易挂上专家号，又排了很久的队才见到医生，结果三五分钟就被打发出诊室，还是要拿着一堆检查单先做检查，等检查结果出来后再去预约专家号。且不说要支付两次专家挂号费，更重要的是耽误了看病的时间。

全国顶尖医院

如果市级医院无法确诊或治疗，或者不幸患上了疑难病症、罕见病，建议你不要再辗转于市级医院、省级医院或邻省知名医院，而是果断前往全国顶尖的医院就诊。

市级三甲医院没有解决的问题，肯定比较棘手，与其在同级别医院继续碰运气，不如直接寻求最高水平的医疗资源帮助。虽然跨省就医会增加差旅费用，但全国排名靠前的医院通常诊疗更精准、治疗方案更优，反而可能减少不必要的检查和治疗费用，从长远来看，其实更节省开支。

如何选择合适的顶尖医院呢？可以参考两大权威榜单，一个是复旦版《2023年度中国医院综合排行榜》，另一个是中国医学科学院医学信息研究所发布的《2023年度中国医院科技量值（STEM）排名》。此外，榜单中还能找到细分领域的排名。比如，在复旦版《2023年度中国医院专科声誉排行榜》中，心血管病领域的全国前三名医院分别是中国医学科学院阜外医院、复旦大学附属中山医院和首都医科大学附属北京安贞医院。

三甲医院的科室划分通常非常细致，挂号前一定要先在医院官网上查找一下目标科室，锁定你想要挂号的医生。

怎样才能选到一位靠谱的医生呢？

你可以咨询当地医院的医生，请他们推荐一两位业内认可的专家。如果实在得不到推荐，可以去目标医院的官网查看医生排名，通常来说，大科室排名前五的医生、小科室排名前三的医生都是该领域的权威专家，排名基本反映了医生在科室的综合实力排行。

具体到挂号，通常顶尖医院会通过官方App和微信公众号放号，建议提前"蹲点"抢号，成功后再安排行程。目前知名医院的挂号系统已高度透明化，对于"一号难求"的专家号，主要就是拼手速、拼网速。

此外，在挂专家号之前，可以先挂一个同科室的普通号，向医生确认当地医院的检查是否可以、还要补齐哪些检查，以及做手术要等几天、大致费用等。提前就这些基础问题做好准备，等到专家诊疗时，就能避免浪费宝贵的时间。

如果实在没抢到专家号，最后还有一种办法，试试现场加号，但能否成功要看运气。你可以参考以下几种提高现场加号成功率的技巧。

第一，让对方知道你不会占用他很长的时间。比如，"我只问一个问题""我就想请您做手术""我只想请您看看诊断正确吗"。

第二，可以提一下推荐人。比如，"是××医院的××主任推荐我来找您的"。

第三，强调自己是慕名而来的外地患者。比如，"我们专程从外地赶来，路途很远，希望能加个号"。

第四，与导诊护士沟通。导诊护士通常资历较深，态度友好地询问，或许能帮忙协调。

但是，现场加号确实不是医生的义务，如果实在不能加号，也不要过分强求。

103 | 大病预警：
出现哪些症状需要立即就医

人这一辈子难免遭遇头疼脑热、三病两痛。去医院看病吧，要挂号、排队、检查，而且往往一跑就是三四趟，如果没啥大事，更觉得是耽误工夫；可是如果一直扛着，强忍不适，又怕小病拖成大病，本来吃点药就能解决的小问题，会变成需要动手术的大病。

我们每个人都需要具备这样一种能力——知道哪些症状可以自己应对，哪些症状需要立刻去医院。这种能力不仅关乎自身健康，更关乎守护家中老人与孩子这份责任。

需要立刻就医的症状

先来看看以下几种需要立即就医的症状，这些症状往往预示着比较严重、凶险的疾病。

第一，严重的胸痛。

与心脏病发作相关的胸痛通常具有以下三个很不寻常的特征。

首先，这种胸痛不太像是针扎刺痛或隐隐作痛，而是一种压迫感、紧缩感，仿佛胸口被重物压着，有时候还伴有出冷汗、恶心等全身症状。

其次，典型的心脏病胸痛会持续 5～30 分钟不等，而不是疼痛一两分钟就缓解，或者超过 2 小时不缓解。

最后，运动后出现的胸痛往往是稳定型心绞痛，这种情况相对风险较低。但在安静休息的状态下突然开始疼，比如半夜疼醒，就属于不稳定型心绞痛，这种情况随时都有可能发生心梗，一定要重视。

如果胸痛符合以上三个特征，请立即拨打"120"急救电话。

此外，还有两种需要特别警惕的特殊情况。

一是疼痛的性质和时间与上文所说的相似，但发生的部位是胃部、后背甚至牙齿。这种情况也需要警惕是不是心脏病发作。

二是胸骨后持续的撕裂样剧痛，这很有可能是主动脉夹层发出的风险信号，比心脏病更加凶险。

如果出现了胸骨压痛（按压后会感到疼痛），有可能是肋软骨炎导致的；如果疼痛与情绪紧张相关，且一疼就是半天，或心脏出现了抽动痛或漏跳感，则有可能是焦虑症、惊恐发作等导致的。

第二，呼吸困难进行性加重。

正常情况下，剧烈运动、极端温度、高海拔环境都可能导致呼吸急促，这是身体为应对耗氧量增加而产生的自然反应。然而，如果没有明显的耗氧量增加，在安静状态下或轻微活动（如散步、做家务）时，突然出现不明原因的呼吸急促、气短，甚至喘不上气，且症状持续加重，就可能是疾病的预警信号，需要及时就医。

急性呼吸困难如果是在几分钟到十几分钟内突发，那么肺栓塞、哮喘的可能性较大；如果是在数天内逐渐加重，则可能是肺炎、胸膜炎、胸腔积液等。

慢性呼吸困难一般在几周或几个月内形成。如果家人原本能轻松完成爬坡活动，现在却需要频繁停下休息，就有可能存在慢性肺部疾病或心衰。

无论是以上哪种情况，都表明患者的氧气供应跟不上日常消耗，需要立刻就医。

第三，突然的剧烈头疼。

如果突然发生剧烈头疼，并伴有以下症状：恶心、呕吐；视觉障碍，如视力骤降、视物模糊；神经系统症状，如头晕、步态不稳、意识模糊等，必须马上就医。这些都是颅内压力升高、危及生命的疾病征兆，病因可能是颅内动脉瘤或脑血管破裂、脑出血、高血压危象。

一旦头部突然极度疼痛，特别是感觉比之前经历的所有头痛都要严重得多时，切勿等待观察，必须立即就医。

第四，突然的肢体或言语功能障碍。

如果一侧肢体突然无力或者无法活动，人们通常会立即联想到脑梗，知道要马上去医院。但急性脑梗也有许多非典型症状，以至于我经常在门诊遇到患者已经经历过两三次脑梗，自己却毫不知情。因此，当自己或家人出现以下症状时，都要高度警惕是否为脑梗。

语言功能障碍，比如说话困难、语言流畅度下降，或者理解障碍，对日常对话理解困难。

面部异常表情，比如面部不对称、单侧嘴角下垂，或者无法自主控制面部肌肉。

感觉功能异常，比如不知道自己的腿在哪里，用棉签棒扎一下大腿或者用热水烫一下大腿，都感觉不到。

视觉系统异常，比如视力模糊、看东西重影、视野缺损或暂时性失明。

平衡和协调障碍，比如走路不稳，容易晃动或摔倒，或突然昏迷后自己又清醒过来。

这些都有可能是急性脑梗的预警信号。由于症状的复杂性和个体的差异性，建议一旦出现上述任何症状，无论轻重，都应及时就医进行专业评估。

第五，意识混乱或性格改变。

当一个人突然意识混乱、思维能力变差时，我们很容易意识到可能是大脑出了严重问题。但有些大脑疾病的征兆非常隐蔽，比如性格出现了巨大变化，原本温和的人变得暴躁易怒，原本健谈的人变得沉默寡言，或者突然完全无法集中注意力，其实也反映出大脑出现了严重问题，可能是脑肿瘤、脑出血或脑卒中（中风）的征兆。

如何判断这种变化是否危险呢？如果性格改变特别迅速，比如同一天之内，上午还很正常，下午却好像突然变了一个人，就要高度警惕，尽快就医。

第六，腹痛。

腹痛是日常生活中的常见症状，多数情况下由消化不良、肠胀气等轻微问题引起。然而，当出现以下两个关键症状时，建议立即就医。

一是无论疼痛呈持续性还是间断性，如果出现加重的趋势，都需要高度警惕。

二是常规方法如热敷、促排气、排便等无法缓解疼痛。

很多凶险的疾病前兆都会表现为急性腹痛，如胃穿孔、急性胰腺炎、肠梗阻、肠扭转、腹主动脉瘤破裂、异位妊娠破裂等。胃穿孔和急性胰腺炎的疼痛是持续性的，而且会越来越疼，基本无法缓解；肠梗阻这类肠道疾病则表现为间断性疼痛，但发作频率和强度也会逐渐增加。

此外，女性还要尤其留意异位妊娠，也就是通常所说的"宫外孕"。异位妊娠破裂的疼痛可能十分剧烈，也可能比痛经稍重，会表现出疼痛缓解的迹象，同时可能会伴随类似月经出血的症状。异位妊娠破裂的病情十分凶险，如果女性在当月有过性生活，且出现了比较严重的腹痛，就要格外注意是否为异位妊娠破裂。

第七，"柏油便"。

"柏油便"指的是消化道出血后大便呈黑色、油亮状。这可比一般的便血更凶险。便血虽然看着可怕，但很可能是痔疮导致的。如果出现大量柏油便，同时伴有腹泻，无论是否腹痛，都意味着消化道出血量不小。遇到这种情况，必须马上就医。

第八，视网膜脱落。

眼睛前方有闪光或无法解释的亮点，视野中出现大量类似飞蚊的斑点，或者视野中有黑暗区域、视力缺损，都有可能是视网膜脱落的迹象。这些症状大多不会引起疼痛，不过一旦出现，就要立刻就医，以避免永久性视力丧失。

第九，水肿。

很多中老年人都不把水肿当回事，觉得只是因为走累了或者没有休息好。事实上，任何部位的水肿都要引起重视。

水肿是组织间隙液体异常积聚的表现，典型特征是按压后出现凹陷且回弹缓慢。最容易判断身体有没有水肿的部位是小腿骨的正前侧。水肿可能是心衰、肾衰、甲状腺或静脉问题的预兆，需要尽快就医排查病因。

第十，严重的心理问题。

如果怀疑自己或家人有严重的心理问题，比如重度抑郁、重度焦虑，可以用前文提到的相关量表进行评估。如果出现了自杀或自伤的想法，不要犹豫，果断地寻求医生的帮助。

上面说的这 10 种症状既适用于成人，也适用于儿童，但儿童还有两种症状要格外注意。

第一，异常疲劳与嗜睡。

疲劳或极度疲劳是儿童的常见问题。除了一些急症，营养不良、甲状腺疾病、贫血或者发作性睡病也会引发类似的嗜睡、疲劳现象。孩子不会装病，更不会表达，当他说不清哪里不舒服，但你观察到他特别疲劳或嗜睡、不爱动、不爱说话、不爱吃奶，甚至伴随发热、呕吐等症状时，就要及时带他去医院。

第二，缺水。

如果孩子还不会说话，父母要特别关注缺水相关症状。婴幼儿缺水后，容易频繁舔嘴唇、尿量减少、食欲减退，甚至出现前囟凹陷或眼窝凹陷等症状。缺水严重时，婴幼儿还会出现烦躁、呼吸急促、易激惹等症状。出现这些症状，说明病情已经比较严重，需要立即就医。

此外，还有一条重要原则，身体大部分不适症状若超过 2 周还未缓解，比如反酸烧心、食欲不振、声音嘶哑、吞咽困难，或者身体某部位持续疼痛，都应该及时就医。

其他需要就医的情况

再来看几种症状并不明显，但特别容易出大问题的情况，这些情况下，同样建议去看医生。

第一，体重减轻。

在未刻意减重的情况下，如果体重在过去 3～6 个月内减少了 5% 以上，很有可能是某种疾病导致的，比如甲状腺功能亢进、糖尿病、抑郁症、肝病、癌症或干扰身体吸收营养物质的疾病。

第二，排便习惯发生改变。

如果以前一直便秘，最近突然开始腹泻，这往往意味着消化道出了问题，也有可能是长了肿瘤。

第三，排尿习惯发生改变。

比如少尿、无尿甚至排尿困难，或者尿频、尿急、尿痛。这些症状可能与肾衰、泌尿系统和内分泌系统疾病有关。

第四，饭量无故下降。

吃一点就有饱腹感，或饭量下降很多，可能是消化道存在严重的问题。

第五，疲劳感。

如果最近只想躺着，对什么事都没兴趣，或者明明和平常一样上班，也没有生病，但回家后就是不想动弹，你一定要重视起来。很多疾病刚开始都表现为疲劳，比如风湿免疫系统疾病、甲状腺功能减退或抑郁症等。

最后，需要提醒的是，女性要有在洗澡时检查自己乳房的习惯，通过自查，可以发现乳腺结节、增生等问题。

104 | 手术决策：
站在手术关口，如何科学抉择

如果你自己或家人面临做手术的情况，你需要做哪些决定，如何做这些决定，似乎成了一场"大考"。

你一定在影视剧里看过类似的场景：患者被推进手术室，无影灯下，患者身上连接着各种监护设备和导管，十几位医护人员默契配合，争分夺秒，似乎病人的生死就在这分秒之间。

你可能会想，做手术这么大的事，当然由医生来做主，我什么都不懂。而那些经历过手术的人，事后回想起来可能也很蒙，从家属到病人，似乎就是签了一堆知情同意书，不断面对医生提出的选择题。在做选择时，好像选了什么，又好像什么也没选，就稀里糊涂地把生命交给了一群专业却又陌生的人。

人这一辈子有多大的可能性会面对一次手术呢？放大到家庭来看，几乎每个家庭都要至少面对一次。那手术相关的决定到底应该怎么做呢？

手术前面临的选择

当医生告知你需要做手术时，你首先要做的决定，就是选择哪家医院和请谁来做这场手术。这是手术前最重要的决定，需要慎重对待。为了确保手术顺利进行，你需要重点思考以下四道选择题。

第一，是否在当地做手术？

对于技术成熟、临床常见的手术，你可以放心地选择当地顶尖医院。如何判断该手术是否在目标医院比较成熟、常见呢？可以参考目标医院该手术的年手术量，如果超过 100 例，往往说明目标医院具备丰富的临床经验，值得信赖。这些数据通常可以在医院的官方网站上查询，或直接向主治医生咨询。

需要注意的是，与医生交流时，不要用审视对方的口吻，建议采用委婉的表达方式。比如，不要直接问："大夫，这手术你一年做了多少台啊？"而要委婉地问："大夫，和我一样要做这种手术的人，咱们医院每年大概有多少呢？"

此外，还需要纠正一个误解：很多人一听要做手术，就认为必须去省会城市甚至一线城市找最好的医院做手术，有关系的就托人，没关系的就挂号排队等床位。

实际上，在顶尖医院，常规手术并不会得到格外的重视，长则一周，短则两三天，做完手术，医院就会早早地让患者出院。然而此时患者往往处于恢复期，要么选择住在医院附近的小旅馆，吃不好睡不好，影响恢复；要么强打精神，舟车劳顿地赶回家，增加身体负担。而且手术后通常还会遗留一些小问题，甚至出现一些并发症，去做手术的医院复诊也不方便。因此，常规手术完全可以在医疗条件达标的当地医院进行。

第二，如果当地做不了，或者技术不成熟，应该去哪儿做手术？

这时候，你往往面临两个方案。

方案一：当地医生可能会帮你联系知名医院的专家来"飞刀"，也就是请能胜任这台手术的医生专程从外地赶过来做手术。

方案二：自己直接去知名医院就诊。

多数人都会选择方案一，一来省去异地求医的奔波，节省了差旅费；二来也更方便家人陪护，同时术后复查在当地医院即可完成。但作为医疗从业者，我更推荐选择方案二，这背后有几个很容易被忽视的原因。

首先，如果当地顶尖医院无法独立完成，说明这应该是一个复杂的大手术。这类手术需要的绝不只是主刀医生一个人，而是一个庞大的医护团队，比如影像医生、麻醉医生、病理医生、体外循环医生，以及护士团队。这些支持人员，当地医院很可能是不充足的。

其次，临时过来"飞刀"的医生和当地医生、护士、麻醉师之间的配合，必然不会那么流畅。

最后，这么大的手术，往往会出现术后并发症，这时候重症监护团队就显得异常重要。但由于当地的重症监护医生并不熟悉这类非常规手术的术后并发症，可能难以应对，而主刀医生已经做完手术回去了，远程指导的效果有限。此时，患者及其家属就会陷入两难的境地。

因此，相比之下，直接去知名医院挂号做手术是更好的选择。前文为你推荐过两个医院排名榜单，你可以从中找到合适的医院。对于常见的大手术来说，榜单前几名的医院都可以选择。如果是比较罕见的手术，或者手术的成功率偏低、死亡率较高，建议直接去全国顶尖医院就诊。

第三，确定好目标医院后，具体要请谁做手术？

在同一家医院中，同级别的手术往往有十几位甚至几十位医生都能做，该怎么选择呢？可以参考"三选、两不推荐"这一原则。

"三选"是指选手术量大的、选本院员工推荐的、选科室的行政主任。

首先，选手术量大的。手术量大与论文数量、科研成果都不直接挂钩，也不是谁的职称高、谁的手术就做得多。一家医院里一位医生的手术量大，通常是因为这位医生的技术更精湛，容易形成口碑传播。手术量可以通过医院官网查询，你可以提前做好功课。

其次，选本院员工推荐的。医院虽然是治病救人的地方，但是茶余饭后大家也会闲聊几句八卦，比如谁的手术"做得漂亮"，谁的手术"又送走了人""二开了"或者"出血了"，这些信息都是流动的、不断更新的，确实能在某种程度上反映出医生的水平。即使是实习护士或后勤人员提供的信息，也具有一定的参考价值。此外，请同行医生帮忙推荐主刀医生，也是一个不错的选择。

最后，选科室的行政主任，也就是人们常说的科室"一把手"。能担任行政主任的医生，一般来说都具有丰富的临床经验和突出的技术水平。而且主任的手术病人，在病房里往往能获得主治医生和护士的特别关注。

"两不推荐"主要包括两方面：一是不推荐年纪过大或者已经退休多年的老主任；二是不推荐在各种平台打广告、拉病人的医生。通常情况下，优秀的大夫，患者需要排队做手术，医生本人没时间也没必要打广告。

第四，选内科介入还是外科手术？

近二三十年，随着医疗技术的进步，许多传统开刀手术已经被内科介入手术取代。比如，以前心脏外科做主动脉瓣置换手术，需要开胸让心脏停搏，切除原来的瓣膜，再换上新的。但现在一些疾病只需在股动脉做一个穿刺，将瓣膜从大腿根处顺着血管一直送到主动脉瓣外，手术就完成了。

这样的改变在外科手术领域还有很多，你可以在就诊前查询要做的手术是否有相关介入方案，或者在见到医生后主动询问。通常情况下，介入手术比开刀对身体的损伤要小得多，在条件允许的情况下，可以优先考虑。

完成了以上四道选择题，你在这场健康"大考"中就已经赢了一大半。因为一旦选定了靠谱的医院和医生，接下来的选择题就会变得容易许多，而且有医生与你一起面对。你会发现，医生越靠谱，你需要做的决定就越少。好医生一定会告诉你最好的选择是什么，即使让你自己选，也会把利弊都讲清楚。

住院后要做的选择

如果已经住进医院，你还要做哪些选择题呢？

第一题，关于手术方式，是选开胸、开腹等传统开刀手术，还是选胸腔镜、腹腔镜等微创手术？是选常规切口，还是小切口？如果条件允许，当然选微创手术，创伤更小，恢复得更快。但是，这个问题还是应该以医生的临床评估为准，如果医生认为微创手术不合适，必然有其专业考量，比如需要探查更多地方，或者腔镜可能会引起出血、不好止血等。开刀手术通常视野更大，操作起来更方便顺手，对复杂情况的处理也会更灵活，有助于医生完成一场更安全、更漂亮的手术。

第二题，关于手术的耗材器械，是用进口的还是国产的？

在没有实行医保 DRG（疾病诊断相关组）付费改革前，患者可以自行决定是否选择进口耗材。但 DRG 改革后，只要是医保患者，医院一般不再问患者，一律采用国家集采中标的产品；商保或自费患者目前还可以选择进口耗材。

实际上，没必要一味迷信进口耗材。如果国产耗材已经在国内上市超过10 年，其安全性已经得到检验，那就可以放心选择。但如果是新上市的国产耗材，建议与医生沟通确认。

在手术中，如果医生全程都没有让你做选择题，说明手术按预定方案顺利完成，这是好事。如果让你做选择题，也不要过于慌张，此时医生心里往往已经有了一个优选项，只是需要患者和家属与他一起承担选择带来的风险。比如，在肿瘤手术中，等待病理结果出来时，医生往往会出来与患者家属沟通，此时无论病理结果是哪种类型、哪个级别，医生通常已经有了应对方案，与家属沟通只是出于医疗上的知情同意要求。这时候的沟通往往不是让家属做选择题，而是需要家属在听医生讲完每个选择的利弊之后，选一个利大于弊的方案。

当然，这种紧急关头谁都可能打怵，无法冷静地听懂医生说的是什么。在这种情况下，只要记住一点——给医生足够的信任。因为医生是当下最清醒、最能把握大局的人，他经手过很多类似的病人，在这个问题上也最有经验。这时候不妨把选择题交给医生，比如问他："医生，基于您的专业判断，您建议怎么选择？"然后按医生的建议来选。

105 | 急诊应对：
凌晨去急诊，如何高效应对

在医院里，急诊科是医生值班时最不想踏足却必须坚守的阵地，这里是医患矛盾最集中的地方，也是患者们普遍反映就医体验最差的地方。走进急诊大厅，扑面而来的拥挤和嘈杂堪比春运时的火车站。不同的是，这里没有即将归家的喜悦，只有满满的焦急、痛苦、无奈和紧张。

如果说去门诊看病是想求得验证，住院做手术是在为生命健康做一道选择题，那么去急诊就是一场与时间的赛跑。

接下来，我会把就医路上最慌不择路的时刻——去急诊，可能面临的难题按照先后顺序梳理一遍，并给出解决思路，以便你在遇上这样的紧急情况时，能够逻辑清晰，沉着应对。

先假设一个场景：凌晨三点需要去急诊，应该怎么办？

怎么去急诊

当头撞上的第一个难题，就是怎么去急诊，是开车去、打车去，还是叫救护车？这个决定在很大程度上会影响患者得到救治的时间。

在最紧急的情况下，第一选择通常是叫救护车。救护车是转运病人最快的工具，有交通优先权。更重要的是，规范的救护车都配备了比较齐全的急救设备，还有随车的急救医生和护士，救护车到达的瞬间，急救已经展开。尤其是遇上需要心肺复苏、除颤、解决气道阻塞等紧急情况时，救护车能帮病人争分夺秒。

但是，在以下几种情况下，要谨慎判断是否选择救护车。

第一，你家到急诊的距离很近，车程不到 15 分钟，夜间也不堵车。那直接开车去急诊就是首选，毕竟急救车也需要从附近的急救站调度过来，而即使是在北京这种救护车资源高度密集的城市，救护车到达六环内某社区的平均时间也要 5～30 分钟。

第二，你家位置离医院相对较远，救护车需要较长时间才能到达。建议先开车往医院的方向走，同时拨打"120"，约定接应地点。

此外，如果病情没那么紧急，不需要打"120"叫救护车，这时候，最好让家人开车或者打车去医院，不建议病人自己驾车，因为你无法判断病情是否会在路上加重。

出发前到路上

确定好交通工具后，在等待救护车或者准备出门的短短一段时间内，还要做好三件事。

第一，判断去哪家医院。

很多人误以为救护车会自动把病人送到离家最近的医院，实际上并非如此。如果家附近的医疗资源不多，那么可以先不考虑这件事，去最近的医院就好。但如果身处医疗资源密集的一线城市，距离近的大医院有四五家，一些二级医院也有急诊，那就要明确提出想去哪家医院就诊。救护车不一定会送你去最近、最大的医院，如果没有提要求，救护车一般会送你去他们的对口医院。

所以，建议你用最快的速度查一下附近的大医院，搜一下各医院的专科优势。此外，你还要了解一下不同问题对应的不同科室，比如大脑的问题对应神内、神外科，肺的问题对应呼吸科、胸外科，心脏的问题对应心内、心外科，胃肠道的问题对应消化科、普外科，骨折或外伤对应骨科。结合搜集的资料，在救护车到达时，你就可以明确告诉他们要去哪家医院。

第二，带上必要的资料。

这些资料包括病人的近期体检报告、相关影像学资料、病历记录、服药清单等，带得越齐越好。即使胸片、心电图报告的结果都是正常的，也应该带上。这些资料能够反映出病人的基线水平，对比之下，如果当前的检查报告出现了动态改变，就可能帮助医生迅速找到病因。

此外，最好再带上一个保温杯。这件事看似很小，却是我身边十几位急诊科医生一致给出的建议。大多数生活物品都可以稍后再回家取，或者在医院附近也能买到。但急诊室里通常只能买到瓶装的冷水，虽然会提供热水，但你需要准备一个杯子才能喝到。

第三，找人陪同看病。

在和家人同住的情况下，自然有人陪同去急诊。但如果是带幼儿的夫妻俩，需要留一个人在家照看小孩，或者是老两口年纪都不小了，就要果断给其他家人或朋友打个电话，请他们陪同。如果是独居的年轻人要去急诊，也别不好意思，迅速叫上离你最近的哥们儿、姐妹同去。有时候，病情发展是无法预料的，在患者不清醒或者情况紧急的时候，一定要有人替患者和医生沟通、缴费、陪同做检查，甚至替患者做决定、签知情同意书。

急诊的决策误区

到达急诊后，大部分决定权就可以交给急诊科的医护人员了。不用考虑挂什么科的号，分诊护士和医生会根据病情安排患者到相应的科室就诊；也不用纠结什么时候能看上医生，因为急诊科的就医顺序不是按照先来后到，而是根据病情的轻重缓急来决定的。

大部分医院的急诊科都有一本明确的台账，记录病人属于哪个等级，包括急危、急重、急症病人，以及亚急症或非急症病人。医生会根据等级来确定是即刻抢救、心肺复苏，还是 10 分钟内进抢救室，抑或半小时、1 小时、2 小时内安排就诊。

如果去过急诊，你可能会发现，有的危重患者到得晚，却先接受了治疗。急诊是要抓住"生死时速"的地方，医生来不及多解释，必须把时间留给病情最重的病人、留给治疗。这可能会让很多人对急诊的就诊规则、对医生充满了不理解，进而对这家医院产生不信任感。

在急诊这个地方，患者和医生之间的信息高度不对称会造成很多决策误区，而这些决策误区都跟生命健康密切相关。

误区一：认为医生可能想挣钱，开了一大堆不相关的检查单。

举个例子。你因为牙疼来急诊看牙，医生除了看牙，大概率还会给你开心电图、心脏超声、血常规、心肌酶、生化等一大堆检查。拿到检查单，你就犯嘀咕了：怎么牙疼还要查心脏？但你有所不知，5% 的急性心梗表现为牙疼。急诊科医生常年处理大量特殊情况，出于职业素养，他们不会轻易漏掉任何蛛丝马迹，而这些都要依靠化验检查才能确定。

所以，当急诊科医生开出了各种检查单时，别犹豫，赶紧做。如果费用上有困难，可以坦诚地告诉医生，医生会根据实际情况调整检查方案。

误区二：医生建议做急诊手术，你却因为这家医院水平不够而拒绝。

来看一个真实案例。患者老瞿因急性心梗，在凌晨三点被送到了当地最好的医院，医生给出的诊断非常明确，心肌酶已经升高了数百倍，心梗面积不小。当晚值班的心内科医生判断，需要立即进行急诊手术，植入支架，开通堵塞的血管。病情非常紧急，治疗方案也很清晰，手术同意书送到老瞿和家属面前时，他们却犹豫了，无论医生怎么说，他们就是不肯签字。

原来，家人认为当地最好的医院只是三级乙等，当晚做手术的也只是副主任医师，水平、经验都不够，所以犹豫着不想做。他们在省城和北京都能找到熟人，可以去顶尖医院做手术，为什么要把性命交给当地不知名的小大夫？最后，字没签，手术也没做。等到第二天老瞿转诊到大医院，却被告知已经不需要做手术了，保守治疗即可。

到这里，全家人还没意识到问题所在。

两周以后，老瞿病情稳定，又辗转托人来到我的门诊。此时，超声报告显示，老瞿的心脏大面积梗死，心脏的室壁瘤已经形成，心功能衰竭，射血分数不到正常人的1/3。老瞿心怀侥幸地问我："阜外医院这么高的水平，能不能恢复梗死的心肌，恢复心功能？"我只能如实相告："你的心脏已经错过了开通血管的最佳时机，梗死的心肌在目前最好的医疗水平下也不能恢复了，因此心脏功能也不可能恢复到从前那样了。"

一次心梗、一次急诊中的错失，就要面对下半辈子的心衰。而重度心衰患者5年生存率可能比恶性肿瘤患者还要低。然而，这类令人痛惜的急诊误区十分常见，几乎每个月我都会在门诊中遇到几个这种来找"后悔药"的病人。

因此，我必须强调急诊手术的重要性。

在急诊环境里，尤其是晚上的急诊，若非万不得已，医生通常并不愿意安排手术，但凡能拖到天亮后再解决的事，都会倾向于让病人等等。急诊的医护团队本就人手不足，一旦要在夜间做紧急手术，就需要临时把麻醉师、监护人员等一堆人从睡梦中拉起来工作。因此，如果医生提出要做急诊手术，往往就是到了要跟时间赛跑的生死关头。常见情况包括以下几种。

急性心梗，通常需要在发病后 90～120 分钟内，恢复心肌供血。

急性脑梗，需要在 4.5 小时内溶栓，开通脑血管，才有可能减少脑细胞坏死。

急性脑出血，必要时需要通过手术进行颅内减压。

创伤引起的大出血，需要立即进行外科手术止血。

如果出现以上情况，一定要听从医生的判断和分析，立刻签字进行手术，不要因为纠结于医院或医生的水平而错失良机。

误区三：检查没有发现大问题，医生却不让我回家。

去急诊，你可能会遇到这样的情况：做完各项检查，没有发现什么大问题，但是医生仍然坚持让你留下来观察一段时间。如果你坚持回家，医生就会拿出"如果不留观就自行承担后果"的同意书，让你签字。这时，建议你听医生的，留院观察一段时间。

为什么不能直接签字，潇洒地走人呢？

你要清楚一个事实，医生和医学都不是万能的。如果医生在问诊、查体、化验等一系列流程中没有发现异常，但是对病情存在一种说不出来的感觉，通常就会让你留观。

这种医生诊断时潜在的感觉，被称为"临床直觉"。医生在治疗疾病时发挥的作用有时正是来自这种感觉，这是一种多年行医积累的直觉。美国急诊医师学会的调查显示，有 1%～5% 的留观急诊病人后续出现了危重情况。据国内不完全统计，这一比例也超过了 3%。

因此，如果医生建议留观，一定要听医生的。既然来了急诊，本身很可能不是小问题，等确定一切安好再走也不迟。

106 | 就医攻略：
就医过程中，有哪些不为人知的"小秘密"

去医院看病，尤其是大病、重病，所有人都希望自己和家人得到医生最认真的对待，如果能托关系、找熟人，让医生格外关照一下，那更是求之不得。这是人之常情，可以理解。但是，看病托关系这件事，必须辩证地看待，用对了是助力，用错了可能适得其反。

托关系通常分为两种。

第一种：托关系询问信息。比如，如果需要转诊到更大的医院，或者不确定该选哪位医生做手术，可以找本地医生推荐一两位全国顶尖的名医或专家。如果在目标医院有朋友，也可以提前问问哪位医生的医术更好。

这类托关系相对比较靠谱，中间人也很乐意帮忙。他只需要把你不知道但他很熟悉的信息传达给你就可以了，由你自己去挂号，决定是否请他推荐的专家看病、做手术。对于中间人来说，帮这个忙几乎没什么负担。

第二种：托人办事。如果你托的朋友还需要再去麻烦别人，那无论是托人帮忙安排床位，还是请人带你插队挂号，都非常不推荐。

请人帮忙安排床位本身就有一定的难度，如果不是这个科室的医生，还得托自己的人情去问目标科室的床位情况，中间托的人越多，越容易失败，效果自然不好。而托熟人加塞看病、做检查这种做法非常容易连累你托的熟人，插队很可能被其他患者一眼看出来，进而被投诉。

那么，加个号也不行吗？医院里需要加号的医生往往是知名专家，这类医生的号源本就十分紧缺，你托的朋友也许会感到为难，也不一定能挂上号。如果真的急需挂号，你可以挂特需号或者国际部的号，虽然挂号费稍贵，但肯定比托人要靠谱得多。

托人帮着跟目标医生提前打声招呼呢？这件事，我劝你千万别做。从我个人的经验来看，打招呼、请求额外关照的行为一般都会招致医生的反感。而且客观来说，无论是否打招呼，医生都会认真看病，这是每位医生的基本职业操守，也关乎他们的声誉。

在门诊留下好印象

比起托关系看病，其实还有很多"小秘密"可以改善你的就医体验。**首先，你可以在门诊中给医生留下很好的第一印象**。具体怎么做呢？

在初次见到医生时，你不妨大大方方地表达对医生的认可和尊重。

你可以这么说："听说您在这方面非常有经验，我专程从广州赶来，就是为了让您给看看，这样我们才放心。"或者告诉医生："是我们当地的 ×× 医生推荐我来找您的，请您再给把把关。"

看病过程中，要注意尽量准确、简练地表述病情。建议提前准备好对疾病的描述，在面诊时直接拿给医生看。你可以从以下维度来准备。

第一，具体症状。如疼痛、发热、肿块，以及一些伴随症状，包括睡眠困难、疲劳感、体重减轻或增加等。

第二，症状出现的时间和频率。如一般在一天中的什么时间出现、持续多久、出现的频率如何。

第三，之前的治疗对症状是否有改善。

第四，你服用的所有药物的完整信息。

需要提醒的是，不要在描述任何一个症状上超过五句话，医生询问这个症状时再细说，不问就说明症状和病情无关，多说只会浪费就诊时间。在就诊中，切记要如实回答医生的提问。

此外，如果你也有想问医生的问题，准备 3~4 个即可。如果不知道具体问什么，可以按照"诊断—治疗—生活方式"这个递进的思路来准备。

第一，"医生，我得了什么病？"问清楚诊断结果很重要。

第二，"这个治疗方案能实现什么效果？""这几个症状在治疗后能不能得到缓解？缓解到什么程度？""治疗有哪些风险？需要多长时间？"这些问题能帮你合理地管理对疾病的预期。

第三，"我平常在生活中还需要注意什么？"这里只需要获取营养、运动、心理、睡眠等方面的大原则。

此外，如果担心治疗费用，不妨坦诚地告知医生，询问是否有更便宜的治疗方案。

关注住院查房

其次，如果是需要住院的患者，你还可以重点关注一下查房这件事。在医生查房时，你可以把握这个机会，跟医生多聊几句。

为了有效管理住院病人，医生通常会在早上查房。有的科室要求医生早上 7 点半在医生办公室集合，先开一个短会，汇总一下昨晚的特殊情况，紧接着主任就会带着一众医生进行查房。所以，如果想跟医生交流，你就要在更早的时间，比如 7 点左右去医生办公室看看。

医院一般实行三级查房制，不同级别对应着不同的医生：住院医师的年资最低，查房也最勤；主治医师有一定资历，通常是管床大夫，每周至少查房 3 次；副主任或主任资历最深、经验最丰富，每周至少查房 2 次。

如果你想在副主任或主任查房时多交流，可以提前向护士或医院内的熟人了解主任一般何时查房，提前等待，以免错过。

此外，跟医生交流还有几个"雷区"。

第一，医生群体都习惯早起，早上找他们交流没问题，其他休息时间，比如中午或晚上，尽量不要打扰他们。大部分医生平时都是超负荷工作，好不容易到了休息时间，正准备用这几分钟补充精力再战斗呢，如果趁着这个空当打扰，有些不礼貌。

第二，合理安排交流的内容。如果要见主任，最好准备一个跟对方水平相当的问题。基础问题完全可以问住院医师、主治医师或护士，他们往往更有耐心和时间来回答，他们回答不了的问题再留给主任。

跟护士好好相处

最后，一定要跟护士好好相处。

大部分人一味追求跟医生搞好关系，却很容易忽略护士。其实，护士才是那个陪伴你时间最长的人，从办理住院手续到健康出院，护士几乎全程陪伴。他们每天不仅要执行医嘱、提醒你用药事项，还要给你打针、做检查、量血压、测血糖、插尿管和氧气管，记录你每天的身体情况，简直就是你的"全能大管家"。

因此，特别建议你多花点心思跟护士好好相处。具体怎么做呢？

第一，尊重护士。护士是专业的医疗工作者，不是伺候人的。我曾在病房见过有的患者把护士称作"小姐"，或者对护士呼来喝去，这些都严重侮辱了护士这个职业，缺乏对护士的基本尊重。

第二，理解护士。护士的工作非常忙碌，往往一个人要管理多名患者，要值夜班，甚至要 24 小时在岗。如果你有问题想问护士，除非情况紧急，否则最好不要按呼叫按钮。如果身体可以活动，不妨走到护士站，找护士当面问问。

如果你得到了用心的照护，想表达感谢，可以给夜班护士留几个水果、几杯酸奶。这类暖心的小举动，特别有助于跟护士建立良好的关系。

其他小提示

如果你始终不放心，觉得不托关系很难分辨出医生的医术好坏，我再教你几个简单的判断方法。

第一，好医生说的话是能让人听懂的。

如果医生虽然态度好，但在接诊时总是说一些你听不懂的医学名词，让你整个看病过程像在听天书，看完病后没有任何获得感，建议你问问导医台哪位医生的表达能力强，果断换医生。上学的时候，优秀的老师往往是那些能给你很多获得感的人。能让病人听懂的医生，往往也是好医生。

第二，好医生可能会有点脾气。

稍微有点名气的医生，肯定一天排满了病人，工作压力大，有点脾气太正常了。同为医生，我要帮着解释一句，很多时候医生发脾气的出发点是好的，往往是替患者着急或者气他不听劝，对事不对人。

那么，最容易把医生搞得"易燃易爆炸"的情况是什么呢？

第一，不信任。比如张口就质疑："我在网上查了说是××病，你却说不是，到底谁说得对？"

第二，擅自在诊室里录音、录像。这种行为既涉嫌侵犯医生隐私权，也会让医生产生防备心理，不敢畅所欲言，影响诊断和治疗效果。

第三，在西医院提中医如何治疗，到中医院又开始说西医的治疗方案。不同医学体系的理论基础不同，难以简单比较，医生一般不建议这样做。当然，即使是同一体系，也不建议把两位医生的不同治疗方案盲目放在一起讨论。如果实在想问，建议换个委婉的表达方式，比如："关于这个病，我还听说过 ×× 治疗方案，您觉得适合我吗？"

总而言之，保持尊重的态度，用探讨代替质疑，这样才能收获医生用心的诊疗建议。

107 | 术后照护：
家人出院回家，如何做好家庭护理

如果家人生了一场重病或者做了一个大手术，出院回到家，我们怎样做才能让他更快地恢复呢？

"对病人要特别照顾"的传统由来已久，不同的家庭可能有一套自己总结出来的照顾病人的方法。但这些方法往往存在显著差异，甚至相互矛盾。比如，有的会让病人少吃一点，觉得吃太多不利于消化；有的则强调多吃，补充营养；有的认为吃鱼不利于伤口愈合，有的则要求一天吃一根海参，喝好几碗鸡汤；有的强调多去户外散步、晒太阳，有的则强调待在室内避免受风。各种说法不尽相同，甚至互相矛盾。然而，大家似乎都有一种共识：生病以后的生活方式是需要做出调整的，不能像往常那样过日子。

接下来，我们就依据现有科学研究，从饮食、休息、心态三个维度系统地讨论一下科学、有效的居家康复方案。

大病 / 手术后的饮食原则

手术前后一周，患者身体处于高度应激状态，能量消耗远远大于摄入，尤其是蛋白质和总热量的消耗大幅度增加，维生素和矿物质也在不断丢失，外加生病之后消化功能抑制及手术前后的禁食要求，病人往往会出现营养不良的情况。因此，"大病或手术后需要补充营养"这个思路是对的。那具体要怎么补充呢？我们需要了解患者的身体需求，遵循三条饮食原则。

第一，确保能量充足。

这一时期的身体消耗量巨大，所以饮食的总体原则是多吃，而不是少吃。只喝米粥配咸菜，或者只喝鸡汤、参汤等汤汤水水，很容易加重术后的营养不良。这时候，我们更需要关注总能量。身体往往会遵循"能量第一"的原则，在总能量不足的情况下，无论蛋白质、碳水化合物还是脂肪，都会被当成能量消耗掉，导致没有足够的营养物质来修复生病后身体的损伤。

那么，总能量补充到多少合适呢？一般来说，外科创伤，如骨折、关节手术之后，要比手术前增加 20%～25% 的能量补充；而严重烧伤则要增加 50% 以上的能量补充。

其他情况下，如果体重没有减轻，可以维持原本的能量补充，一般成人每天推荐摄入量为 1800～2300 千卡。如果体重明显减轻 5% 以上，就要额外补充能量。大量研究证明，对于体重减轻的患者，建议每天额外补充 200～500 千卡能量，持续半年以上。

你可能会问：每天吃不下这么多怎么办？

手术后的能量补充可以循序渐进地进行，根据病情和胃肠道的耐受情况，逐步从水、流质饮食过渡到半流质饮食、普通饮食。到了出院时，患者一般已经处于半流质饮食向普通饮食过渡的阶段。想要补足这么多的能量摄入，病人要做到少食多餐，每天 5～8 餐，每餐分量适中，并选择蒸、煮、炖等烹饪方式。

如果一直无法达到能量补充的要求，可以考虑服用含有高蛋白的口服营养补充剂。研究表明，服用补充剂能够有效降低患者的死亡率，降低住院并发症发生及二次入院的概率。能量摄入难以达标的老人，或者做完消化道手术、有消化道疾病的患者，可以重点关注营养补充剂。如果需要，在出院时可以向营养医生咨询服用方案，确保安全、有效地改善营养状况。

第二，多补充高蛋白。

在大病或术后恢复期，很多人存在一个认知误区：如果长时间卧床不动，蛋白质的消耗会减少。然而，医学研究表明，在这一时期，患者的肌肉正在大量流失，蛋白质反而分解得更多。再加上蛋白质摄入量不足，身体的蛋白质往往不足以支撑其消耗。而且通常疾病越严重、手术前的营养状况越差、患者的年龄越大，手术后的蛋白质失衡就会越严重。倘若蛋白质不足，就会阻碍机体大部分功能的恢复。

那么，具体推荐吃哪些高蛋白食物来补充蛋白质呢？比较推荐的是牛、羊肉和鱼、虾。目前没有研究证据表明这类所谓的"发物"会影响术后康复和伤口愈合。牛肉、羊肉、鱼、虾和贝类都是优质蛋白质的重要来源，可以放心吃。而那些看起来很有营养的高汤，营养密度其实偏低。想补充蛋白质，喝一口肉汤远远比不上吃一口肉。

此外，补钙、补充维生素 D 也有助于大病和手术后身体的恢复。因为大病和手术后往往不能剧烈运动，身体一旦缺乏运动，用进废退，就会出现失用性肌肉萎缩，进而加速钙的流失，导致骨质疏松。

这时候，要遵循均衡膳食的原则，在保证充足能量、高蛋白的同时，尽可能多吃蔬菜。你可以用前文提到的四格餐盘作为三餐的标准。如果胃口较小，也可以按肉类、主食、蔬菜各 1/3 来分配。

第三，大病和手术后体重不能下降。

在大病或术后恢复阶段，身体的主要能量来源不再是碳水化合物，而是脂肪，并且这一代谢变化几乎不受外源性葡萄糖摄入的抑制。也就是说，即使这时摄入了足够多的碳水化合物，身体仍然会持续分解脂肪。如果病人平时就偏瘦，没有什么脂肪储备，或者误以为正好可以借机减脂、减重，无疑会让身体代谢雪上加霜。因此，在这一阶段，一定要保持正常体重，能微胖其实更好。

多项大型研究显示，无论是心血管疾病还是非心血管疾病，在经历了心梗、心衰、肿瘤的治疗后，维持体重正常或体重偏胖的患者，死亡率更低。中国一项涵盖 51 万人的糖尿病、肥胖和心血管疾病的相关研究也发现，BMI 在 22.5～24.9 的患者（微胖组），冠心病的死亡率最低；BMI 小于 18.5 的患者（偏瘦组），死亡率则是微胖组的三倍，是所有体重分组中最高的。

这些证据都表明，刚刚经历一场大病或手术后，最重要的是把丢失的营养补回来，这时候千万不要减肥。尤其是心脏病患者，虽然肥胖会诱发心脏病，但绝对不能在心梗后、手术后马上开始减肥，否则会导致更糟糕的后果。

休息还是运动

大病初愈或手术恢复阶段，应该运动还是休息呢？答案不言而喻。长期不动会导致肌肉萎缩、骨质流失、便秘等一系列问题，影响各项机体功能的恢复。所以，当然要逐渐活动起来，不能一直卧床休息。

运动有利于加速全身血液循环，促进伤口恢复，避免血栓的形成，对维持心肺功能、促进排痰也有一定帮助，并能降低肺炎等一系列术后并发症的发生率。无论是外科康复指南，还是急性心梗、脑梗的治疗指南，都无一例外地指出，运动康复从疾病稳定期即可开始。

以阜外医院心脏康复团队的康复流程为例。心梗 24 小时内的稳定患者，会安排一些在床上也能做的运动，如卧位完成上下肢的被动训练。之后再逐渐安排床边坐位训练、室内步行、走廊步行、下楼、自主行走。训练每天 3 次，每次约 5 分钟，共计 15 分钟。根据患者的适应情况，以 5 分钟为单位逐渐增加总时长，直到患者能够间断或连续行走 30 分钟以上。

如果患者在运动中感觉有点累，但说话时不会呼吸急促，说明强度合适；如果患者在运动过程中无法连续说话、呼吸急促，就应该放慢速度、降低强度。此外，如果患者在运动和休息后疼痛感消失，也说明运动强度是可接受的。

出院后 2～6 周，患者就可以在家属的陪伴下，开始规律地进行有氧运动了，常见的康复脚踏车、跑步机行走都可以选择。这类有氧训练能有效改善患者的切口疼痛、呼吸困难、易疲劳等症状，提高其生活自理能力和心肺功能。

总之，动比不动强。即使医生要求局部制动，也不等于要完全静卧。除了由于手术而无法活动的部位，其他肢体应尽早开始康复训练。骨折、胸外科手术术后或存在运动功能障碍的患者，要与医生一起制订循序渐进的运动方案。总体来说，运动原则是先恢复活动，完成刷牙、洗脸、起床、走路、上台阶等日常生活活动，再基于损伤部位进行功能恢复性训练，最后进行综合性有氧力量训练，恢复全身的运动能力，找回日常的运动习惯。

心理上如何应对

大病或者手术往往会使患者处于一种应激状态，既要承受身体上的疼痛，也要面临对病情的恐慌。这种双重压力极易导致焦虑和抑郁等心理问题。据统计，在冠心病出院患者中，抑郁发生率约 9.2%，焦虑发生率高达 45.8%。在这种状态下，患者很容易陷入身体疼痛和不良情绪互相影响的恶性循环，不良情绪会降低患者对疼痛的耐受程度，疼痛又会助长不良情绪，甚至会让人失去治疗的信心。

如何摆脱这种恶性循环呢？结合国内外相关研究，我总结了几条有效的建议。

首先，患者此时可能更愿意和病友讨论自身情况，而不是跟家人聊。要尊重他的意愿，支持他和病友积极沟通、交流经验。

其次，让患者为自己设定一些任务，比如每天完成某项日常活动，以便逐渐回归正常生活。

最后，鼓励患者每天走出家门，到户外散散步、晒晒太阳。同时，帮他找回之前的兴趣爱好。前文讲过的深慢呼吸、正念冥想、太极、瑜伽等也可以推荐给他。

如果怀疑家人已经有了心理问题，可以采用"三问法"进行筛查。

第一，问睡眠好不好。比如："是不是因为伤口疼痛而难以入睡？"如果睡眠问题已经严重影响了白天的精神状态，就要考虑药物治疗。

第二，问有没有心烦不安，并观察他回家以后是否对以往的爱好失去了兴趣。

第三，问有没有明显的身体不适，如果无法从病理角度解释这些不适，必须考虑心理因素的可能性。

如果有两项以上符合，需尽快使用前文提到的焦虑、抑郁量表进行筛查。大病和手术后一旦出现心理问题，一定要及时寻求医生的帮助，心理问题不但会延缓病情的好转，还有可能大大增加再次住院的风险。

· 13 ·

第十三章

慢性病日常管理

————

迨天之未阴雨，彻彼桑土，绸缪牖户。

——《诗经》

108 血糖控制：
怎么给高血糖踩下刹车

这一节，我们先来讲讲"高血糖"——一个悄然改变我们的身体状态、却常常被忽视的问题。它并不是突如其来的急病，而是一个逐步发展的过程：从早期血糖波动、胰岛素抵抗，到糖尿病前期，最后走向糖尿病。每推进一步，恢复的难度就会成倍增加，患者付出的健康代价也会越来越高。

在这个过程中，"糖尿病前期"是最关键的转折点。它既不是完全健康的状态，也还没有发展为需要终身管理的糖尿病。可惜的是，这个阶段经常被人轻描淡写地理解为"差点得糖尿病"，从而被忽视了。

事实上，这个阶段才是我们最有机会干预和逆转的窗口。遗憾的是，现实并不乐观——中国是全球糖尿病患病率增长最快的国家之一。2021年的数据显示，我国糖尿病患者已接近1.3亿，而糖尿病前期人群则高达3.6亿，占成年人口的35.2%。但这一阶段既难以通过常规体检发现，也鲜少被医疗体系主动干预，患者更容易掉以轻心。

那么，糖尿病前期到底意味着什么？为什么说它是一个断崖式的危险节点？光说理论你可能没有切身感受，先来看一个我亲身经历的门诊故事。

7年前一个冬天的上午，我接诊了两个病人：58岁的老高和42岁的小吴。他们都是糖尿病前期，在诊室门口排队时还聊了一会儿各自的心得。

每当遇到这样的病人，我都会花5分钟，把未来可能出现的糖尿病并发症一口气讲清楚：疼痛、皮肤溃烂、失明、心梗、脑梗、肾衰透析……全部都不是吓人的理论，而是确凿的医学现实。然后我会告诉他们：现在这个节点几乎是我们唯一能够逆转的窗口期，过了"这村"，再想刹住高血糖的车，就难于上青天了。

老高可能是上了年纪，本来就惜命，听完满眼坚定，然后配合我们做了 3 个月的糖尿病早期逆转计划，半年后复查 OGTT（口服葡萄糖耐量试验），血糖已经恢复正常。而小吴听完则是一脸轻松，然后就没有然后了。

7 年后，小吴带着一摞厚厚的病历再次出现在我的门诊。这一次，他面色焦虑，神情疲惫。5 年前，也就是他第一次来诊的 2 年后，他被确诊为糖尿病。因为工作忙、应酬多，血糖始终控制不住。这次来，是因为他突发大面积心梗，在医院住了半个多月，还被查出糖尿病眼底病变和肾病，现在转来做心脏康复。

临走的时候，小吴犹豫了一下，问我还记不记得和他一起来的老高。我想了想还是告诉了他，老高每年都会来复查，今年上半年来的时候，血糖依旧十分平稳。那一瞬间，小吴没绷住，眼睛居然湿润了。

我讲这个故事，是想告诉你：每个人的人生中都有一些生死攸关的"岔路口"，糖尿病前期就是其中一个。你选择转弯或是继续往前走，最终的结局可能完全不同。

所以，接下来我们就从医学角度出发，看看如何用一套科学的方法，把高血糖的车稳稳地刹住。

糖尿病前期逆转的核心

那么，糖尿病前期逆转的核心是什么呢？你或许已经猜到了——不是药物，而是生活方式的改变。

如果你翻看全球主流的医学教材，在讲到糖尿病前期的干预策略时，几乎都会提到三项具有里程碑意义的研究：**中国的大庆研究、美国的糖尿病预防计划（DPP），以及芬兰的糖尿病预防研究（DPS）。**

其中，最早的一项正是大庆研究。这项研究于 1986 年启动，研究对象是大庆油田社区的 577 名糖尿病前期患者。研究将他们随机分为四组：一组为对照组，不做任何干预；一组仅调整饮食；一组仅进行运动干预；还有一组同时进行饮食和运动的综合干预。

6 年后，研究结果显示：对照组中有 67.7% 的人发展为糖尿病，而饮食和运动综合干预组，患病风险下降了 30%～50%。这项研究首次在大规模人群中证实，生活方式干预对糖尿病具有显著的预防效果。

从那时起，世界各地相继开展了大量类似研究，并一再印证了这一结论：要想在糖尿病前期踩下"刹车"，关键不在药，而在生活方式。饮食、运动、体重管理、作息和压力调节等，才是决定性变量。

糖尿病前期逆转全步骤

那么，具体应该如何干预糖尿病前期呢？我为你梳理了一套经过验证的"五步逆转流程"。

第一步，判断是否需要逆转，并确认能否逆转。

我们首先要做的是明确诊断：你到底是不是处于糖尿病前期？有没有逆转的可能？最有效的手段就是前文提到的 OGTT。如果 OGTT 结果显示为糖尿病前期，就要尽快启动逆转干预；如果已经是糖尿病，那目标就变为控制和延缓，而非逆转，方向完全不同。最近，越来越多的研究发现，在糖尿病的早期阶段仍存在逆转的可能，但这需要完备的医学评估，建议请专业的医生进行。

第二步，全面评估，制订个性化营养方案。

我们要先对患者的整体健康状况进行评估，重点关注与高血糖密切相关的问题，例如高血脂、高血压、心血管疾病等。其中最关键的一项是对肥胖状况的评估，包括体重、体脂率、腰围、臀围等基础指标。只有充分了解这些数据，才能为每个人制订出科学、有效的生活方式干预方案。

在所有干预手段中，减重是逆转高血糖最重要的一环。根据国际上多项研究的结论，体重减轻的幅度与糖尿病风险下降之间存在明确的正相关关系。一般来说，逆转的目标是在一年内实现体重下降 5%～10%，并尽可能维持不反弹。这不是一个能轻松实现的目标，但一旦实现，逆转的可能性将大大提升。

除了减重，另一个核心环节是饮食结构的调整。我们不仅要控制每天的能量摄入总量，还要合理分配营养比例，尽可能地控制血糖。根据既往的成功经验，碳水化合物在总能量中的占比建议控制在 40%～50%，脂肪不超过30%。听起来可能有些严苛，但这并不意味着饮食会变得清苦或单调。实际上，合理减少主食摄入，搭配高蛋白的肉类与丰富的蔬菜，既能保证营养，也能让人吃得满足。

为了实现这些目标，我们会开出明确的营养处方，并指导患者如何落实。营养干预主要包括以下三个方面。

首先，控制总能量摄入。 这是饮食干预的基础。对于体重正常的人群，我们会根据身高、体重、年龄等因素，计算出每日所需的基础代谢能量；而对于体重超标的人，则建议在此基础上每日减少一定能量，从而创造出温和而持续的能量缺口，帮助减重。为了让患者在减能量的同时保持营养均衡，我们通常采用"食品交换份"的方法来安排饮食。所谓"食品交换份"，就是把营养成分相近的食物划分为等量单位，比如一个主食交换份可能指半碗米饭、一片面包或一个小土豆。这样一来，患者既能在同类食物中灵活选择，又不容易摄入过多热量。

其次，保持饮食营养结构的合理比例。不仅要控制吃多少，更要吃得对。我们一般建议：碳水化合物占总能量的 45%～60%，蛋白质占 15%～20%，脂肪占 25%～35%，其中要特别注意减少饱和脂肪的摄入，比如肥肉、黄油、奶油等。一个实用的方法是我在这本书中多次提到的"四格餐盘法"，它不仅简单易行、视觉清晰，还有助于长期坚持，也能避免在繁忙生活中吃得过于随意或不平衡。

最后，选择低升糖指数（GI）的碳水化合物。GI 值越高，血糖升得越快、越高。对于高血糖人群来说，控制血糖的一个关键策略就是选对主食。建议尽量选择升糖慢、加工度低、保留了较多膳食纤维的食物，比如糙米、全麦、燕麦、红薯、鹰嘴豆等；同时减少高 GI 食物的摄入，如白面包、糕点、精制米饭等。这不仅有助于平稳血糖，还能延长饱腹感，减少暴饮暴食的冲动。

研究表明，仅靠饮食的科学调整，3～6 个月内患者的糖化血红蛋白就有可能下降 2%，足以帮助糖尿病前期患者恢复到正常血糖水平。

如今科技的进步，也让血糖监测变得更容易了。过去，我们在和患者讨论高 GI 和低 GI 食物时，往往需要拿出两大张表格，甚至提供相关书籍作为参考。然而，即便如此，仍面临以下两个核心问题。

第一，同一种食物对不同人的升糖效果并不相同。比如你喝粥和我喝粥，血糖的上升幅度可能完全不同，这取决于每个人的代谢差异。

第二，现实生活中谁能每天对照着书吃饭？这显然既不方便，也难以长期坚持。

得益于 CGM（连续血糖监测）技术的出现，这两个问题已经被很好地解决了。过去想知道一种食物对自身血糖的影响，只能在餐后反复扎手指、采血测糖。而如今，CGM 设备只需贴在皮肤上，无创、无感地工作，就可以大约每 3 分钟记录一次血糖变化，连续监测可达 14 天（24 小时不间断）。这样一来，你吃的每一口饭、每一杯饮料，都有了数据反馈，真正实现了个性化的"食物 GI 反应曲线"。

目前，这项技术在国内外都已相当成熟。对于高血糖人群或糖尿病患者来说，这简直是精准饮食管理的突破口，能让控糖变得直观、高效、可持续。不仅如此，它的意义远不止于控糖。

CGM 对于所有希望通过稳定血糖实现抗衰老、控制体重、避免高 GI 诱导肥胖的人来说，都是一项革命性的工具。我自己每年也会佩戴几次，每一次都收获颇丰。你会惊讶地发现，科技仿佛给了你一个观察窗口，你会看见食物进入身体后的代谢轨迹，看见压力、情绪对血糖的影响，看见你在日常生活中不自知的反应模式。你看到的不只是健康，更是你与这个世界的深层互动，以及你如何在互动中调整节奏、掌握主动。

第三步，制订并执行科学的运动处方。

运动对血糖控制的积极作用早已被大量研究证实。对于健康人来说，每周 150 分钟以上的有氧运动，可以显著提升胰岛素的敏感性，帮助身体更有效地利用血糖。**而对于糖尿病前期或糖尿病患者而言，运动的意义则更加明确——不仅能降低血糖，还能延缓疾病的进展。研究显示，饮食与运动结合干预，平均可使胰岛素作用增强 46.3%，空腹血糖降低 7.1%。**

不过，在制订运动处方之前，必须优先考虑两个安全问题：低血糖和运动性高血糖。

所谓低血糖，是指在运动过程中或运动后，血糖突然下降至危险水平。这种情况多见于使用胰岛素或促胰岛素分泌类药物的患者。为了避免这种情况的发生，应在医生指导下制订运动计划，并在运动前后监测血糖。必要时，还需在运动前适当补充碳水化合物，或调整药物剂量。

另一个更容易被忽视的风险则是运动诱发的血糖反跳。很多人会疑惑：运动不是会消耗能量吗，为什么血糖反而会升高？这是因为人在突然开始运动时，交感神经迅速兴奋，促使身体释放肾上腺素等激素，提高血糖与血压，并抑制胰岛素分泌。这本是身体为应对外界威胁而启动的应急机制。对于健康人来说，肌肉可以同步利用这些血糖，不会造成明显波动；但对于本就胰岛素分泌不足的高血糖患者来说，这种机制可能会导致血糖短时间内升得更高。

要降低这类风险，运动处方需要兼顾以下两个方面。

第一，运动前要充分热身，时间建议在 10 分钟以上，避免突然而剧烈的高强度运动，逐渐激活交感神经，避免激发过强的血糖反应。

第二，在运动过程中，尤其是前 30 分钟内，建议监测一次血糖，以判断是否存在血糖反跳的风险，从而及时调整节奏或补充能量。

安全之外，更重要的是让运动真正帮助患者降低血糖。需要说明的是，血糖的下降幅度与运动量之间并不是线性关系。因为运动时所消耗的能量不仅来自血糖，还包括脂肪酸和部分氨基酸，甚至还涉及肝脏和肌肉中的糖原储备。因此，如何精准地利用血糖作为主要供能来源，是运动处方设计的核心之一。

实践证明，在众多运动形式中，有氧运动对降低血糖最为有效。建议每天进行 30 分钟以上的有氧训练，时间安排在餐后 1 小时为佳，强度控制在中到高之间。

当然，仅有运动处方还远远不够。真正决定成败的，是有没有持续而专业的医学监督。

在生活方式干预的初期阶段，很多人都面临着同样的难题：知道该做什么，却难以坚持。这时，有没有一个专业团队监督指导，就成了成败的关键。研究表明，如果能在干预启动后的前 3 个月内，接受高频率、个性化的医学随访，逆转的成功率将显著提高。

医学监督并不意味着每天都要面见医生。近年来多项研究发现，线上与线下的监督效果相差无几。这为远程管理提供了更多可能，尤其适合工作繁忙或行动不便的患者。

以运动干预为例，初始阶段建议患者每周前往医学中心训练 2～3 次，在专业人员的指导下完成运动计划；而饮食方面，则需每周与医生或营养师进行一次回顾，检查执行情况，及时发现问题并调整方案。

随着干预逐渐进入稳定阶段，监督频率可以灵活调整：1～2 个月后改为每周一次，3 个月后再过渡为每两周一次，逐步增强患者的自主性，同时保持足够的专业支持。

在欧美国家，这类医学监督体系不仅存在于医院，也越来越多地出现在健身房、健康管理中心等场所。患者在医生许可下，可以在这些机构中获得饮食、运动、减重等方面的专业支持。健身房不再只是用来塑形，健康管理中心也不只是用来体检，它们正逐步成为糖尿病前期人群生活方式逆转的核心场所。

我相信，这种医疗与生活场景融合的模式，会是未来国内疾病控制的重要发展方向。对于越来越多的面临高血糖困扰的人来说，这既实用，又切实可行。

第四步，药物干预。

在进行了 6 个月的生活方式干预后，建议再次进行 OGTT 试验，评估血糖是否达标。如果仍未达到逆转标准，就需要进行药物干预。

这一步的用药选择并不复杂。首选药物是阿卡波糖，它能够延缓碳水化合物在肠道中的吸收，从而减缓餐后血糖上升速度。其次是二甲双胍，尽管它在国外已经广泛应用于糖尿病预防，但在中国尚未获许用于糖尿病前期的适应证，因此只能作为备选。

既然药物使用相对简单，为什么不是第一步就使用药物呢？原因很明确：大量研究早已证明，生活方式干预的效果远远优于目前市面上最好的药物。无论是降低血糖、改善胰岛素敏感性，还是从根本上改变疾病进程，生活方式才是基础中的基础。因此，药物干预应被视为补充，而非首选。

第五步，减重干预。

如果生活方式和基础药物干预仍未奏效，尤其是肥胖、减重始终困难的患者，就需要进行减重干预。

减重干预包括使用减肥药物和进行减重手术。在药物选择上，目前已有明确证据表明，奥利司他可以有效降低糖尿病的发病风险。而对于严重肥胖者，经过专业评估后进行代谢手术（如胃旁路手术），在某些案例中也可带来显著的血糖改善甚至逆转效果。

这五步看似复杂，实际上是一套循序渐进、科学闭环的干预路径。只要坚定执行，绝大多数糖尿病前期患者都有机会回到正常血糖状态。

逆转糖尿病需要自胜之力

看完这里，你可能会问：如果已经不是糖尿病前期，而是被确诊为糖尿病，是不是就彻底没有希望了？

这个问题在医学界存在一定分歧。多数研究认为，一旦确诊为糖尿病，尤其是病程较长、胰岛功能受损明显的患者，逆转的难度非常大。然而，也有一些新的证据带来了希望。

2017 年，权威医学期刊《柳叶刀》发表的一项研究发现：对于确诊不超过 5 年，仍保有一定胰岛功能，并伴有肥胖的糖尿病患者，如果能进行系统的生活方式干预和体重管理，依然存在逆转的可能。尽管这样的案例并不多见，但它提醒我们：那扇"逆转之窗"虽然只剩下一条缝，但并未完全关闭。你能否把握住这扇窗，关键并不在药物身上或医生手中，而是在你自己手里——你有没有足够的勇气改变，有没有持续坚持的决心。

我曾说过，意识到自己正处在健康的岔路口，是一种自知之明；而真正迈出改变的一步，抵抗惯性、坚持生活方式干预，最终实现逆转，是一种自胜之力。

正如《道德经》所说："胜人者有力，自胜者强。"与高血糖的博弈，从来不是和别人比谁更健康，而是和自己的惰性、情绪和旧习惯展开一场长期拉锯战。

愿你始终清楚自己所处的位置，也拥有走出舒适区的勇气和力量。在健康这条路上，真正的强者不是从不迷路的人，而是那个敢于转身、选择正确方向的人。

109 ｜ 血压控制：如何科学干预高血压

高血压是现代人绕不开的健康议题。在门诊中，我常听到两个问题："冯医生，我的高血压能治好吗？""是不是要吃一辈子药？"

从医学的角度讲，只要活得足够久，血管就会老化，血压也会慢慢升高。想要彻底"治愈"高血压，几乎相当于逆转衰老，是非常困难的。但这并不意味着医学对此无能为力。

我们可以换个目标：不是彻底治愈，而是逆转。也就是说，在不吃药的前提下，将血压控制在与自身年龄匹配的正常范围，并尽可能长期维持。这种逆转并非遥不可及，关键在于我们是否能在对的时间做对的事。

从洪水治理的角度理解高血压治疗

逆转高血压就像治理洪水，要从三道防线着手：源头疏导、中途拦截、下游监管。

第一道防线，源头疏导。

所谓"源头疏导"，就是从诱因入手。高血压虽与基因、年龄有关，但更多是由不良生活方式造成的，比如吸烟、酗酒、吃盐多、缺乏运动、长期处于污染环境等。这些因素是可控的，也是最值得发力的地方。因此，逆转高血压最有效的方法，就是调整生活方式。

虽然没有"神药"那样立竿见影，但生活方式干预是高血压治疗的基石。从高血压前期到确诊，乃至并发脑梗、中风、肾病，都离不开它。

第二道防线，中途拦截。

通过规范的生活方式干预，大约62%的人可以将血压降至正常。但也有一部分人，血压仍持续升高，心脑血管风险随之加大，这时就需要启动"中途拦截"。

中途拦截的核心手段是药物治疗。尤其当血压超过160/100毫米汞柱，或已处于高风险状态时，单靠生活方式往往无法将血压降到理想水平。这时就需要借助药物，就像在洪水奔涌时筑起堤坝，目的是稳住血压，保护下游器官。

高血压对器官的破坏，归根结底只有一条路径：血压持续升高。所以，不管一款降压药如何宣传其附加功效，最关键的判断标准只有一个：能否有效降压。只要能将血压控制在目标范围，就是好药。

第三道防线，下游监管。

如果说生活方式是打基础，药物治疗是稳局势，那么要真正防止高血压导致严重后果，还需要启动"下游监管"。

即使血压得到了控制，也不能掉以轻心：血压是否持续达标？器官是否已经受损？这些都需要定期检查，及时发现风险。

下游监管指的就是对可能受影响的器官进行持续监测，比如心脏、肾脏、大血管和眼底等。同时，还要关注血糖和血脂水平。高血糖和高血脂常常与高血压一起出现，彼此影响，共同加重损伤，因此必须联合管理，综合干预。

干预路径一：饮食

高血压的治疗不能一刀切，而是要根据危险分层来判断当前是否处在可逆阶段。如果血压虽已升高，但风险评估仍处于中低危，比如处在高血压前期或一级高血压的初期阶段，那就仍然有相当大的机会通过生活方式来逆转，避免进入药物依赖期。尤其是血压在 120/80～140/90 毫米汞柱之间的高血压前期，被认为是逆转高血压的黄金时期。接下来，我们将围绕"饮食—运动—入静"三大干预路径，详细讲清楚生活方式如何帮你把握住这一关键窗口。

在所有生活方式的干预路径中，饮食调整的效果最为显著。已有大量研究证实：每减轻 1 千克体重，收缩压平均可下降 1 毫米汞柱；减少饮酒，也能带来大约 4 毫米汞柱的降压效果，而且这些作用是可以叠加的。因此，我们首先从饮食入手，看看如何通过科学吃饭来有效降压。

第一，建议减盐饮食。 全球大量研究已明确证实，盐摄入量与血压水平高度相关。每日摄入盐超过 6 克，高血压的风险会显著上升；而将摄盐量控制在 3～6 克，血压水平明显更低。盐摄入量超标的情况在我国很常见，尤其在北方地区，居民日均摄盐量高达 15 克以上，远超健康摄入量上限。

想要控制血压，第一步就是将每日摄盐量减少至 6 克以下；对于没有心衰或脑卒中病史的人群，最低可以控制在 3.5 克左右。同时，建议增加富含钾的食物摄入，如新鲜蔬菜、水果、坚果和豆类，它们有助于中和钠的升压作用。例如两个橘子就含有约 0.5 克钾，而且几乎不含钠。

然而，真正的难点并不是做饭时放多少盐，而是"隐形盐"的摄入——也就是那些看不见，但会被吃进去的钠。它们主要藏在三类食物中：一是调味品，比如酱油、蚝油、豆瓣酱；二是加工食品，如腊肉、香肠、挂面；三是我们常忽视的甜食，比如奶茶、蛋糕、雪糕等。这些食物常常钠含量惊人，却容易被低估。因此，选购包装食品时要特别注意标签——建议避免钠含量超过 0.4 克 /100 克的食品，优先选择低于 0.12 克的食品。

为了兼顾口味和健康，可以采取几个小技巧：逐步更换更小号的盐勺，明确每一勺盐是多少克；用辣椒、花椒、醋等风味调料提升风味；多使用新鲜食材，减少对重口味的依赖。有研究发现，仅通过更换小盐勺这一项干预措施，当地居民的收缩压就平均下降了 5.3～10.9 毫米汞柱，效果显著。

第二，推荐实行 DASH 饮食（即"防治高血压饮食"）。这是一种结构均衡、经临床验证的饮食模式，不仅能平均降低收缩压 11 毫米汞柱，还有助于减肥、控糖、预防心血管疾病。这种模式尤其适合中国人，因为它以主食为基础，不需要彻底改变我们原有的饮食结构。

举例来说，如果你每天摄入 2000 千卡热量，DASH 饮食建议你摄入 6～8 份全谷物（如糙米、全麦面包）[1]、4～5 份蔬菜 [2]、4～5 份水果 [3]、5～6 份去皮瘦肉或鸡蛋 [4]、2～3 份低脂奶 [5]，以及适量坚果和植物油。这一饮食结构不仅低钠、低脂，还富含钾、钙、镁和膳食纤维，全面兼顾营养与血压控制。

那如果平常多在外就餐，怎么办？建议购买一个"食品盐度计"，检测菜品中的含盐量：若显示为"低盐"，可放心食用；"中盐"需控制量；"高盐"

---

[1] 每份半碗米饭（碗大约为 250 毫升）或一片面包。
[2] 每份半碗。
[3] 每份大约 1 个中等大小的完整水果，如苹果、梨、橙子、香蕉等。
[4] 每份 30 克左右。
[5] 每份 1 杯（大约 250 毫升）。

则尽量避免。这样虽无法完全控盐，但对外食人群而言是一个实用而可行的解决方案。

总之，科学饮食，尤其是减盐与 DASH 饮食相结合，是逆转高血压最扎实、最可持续的起点。只要认真执行，4～6 周内，患者血压大概率会明显下降。

干预路径二：运动

再来看第二条干预路径，用运动唤醒血压的自我调节能力。

很多人听到"高血压"和"运动"这两个词，会本能地将它们分开。毕竟日常生活中，跑步、爬楼、搬重物这些活动会让血压短时升高，医生也常常提醒患者避免剧烈运动，以防诱发中风或心脏意外。

但看似矛盾的现象背后，其实隐藏着另一套机制：**运动并不是即时降压的手段，而是通过长期改善身体的调节系统，帮助血压回到更稳态的水平。**

规律运动有两方面积极作用。

一方面，调节患者的神经系统。运动时，交感神经兴奋，心跳加快、血压升高；但同时，副交感神经也会被激活，它的作用正好相反，能减慢心率、降低血压。长期坚持运动，能显著提升两者之间的协调性，让血压调节机制更加灵敏稳定。

另一方面，改善患者的血管功能。运动会促进血管内皮释放一氧化氮这种天然的舒张物质，帮助血管扩张、血压降低。同时，运动还能促进毛细血管生成，使血管更粗、更通畅，减轻血流阻力。

这些变化并不是仅仅让患者感觉轻松点，而是能实打实地降低血压。研究显示，连续 4 周以上的规律运动，可以使高血压前期人群收缩压平均下降 4.3 毫米汞柱；而对于已经确诊的高血压患者，降幅甚至能达到 8.3 毫米汞柱，效果相当于一片降压药。

不过，想通过运动获得这样的效果，不能靠"想到就动"式的三天打鱼两天晒网，而是要像用药一样，遵循科学的运动处方。目前公认最有效的降压运动模式是中等强度的有氧运动，你可以根据前文提到的 FITT-VP 原则来规划运动。除了有氧运动，近年来的研究也发现了一些降压潜力突出的训练方式。

比如，等长力量训练（如靠墙静蹲、平板支撑）是一种保持姿势不动、对抗阻力的训练方法。它对血管内皮功能和神经调节有显著改善作用。研究显示，通过这类运动，患者一个月内收缩压平均降低 10.9 毫米汞柱。但由于训练中容易出现憋气和用力过猛的情况，建议在医生指导下循序渐进。

还有一种是高强度间歇性训练，这种方式能更高效地改善血管弹性，适合身体基础较好的人群。

至于我们熟悉的哑铃、俯卧撑等力量训练，也可以作为辅助，每周练 2～3 次即可，记得交替安排，避免肌肉疲劳。

总之，运动是一种天然、温和且效果显著的"降压药"。只要方式正确、规律执行，4～6 周内，大多数人都能看到血压的明显改善。更重要的是，运动的好处远不止于控制血压，它还能带来体重控制、情绪改善、心肺功能提升等多重收益。

干预路径三：入静

如果说运动是"动中求降"，那么第三条干预路径"入静"可以说是"静中调压"。

很多人一听"入静"，脑海中浮现的可能是打坐、参禅、冥想这类略带神秘色彩的画面。但事实上，入静并非玄学，而是一种已被现代医学证实有效的科学干预手段。

研究表明，入静能够通过三个核心机制帮助稳定血压：降低交感神经的兴奋水平、减轻血管的功能性损伤、改善自主神经系统的调节能力。简单来说，它的作用就是让身体真正安静下来，激发自我修复机制，从而调节血压。

从数据上看，入静能使患者的收缩压平均下降 0～11 毫米汞柱，舒张压平均下降 0～7 毫米汞柱，尽管个体差异较大，但其已被正式写入 2020 年《国际高血压治疗指南》，成为血压管理中生活方式干预的重要补充方式。

在众多入静方法中，效果最稳定、证据最充分的，恰恰是最简单的一种：深慢呼吸。具体做法很简单：将呼吸频率控制在每分钟 6 次以内，缓慢而深长地呼吸，每天坚持练习 15 分钟。研究显示，深慢呼吸短期内就可使患者收缩压下降约 4 毫米汞柱，若能持续 8 周，总体降幅可达 6～7 毫米汞柱。而且，这种方法不受性别、年龄、是否服药等因素限制，几乎适用于所有人群，堪称"门槛最低"的入静方式。

相比之下，冥想的效果则略显复杂。当前流行的正念冥想、内观冥想、仁爱冥想等流派，虽然广受欢迎，但医学上真正拥有明确降压证据的，仅有超验冥想。它通过反复默念一个特定的音节，帮助练习者快速进入安静状态。研究显示，超验冥想平均能降低患者收缩压 5 毫米汞柱。然而，这种方法对训练环境和指导要求较高，普通人很难判断自己是否进入有效状态，因此并不建议作为首选。

另一个值得尝试的方法是生物反馈联合渐进式肌肉放松。在柔和的音乐和指导语中引导身体逐步放松，再通过仪器反馈强化反应，有助于训练患者神经系统自我调节的能力。这一方法在特定人群中可带来显著的降压效果，但整体稳定性仍逊于深慢呼吸。

至于太极拳、瑜伽、打坐等其他方式，虽然也可能带来放松效果，但目前尚缺乏统一明确的医学证据，因此只能作为补充尝试。

所以，当你在思考"怎么入静才能有效降压"时，不必执着于复杂技巧或高深门派。最有效的，往往就是最简单的。每天抽出 15 分钟，找一个安静角落，放下杂念，深深地呼吸，身体就会在无声中悄然启动修复程序。

就像佛经一般，《金刚经》从穿衣说起，《楞严经》从吃饭说起，《维摩经》从生病说起。那些看似寻常的日常，其实蕴含着最深远的智慧。

110 ｜ 血脂控制：
怎么吃，才能有效降血脂

造成高血脂的根源，往往就藏在我们每天的生活里。吃得不对、动得太少、作息紊乱……这些看似普通的生活方式，正是血脂升高的主要原因。正因如此，生活方式干预被公认为最根本、最重要的治疗手段。无论中外，各大权威指南都给予它最高等级的推荐，证据充分，疗效明确。

但生活方式干预真正落实起来，远比看上去复杂。很多人觉得自己已经"少吃肉、多运动"了，可血脂为什么还是降不下来？问题就在于，这些说法更多是模糊的口号，不具备可执行性。真正有效的生活方式干预，应该像药物处方一样，清晰、具体、有针对性。

那到底怎么做才能真正把血脂控制住？这一节，我们先来看一份生活方式处方清单：哪些事是你一定要做的（正面清单），哪些事是你一定不能做的（负面清单）。其中每一条都是实实在在能把血脂降下来的干预方式，平均可以带来血脂水平 5%～10% 的降幅。

在此基础上，我们还会盘点一些"加分项"——生活方式之外的非药物干预手段。这些方法门槛更低，执行起来也更轻松，甚至"躺着也能做"。不过需要提醒的是，它们的效果相对有限，更适合作为辅助策略，用来锦上添花，而不是替代核心治疗。

正面清单

下面这份正面清单，就是五条最关键、最实用的生活方式建议，每一条都值得你认真执行。

第一条：调整饮食结构，别走极端。

很多人一听到"高血脂"，第一反应就是要少吃油、不能吃肉、控制胆固醇。结果呢？脂肪摄入一砍到底，搞得营养失衡，反而把血脂搞得更乱了——"好胆固醇"掉下去了，甘油三酯升上来了，身体修复所需的白蛋白也不够用了。

所以，关键不是"少吃点"，而是"吃得对"。合理的饮食结构是降血脂的基础。

比较推荐的日常饮食是：碳水化合物占总能量的 40%～60%，脂肪 20%～30%，其余是蛋白质。如果你不超重，可以按体重（千克）×（25～30）估算每日所需能量，比如体重 60 千克的成年人，每天需要 1500～1800 千卡。

在这个基础上，脂肪摄入量控制在 25～50 克（食用油也包括在内），主食控制在 150～225 克，最好用粗粮代替精米白面。

第二条：选对脂肪，吃"好脂肪"。

脂肪不等于坏东西，关键在于吃什么种类的脂肪。饱和脂肪酸（如猪牛羊肉、全脂牛奶、蛋黄）建议控制在每天总能量的 7% 以下；不饱和脂肪酸（如鱼类、坚果、植物油）则可以适当多吃一些，建议占 15%～20%。

怎么吃比较合适？可以每天吃一个鸡蛋、一袋全脂牛奶、50 克猪肉（如果喝脱脂奶则可以适量多吃点肉）；再加 20～30 克植物油、一把坚果，以及 50～100 克鱼肉。深海鱼是首选，比如三文鱼、鳕鱼、带鱼、秋刀鱼等，这些鱼类富含对心血管有益的 Omega-3 脂肪酸。

第三条：吃够膳食纤维。

膳食纤维是"坏胆固醇"的天敌。建议每天摄入 20～30 克，大概相当于 500 克蔬菜、250 克水果。

此外，建议多吃秋葵、竹笋、菜花及各种叶菜类蔬菜；水果最好整个吃，不削皮、不榨汁。主食方面，尽量用糙米、全麦、燕麦等全谷物代替精米白面。如果实在吃不够量，也可以考虑适量补充膳食纤维补剂。

第四条：管理身材，重点注意肚子和腿。

不是只有肥胖的人才血脂高，有些人看起来不胖，肚子却很大，两条腿细得像竹竿——这类内脏脂肪堆积型的身材，其实风险更高。研究发现：臀围每增加 10 厘米，死亡率下降 10%；大腿围每增加 5 厘米，死亡率下降 18%。

减少内脏脂肪，最有效的办法是运动。建议每周至少 150 分钟的中等强度有氧运动（比如快走、游泳），再结合一定的力量训练。坚持 3 个月，即使体重没怎么变，腰围也会降下去。

第五条：每天喝点茶。

研究已经证实，绿茶和普洱茶对降血脂有一定帮助。它们能改善肠道菌群，减少脂肪吸收，促进胆汁排出，效果虽不如饮食和运动那样明显，但作为日常习惯，值得坚持。

普洱茶不管生熟都可以喝，关键是别加糖和奶精，清清爽爽最好。

负面清单

正面清单介绍完了，再来看看负面清单——降血脂过程中一定要避免做的几件事。做这些事不仅会抵消你前面的努力，甚至还会进一步加重血脂异常。

第一条：摄入反式脂肪酸。

反式脂肪酸几乎不存在于天然食物中，绝大多数是通过工业加工、植物油氢化的方式产生的。你自己在家做饭，一般不会吃到反式脂肪酸，但很多加工食品、零食、烘焙制品里都会有。

具体怎么识别呢？去超市买东西时看清标签——只要配料表中出现"氢化植物油""部分氢化油"一类字样，就说明它含有反式脂肪酸，最好别买。

第二条：吸烟。

烟草对血脂数值的直接影响不算太大，但它是对心脑血管系统损伤最严重的因素之一。一旦吸烟，医生对你的血脂管理标准就会提高好几个等级。所以，不管是主动吸烟还是被动吸"二手烟"，都要尽量避免。

第三条：大量饮酒。

不是说一滴酒都不能喝，而是别喝太多。尤其是甘油三酯高的人，如果原本就有长期大量饮酒的习惯，那么控制饮酒量就可以让血脂下降 15% 左右，效果非常明显。

那偶尔小酌可以吗？如果你已经有饮酒习惯，而且量不大，倒也不必强行戒掉。但如果你本身不喝，那也没必要特意"培养酒量"——毕竟，酒精还有很多其他健康风险。

膳食补充剂

前面讲了正面清单和负面清单，如果这些都做到了，但你还想再进一步，把血脂控制得更好，有没有其他方法？

答案是肯定的。

过去几十年，医学界投入了大量研究精力，试图回答一个简单的问题——吃什么能把血脂降下来？研究结果显示，确实有一些天然成分具备不错的调脂作用，只是它们在日常食物中的含量太少，很难通过普通饮食吃够有治疗意义的剂量。于是，膳食补充剂作为介于食物和药物之间的手段，逐渐进入了主流医学的视野，也被越来越多的临床指南认可。

不过，补充剂可不是"有益无害、想吃就吃"的东西。它们各有特点，也各有适用范围。以下几类是目前研究证据相对比较明确的。

第一类是植物甾醇。这个名字可能听起来陌生，但它本质上是植物细胞膜中的一种脂类成分，就像植物体内的"胆固醇"。它和人体胆固醇结构相似，进入肠道后能与胆固醇"抢位"，减少后者的吸收，从而起到降低血液中总胆固醇的作用。

这类成分广泛存在于植物油中，比如大豆油、玉米油、亚麻籽油等，但我们日常饮食中每天的摄入量在 200～500 毫克，远远达不到治疗剂量，所以需要借助补充剂。

但这类补充剂并不适合所有人，通常会被推荐给胆固醇偏高但心血管风险不高的人群，或者作为药物治疗的辅助手段使用。

第二类是大家更熟悉的红曲米。这是一种经过发酵工艺加工的米类食品，已经存在上千年。现代研究发现，它含有一种天然的活性成分，作用机制和我们熟知的降脂药他汀非常相似，因此也被称作"天然他汀"。

有研究显示红曲米可以使低密度脂蛋白水平降低约 20%。但问题在于，一旦红曲米被浓缩提纯为胶囊，就不再是单纯的食品了。它的有效成分中可能包含十几种"天然他汀"，这意味着它不仅有疗效，也可能带来和药物类似的副作用，比如肝酶升高、肌肉不适等。

因此，这类产品（如"血脂康""乐脂平"等）本质上已经属于药物范畴，不能作为普通保健品随意服用，必须在医生指导下使用。

第三类是我们之前反复提到过的膳食纤维。尤其是可溶性纤维，已被广泛证实具有降脂作用。研究表明，每天摄入 25～40 克膳食纤维，其中 7～13 克是可溶性纤维，就能有效降低低密度脂蛋白水平，降幅在 10% 左右。

这些纤维主要来自蔬菜、水果、豆类和全谷物。如果饮食结构合理，做到每天 500 克蔬菜、250 克水果，基本就能满足。但如果因为节奏快、饮食不规律，实在吃不够，也可以额外补充 3～10 克补充剂。

第四类是鱼油。它曾经是走入千家万户的"保健神品"。鱼油中的 Omega-3 不饱和脂肪酸可以降低甘油三酯，尤其是在每天补充 1.5～3 克的高纯度鱼油的情况下，效果比较明显。

但与此同时，它对胆固醇的影响不确定，甚至在某些人群中可能会轻微升高低密度脂蛋白水平。而且，近年来的大型研究也没有发现它能显著降低心梗、脑梗这些重大心血管疾病的风险。

因此，如果甘油三酯偏高，你可以考虑用鱼油作为辅助；但如果你的问题是胆固醇升高，或者只是想用它来预防心脑血管疾病，那你就要谨慎一些了。

膳食补充剂的研发方向

除了前面提到的几类主流补充剂，近年来还有两类成分逐渐进入研究者视野，有望在未来发展为新的降血脂辅助手段。

其一是大豆及其活性成分。

研究发现，大豆有助于调节血脂。原因主要有两个：一是大豆富含大豆异黄酮，这是一种天然的植物雌激素，能够改善脂质代谢；二是用大豆蛋白替代食物中的动物蛋白时，我们能相应减少饱和脂肪的摄入，从而降低心血管风险。

目前已有研究显示，适量摄入大豆或豆制品，有助于降低低密度脂蛋白胆固醇水平，降幅可达中等程度。不过要注意，加工越复杂的大豆制品，其有效成分异黄酮的含量往往越低。因此，建议优先选择粗加工大豆食品，如黄豆、豆粉、豆腐等。

至于提取大豆异黄酮制成的降脂补充剂，目前仍处在研究阶段，是否安全有效，还需要更多高质量的临床证据支持。

其二是黄连素。

黄连素是从中药黄连中提取的一种生物碱，传统上用于抗菌、止泻。近年的研究发现，它可能具有一定的调脂作用，尤其对低密度脂蛋白和甘油三酯水平均有一定程度的降低效果。

但由于黄连素本质上属于药物成分，若要将其作为血脂管理工具广泛应用，还需要充分验证其长期安全性和临床疗效。目前它仍处在实验验证阶段，尚不适合作为日常推荐的降脂补充剂使用。

免费的降血脂方法

当然，不少人看到各种补充剂时会想：看着挺好，可这些东西不都得花钱吗？有没有不花钱也能起作用的办法？

答案是有的，而且很简单——运动和睡觉。

运动对调节血脂确实有效，但对不同类型的血脂效果差别很大。如果你关注的是低密度脂蛋白胆固醇，运动的作用相对有限，平均降幅在 5% 以内。运动对甘油三酯的改善要明显一些，通常可以降低约 10%。

真正令人惊喜的是，运动对高密度脂蛋白胆固醇（也就是"好胆固醇"）

的提升作用非常明显。数据显示，运动可以使其水平提高超过 10%，这一点是饮食、补充剂，甚至药物等其他方法都难以做到的。可以说，如果你存在"好胆固醇"偏低的问题，运动就是目前最直接、最有效的办法。

因此，各大权威指南几乎都在强调：不管你是否超重，每天坚持 30 分钟以上的中等强度运动（比如快走、游泳、骑行），对所有血脂异常人群都具有长期且稳定的益处。这不仅是对治疗的辅助，更是一种基础保障。

除了"动起来"，还要"睡得好"。

规律而充足的夜间睡眠是身体修复和脂质代谢正常运转的重要基础。睡够 6～8 小时，有助于预防血脂紊乱。对于已经开始饮食干预的人来说，一次不超过 30 分钟的午睡，可以进一步优化血脂状态。有研究发现，优质睡眠可以增强脂肪分解能力，提高代谢酶的活性，加快血脂的转运和利用效率，减少它在血液中滞留的时间，从而降低高血脂的风险。

当然，睡觉并不是"特效药"。它的作用是辅助性的，必须建立在饮食、运动、戒烟限酒等干预已经落实的基础之上。如果其他什么都不做，仅靠多睡觉是远远不够的。

到这里，我们已经完整介绍了非药物降血脂的方法。你会发现，它们看起来很简单：吃得好、动得勤、作息规律、睡得香。但这套组合拳不仅有坚实的科学依据，更是所有治疗方案的"地基"——无论是否服药，你都必须做到。它不需要花太多钱，却能带来实实在在的改变。哪怕只是从今天开始，走一圈、少一口、早一点睡，都算是在为自己的身体积累"长期利息"。

111 尿酸控制：
体检发现尿酸高，怎么降下来

这一节，我们来系统梳理一下应对高尿酸的完整策略。了解了整体思路，无论身处高尿酸的哪个阶段，你都能更有方向地应对，避免走弯路、留遗憾。

根据我的临床经验，无论是否已经患病，大多数人对离自己还远的健康问题都不够重视，尤其像"防治策略"这种听上去有些空泛的内容，常常更难引起关注。

回想接诊过的高尿酸患者，我脑中总会浮现出一些典型场景。

比如，很多人特别热衷讨论于"吃什么"，几乎人人都是"美食家"。他们普遍认为高尿酸是吃出来的，因此只愿意从饮食下手，对药物治疗缺乏信任，依从性极差。

再比如，相较于高血压、糖尿病等患者，高尿酸患者对疾病的了解明显不足。他们往往只关注"尿酸高不高"这一项指标，却不了解还应该关注肾功能、血压、心脏等其他器官和功能的潜在风险。

更关键的是，在所有慢性代谢类疾病中，忽视综合管理的高尿酸患者比例最高，预后也往往最差。就我个人观察，这类患者普遍更在意短期内尿酸能不能迅速降下来，一旦治疗效果不如预期，很容易放弃继续治疗。许多患者我只见过一两次，再见时，不是已经痛风发作，就是合并了其他严重并发症。

为什么会这样？

因为相比其他"三高"，我们目前在降尿酸方面的治疗手段还不够理想。

仅靠单一手段——比如单纯吃药或只调整饮食——往往难以真正解决问题。必须先制订合理的战略，再配合多角度、系统性的战术干预，才能真正有效控制尿酸水平。

因此，我们有必要先了解降尿酸的整体战略框架，再针对不同阶段，逐一讲清楚应采取的具体应对方式。

总体战略：生活方式降尿酸

无论是尚未出现症状的高尿酸，还是已经发展为痛风、反复发作，甚至形成痛风石或出现痛风性肾病，总体治疗策略都应以生活方式干预为核心。

在西方医学史上，医生很早就将痛风称为 "the disease of kings"（国王病）。这是因为在过去，只有王公贵族才能长期享用丰富的肉类、海鲜、甜点与美酒，而他们往往出门就骑马坐轿，很少有运动机会。这种高嘌呤、高热量、低活动量的生活方式，正是诱发痛风的主要因素。这一命名其实已经揭示出一个重要事实：痛风的发生与生活方式密切相关。

虽然现代研究表明，有超过 180 个基因可能影响人体的尿酸水平，但这些遗传因素加在一起，对尿酸水平变化的解释力也仅占约 8%。换句话说，决定尿酸高低的主要因素，并不是基因，而是后天的生活方式。

更有说服力的是现实数据：过去 10 年，中国高尿酸患者的人数增长了 200%。基因不可能在这么短的时间内发生这么大变化，真正发生巨大改变的，是我们的生活节奏、饮食结构和日常习惯。

因此，高尿酸本质上是一种"生活方式病"，它的治疗也必须回归根源，从调整生活方式入手，并且贯穿疾病发展的全过程——从高尿酸的早期控制，到痛风的发作管理，再到并发症的预防与干预。

不过，说到生活方式干预，很多人第一反应就是"滴酒不沾""从此告别海鲜"，好像只能靠清心寡欲、刻苦克制来维持健康。这其实是一种误解。真正科学、有效的生活方式管理，并不是让你牺牲生活的乐趣，而是帮你在疾病控制与生活质量之间找到平衡点，让你既可以稳定病情，也可以自在生活。

心理：一增，一减

生活方式干预通常包括四个方面：饮食、减重、运动和心理调节。前三个方面，本书已经做了大量介绍。而心理调节，虽然常被忽视，却是支撑整个生活方式管理的"地基"，必须优先讲清楚。

这里我想分享两个简单实用的心理策略：一增，一减。掌握这两点，可以帮助你更好地控制尿酸水平。

第一，增加一点心理压力，把这件事真正放在心上。

如果体检结果已经提示你尿酸偏高，请认真对待——尿酸升高是痛风及其并发症发生与进展的根本原因。只要尿酸水平能长期控制达标，就不仅能预防痛风发作，甚至可以实现临床上的"治愈"。所以，无论采取什么方式，治疗的最终目标只有一个——让尿酸达标。

根据不同的健康风险等级，医生通常会将尿酸的目标控制在240～420微摩尔/升。风险越高，目标值就越低。如果通过生活方式干预能够达标，那就不需要用药；但如果达不到目标，就需要长期服药，积极配合医生完成治疗方案。

所以，每当你在坚持生活方式调整时感到动力不足，不妨回头想一想这个核心目标，提醒自己：这既是为了控制病情、预防并发症，更是为了未来能少吃药，甚至不吃药。

第二，减一点无关紧要的生活压力，给身体留出缓冲区。

在临床中，我遇到的不少高尿酸患者都是事业有成的社会精英，是别人眼中的成功人士。但也正因为这份成功，他们往往长期处于高压状态，熬夜、应酬、精神紧绷早已成为生活常态。

很多人以为"压力大"只是一个主观感受，其实它对身体的负面影响是实实在在的。压力会增强机体的应激反应，促使儿茶酚胺大量分泌，造成DNA损伤，从而扰乱嘌呤代谢，导致尿酸水平进一步升高。

所以，如果你每天都觉得紧张焦虑、疲于应付，不妨尝试一些已有科学证据支持的减压方法，比如正念呼吸、冥想、瑜伽、太极拳等。研究表明，这些方式不仅能有效减压，还能改善代谢状态，对高尿酸患者十分有益。

无症状高尿酸阶段

前面我们已经讲清楚了总体战略：通过调整生活方式，使尿酸水平达标。而接下来的"战术"，就是根据不同阶段，制订更具体、可执行的干预手段。

从治疗路径上看，可以将高尿酸的干预分为两个阶段：一个是无症状阶段，即虽然尿酸偏高，但还没有痛风发作；另一个是痛风阶段，即已经出现典型症状甚至并发症。我们先来看前者。

如果你尚未出现痛风，但连续两次血尿酸化验结果均高于420微摩尔/升，说明你已经进入了高尿酸血症的干预期。此时必须尽早启动系统的生活方式管理。否则，随着病情发展，未来可能只能依赖药物维持，甚至出现不可逆的并发症。

那么问题来了：在这个阶段还没有痛风，要不要吃药？

很多人对这个问题并不清楚，甚至认为"没症状就不用管"。其实是否需要启动药物治疗，医生会综合以下三个方面来判断。

> 第一，尿酸水平。数值越高，干预越积极。
>
> 第二，与痛风相关的指标。是否已有痛风发作？是否合并痛风石、痛风性肾病？肾功能是否已受影响？
>
> 第三，合并疾病情况。是否患有其他"三高"中的一种或多种，如高血压、高血糖，或患有心脑血管疾病，如脑梗、冠心病等。

因此，就算你暂时没有痛风发作，也不代表可以掉以轻心。有些情况，即使无症状也应及时用药。以下是两种在无症状阶段建议启动药物治疗的典型情形，你可以自查一下：尿酸水平 ≥ 540 微摩尔 / 升；血尿酸 ≥ 480 微摩尔 / 升，且合并以下任意一种疾病，如高血压、高血脂、糖尿病、肥胖、脑梗、冠心病、心功能不全、尿酸性肾结石，或已有肾功能损害。

所以，当你去医院咨询"我需不需要吃药"时，务必要将以上三方面的情况如实告诉医生，以便其对症决策。

相应地，治疗目标也因人而异：对普通人群来说，将尿酸控制在 420 微摩尔 / 升以下已属达标；如果存在上述合并症，建议将目标进一步下调至 360 微摩尔 / 升以下。

除了生活方式和必要的药物治疗，在无症状阶段，还有一个常被忽略但十分有效的小战术——碱化尿液。这一方法简单、安全，且能有效降低并发症风险。

当尿液偏酸，尤其是 pH ≤ 6 时，极易形成尿酸性肾结石；若正在服用促进尿酸排泄的药物，尿液中的尿酸浓度会上升，导致酸性进一步增强，增加结石风险。因此，指南建议将尿液的 pH 值维持在 6.2～6.9，这样不仅能减少结石形成，还能提高治疗的整体安全性和效果。

你可以准备一个家用尿液 pH 检测仪，每天早晨检测一次，将检测结果反馈给医生。医生会根据你的数值，决定是否需要服用少量碳酸氢钠来帮助碱化尿液。

这是一种成本低、风险小、效果稳定的辅助措施，尤其适合正在使用促排类降尿酸药物的患者，建议高度重视并长期坚持。

痛风阶段

如果病情已经发展到了痛风阶段，该怎么办？对于这个问题，各国学者的意见基本一致：生活方式依然是必须坚持的基础，但此时仅靠它已经不够，降尿酸的药物治疗必须同步启动，而且控制目标要比无症状阶段更加严格。

不同的尿酸水平、痛风发作的频率、是否合并其他慢性疾病等，都会影响医生对用药时机和目标值的判断。以目前的医学共识来看，如果痛风患者的血尿酸水平超过 480 微摩尔 / 升，就需要开始使用降尿酸药物。而即便低于这个数值，只要存在某些高风险因素，也应尽早干预。比如，痛风每年发作两次以上，出现痛风石，患有慢性痛风性关节炎，或者合并高血压、高血脂、糖尿病、脑梗、冠心病、心功能不全、尿酸性肾结石、肾功能损害，甚至 40 岁以下就已经发病的，也都属于推荐用药的情况。

对于这类患者，尿酸的控制目标也会相应调整。如果没有上述合并症，建议将尿酸控制在 360 微摩尔 / 升以下；如果已经合并相关疾病或存在多重风险因素，则要将控制目标进一步下调至 300 微摩尔 / 升以下。不过，不建议长期将尿酸压得过低，比如低于 180 微摩尔 / 升，这样可能会带来其他代谢负担。

举个例子。如果你今年 38 岁，血尿酸为 430 微摩尔 / 升，而且已经发作过两次痛风，那么你就不应该再只依赖生活方式改善，而应当尽快启动药物治疗，并将尿酸水平降至 300 微摩尔 / 升以下。只有等尿酸水平达标后，你才能与医生讨论是否可以考虑减药或停药。

大量研究显示，痛风患者只要将尿酸稳定控制在 360 微摩尔 / 升以下，不仅可以显著降低痛风复发率（降至 14% 以下），还能让体内已形成的尿酸盐结晶逐渐溶解，结晶的体积变小、数量减少，从而缓解慢性炎症反应。更重要的是，长期控制良好还有助于降低心血管疾病和肾脏疾病的发病率，进一步降低死亡风险。

反过来看，如果尿酸水平持续高于 480 微摩尔 / 升，痛风的年复发率就可能超过 50%，一旦进入这种反复发作的状态，很容易发展为痛风石、痛风性肾病等更严重的问题，那时治疗难度会明显加大，甚至会影响患者的生活质量和工作能力。

顺便提一句，哪怕已经进入痛风阶段，碱化尿液这一辅助策略仍然值得坚持，尤其是对那些已形成肾结石的患者来说，适度碱化可以帮助结石溶解，有效减轻肾脏负担。

最后还想强调一点：高尿酸并不存在立竿见影的特效药，真正有效的控制方案一定需要多方面配合。药物可以起到关键作用，但生活方式的管理始终是全程不可替代的核心战略，其中最见效、最基础的，就是科学、规律的饮食调控。只要掌握了正确的方法，长期来看，是完全有希望将高尿酸和痛风控制在一个安全、稳定的范围内的。

112 ｜ 心脑血管：
怎么做才能真正守护心脏

人在一生中可能会面临许多终点，但唯有心脏停止跳动的那一刻，是彻底的终点。从那以后，我们再也听不到他未竟的愿望，也无从知晓他最后的遗憾。

我们设想这样一个场景。

无论患者罹患何种疾病，当心脏再也无法胜任它的职责，血压开始持续下滑时，若患者及家属选择全力抢救，接下来医护人员大概率会进行一系列紧急操作。

颈静脉、锁骨下静脉、桡动脉、股动脉等处的穿刺接连进行，各种插管纷至沓来：尿管、气管插管、动脉插管，还有一轮又一轮的抽血和监测。随后可能是电击、胸外按压——而大多数按压最终会造成患者肋骨骨折。

遗憾的是，所有努力都无法拯救那颗破败不堪的心脏。

根据我国现行的死亡标准，医生会在病历的最后贴上一张心电图——那是一张只剩下一条直线的图像，代表心脏已经停止跳动。

然后，就没有然后了，故事到此为止。

所有的终点，最终都归于那张画着直线的心电图。一个人的一生，以这条直线画上句号。

如果心跳象征生命，那么它的停止，便意味着真正的告别。我们究竟对这颗心脏做了什么，才让它在终点前如此不堪重负？如果时间可以倒流，我们还能为它做些什么？还能改变些什么？

很多人可能并没有意识到，我们今天对健康的投入存在严重偏差。世界卫生组织的研究显示，医疗对健康的影响不到8%。但讽刺的是，我们一生中绝大部分与健康相关的资源和精力，却都集中投入在医疗上。这笔投入中，极大一部分发生在一个人生命的最后3个月。既花钱，又遭罪，还往往无济于事。

越来越多研究表明，生活方式才是影响心脑血管疾病患病率的根本因素。因此，心脑血管疾病预防的核心，就是对生活方式的系统管理：规律锻炼，饮食有度，睡眠充足，不抽烟，不过量饮酒，保持良好的心态，维持正常的体重、血脂、血压和血糖。这些看似朴素的做法，才是成本最低、回报最高的守心之道。

真正想守护心脏，精力和金钱不该都投入在治疗上，而应优先投入在预防上，投入在生活方式的改变上。

但要做到这一点，指望医院并不现实。医院也是一个经济体，在现有制度下，它更倾向于提高发现疾病和应对疾病的能力，而不是未病先防。

虽然"以健康为中心"已经写入国家战略，是未来发展的方向，但转身需要时间。在这之前，最可靠的办法，是靠自己。

用长远战略对抗基因偏好

预防心血管疾病要靠自己，很多人都知道，甚至也知道科学的预防方法。可是，从《中国心血管健康与疾病报告》的数据来看，近些年来心血管疾病的发病率和死亡率却在不断攀升，几乎没有下降的迹象。

我们明明知道，为什么却做不到？

原因就在于，这背后隐藏着深层的人性弱点。

让我们把时间拉回约 30 万年前，人类刚从古猿演化为早期智人。当时智人的生存依赖打猎和采集，食物的获得完全取决于当天的运气：打到羚羊就能大吃一顿，找不到食物就只能忍饥挨饿。

为了应对这种不确定的环境，人类逐渐进化出了对高脂肪、高蛋白、高盐食物的偏好。高能量的食物能更好地应对饥饿；而高盐摄入则有助于维持血压水平，在面临野兽袭击时能迅速反应。

这种偏好深深地写进人类的基因，经历了几百万年的积累和强化。

然而，进入工业时代后，机械化取代了大量体力劳动，饥饿逐渐远离人类社会。与此同时，糖和盐的工业化提取也让这些原本稀缺的资源变得唾手可得。

　　遗传与现实之间的错位由此产生：我们仍在按照旧有的本能摄入过量高热量、高盐、高脂的食物，却不再有足够的运动量去消耗这些能量。多余的能量在体内沉积，逐步伤害血管，最终导致动脉粥样硬化、血管狭窄甚至完全堵塞。

　　也许你会问：时代都在进步，我们的心血管难道不能一起进化吗？

　　从生物学角度来说，答案当然是肯定的。但可惜的是，人体的进化以"万年"为单位，而现代生活方式的变化只发生在短短几百年里。我们的身体，远远赶不上时代变化的速度。刻在基因里的对高能量食物的渴望，成了我们难以抵抗的人性弱点。

　　不过，这并不意味着我们无能为力。人类之所以能在几万年内登上生物链顶端，靠的不是满足即时的欲望，而是有能力基于理性认知做出长远规划。

　　做出长远战略的能力，正是人类区别于其他动物的关键所在。

　　想要守护心血管健康，也必须制订属于自己的"战略"。认知决定思考，思考影响行为，而行为最终决定结果。我相信，能够在健康这件事上做出战略规划的人，更有可能在家庭与职场中赢得主动，因为健康的管理能力本质上就是人生的管理能力。

"作死"的两条底线

　　话说回来，我们也不必把"长远战略"看得太沉重，好像它是人性的敌人，非得在"健康"和"快乐"之间二选一。

　　《国语》有言："防民之口，甚于防川。是故为川者，决之使导；为民者，宣之使言。"这话的意思是：管控民意若过于严苛，反而会适得其反。对待健康管理其实也是一样——一味压抑和克制，只会让人对生活方式管理彻底放弃，最后走向"摆烂"。

与其"堵死"本能，不如"疏导"天性。只有给天性留出适当的出口，我们才更有可能长期坚持下来，真正把心血管疾病挡在门外。

所以，本节我不会讲一堆复杂的健康条目，只想分享两条特别务实的原则。你不需要让生活的每个细节都完美，只要守住这两条原则，健康与快乐其实是可以兼得的。

原则一："高压线原则"。

就像法律设定了不容触碰的底线，高压线原则的核心就是"什么不能做"。在心血管疾病的预防中，"不做什么"往往比"做什么"更重要。只要这条红线划得清楚，红线之外的生活就能有更大的自由度，也不容易被各种流行养生观念牵着走。

具体来说，高压线有以下三根。

第一，绝不能吸烟，包括避免二手烟。如果已经吸烟，不要寄希望于靠毅力戒掉，因为烟草中的尼古丁与毒品类似，会在大脑中形成依赖。一旦成瘾，最好寻求专业医疗帮助。

第二，在体重和饮食上，不可有执念，要把握"适度"二字。体重不能太重，也别追求过瘦，一般建议将 BMI 控制在 18～25 千克/平方米。如果血脂、血压、血糖等指标正常，稍微偏胖也是可以接受的。

在饮食上也一样，既不能毫无节制地大吃大喝，也不必对某些食物谈虎色变。比如，对酒水饮料毫无节制，听说某种食物有益健康就天天猛吃，听说蛋黄"伤血管"就只吃蛋白，这些都是对健康饮食的误解。

第三，不能久坐。很多人从周一到周日不是在坐着，就是在躺着。如果每天坐着的时间超过 8 小时，已经是一个危险信号。能站起来就别一直坐着，哪怕是扫地、买菜、散步都好，关键是要动起来。

原则二："察觉"。

察觉是一种非常简单却极其有效的健康策略。说到底，它不是一种理论，而是日常行为的觉知和反馈机制。以吃饭为例，我们常常将吃饭变成饭局，关注的是社交互动和场面气氛，而非进食本身。但真正有利于健康的吃饭方式，是感知自己在吃什么、怎么吃，是否充分咀嚼或者吃得过饱。通过察觉，我们更容易把握食量，也更容易养成规律的饮食习惯。

除了吃饭，我们还需要察觉生活中多个方面的身体和心理状态。以下这份察觉清单可以作为提醒。

> **察觉饥饿与饱足**：三餐是否在感到饥饿时开始，在感到饱足时停止。
>
> **察觉睡眠质量**：晚上能否放下手机、自然入睡；早晨自然醒后，精力是否充沛。
>
> **察觉呼吸**：呼吸是否顺畅平稳，夜间是否有憋气或停顿，可以请家人帮忙观察。
>
> **察觉心跳**：在平静状态下，心跳是否有节律，是否有心慌的感觉。
>
> **察觉肌肉状态**：久坐后是否感到紧张或酸痛，如果有，起身活动或做些放松的事。
>
> **察觉情绪波动**：情绪是否焦躁，可请身边的人帮助观察。若发现焦躁，应主动寻求舒缓方式。
>
> **察觉当下的愉悦感**：刻意放慢节奏，专注体验此刻，体会情绪是否愉悦。

你可以将这份察觉清单分享给最关心你的人，让他们也参与进来，帮你一起建立更健康的生活方式。这比单靠意志力去对抗人性弱点要有效得多，也更容易坚持得久。

113 | 预防猝死：
如何提高预防猝死的能力

这一节，我们从几个令人唏嘘的真实故事讲起。

2018 年，蒙古族歌手布仁巴雅尔，也就是那个在歌曲《吉祥三宝》中温柔唱歌的"父亲"，因突发心脏病去世，年仅 58 岁。消息传出，很多人都难以置信——他一直活跃在舞台上，谁能想到，前一天还在微笑的人，第二天就永远离开了这个世界。

类似的故事并不罕见。我的同行、湘雅二医院心脏大血管外科的李晓冰医生，也是在一次健身后突然倒在卫生间，虽然被紧急送往抢救室，并接受了开胸心脏按压，最终仍未能挽回生命。从发病到去世，仅仅 2 个小时。

医学上有一个词专门用来描述这种毫无预警的突然离世——猝死。

猝死指的是本来看上去健康或者平时身体并无大碍的人，在极短时间内因自然疾病突然离世。它来得极快，往往在 1 小时之内完成，80% 甚至发生在医院之外，连抢救的机会都没有。它可怕的地方不只是突然，更是对生活节奏的强烈打击：很多人昨天还在发朋友圈、照常上班，今天却悄然离去，让人猝不及防。

医学界甚至流传着一个"黑色幽默"的段子——

患者问医生："我做手术危不危险啊？"

麻醉医生回答说："全国的麻醉医生有 10 万人。2017 年，工作中猝死的麻醉医生是 16 个。2018 年前几个月，死亡了 4 个。算下来，麻醉医生的死亡概率是三千分之一。而手术中病人的死亡率目前已经降到了十万分之一。所以，在手术室这几个小时内，我猝死的概率是你的 300 倍！我们都不怕，你怕什么？"

虽然这是一个段子，却反映出一个严峻的现实：心脏停搏是最致命的公共卫生问题之一。它导致的死亡人数超过了因大肠癌、乳腺癌、前列腺癌、流感、肺炎、车祸、艾滋病、枪支案件和家庭火灾死亡的人数总和。在我国，每年约有 54.4 万人猝死，平均每分钟就有一人倒下。可以说，它是横亘在许多中年人面前的隐秘杀手。

心脏储备

那么，猝死的真正原因是什么？

数据显示，约 85% 的猝死与心血管疾病有关，其中又有 80% 与冠状动脉突然缺血相关，也就是为心脏供血的"管道"突然堵住了。

看起来很可怕，但好消息是：大多数猝死其实是可以预防的，关键在于你是否拥有足够的心脏储备。而"储备"这一概念，恰恰是我们在谈论心血管健康时最容易忽略的一环。

"储备"指的是当身体需要时，心脏能调动多少额外能力来增加射血量。不同个体之间的心脏储备差异很大，受到长期健康习惯、近期的生活和工作压力、当前的疾病状态等多种因素影响。而且，这种能力的下降或提升往往是一个缓慢而隐蔽的过程，不易察觉。

很多人在不自知的情况下，心脏储备逐渐被透支，逼近崩溃边缘。一旦叠加一个额外的压力，比如熬夜、情绪激动、高强度运动等，它就可能成为压垮系统的"最后一根稻草"。

因此，大多数猝死，其实是心脏储备悄然坍塌的结果。我们该如何预防猝死呢？从逻辑上看，可以采取三种策略：

第一，避免压垮身体的"最后一根稻草"；第二，识别身体发出的危险信号；第三，也是最重要的，拓展心脏的储备能力。

避免"最后一根稻草"

一项研究列出了常见的诱发急性心梗的生活或环境因素，这些因素大部分都是我们在生活中比较容易着手的，我们要尽可能地避免。

- 交通尾气污染
- 用力过度
- 大量喝酒或咖啡
- 抑郁情绪
- 空气污染
- 发怒
- 暴饮暴食
- 性生活过度
- 吸食毒品
- 呼吸道感染

识别储备透支的信号

在一次学术交流会上，我认识了一位 36 岁的创业者。他是中关村一家初创公司的 CTO（首席技术官），公司成立不到 3 年，已有三百多名员工。他是香港中文大学硕士、麻省理工学院博士，家庭幸福，有一位太太和一个可爱的女儿——事业、家庭都堪称圆满。

作为高强度运转的创业公司高管，他加班熬夜是常态。他在上大学时是田径队员，身体底子好，从未出现过明显的不适。直到最近 2 个月，他开始时不时出现心慌的情况。

我问他什么时候最容易发作。他说自己喜欢喝咖啡，一天 3~4 杯，尤其是喝黑咖啡之后，心慌感会加剧，熬夜后的第二天也容易出现这种症状，不过通常很快能缓解。

我叮嘱他务必抽空来我的门诊一趟。直觉告诉我，这可能是心脏储备不足的早期信号。

一般而言，咖啡因或熬夜这样的刺激因素，对健康心脏的影响微乎其微。如果一个人开始因此感到心慌，要么是身体变得过于敏感，要么就是心脏储备出了问题。而根据他此前的身体状况，他显然不属于敏感型人群。

很快，他带着常规体检报告来找我。报告中的各项心脏检查，包括心电图、心脏超声等都显示正常。24 小时动态心电图也只是偶发早搏，尚属正常范围。

但这些检查评估的只是静息状态下的心血管功能，真正的心脏储备情况仍不得而知。

于是，我带他到心脏康复中心，进行了名为"心肺运动试验"检测。这是医学上评估心肺储备能力最准确的方法之一。通过跑步或踩功率车，让受测者逐步达到极限负荷，在此过程中监测其多项生理指标，从而判断其心肺储备能力是否正常。

结果，他在运动中出现了大量异常早搏，甚至出现短暂的室性心动过速。这是一种严重的心律失常，若持续发展，极易诱发室颤，进而导致猝死。

我立刻叫停测试，安排他做了心脏磁共振成像。结果显示，他患有一种罕见但极危险的病——致心律失常性右室心肌病。

　　我们不用深入了解这种病的具体机制，只要知道一件事：这种病一旦发作，极有可能直接导致猝死。它在所有心源性猝死的诱因中占比高达 20%，很多患者直到发生猝死，才在尸检中被确诊。

　　我对他说："你真的太幸运了。这 2 个月里，每一次心慌，可能都是猝死在门口试探。"

　　后来，我们为他安排了射频消融手术，也就是用电能精准"烧除"诱发致命心律失常的异常源点。手术非常顺利，从那以后他的心慌再没有发作过。

　　很多人说，工作要全力以赴、忘我投入。但我并不提倡"忘我"这两个字。

　　国外的相关研究发现，猝死往往不是毫无预兆的突发事件，而是身体长期透支的结果。很多人在猝死发生前的两三个月，恰好处于工作状态最投入的阶段。那时器官其实早已发出警告，只是被患者忽略了，因为觉得自己还年轻，身体还挺得住。

　　建议你一定要学会感知身体在压力下发出的不良信号。那是它在拼命告诉你，你的储备正在透支。

　　这些信号，可以从以下几个方面识别。

　　第一类是跟日常习惯相关的高危因素。比如，吸烟会显著提高猝死风险。而长期处于紧张、焦虑、自卑等负面情绪中，也被证实是心源性猝死的独立风险因素。很多人容易忽视这类心理状态，但它们对心脏的慢性影响不容小觑。

　　第二类是与心率变化密切相关的信号。比如静息心率异常升高——如果你在平静状态下，心跳却明显比以往快，可能意味着你的心脏储备已开始下降，连基础代谢都需要通过加快心跳来代偿。再比如运动时心率上升缓慢、血压反而下降，或运动停止后 1 分钟内心率仍未明显下降，这些异常表现都属于心脏储备不足的预警信号，提示心脏调节能力已经减弱。

　　第三类是已有疾病带来的潜在风险。如果你已经被诊断为扩张型心肌病、肥厚型心肌病、主动脉瓣狭窄，或患有心功能不全合并心律失常，那就说明你的心脏储备已经透支。即使在静息状态下暂时看不出问题，一旦遇到突发负荷，你的心脏也可能无法应对。

除了上述三类信号，还有一个常被忽视的重要风险因素——突然剧烈运动。研究显示，对于长期缺乏锻炼的人群来说，如果在没有适应性准备的情况下突然进行高强度运动，心源性猝死的风险会瞬间上升至原来的 17 倍。因此，许多运动中猝死的个案并非因为运动本身有害，而是因为身体的储备不足，根本没有准备好迎接那样的挑战。

这些信号和风险因素正是心脏在努力发出的提醒。看懂它们，才能更好地保护自己，预防最坏的结局发生。

拓展心脏的储备能力

最后，也是最重要的，拓展心脏的储备能力，我认为这是一种看不见的竞争力。

在工作与生活中，真正强大的人往往不是表面上最忙碌、最高效的那一个，而是拥有足够身体和心理"余地"的那一个。面对突如其来的压力、变故甚至疾病，他们能更快地调整、恢复和重建。这份从容，不靠意志硬撑，而是源于长期积累下来的健康储备。

这种竞争力往往不张扬、不炫目，却极其重要。它不写在履历上，也难以被外人察觉，但正是它，让你在关键时刻不崩溃、不掉队，甚至还能带着别人一起走出低谷。

储备健康，也是一种对生命节奏的尊重。它让人相信：即使遭遇至暗时刻，也不至于全盘崩塌；即使被命运短暂击倒，也有力量再度站起。

· 14 ·

第十四章

家庭急救

从你所处之地开始，利用你现有的一切，
做到你所能做到的。

——阿瑟·阿什

114 | 昏迷急救：
如何把握"黄金救援期"

你可能在影视剧里看到过这样的场景：

一位中年男性在晚饭后突然感到头晕乏力，家人以为他只是太疲劳了，便劝他去休息一会儿，但没过多久，他突然倒在地上，对家人的呼唤毫无反应。

一位老人去卫生间后迟迟不出来，家人打开门，发现他倒在地上，双眼紧闭，呼吸急促。

这些场景我们可能一辈子也不会遇上，可是一旦成为昏迷现场的亲历者，除了不安和迷茫，我们也可以选择设法应对，为昏迷者争取一线生机。

想要正确应对昏迷，我们要先明确昏迷是什么。昏迷并不是普通的睡眠，而是一种严重的"意识障碍"，其核心特征是完全丧失觉醒能力和环境感知能力。在昏迷状态下，患者的大脑如同断电的精密仪器，每一秒的延误都在加速生命流逝。研究显示，脑细胞在大脑缺氧超过 4 分钟后就开始不可逆地死亡，10 分钟后昏迷者的生存概率会断崖式下跌。因此，昏迷是家庭中最危急的医疗事件之一。一旦家人发生昏迷，我们不能有任何犹豫，必须以最快速度进入抢救状态。

接下来，我们分步骤讲解一下，一旦遇到身边人昏迷，我们应该做好哪些基本措施。

第一阶段——判断患者状态

步骤 1：确认环境安全

当发现有人昏迷时，你的本能反应可能是立刻冲上前施救，但请记住，确保现场安全永远排在第一位。昏迷者可能是突发内在疾病（如心梗、脑梗）或遇到了外在危险（如触电、中毒、高处坠落、气体泄漏等），贸然行动不仅可能延误救援，甚至可能让你自己也陷入险境。如果环境危险，请在确保自身安全的前提下，将昏迷者移至安全区域。

步骤 2：判断意识状态

在确保你和昏迷者都处于安全环境后，你要尽快完成对昏迷者意识状态的评估。确认一个人是否昏迷的关键，在于他是否还存在对外界的感知和反应能力。你可以通过以下几个步骤来判断昏迷者的反应。

第一，拍打双肩。双手轻拍昏迷者双肩（避免剧烈晃动昏迷者头部）。

第二，双侧呼唤。分别贴近左右耳大声呼喊："能听到我说话吗？请睁开眼睛！"

第三，疼痛刺激。按压昏迷者的眶上神经（眉弓内侧）或甲床，观察他有无皱眉、肢体回缩等反应。

接下来，你可以参考医学上常用的 AVPU 分级法，将昏迷者的反应划分为四个等级，并有针对性地采取应对策略（表 114-1）。

表 114-1　AVPU 分级法

分级	特征	紧急处置
A（Alert）	清醒，能正常回应	意识障碍不是特别严重，在监测生命体征的同时拨打急救电话
V（Verbal）	对声音有反应，仅能发出呻吟声	
P（Pain）	仅对疼痛刺激有反应	意识障碍严重，需结合生命体征，在救护人员到来之前采取一定的抢救措施
U（Unresponsive）	完全无反应	

步骤 3：生命体征速查

在完成昏迷者意识状态的初步评估后，需要对他的生命体征进行快速而准确的检查。这一环节是判断病情严重程度、指导后续治疗措施的关键。具体包括以下几个步骤。

第一，呼吸功能评估。侧脸贴近昏迷者口鼻区域（保持 5 厘米的安全距离），观察其胸腹部起伏情况（建议计时 10 秒）。

第二，脉搏检查。成人首选颈动脉触诊，位置在喉结外侧 2 厘米。观察其脉搏跳动情况是急促还是缓慢。

第三，确认循环体征。观察其面色是否苍白或发紫，甲床是否苍白、无血色，身体是否有大出血的情况。

第四，瞳孔检查。轻柔地翻开昏迷者的眼睑，观察两侧瞳孔大小是否一致。对光线是否有反应等。

第五，辅助设备使用。如果有家用医疗设备，可以测量一下昏迷者的即时血压、心率和血糖值。

这些快速检查的结果将直接决定下一步的行动。例如，如果确认昏迷者无自主呼吸或脉搏，必须立即启动心肺复苏程序，同时呼叫急救人员。

第二阶段——拨打急救电话，提供准确信息

在与急救中心通话时，要保持镇静，条理清晰地汇报病情，提供相关信息，这些信息对于医护人员判断病情严重程度、准备相应的急救设备和药物至关重要。具体可以说明以下关键信息。

第一，发现昏迷的时间，尽量精确到分钟。

第二，昏迷前有什么症状，比如头痛、抽搐、呕吐等。

第三，昏迷前有什么行为，比如服药、饮酒等。

第四，昏迷后的反应，比如是否能对声音、疼痛做出反应。

第五，已检查的生命体征结果，如呼吸、脉搏、瞳孔、血压等。

第六，既往病史。

汇报完成的，要听从急救人员的指导进行后续处理。

第三阶段——等待救援期间，进行初步抢救

如果昏迷者的 AVPU 分级为 P 级或者 U 级，同时出现自主呼吸和脉搏消失，那么这时的每一分每一秒都关乎生死，你不能只是单纯地等待救护车，而是要立刻实施初步抢救措施，尽可能为昏迷者争取一线生机。抢救的首选方式是心肺复苏（CPR），这是维持生命的关键"桥梁"，指通过胸外按压和人工呼吸，维持昏迷者的血液循环和氧气供应，防止脑细胞在短时间内不可逆死亡，为专业医疗救援争取宝贵时间。

CPR 包括以下 5 个核心步骤。

步骤 1：摆好体位，清除障碍

这一步骤有两个关键点。一是保持仰卧位。要将患者平放在坚硬的平面上（如地板、硬板床上），避免在软床或沙发上操作，否则会影响按压效果。患者头部要与躯干保持同一水平线，避免颈部过度后仰或前屈，双臂自然平放于身体两侧，避免肢体扭曲影响按压。

二是清除按压的潜在风险。要解开患者的衣领、领带、腰带等束缚物，确保胸腹部完全暴露。如果患者口腔内有明显异物（如呕吐物、假牙等），要立即将患者头偏向一侧，用手指裹上纱布清除（避免盲目掏挖导致患者窒息）。

步骤 2：胸外按压

有效的胸外按压要快速、有力、垂直、持续。具体来说，要遵循以下几个原则。

按压部位：两乳头连线中点（胸骨中下段约 1/3 处）。需要注意的是，按压位置过高易损伤胸骨，过低则可能导致肝脾破裂。

按压手势：双手掌根重叠，手指交叉互扣，掌心翘起不接触胸壁；上半身前倾，双肩位于双手正上方，利用上半身重量垂直向下按压。按压后完全回弹（掌根不离开胸壁）。

按压深度：成人 5～6 厘米，儿童约 5 厘米。

按压频率：每分钟 100～120 次（即每秒约 2 次）。如果需要换人按压，中断时间不超过 10 秒。

步骤 3：开放气道，进行人工呼吸

首先，用仰头提颏法开放气道。具体操作要点：一手掌根置于患者前额，用力向后按压，使患者头部充分后仰。另一手食指和中指抬起患者下颌骨。注意要确保患者气道完全打开，防止舌根后坠阻塞呼吸道。

其次，通过人工口对口呼吸，向患者肺部输送氧气，并配合胸外按压维持氧循环。具体操作要点：用拇指和食指捏住患者鼻翼，防止吹气时气体从鼻腔漏出。施救者双唇完全包裹患者口唇，缓慢匀速吹气约 1 秒，观察胸廓是否抬起，抬起代表吹气成功。吹气结束后，松开捏鼻翼的手指，让患者被动呼气，胸廓自然回落。每做 30 次胸外按压后，进行 2 次人工呼吸。需要注意的是，如果人工呼吸时患者胸廓无起伏，要重新检查患者气道是否开放，口鼻密封是否严密。

步骤 4：使用 AED（自动体外除颤器）

如果现场有 AED，应立即使用它进行除颤抢救。AED 是一种便携式急救设备，能够自动检测患者的心律状态，并在检测到室颤或室性心动过速等可电除颤的心律异常时，自动充电并提示操作者进行电击除颤。

使用 AED 时，应按照设备的语音提示操作。首先打开 AED 电源，按照指示将电极片贴到患者胸部的正确位置——一片贴于右锁骨下方，胸骨右缘第二肋间；另一片贴于左乳头外侧，左腋前线第五肋间。确保周围人员远离患者身体后，按下放电按钮进行除颤。

AED 的使用大大会提高心脏骤停患者的存活率，是现场急救的重要工具。

步骤 5：持续进行 CPR

除颤后，无须再次检查脉搏，立即继续进行胸外按压和人工呼吸，避免中断超过 10 秒。完成 5 个 CPR 循环（约 2 分钟）后，由 AED 再次分析心律。若仍无自主循环，重复除颤和 CPR 操作，直到专业医护人员到达并接手抢救，或者患者恢复自主呼吸和脉搏，可触及颈动脉搏动，面色转红润，肢体可以活动或能够自主发出声音。

需要注意的是，即使患者恢复自主呼吸，仍需维持其侧卧位，对其密切监护，直至专业急救人员抵达。

第四阶段——陪同就医，交接信息

当专业医疗人员到达现场时，我们要与医疗人员进行清晰、简洁的信息交接，确保患者能够无缝地获得专业的医疗护理服务。这些信息包括以下几个方面。

> 时间节点：发现昏迷的时间（精确到分钟）。
>
> 可能的昏迷诱因：如服药、跌倒、溺水、触电、高温暴露等。
>
> 已实施的急救措施：何时拨打的"120"，是否进行了心肺复苏（包括开始时间、按压时长、频率，是否配合人工呼吸等），是否使用了 AED（包括除颤次数、心律恢复情况）等。
>
> 患者病情变化：描述患者意识变化的过程、生命体征的波动情况等。

这种结构化的信息交接，能够确保把关键信息、干预措施、患者反应高效、准确地传递给医疗团队，从而最大程度地避免延误救治。

在生命的危急关头，切莫惊慌，惊慌不能给你的家人或朋友带来任何益处，瞻前顾后只会延误治疗。我以前在急诊轮转时，急诊科主任在我的第一个夜班前告诉我："虽然每一分每一秒对患者都是生死一线，至关重要，但你的沉着冷静、遇事不慌更重要。"我把这句话送给你，希望在亲人或朋友按下生命暂停键的紧要关头，你能为他赢得一线生机。

115 | 心梗急救：
家庭如何正确应对心梗

心肌梗死（简称"心梗"）是全球最主要的死亡原因之一。世界卫生组织数据显示，2021 年全球约有 1790 万人死于心血管疾病，其中死于心梗者占据最大比例。《中国心血管健康与疾病报告 2024》显示，我国每年新发心梗病例超过 50 万例，且呈年轻化趋势，45 岁以下患者占比已达 15%。更令人警醒的是，若未经及时救治，心梗的短期死亡率为 30%，其中超过一半发生在患者到达医院之前。也就是说，多数心梗发生在家中或去医院的路上。这意味着家人对心梗的识别和应急处理在一定程度上决定了患者的生死。

心梗抢救的"黄金时间"是发病后的 120 分钟内。如果能在 30 分钟内打通阻塞的血管，死亡率可降至 3% 以下；如果超过 12 小时未得到有效救治，死亡率会飙升至 25% 以上，即使活下来，患者也可能面临心衰、心律失常等严重后遗症。

快速识别心梗症状

识别早期症状是心梗抢救的关键，但心梗的表现复杂多变，既有典型表现，也有易被忽视的"伪装者"。以下症状一旦出现，务必高度警惕。

典型症状

第一，突发胸骨后或心前区的压榨性疼痛，胸部有紧缩感或憋闷感，持续 15 分钟以上。疼痛 3～5 分钟自行缓解，或者持续一两个小时仍不缓解的，通常不是心梗。

第二，休息或含服硝酸甘油无法缓解。

第三，疼痛可能会"放射"到左臂、下颌、颈部、背部甚至上腹部，就像一条"疼痛链条"，牵扯多个部位。

非典型症状

第一，腹部不舒服，伴有恶心呕吐（易被误认为是吃坏肚子）。

第二，不明原因的持续胸闷、乏力，累到"一动也不想动"的异常疲惫感。

第三，牙痛，往往伴有从下颌至颈部的牵拉感，这种牵拉感和咀嚼无关。

第四，以上三条往往会伴随呼吸困难、面色苍白、冷汗淋漓等症状，部分患者还会出现恶心呕吐、烦躁不安，甚至无法解释的"濒死"恐惧等症状。

第一时间拨打急救电话

2024 年发布的《急性 ST 段抬高型心肌梗死（STEMI）诊疗指南》明确指出，心梗抢救的首要原则是"时间就是心肌，时间就是生命"。一旦出现疑似心梗症状，必须立刻拨打急救电话。即使只是轻微怀疑，也务必果断求助，切莫因犹豫而错失黄金救治时机。

在拨打急救电话时，要清晰说明以下关键信息。

第一，患者的详细地址，精确到门牌号、楼层，以及周边显著地标。准确的定位可大幅缩短急救人员到达的时间。

第二，胸痛持续时间及其他伴随症状。务必明确提及"怀疑心梗"，这将启动心梗绿色通道，急救团队、手术室等各环节也会提前做好准备，避免因急诊排队延误救治。

第三，患者的既往病史，比如高血压、糖尿病、高血脂等。

第四，联系人电话，保持通信畅通，确保急救人员能及时联系。

需要提醒的是，如没有特殊情况，切勿自行驾车送医。很多人觉得自己开车去医院更快，但这是极大的误区。急救车配备了专业医疗设备和专业医护人员，能在送医途中监测生命体征、进行初步救治。如果自行送医，路途上的颠簸可能加重病情，一旦突发心跳骤停也无法获得专业处置，反而可能错过最佳抢救时机。

让患者保持正确体位

在等待专业救护人员到达的过程中，采用正确的体位和维持适当的状态能够有效减轻患者心脏负担，减少心肌耗氧量，为患者争取更多生存机会，也能为后续的专业救治创造有利的条件。具体要注意以下几个方面。

第一，就地休息。一旦发生心梗，立刻让患者平卧或采用半卧位。如果呼吸困难，半卧位能减少心脏回流血量，减轻心脏负担。同时避免任何活动，包括说话、翻身或移动，因为每个动作都会增加心肌耗氧量，让本就缺血的心脏雪上加霜。

第二，确保呼吸畅通。首先，迅速解开衣领、腰带、女性内衣等紧身衣物，减少胸腔压迫。其次，检查并清除口腔里的异物，如假牙、呕吐物等，防止窒息。

第三，及时吸氧。如果家里有氧气瓶或制氧机，立即以 2～4 升 / 分钟的流量给氧，改善患者心肌缺氧的状态。

等待救援期间的初步急救

在等待专业救护人员到达期间，进行适当的现场急救处置至关重要。这个阶段虽然时间有限，但通过科学合理的初步急救措施，能够有效稳定患者生命体征，防止病情恶化，为后续的专业医疗救治争取宝贵时间。具体需要做好以下几件事。

第一，持续监测生命体征。密切观察患者的意识状态，定时呼唤患者，确认其是否能正常应答；观察患者胸廓起伏，判断呼吸频率和节律；用食指和中指触摸颈动脉（喉结旁 2~3 厘米），确认搏动情况。一旦患者意识丧失、呼吸停止，就要立刻进行心肺复苏。

第二，谨慎使用急救药物。之所以强调"谨慎"一词，是因为在尚未明确是否为心梗发作，或尚不清楚具体原因时，最重要的是执行前文提到的应对步骤，而不是自行用药。很多人有"先吃点药，等等看"的习惯，但这一习惯在面对心梗时，往往会导致严重后果。如果患者有明确的冠心病病史，并随身携带了硝酸甘油等急救药物，可以谨慎考虑使用下列几类药物。

硝酸甘油：优先选用，舌下含服 1 片（0.5 毫克），5 分钟后症状没缓解可再含 1 片，最多 3 次。但需要注意的是，如果患者血压低于 90 毫米汞柱、心率低于 50 次 / 分钟，那就绝对不能用硝酸甘油了，否则可能导致血压骤降，当然，如果已知患者对硝酸甘油过敏，那也不能使用。

阿司匹林：确定为心梗的患者，如果没有禁忌证，可立即嚼服 300 毫克阿司匹林。《柳叶刀》等顶级杂志发表的研究显示，早期服用阿司匹林可以大幅降低死亡率。但如果不确定是心梗，最好不要擅自使用阿司匹林。因为假如患者得的是消化道疾病或主动脉夹层，服用阿司匹林反而会加重病情。

此外，除了掌握正确的急救方法，还要了解哪些行为应当严格避免。在专业救护人员到达前，"不恰当干预"比"不干预"危害更大。因此，我们还需要明确急救禁忌和注意事项。

第一，禁止给患者吃止痛药等任何其他药物。比如，发现患者血压很高，给他吃了一片降压药，可能会导致患者立刻进入休克状态。

第二，禁止喂水或食物。患者不一定会一直意识清醒，吃东西可能会导致呕吐，呕吐物有可能会呛入气管，引发窒息。此外，吃东西或喝水也会增加心脏负荷，有可能加重病情。

陪同就医，提供关键信息

当急救人员到达现场后，家人应积极配合，并陪同患者前往医院。在医院，向医护人员详细提供患者的病史至关重要，包括以下几点关键信息：发病的时间（精确到分钟），这决定了抢救的方式；有没有吃东西，这决定了做手术台时会不会误吸；所有初步急救措施，比如是否含服过硝酸甘油或阿司匹林、是否进行过心肺复苏等，这决定了接下来的用药，需避免过量或者重复。此外，还需要告知医生可能存在的发病诱因，比如发病前两天出现过劳累后胸痛或安静时不舒服的症状，以及既往病史、用药史、药物过敏史等。这些详细信息能帮助医生快速做出诊断，评估病情严重程度，并做出最合适的治疗决策，为抢救争取更多时间。

总之，心梗抢救就像一场与时间的赛跑，从识别症状到拨打急救电话，从正确护理到配合急救，每一个环节都不能出错。记住：快速反应、科学应对，才能为生命争取最大的机会。

116 | 中风急救：
家庭如何正确应对中风

中风，也就是脑卒中，是指因脑部血管突然破裂或阻塞，导致脑组织缺血、缺氧性损伤，进而引发神经功能障碍的急性脑血管疾病。中风已经成为威胁我国居民健康的"头号杀手"，具有高发病率、高致残率、高死亡率、高复发率的特点。据《中国脑卒中防治报告》数据显示，我国每年新发卒中患者超过 250 万例，每 10 秒就有 1 人因卒中倒下，每 28 秒就有 1 人因卒中失去生命。

更令人担忧的是，约 75% 的脑卒中患者因抢救不及时而留下终身残疾，有人偏瘫卧床，有人再也说不出完整的句子，有人连吃饭、穿衣这些小事都无法自理。而且，脑卒中会给家庭带来沉重的负担，在医疗条件较差、中风救治不及时的地区，甚至流传着"中风一个，拖垮一家"的说法。

医学研究发现，脑组织缺血后，每耽误 1 分钟，就会有 190 万个神经元死亡。超过 4.5 小时未救治，大部分脑细胞将永久坏死。如果中风后抢救及时，很多脑功能是可以恢复的。但令人痛心的是，目前我国仍有很大一部分中风患者未能在第一时间被识别并送医，错过了最佳治疗时机，导致本可逆转的损伤变成永久残疾。因此，学会快速识别中风并正确应对，可能比事后吃任何药物都管用。作为家人，你可能是中风的第一目击者，你的快速识别、正确急救和果断决策，是挽救亲人生命、提升康复质量的关键。

　　基于中国《急性缺血性脑卒中诊治指南》及世界卒中组织、美国心脏协会等国际权威机构的共识，我总结了一套科学、可操作的家庭急救方案，帮助你在危急时刻把握生机。

快速识别中风信号

　　国际医学界普遍认为，掌握一种简单有效的中风识别方法，对挽救患者生命至关重要。为了帮助普通民众快速，准确地识别中风症状，国际上广泛推广了"BEFAST"原则。这套方法简单易学，即使是没有医学背景的人，也能在短短 30 秒内完成初步判断，为患者争取到宝贵的救治时间。具体内容如下。

> **B（Balance，平衡）**：突然步态走不稳，走路向一侧倾斜；头晕目眩，走路容易摔倒；失去平衡，手眼不能协调。
>
> **E（Eyes，眼睛）**：突然视野缺损，比如突然一只眼睛看不见；或者视力模糊，看东西重影。
>
> **F（Face，面部）**：突然出现一侧面部下垂症状，嘴角歪斜，容易流口水。如果症状不明显，可以通过微笑或龇牙来观察是否出现面部不对称、嘴角歪斜的情况。
>
> **A（Arms，手臂）**：一侧手臂突然无力地下垂或无法抬起。可以平举双臂 10 秒，观察是否出现相关症状。
>
> **S（Speech，言语）**：突然出现言语含糊不清、词不达意或完全不能说话的症状。可以重复一句简单的话，比如"今天天气晴朗"，观察说话是否流利。

> T（Time，时间）：一旦发现以上任何症状，立即拨打"120"急救电话，准确记录症状出现的具体时间（精确到分钟），这对后续治疗至关重要。

很多人觉得这些症状没有危及生命，不疼不痒的，休息一下就好了。这种想法大错特错。中风不会自行恢复，抱着这种想法，往往会错过中风的最佳治疗时机。一旦出现中风预兆，就必须当作紧急事件处理，容不得等待和犹豫。

立即请求救援

一旦怀疑中风，接下来的 60 分钟就是"黄金抢救期"。此时最关键的是立即拨打急救电话。拨打时，需要准确提供以下信息。

一是详细地址，务必精确到"× 路 × 号 × 单元 × 楼 × 室"。如果小区比较大，最好说清楼栋的显著标识，如"3 号楼门口有棵大槐树"。

二是发病症状。可以这么描述："怀疑是中风，现在嘴角歪斜，胳膊抬不起来，说话不清楚。"

三是发作时间。明确告知尽可能准确的发作时间（或最早发现时间），并留下你的联系方式，保持通信畅通。

目前我国县级及以上医院均已建立了完善的卒中救治体系。当接到卒中患者的急救呼叫时，120 调度中心能够迅速派遣配备专业卒中救治设备和技术的急救车辆前往现场。同时，调度员会立即启动院内绿色通道流程，提前通知相关科室做好接诊准备，确保患者到达医院后能够得到最快速、最专业的救治，为挽救患者生命和减少后遗症创造最有利的条件。

救护车到来前需要做好几件事

救护车到达现场之前的这段时间极其宝贵，我们必须充分利用这个关键的时间窗口，做好以下几件至关重要的事情。

整理病历资料

等救护车到来的这段时间，可以迅速整理以下几项医疗资料。

一是患者当前服用的药物（尤其是降压药、降糖药、抗凝药），原包装及说明书都要带上。

二是最近的体检报告、医学影像资料、心电图等相关资料。

三是既往病史摘要及过敏史记录。

这些准备不仅能有效缩短急诊分诊时间，更能为后续治疗争取宝贵的时间。所有资料最好统一装入透明文件袋，并指定专人保管，以免在慌乱的情况下遗漏。

时刻关注患者情况

在救护车到来前的这段时间，正确的现场处置不仅能够稳定患者病情，防止症状进一步恶化，更能为医护人员的后续专业救治奠定良好基础。具体可以做好以下几件事。

第一，让患者保持正确体位——平躺，头部垫一个低矮的枕头，避免颈部过度弯曲或伸展。

第二，如果患者呕吐，立即将其头部偏向一侧，迅速清理口腔呕吐物，防止呛进气管导致窒息。

第三，如果患者昏迷，检查其是否有呼吸和脉搏，可以触摸颈动脉或手腕桡动脉约 10 秒进行确认。如果两者都没有，立刻进行心肺复苏，直到救护人员到来。

第四，密切关注患者的症状是否加重，尤其关注是否出现意识恶化、抽搐或呼吸困难等症状。如果有条件，测量一下患者的血压、心率、血糖指标并记录下来。

避免做的事

错误的救治行为不仅可能延误宝贵的抢救时间，更可能对患者造成二次伤害，甚至危及患者生命。因此，掌握急救禁忌、避免常见误区，是每个人在面临紧急情况时必须牢记的关键原则。在等待救护车到来的这段时间里，有几件事绝对不要做。

第一，不要随意移动患者，尤其是不要强行搬动患者的头部或颈部，以免加重病情。如果必须调整体位，应保持头、颈、躯干呈直线缓慢平移。

第二，严禁擅自给患者喂食、喂水或让患者服用药物。中风患者常伴随吞咽障碍，喂食易引发呛咳、窒息，而未明确中风类型前，自行用药可能会影响后续治疗。比如，如果患者是出血性脑中风，服用阿司匹林可能会加重病情甚至导致生命危险。

第三，不要对患者进行热敷或冷敷，避免按摩患者的肢体，这些操作都可能会加重病情或导致其他并发症。

最后，我还想花点篇幅，重点提醒你一下关于急诊救治的几个关键时间节点。这些节点直接决定了医生对于治疗方案的选择。

目前，溶栓是治疗急性期缺血性脑卒中的一种有效方法，但必须在一定的时间窗口内进行。脑卒中患者的最佳抢救时间是 4.5 小时之内，每延迟 1 分钟，就会有约 190 万个脑细胞死亡，轻则导致偏瘫、失语，重则导致死亡。因此，溶栓越早，效果越好。

基于最新研究，中风后的溶栓时间窗口为 24 小时。4.5 小时内，符合条件者优先进行静脉溶栓，每延迟 15 分钟，预后率下降 10%。4.5～24 小时内，经过评估确认存在可挽救的脑组织，仍可实施溶栓或取栓治疗。而机械取栓用于大血管闭塞的患者，在发病 6～24 小时内实施取栓，可提高 50% 的功能恢复率。

中风救治就是与时间赛跑。我和医生朋友聊天时经常会感叹："我们的医术再精湛，也无法救治不来医院的病人。"所以，虽然你可能不是医生，但面对中风，你的正确应对方式却能直接决定医生是否有机会进行救治。

117 ｜ 腹痛急救：
家庭如何正确应对腹痛

一个周末的午后，我的同事康复师小李突然感觉腹部绞痛如刀割，起初以为是吃坏了东西，便按照常规方法处理——卧床休息、饮用热水、使用暖水袋热敷，该做的都做了，症状既没得到缓解，也没有加重。就这样一直撑到晚上，因为"去医院太麻烦"的心理，他又迷迷瞪瞪睡去，直到夜里痛得全身冒冷汗，才被家人紧急送到急诊。诊断结果是"急性阑尾炎穿孔"，已经错过了最佳手术时机，所幸小李年轻，经过一个月的调养逐渐恢复了健康。

腹痛作为最常见的身体不适，往往被我们忽视。胃肠胀气、消化不良或饮食不当引发的腹痛，大多能自行缓解，这让我们形成了"胸痛不能等，腹痛可以缓缓"的认知误区。

最新数据显示，5%～25% 的急诊患者就诊原因为腹痛，其中高达

10%～15% 属于可能危及生命的急腹症。急性腹痛的病因复杂多样，从良性的消化不良到危及生命的脏器穿孔、主动脉夹层、宫外孕等，都可能表现为腹痛。若救治不及时，急性腹痛可能会导致感染扩散、多器官衰竭、失血性休克甚至死亡等严重后果。因此，作为家庭健康的守护者，我们必须搞清楚哪些腹痛可以居家护理，哪些腹痛必须争分夺秒送医。

需要紧急送医的腹痛症状

参考全球最新医学研究和相关指南中对急性腹痛的权威描述和诊疗标准，我们先来了解一下哪些类型的腹痛属于紧急情况，需要立即前往医院接受专业救治。

第一，剧烈腹痛且持续超过 2 小时不缓解，或腹痛突然加剧。

第二，伴随意识障碍（如昏迷、嗜睡、意识模糊等），甚至抽搐。

第三，出现呕血（鲜红色或咖啡样呕吐物）、黑便（柏油样便，可能是上消化道出血）、鲜血便（可能为下消化道出血、痔疮等，但需排除肠道血管破裂等严重情况）等症状。

第四，伴有高热（体温超过 39℃）或体温低于正常值（可能存在感染性休克等严重情况）。

第五，腹部有明显压痛、反跳痛（按压后突然松手会导致疼痛加剧）、肌紧张（腹部肌肉僵硬如木板），意味着可能存在腹膜炎风险（如胃肠穿孔、腹腔感染等）。

第六，有心血管疾病史（如冠心病、心绞痛）的患者，如果出现上腹部或心前区疼痛，需警惕心绞痛或心肌梗死放射至腹部。

第七，既往有腹部手术史，突然出现腹痛、腹胀、呕吐、停止排气排便，可能提示肠梗阻。

第八，车祸、跌倒、撞击后出现腹痛，可能存在内脏破裂、出血等情况，需立即就医。

此外，还有几类女性专属的腹痛急症。

第一，当女性患者月经延迟，同时出现下腹痛，并伴有少量阴道出血，尤其是近期有性生活史时，即使做了避孕措施，也需立即就医，排除宫外孕破裂。这种疼痛往往初期并不明显，程度类似于痛经，但随着时间推移，患者一旦有下腹坠胀感或者排便感，就有可能导致大出血休克。

第二，卵巢囊肿蒂扭转、黄体破裂等妇科急症在初期也会表现为上述症状，需要格外警惕。

在就医前，患者需要严格禁食禁水，也不能擅自用药，尤其是止痛药，否则可能会掩盖病情，延误诊断。在送医或等待救护车到来期间，可以让患者保持舒适的体位，通常可采取半卧位，膝盖微曲，上半身抬高30～45度，这个姿势有助于减轻腹部肌肉紧张。如果是胃肠痉挛引起的绞痛，可尝试屈膝侧卧位，以缓解疼痛。

可以居家护理的腹痛症状

当然，并非所有腹痛都需要急匆匆地跑到医院就诊，有相当一部分轻微的腹部不适是可以通过居家观察和适当护理来缓解的。学会区分轻重缓急，既能避免不必要的医疗资源浪费，也能让我们在面对常见的腹部不适时更加从容。在以下情况下，我们可以选择在家中观察，采取一些简单有效的居家护理方法进行应对。

第一，腹痛较轻、部位不明确、无发热呕吐等系统症状。表117-1列出了良性腹痛和恶性腹痛的对比，你可以参考一下。

表 117-1　良性腹痛和恶性腹痛对比

	良性腹痛	恶性腹痛
起病状态	缓慢起病，疼痛呈阵发性且无加重趋势	突然起病，疼痛呈持续性且有加重趋势
疼痛位置	初期为游走性疼痛，无明确的疼痛位置	初期有一个清晰的痛点，之后演变为全腹疼痛
合并症状	通常不伴有发热、反复呕吐等全身症状，若出现呕吐多为暂时性（1～2次），全身状态相对稳定	会导致一系列全身症状，如呕吐、便血等

第二，不良饮食习惯（如吃得过快、吃得太油腻等）导致胃肠蠕动紊乱（蠕动变快或变慢，抑或毫无规律）。此时可以服用适量的助消化药物。吃完药物或局部热敷后腹痛缓解，也可以作为良性腹痛的辅助判断依据。

第三，不洁饮食后出现呕吐、脐周绞痛、腹泻等症状。这可能是食源性疾病，可以考虑口服补液盐预防脱水，并服用黄连素等肠道抗菌药物。腹痛症状通常在毒性物质排出体外后缓解，如果6小时内症状无改善，应立即就医。

第四，如果经专业评估确诊为"功能性胃肠紊乱"，如肠易激综合征，那紧张焦虑、饮食不当都会导致腹痛。这种腹痛可能会持续一小时或者半天，通常表现为隐痛、钝痛或胀痛，可以遵医嘱进行治疗，或与医生沟通后服用益生菌缓解。

对于这些适合居家处理的轻度腹痛，基于最新的临床实践和相关指南，我为你总结了一套安全有效的居家护理策略。掌握了这些科学的居家护理方法，你就可以在遇到轻微腹痛时有条不紊地应对。

第一，调整饮食。 避免油腻、辛辣、生冷等刺激性食物，选择温热、易消化的饮食，如小米粥、煮蔬菜等。急性腹痛期间可以减少进食，减轻胃肠负担。

第二，腹部热敷。将40～45℃的热水袋置于疼痛处，每次热敷15～20分钟，有助于缓解肠道痉挛。捂热水袋看似是"土方法"，实际上是国内外指南一致推荐的有效物理疗法。

第三，合理用药。助消化药物（如复方消化酶片）、益生菌，以及适用于轻度腹泻的黄连素，都可以参考说明书服用。已经明确诊断为胃肠痉挛且有医生指导的情况下，可以服用解除痉挛药物（如颠茄片）。

第四，避免错误用药。在没有医生指导的情况下，避免使用以下三类药物：一是抗生素，不能一吃坏肚子就认为有细菌感染，私自使用抗生素。这会引起菌群紊乱，加重腹泻和腹痛。二是止痛药，大部分止痛药都会刺激胃肠黏膜，加重消化系统疾病。三是止泻药（如蒙脱石散），止泻药往往治标不治本，反而会掩盖疾病的发展，耽误治疗。

第五，减少运动量。腹痛时身体处于应激状态，剧烈运动可能加重不适。建议适当休息，避免增加心肺负担，影响身体恢复。

第六，持续观察症状。若症状超过24小时未缓解，或有新症状出现（如发热、腹胀、便秘加重），应立即前往医院进行检查。

腹痛虽然常见，但只有正确识别危险信号、掌握科学的应对方法，才能避免延误病情，将其可能导致的大大小小的危机都挡在门外。

118 | 烫伤急救：
家庭如何正确应对烫伤

烫伤作为家庭中最常见的意外伤害之一，其普遍性往往被严重低估。据统计，中国每年有 2600 万人发生不同程度的烧烫伤。烧烫伤意外大多发生在我们熟悉的家庭空间——厨房和浴室。

比起本章提到的其他急救场面的惊心动魄，烫伤处理往往显得稀松平常，但烫伤中其实隐藏着不容忽视的健康风险。大面积烫伤会直接危及生命，而很多小面积烫伤如果处理不当，也有可能导致感染、留疤等后遗症。研究表明，烫伤发生后最初 5 分钟如何应对，直接决定了组织损伤程度与后期康复质量。掌握了正确的急救方法，我们就完全可以居家妥善处理大多数轻微烫伤，避免来回就医的麻烦。

接下来，基于国内外最新的烫伤处理实践指南，我会系统梳理从轻度烫伤到重度烫伤的应对方式，帮你构建科学的应对体系。

所有烫伤都可以分为立即处理阶段、伤情评估阶段和初步再处理阶段，如果烫伤比较严重，那就还需要进入专业医疗干预阶段。

立即处理阶段

这一阶段的核心要义是四个字——"降温散热"，这是阻断热损伤继续发展的关键步骤。具体可以按照以下方法进行。

第一步，冷水冲洗。这个方法适用于绝大部分烫伤情况。烫伤后，即使移除热源，残留热量仍会持续损伤皮肤深层组织，此时用冷水冲洗，迅速冷却皮肤，能有效阻断余热损害。

冷水冲洗要注意几个操作要点。

首先，烫伤后，应立即将烫伤部位置于流动冷水下冲洗，水温以15～20℃为宜（手感微凉不冰），水流应平缓，避免高压冲击导致组织损伤加重。不要使用冰水或直接冰敷伤口，低温会导致血管强烈收缩，甚至引起冻伤等二次伤害。

其次，冷水冲洗时间应根据疼痛缓解程度动态调整，通常为15～30分钟。如果是大面积烫伤，冲洗时间则应缩短至5～10分钟，避免体温过度流失。关于烫伤面积，可以参考下文的计算方法。

第二步，在冷水冲洗的同时，还需要做两件事。

首先，小心移除患处衣物。如果衣物粘连皮肤，可以用消毒剪刀沿衣物边缘剪开，保留粘连部分，交由医疗人员处理，不要强行撕扯，以免造成二次伤害。

其次，摘除伤处附近的所有首饰及手表，因为烧伤部位会迅速肿胀，金属物品可能会造成局部压迫缺血，还会蓄热加重损伤，增加后续医疗处置的难度。

第三步，完成冲洗后，继续用冷水浸泡。

如果烫伤部位是肢体末端（如手、脚），可以准备一个清洁的容器，装入15～20℃的清洁冷水，该部位浸泡10～15分钟。需要注意的是，头面部、躯干及大面积烫伤不能使用冷水浸泡，以防体温过低，导致全身性并发症。对于这些部位，可用清洁冷水浸湿毛巾交替冷敷，每2分钟更换一次，保持降温效果。

伤情评估阶段

这一阶段主要是对烫伤面积和深度进行评估，这是判断伤情的重要依据。

烫伤面积通常以全身体表面积的百分比来衡量，可以采用"手掌法"快速估算：患者的手掌（含手指）约占其体表面积的 1%，利用其手掌可大致判断烫伤面积。成人烫伤面积超过 10%、儿童烫伤面积超过 5% 时，应立即送医治疗。如果不方便用手掌估算，也可以参考表 118-1 列出的计算方法。

表 118-1　烫伤面积计算方法

身体部位	成人身体各部位面积占比	儿童身体各部位面积占比
头颈部	9%	9% +（12- 年龄）%
双上肢	9%×2 =18%	18%
躯干（前 + 后）	36%（前 18%+ 后 18%）	36%
会阴	1%	1%
双下肢	36%（含臀部 5%）	36%-（12- 年龄）%

烫伤的深度评估同样重要。表 118-2 列出了不同深度烫伤的损伤层次、临床表现、愈合时间及相应的处理原则，供你参考。通常来说，浅二度及以下的轻度烫伤可以在家自主进行适当的处理。但如果烫伤达到深二度及以上，无论烫伤面积大小，都必须及时前往医院接受专业治疗，切不可掉以轻心或仅凭经验自行处理，以免错过最佳治疗时机，造成不良后果。

表 118-2　烫伤深度对照表

深度分级	损伤层次	临床表现	愈合时间	处理原则
一度	表皮层	红肿，剧痛，无水疱	3～7 天	居家护理
浅二度	真皮浅层	大水疱，创面红润，剧痛	1～2 周	居家护理
深二度	真皮深层	小厚壁疱，创面红白相间，痛觉迟钝	3～8 周	必须就医
三度	全层皮肤及以下	皮肤蜡白或焦黑，呈皮革样，无痛	可能需手术植皮	紧急送医

烫伤后，如果存在以下情况，也要及时就医。

特殊部位损伤：面积比较大或深度比较高的面部、手、足、关节或会阴部烫伤。

特殊致伤因素：电击伤或化学烧伤。

高危人群：烫伤者为 3 岁以下婴幼儿、80 岁以上老人或血糖管理不佳的糖尿病患者。

出现感染迹象：红肿范围扩大、出现脓性分泌物、出现发热等全身性症状。

此外，如果烫伤者出现休克症状，比如面色苍白、脉搏细速、意识模糊等，身边人也应立即拨打"120"急救电话，同时要让烫伤者平躺并将下肢抬高 15～30 度。

初步再处理阶段

如果经过评估，烫伤不是很严重，可以自行居家处理，那就可以进入初步再处理阶段——创面保护。

创面保护要在冲洗和浸泡之后进行，涂抹药膏后，用灭菌纱布或洁净棉布松散覆盖伤口，注意避免加压包扎。覆盖的主要作用是隔离环境中的病原体，避免烫伤后皮肤感染，降低并发症风险。

需要提醒的是，许多家庭在烫伤后会涂抹各种"偏方"，如牙膏、酱油、紫药水、香油等，这些东西不仅无效，还可能刺激伤口，增加感染风险，应严格避免使用。

对于一度烫伤，可外涂凡士林、芦荟胶（纯度 ≥ 95%）或烫伤膏（如湿润烧伤膏），每日 2～3 次，薄涂于患处，无须包扎。

对于浅二度烫伤，如果有小水疱（直径小于 2 厘米），应保持水疱完整，疱液能为深层组织提供天然保护屏障。如果有大水疱（直径在 2 厘米以上），需在无菌条件下引流——用碘伏消毒后，以无菌注射器从水疱边缘穿刺抽吸液体，保留疱皮覆盖创面，最后覆盖无菌纱布。禁止自行剪除疱皮或撕破水疱。若水疱自行溃破，需用生理盐水棉球轻拭渗液，涂抹磺胺嘧啶银乳膏后覆盖无菌纱布。涂药厚度应控制在 0.3 毫米左右（相当于隐形眼镜的厚度），覆盖范围超出创缘 2 厘米。

在创面牢固之前，需要每天更换无菌纱布，在创面渗液浸透纱布时也需立即更换。每次换药前用肥皂水彻底洗手，用无菌生理盐水（非自来水）轻柔冲洗创面，清除渗出物和残留药物。冲洗后，可用无菌纱布轻轻蘸干伤口，切勿摩擦伤口。

如果更换纱布时发现创面红肿加重、渗液增多、发热或出现脓性分泌物，意味着创面有可能已经感染，应立即就医。

119 | 误吞异物：
家庭如何正确应对儿童误吞异物

儿童天性活泼好动，可能会将"把东西放进嘴里"当作探索世界的方式，但并不是所有东西放进嘴里都是安全的。一旦孩子误吞异物，家长真是心急如焚，慌乱之中，该如何正确应对呢？

根据中华医学会儿科学分会消化学组的最新专家共识，我总结了一套关于儿童误吞异物的应急处理方案，以帮助家长避免错误做法带来的风险。

识别误吞异物的症状

儿童误吞异物通常不会在家长的眼前发生，因为家长一旦看到孩子要吃异物，自然会在孩子吃下去之前及时阻止。真正的危险往往发生在你转身的瞬间、接电话的片刻。因此，第一时间识别儿童是否误吞异物至关重要。一旦发现孩子出现以下症状，家长应立即采取急救措施，并尽快送医。

第一，突然剧烈呛咳、呼吸困难，并且脸色发红、嘴唇发紫。

第二，异常流口水、频繁呕吐或吞咽困难。

第三，持续腹痛、哭闹不止、拒绝进食。

第四，喉咙发出"呼噜"声、喘鸣音或呼吸费力。

需要特别注意的是，磁铁、纽扣电池、尖锐异物（如枣核、针、牙签等）、腐蚀性异物（如清洁剂胶囊、干燥剂等）等容易导致胃肠坏死、穿孔、粘连等严重后果，家长日常需要谨慎收纳这类物品，一旦发生误吞，必须立即送医。

误吞异物的急救方法

当发现孩子误吞异物时，首先，家长要保持冷静，避免惊慌失措影响判断；其次，家长要快速评估孩子的呼吸情况，并根据孩子误吞异物的种类和时间，采取以下两种紧急处理方式。

第一，在可自主呼吸的情况下，尝试取出异物。如果孩子误食的是较大的异物，如硬币或玩具，且孩子还能说话或哭泣，可以尝试用手指轻轻刺激孩子的喉咙，促使其通过咳嗽将异物咳出。但需注意切勿强行取出，以免加重对孩子的伤害。

第二，如果孩子出现呼吸困难或窒息的症状，应立即采用海姆立克急救法。1岁以下婴儿的具体操作步骤为：将孩子面朝下放在膝盖上，头部略低于躯干，一手托住孩子的下颌和胸部，另一手用掌根在孩子背上肩胛区之间用力连续拍击5下。然后，将孩子翻转过来仰卧，在胸部正中、两乳头连线中点下方，食指和中指并拢快速按压5次。反复交替操作上述两个步骤，直到异物排出。1岁以上儿童的具体操作步骤为：站立或跪在儿童身后，一手握拳置于儿童脐上两指处，用另一手包住拳头快速向内上方挤压，持续这一动作直至异物排出（图119-1）。

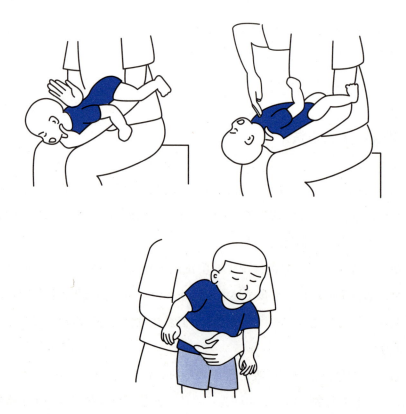

图 119-1　1 岁以下婴儿（上）和 1 岁以上儿童（下）海姆立克急救法示意图

　　无论紧急处理是否成功，都应去医院做进一步检查和处理。在送医过程中，密切观察孩子的状态，并向急救人员提供准确的信息，包括吞食异物的形状、种类、材质、数量、时间，已采取的急救措施，以及症状变化过程等。图119-2 是一幅儿童误吞异物家庭处理流程图，方便你更清晰地掌握整个应对流程。

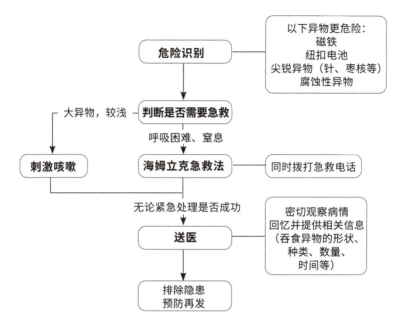

图 119-2　儿童误吞异物家庭处理流程图

预防儿童误吞异物

儿童误吞异物是一个普遍的安全隐患，据统计，全球高达 75% 的误吞异物事件发生在 6 岁以下。由于幼儿天性好奇，喜欢用嘴巴探索世界，加上他们对危险缺乏认知能力，使得误食事件的发生率居高不下。因此，构建全方位的预防体系显得至关重要。具体有以下几方面。

第一，妥善收纳危险物品。将小物件（如硬币、纽扣、弹珠等）、危险物品（如纽扣电池、磁铁、尖锐物品、药品、驱蚊水、化妆品等）等妥善保管，放在孩子无法触及的地方。

第二，注意食品安全。坚果、果冻、硬糖、年糕、汤圆等易导致窒息的食物，3 岁以下幼儿慎食。水果（苹果、葡萄、樱桃等）应去籽并切小块食用。

　　第三，定期检查玩具和日常用品。注意定期检查孩子的玩具是否有松动的小零件（如玩具眼睛、电池盖等），避免购买有易脱落部件的玩具。衣物和床上用品要确保纽扣、装饰物牢固，避免线头过长或细小配件脱落。

　　第四，保持活动区环境整洁。宝宝爬行或活动的区域要保持整洁，确保地面无细小物品，如回形针、发卡、珠子等。此外，还要定期清理地面、沙发缝隙等，防止遗留小物件。

　　第五，对孩子进行安全教育。明确告知孩子哪些东西可以吃，哪些绝对不能放入口中（如电池、药丸、硬币等）。同时，家长应避免在孩子面前把非食用物品放入嘴里（如咬笔帽、含纽扣等），以免孩子模仿。

　　孩子的认知与成人不同，他们可能会因为好奇或模仿而误食。因此，环境防护和安全教育缺一不可。即使做了预防，家长仍需掌握急救技能，以备不时之需。

120 | 高热惊厥：
家庭如何正确应对高热惊厥

　　高烧中的孩子突然双眼上翻、四肢抽搐、意识丧失，全身如被电击般僵硬颤抖——孩子突发高热惊厥，足以令任何父母瞬间心跳加速。"高热惊厥"又称"热性惊厥"，本质上是 6 月龄至 5 岁儿童在神经系统发育过程中的一种年龄依赖性反应，就像孩子幼儿时期特有的"生长痛"，绝大多数会随着脑部发育成熟而自然消失。虽然高热惊厥大部分为良性，但错误的应对方式可能会导致继发性伤害，甚至延误治疗。

孩子突发高热惊厥的那一刻，相信每位家长都会心急如焚：这种情况危险吗？需要马上去医院吗？该如何正确处理？基于最新的儿科临床研究，我总结了一套简明有效的"三步走"应对方案：准确识别，科学急救，合理就医。掌握了这套流程，你就能在面对高热惊厥时从容不迫，用专业的方法为孩子筑起安全防线。

识别良性高热惊厥

良性高热惊厥通常具有以下典型特征。

第一，多在发热状态下（肛温 ≥ 38.5℃，腋温 ≥ 38℃）出现。

第二，没有发生中枢神经系统感染（如脑炎、脑膜炎等），也不存在导致惊厥的其他原因（如钙或维生素 D 缺乏等）。

第三，没有无热惊厥病史（若存在，需警惕癫痫的可能）；

第四，首次发作多见于 6 月龄至 5 岁的婴幼儿。

第五，通常发生于发热后 24 小时内（如果发热超过 3 天才出现惊厥，需排查其他病因）。

第六，发作持续时间一般不超过 15 分钟，且可自行缓解。

符合以上特点的惊厥多为单纯性热性惊厥，通常预后良好，不会对大脑造成损伤。如果不符合上述任一特征，需警惕复杂性热性惊厥或其他神经系统疾病的可能，及时就医评估。

居家急救

虽然大多数高热惊厥属于良性惊厥，但发作时仍需妥善处理，不当的干预可能导致误吸、窒息等继发伤害。根据《热性惊厥诊断治疗与管理专家共识》，我梳理了单纯性热性惊厥家庭识别与处理流程（表 120-1），供你参考。整个处理流程的核心就是保证孩子气道畅通。

表 120-1　热性惊厥家庭识别与处理流程

症状识别	· 发热（先发热后惊厥，发热 24 小时内） · 意识丧失，双眼上翻，口吐白沫，抽搐	
	正确操作	错误操作
发作时的处理方式	· 头偏向一侧 · 及时清理口鼻内异物 · 保持呼吸道畅通 · 及时散热，物理降温 · 观察发作情况，以便告知医生相关信息（如意识、动作、二便情况、持续时间等） · 发作结束后及时送医（若完成上述动作惊厥仍未停止，或发作持续超过 15 分钟，请及时拨打"120"送医，途中注意保持呼吸道畅通）	· 掐人中 · 撬牙关 · 向口内塞入任何物品 · 喂食
预防再发	· 勤测体温 · 发热 38.5℃以上口服退热药 · 不捂汗 · 多喝温水 · 保持情绪平稳	

学会了这套处理方法，当孩子突发高热惊厥时，你就不用再慌张地抱起孩子往医院跑了，而是能够在家中冷静地进行正确处理。这样既避免了路途中的无谓颠簸，也杜绝了因为紧急奔跑导致的气道阻塞风险，更不会因为过度折腾而加重孩子的病情。

不过，需要提醒的是，如果出现以下情况，可能会导致预后不良，需及时就医进一步评估。

第一，单次热程（一个"发热—退热"周期）发作超过 1 次。

第二，单次发作持续时间超过 30 分钟。

第三，发作起始年龄过小（不足 18 月龄）。

第四，发热 1 小时内出现惊厥。

第五，在体温低于 38℃时发作。

第六，一级亲属（父母、兄弟姐妹）中存在热性惊厥不良预后史或患者癫痫等其他神经系统疾病。

121 | 中暑应对：
如何紧急处理重度中暑

每年夏季都会出现不少老人因为中暑导致严重的健康损害甚至死亡的案例，但媒体的相关报道往往侧重于"节省电费""拒绝使用空调""独居无人照料"等表面现象，使公众低估了重度中暑（即热射病）后急救处理的重要性。

流行病学数据揭示了严峻的现实。在炎热的夏季，热射病发病率为（17.6～26.5）/10 万，住院病死率高达 14%～65%，ICU 患者病死率更是超过 60%。而在马拉松等长距离耐力赛事中，热射病的发病率会提升约 10 倍，达到（160～213）/10 万。近年来，我国气候呈现出区域性温差缩小、高温持续时间延长、多地最高气温屡破极值等特点，这也导致我国的热射病发病率和死亡率持续攀升。2022 年统计数据显示，全国约 84% 的城市遭遇热浪侵袭，热射病就诊人数达 53.9 万，较 2021 年上升约 180%。

老人和孩子作为中暑的高危人群，由于该病症状不明显、病情发展迅猛等特点，往往会错过最佳治疗时机，导致病情更加凶险。这样一来，家庭早期识别和应急处理热射病的能力就显得尤为重要。

中暑的信号

热射病通常是从轻度中暑发展而来的。如果我们能识别轻度和重度中暑的信号，并及时干预，就能有效预防热射病的发生。那么，中暑通常有哪些预警信号呢？

轻度中暑的预警信号

当出现下面这些症状时，意味着身体正在发出求救信号：大量出汗却皮肤湿冷、脸色苍白或异常潮红、头晕或头痛、持续恶心呕吐、小腿或腹部肌肉痉挛（俗称"抽筋"）、全身疲乏无力、心跳加速、心慌气短，等等。此外，这一阶段的患者通常神志清醒，能清晰地表达自己的感受，如"感觉整个人要虚脱了""汗流浃背但浑身发冷""恶心想吐""腿肚子抽筋""心慌"等。

这个阶段是最佳的干预窗口期，及时处理可以完全避免中暑发展为致命的热射病。比如，立即转移到阴凉处，用湿毛巾擦拭身体，进行物理降温，补充含盐液体（如淡盐水或运动饮料），等等。

重度中暑的预警信号

重度中暑会发出以下三个核心信号。

第一，核心体温急剧升高，通常超过 40℃。

第二，意识状态急转直下，从意识模糊、胡言乱语、烦躁不安到抽搐惊厥，甚至深度昏迷。

第三，有的人因汗腺衰竭，导致皮肤干热无汗，苍白或发红；有的人会持续出汗，但因为散热功能丧失，体温高居不下。

这一阶段，轻度中暑已经发展为热射病。热射病是临床急症，会以分钟为单位迅速引发多器官衰竭（如脑水肿、肝肾功能衰竭、弥散性血管内凝血等），需要立即进行救治，每一秒的延误都是在降低生存概率。

重度中暑的紧急处理方案

一旦发现疑似重度中暑，无论在家里还是户外，救治的核心原则都是"快速降温，立即送医"，必须争分夺秒地采取以下四步。

第一步：紧急呼救。

立即拨打"120"急救电话，明确告知医护人员"疑似重度中暑或热射病，情况危急，需要急救车"。

千万不要轻视热射病，觉得"不就是中暑，至于吗，还要打120"。热射病不是普通中暑，而是危及生命的急症，需要专业的医疗团队。而且，即便就医了，热射病的死亡率仍居高不下。所以，个人对于热射病的紧急处理只是争取时间，绝不能替代专业医疗救治。

第二步：快速脱离高温环境。

迅速将患者转移到阴凉通风处（如树荫下、有空调的房间里等）。避免人群围观，保证空气流通。如果可能，尽量脱去患者身上多余的衣物，尤其是紧身、不透气的衣服，以便散热。

第三步：核心降温。

这一步是重中之重。降温要快速，并优先躯干和头部。

根据《中国热射病诊疗指南（2025版）》，降温的目标是30分钟内将核心体温降到39℃以下。可以采取以下方法。

第一，在救护车来临前，优选冷水浸泡法，因为水的热传导效率最高，降温最快。如果在家里，可以用浴缸或大盆将患者的身体除头部外都浸入冷水中。注意保护气道，避免呛水，尤其是昏迷患者，需使其侧卧或托起其头部。

第二，用水龙头冲淋。如果有条件，也可以用淋浴头或水管喷淋，同时用风扇加速蒸发散热。如果在户外，可以利用溪流进行浸泡或冲淋。

第三，冰敷大血管流经处，辅助降温。可以在颈部两侧、腋窝、腹股沟等位置放置冰袋或湿冷毛巾，快速冷却流经此处的血液，将降温效果带到全身。

需要注意的是，有两个错误的降温方法：一是用酒精擦拭身体，二是全身大面积敷冰。酒精擦拭和大面积冰敷可能会引起剧烈打冷战和血管过度收缩，反而不利于散热。

在降温过程中，要持续监测体温，等待专业救援。如果户外没有体温计，可以持续降温，直到患者意识恢复或抽搐停止，皮肤触感不再滚烫为止。

此外，即使采取降温措施后患者症状已经缓解，仍须将其送医就诊。热射病可能伴随多器官损伤，需进一步评估和治疗。

第四步：补充水分。

如果患者意识清醒，能正常吞咽，没有恶心呕吐的症状，可以给予少量多次的含电解质和少量糖分的清凉饮料，如口服补液盐溶液、淡盐水（每500毫升水加1～2克盐）、运动饮料（按1∶1兑水稀释）等，避免一次性饮用大量纯水，这会导致患者全身电解质紊乱。

需要注意的是，这一步不适合昏迷、意识模糊、频繁呕吐的患者。

对于家庭来说，所有的中暑识别方法和急救方法都不如预防重要。真正的智慧在于防患于未然。用科学认知为家人筑起高温防线，比任何急救都有价值。你可以从以下几个方面进行预防。

第一，关注天气预报，尤其是高温红色或橙色预警，在高温时段（10点～16点）尽量避免外出。

第二，保持室内通风，在高温时及时使用空调或电扇。对家里的老人强调："空调是预防中暑的有效工具，不是奢侈消费。"

第三，主动足量饮水，不要等口渴才喝。喝水要少量多次，出汗较多时可适当饮用电解质饮料。

第四，关注家里的老人、孩子、有基础疾病者等高危人群的状态，观察他们是否出现精神萎靡、少汗、皮肤发烫等非典型中暑征兆。

· 15 ·

第十五章

家庭健康监测体系

————

自由的代价是永恒的警觉。

——约翰·菲尔波特·柯伦

122 疫苗清单：
你和家人必须接种哪些疫苗

如果对疫苗的认知还停留在"只有儿童才需要接种"的层面，那你就需要更新一下认知了。关于疫苗，你首先需要知道以下两点。

第一，疫苗完全践行了"上医治未病"的理念。

在医学领域，真正能被治愈的疾病其实凤毛麟角，多数治疗都处于疾病管理的层面，比如服用降糖药、降压药，都是为了控制病情发展，谈不上治愈，更别说预防了。相比之下，疫苗可以说达到了医学的最高境界。许多曾经肆虐数万人、数百万人的疾病，如天花、脊髓灰质炎、破伤风等，正是通过疫苗接种的普及，才被彻底消灭或有效控制。

第二，疫苗正在突破传统边界。如今的疫苗研发正在尝试攻克一些全球死亡率较高的疾病，如癌症、糖尿病等，并且取得了相当可喜的进步，部分成果已经进入了临床应用阶段。当疫苗攻克了某种疾病时，就意味着人类基本上已经掌握了预防并治愈这种疾病的终极武器——这种胜利具有决定性意义。

既然疫苗如此重要，我们该如何为家人构筑这道免疫防线呢？

未成年推荐接种的疫苗

我国对于 0～6 岁儿童实行免疫规划政策，父母需要在居住地附近的预防接种门诊建立档案，办理预防接种证，按规划接种疫苗。这类疫苗都是免费的，必须按时、全程、足量接种，否则可能会影响孩子入托、入园。

对于非国家免疫规划疫苗，可以参考美国免疫实践咨询委员会推荐的疫苗接种计划。相比于我国现行的免疫规划，该计划为未成年人额外推荐了几种重要的疫苗，包括 b 型流感嗜血杆菌疫苗、肺炎球菌疫苗、流感疫苗、呼吸道合胞病毒疫苗、轮状病毒疫苗、水痘疫苗、HPV（人乳头瘤病毒）疫苗和登革热疫苗。除了登革热疫苗因为国内不是主要涉疫区，需要单独申请外，其他疫苗国内都有。接下来，我们依次了解一下这些疫苗。

b 型流感嗜血杆菌结合疫苗

b 型流感嗜血杆菌是一种细菌，不是流感病毒。它主要感染 5 岁以下儿童，会引发严重的肺炎、脑膜炎和菌血症。大龄儿童和成人在免疫力低下时也会感染，但不易引发严重的并发症。建议 5 岁以下儿童接种，出生后 2、4、6 月龄各打一针，12～15 月龄再打一针。大龄儿童和成人可以不接种。

肺炎球菌疫苗

据世界卫生组织统计，肺炎球菌每年会导致全球 25～30 万名 5 岁以下儿童死亡，这些死亡大部分发生在发展中国家。建议 5 岁以下儿童和 65 岁及以上的老人接种。

流感疫苗

流感毒株每年都在改变，建议 6 月龄以上群每年接种一次。

呼吸道合胞病毒疫苗

呼吸道合胞病毒容易引起儿童上呼吸道感染。一般建议孕妇接种，产生的抗体可以经过胎盘传给宝宝；如果孕期没有注射疫苗，建议婴儿在 8～18 月龄接种。

轮状病毒疫苗

轮状病毒容易引起儿童腹泻、呕吐、发热等。如果家庭卫生习惯较好，注重洗手和清洁，感染这种病毒的概率会比较低。但大部分 2 岁以下的婴幼儿无法保证手部卫生，所以感染较为高发。建议 2～4 月龄婴儿接种。这种疫苗是口服疫苗，接种起来比较方便。

水痘疫苗

水痘曾经十分常见，近年越来越少，但仍存在地区性流行。美国疾病控制和预防中心建议，从未患过水痘的儿童、青少年和成人都应该接种两剂水痘疫苗。儿童通常在 12～15 月龄接种第一针，在 4～6 岁接种第二针。已患过水痘的人无须接种。

HPV 疫苗

HPV 病毒主要通过性行为传播，可能会引发宫颈癌、肛门癌、男女生殖器癌等多种癌症，接种 HPV 疫苗可以有效预防。HPV 疫苗不仅适用于女性，男性同样有必要接种。美国疾病控制和预防中心建议从 9 岁开始接种 HPV 疫苗，理想接种时间是不超过 12 岁。15 岁之前接种只需 2 针，15～26 岁接种则需 3 针。

成年人推荐接种的疫苗

很多人都存在一个认知误区，以为成年后就不需要再接种疫苗了。实际上，是否需要接种与是否接触病毒、免疫力水平的高低、特定抗体的持续浓度等密切相关。成年人推荐接种的疫苗主要有以下几种：

19～45岁，建议接种HPV疫苗。HPV疫苗中的"价"表示可预防的病毒亚型数量，价数越高，预防范围越广。二价疫苗预防HPV16/18，约可预防70%的宫颈癌；四价新增HPV6/11，可预防尖锐湿疣；九价覆盖9种亚型，预防率达92%。根据《预防性人乳头瘤病毒疫苗临床应用指南（2025版）》的建议，9～45岁女性可接种任一价型，建议在性生活前完成接种。男孩可于9～26岁接种四价，九价则适用于16～26岁。如果条件允许，优先推荐九价疫苗以获得更全面的保护。

27～60岁，首先建议定期补种百白破疫苗，成年人每10年需注射一次百日咳、破伤风、白喉的加强针。其次是带状疱疹疫苗，免疫力低下者和老年人更易遭受它的困扰，但很少有人知道带状疱疹是可以通过接种疫苗预防的。建议50岁以上的中老年人接种两剂带状疱疹疫苗，间隔2～6个月；50岁以下、免疫力较弱的成年人也应接种两剂，间隔1～2个月。

60岁以上，建议接种肺炎球菌疫苗，它能够有效预防肺炎球菌疾病，包括肺部和血液感染等。65岁以上的老年人，建议优先接种23价肺炎球菌疫苗。

特殊情况下需要接种的疫苗

除了常规疫苗，还有一些发生紧急情况时需要立即接种的疫苗，主要包括狂犬疫苗、破伤风疫苗等。这些疫苗在特定意外伤害发生时能起到关键保护作用。

狂犬病毒会直接攻击人体中枢神经系统，一旦发病，致死率接近100%。如果被动物抓伤或咬伤后，不确定该动物是否携带狂犬病毒，必须立刻采取以下措施：首先，去医院彻底清洗伤口；其次，在当天接种一剂人狂犬病免疫球蛋白和两剂狂犬疫苗；最后，分别在第 7 天和第 21 天完成后续两剂狂犬疫苗接种。

破伤风疫苗主要用于预防严重外伤或烧烫伤带来的破伤风菌感染。如果出现严重的外伤，伤口处污染面积较大，建议在 24 小时内尽快接种。如果你每隔 5～10 年会补种一次百白破疫苗，那么，外伤出现的时间距离末次接种在 5 年以内时，暂时不用接种破伤风疫苗；距离末次接种 5～10 年，但伤口属于清洁伤口，也无须接种；其余情况下都应接种。

特殊人群的疫苗选择

最后再来看看特殊人群的疫苗接种问题，主要包括孕妇和旅行者。

许多人认为孕妇应尽量避免接种疫苗，担心影响胎儿健康。然而，现代医学研究表明，孕妇不仅可以接种疫苗，而且某些疫苗甚至对母婴健康至关重要。

如果备孕女性未接种过麻腮风三联疫苗，建议在怀孕前及早接种，并在接种一个月后，通过血液测试确认是否已经具有免疫力。确认之后再尝试受孕。

如果已经怀孕，建议在怀孕的第 27～36 周接种百日咳疫苗。研究显示，此时母体产生的保护性抗体能够通过胎盘传递给胎儿，为新生儿提供早期保护。

孕期还可以接种呼吸道合胞病毒疫苗。可以在怀孕的第 32～36 周接种，也可以等到宝宝出生后直接给宝宝接种，两种方案都能让宝宝产生抗体。

此外，流感疫苗也可以在怀孕前和孕期接种，建议在流感流行季节之前接种。研究表明，每年接种流感疫苗，是孕妇预防流感并保护新生儿免于流感相关并发症的最佳方法。

除了孕妇，还有一类特殊人群也建议接种疫苗，就是出国旅行者。出国之前，务必了解目的地的流行病情况，并提前接种好相关疫苗。

至于去哪里接种疫苗，你可以登录当地卫健委、疾控中心官网或公众号进行查询，也可以向社区卫生服务中心或居委会工作人员咨询获取所在辖区的预防接种门诊信息。

123 | 体检清单：
如何科学规划家庭体检

在体检这件事上，许多人往往会陷入两种极端。

一种是把体检等同于健康管理的全部，恨不得从头发丝到脚后跟都接受超声、CT检查，唯恐放过任何蛛丝马迹。这种过度体检不仅可能让人掉进某些机构的营销陷阱，被掏空钱包，还会让人承受不必要的辐射，最后面对一堆晦涩难懂的指标、数据徒增焦虑。

另一种极端则是完全忽视体检，认为"不查就没病"。这种讳疾忌医的态度，很有可能导致无法及时发现潜在疾病，延误病情，酿成不可挽回的后果，甚至危及生命。

显然，两种极端都不可取。正确的做法是建立科学的体检认知，根据家庭成员的具体情况制订体检方案。

体检的必要性

首先，我们需要达成一个共识：到底要不要体检？

近年来，一些大规模研究对体检的价值提出了质疑。比如，2019 年一项涵盖 25 万人的总结性研究发现，常规体检对降低总死亡率、癌症死亡率、心血管疾病发病率的作用微乎其微。因此，这项研究不建议健康人群每年进行体检。

这是否意味着我们不需要体检了呢？答案是否定的，体检仍然十分必要。上面所说的研究得出的结论，更多的是面向整个社会群体，为公共卫生政策制定者提供参考依据。如果体检的整体经济效益不高，可能不值得大规模推广；但对个人来说，即使某种疾病通过体检被发现的概率偏低，但一旦落到自己身上，影响就是 100%。

比如，通过体检发现高血压的概率只有 3%，从公共卫生角度看，检出率确实很低。但如果你的家人恰好就是这 3% 中的一员，通过体检及时发现并控制了高血压，就能有效降低未来心梗、脑梗的风险——对个人而言，这就是 100% 影响未来健康的大事。

因此，为了你和家人的健康，有条件体检的一定要定期体检。不过，具体做什么体检，可能又让人犯难了。在选择体检项目时，面对各种名目的体检套餐——"基础男士套餐""VIP 女士套餐""标准套餐""高端套餐"……到底要怎么选呢？

其实很简单，你可以直接忽略套餐名字，按照 "1+1+X" 的原则筛选检查项目，在体检中心找到最接近自己需求的基础套餐。如有遗漏，单独增项即可。第一个 "1" 是指适用于所有人的基础项目，第二个 "1" 是指根据不同年龄、性别设置的针对性项目。常规体检完成这两类检查即可。"X" 是指个性化加项，如果怀疑或已经患有某类疾病，你可以根据需要增加专项体检。

体检中的基础项

第一个 "1"，基础体检，包括健康问卷调查、体格检查和生化检查、影像学检查等。

过度关注各项身体检查而轻视问卷调查，是我们在体检时最容易犯的错误之一。健康问卷调查一般包括运动习惯、膳食营养、睡眠质量、心理健康等内容，它不仅能够综合反映体检者的生活方式和心理状态，而且是筛查心脑血管疾病、恶性肿瘤等重大慢性疾病诱因的重要依据。

体格和生化检查包括身高、体重、腰围、臀围、血压、脉搏、血尿便常规、肝功能、肾功能、血脂、血糖、尿酸等内容。影像学检查包括胸部 X 光、腹部超声等内容。

以上这些体检项目基本已经够了。此外，还需要注意以下几点。

第一，关注身高变化。一年内身高下降超过 2 厘米，很可能出现了骨质疏松。

第二，相比于体重，腰臀比能更准确地反映内脏脂肪堆积的程度。

第三，血脂检测一般包括甘油三酯、总胆固醇、低密度脂蛋白胆固醇和高密度脂蛋白胆固醇等内容。

第四，建议空腹血糖和糖化血红蛋白联合检测，更全面地评估血糖代谢情况。

体检中的性别、年龄针对项

第二个"1"，针对项体检，就是要针对性别和年龄，找到最有可能发生的疾病。

美国预防临床服务指南工作组通过大量研究，确定了 70 种致死率、致残率较高的疾病，并根据发病率、严重程度、改善潜力等因素进行了排名，整理出了一份针对不同年龄段人群的健康筛查建议。

18 岁以下儿童和青少年

按照社区和学校的要求参加体检即可，一般不需要进行额外的体检。

18～39 岁

18～39 岁女性的核心检查项目有以下 7 个。

第一，血压筛查。

第二，胆固醇筛查。

第三，宫颈癌筛查。这项检查应该从 21 岁开始。21～29 岁女性每 3 年做一次宫颈涂片检查；30～65 岁女性每 3 年做一次宫颈涂片检查，或每 5 年做一次 HPV 检查，也可以每 5 年进行一次联合检查。

第四，糖尿病筛查。这项检查应该从 35 岁开始。首先需要判断是否有糖尿病危险因素，如糖尿病家族史、生活方式异常（不健康的睡眠）、高血压和代谢异常（肥胖、高血脂）等。如果存在这些情况，每年检查一次；如果没有，每 3 年检查一次。检查内容包括空腹血糖和糖化血红蛋白。

第五，牙科检查。每年进行 1～2 次牙科检查和洁牙。

第六，眼科检查。如果没有视力问题，每 5～10 年检查一次；如果有视力问题，每 2 年检查一次。

第七，传染病筛查。这项检查主要包括衣原体、淋病、HIV、丙型肝炎等内容。25 岁以下的性活跃女性应接受衣原体和淋病筛查；25 岁及以上女性，如果处于高风险状态，也要进行这两项检查。15～65 岁的所有人，不论男性还是女性，至少要接受一次 HIV 检查。18～79 岁的所有人都要至少进行一次丙型肝炎筛查。

18～39 岁男性的检查项目与女性基本相同，仅无须进行宫颈癌筛查。

40～64 岁

40～64 岁女性的检查项目与 18～30 岁女性相比，增加了以下 4 个。

第一，乳腺癌筛查。50～74 岁女性每 2 年进行一次乳腺 X 线检查；50 岁以下女性的检查频次目前医学界暂未达成共识，可根据自身情况决定是否进行检查。

第二，结直肠癌筛查。未满 45 岁的女性，如果有息肉家族史或炎症性肠病等危险因素，可以进行结直肠癌的筛查；45～75 岁女性，结直肠癌筛查为必查项目。可以每年进行粪便潜血和粪便免疫化学检查，也可以每 5～10 年进行一次乙状结肠镜检查，也就是我们常说的肠镜检查。普通肠镜做起来有些不舒服，建议选择无痛肠镜。

第三，肺癌筛查。如果存在以下任何一种情况，就要每年做一次低剂量肺部 CT 扫描。一是 50～80 岁并至少有 20 年吸烟史；二是当前仍在吸烟或在过去 15 年内戒烟。如果没有这两种情况，不建议每年都做肺部 CT 扫描，避免不必要的焦虑，因为即使检查出肺结节，也大概率为良性的。

第四，骨质疏松症筛查。50～64 岁女性都要进行筛查；50 岁以下高风险人群（如绝经提前、长期进行糖皮质激素治疗等）也要进行筛查。

40～64 岁年龄段的男性检查项目与女性基本一致，只需把乳腺癌筛查改为前列腺癌筛查。55～69 岁男性一般可通过抽血检查前列腺特异抗原（PSA），其他年龄段的男性可以不做此项检查。

65 岁以上

65 岁以上女性建议在前一个年龄段检查的基础上增加听力测试。65 岁以上男性，除了听力检查，还要增加一项腹部超声检查，以筛查腹主动脉瘤。

体检中的"X"项

体检中的"X"项其实很好掌握，如果怀疑患有某种疾病，或者已经患有这种疾病，就可以进行额外检查；如果没有，直接忽略这部分检查即可。你可以参考表 123-1 中列出的具体项目，对照自身情况进行选择。

表 123-1　体检"X"项检查参考

筛查项目	推荐级别	具体检查
癌症筛查		
肺癌筛查	优先推荐	胸部低剂量螺旋 CT
	可选项目	肿瘤标记物（如胃泌素释放肽前体、神经元特异性烯醇化酶、癌胚抗原、细胞角蛋白 19 片段、鳞状细胞癌抗原）、肺癌相关自身抗体
结直肠癌筛查	基础项目	直肠指检、便隐血
	优先推荐	多靶点粪便 FIT-DNA 检测、免疫法定量粪便隐血、全结肠镜
	可选项目	血液 Septin9 基因甲基化检测、粪便 SDC2 基因甲基化检测、乙状结肠镜
胃癌筛查	优先推荐	幽门螺杆菌检测、血清胃蛋白酶原、血清胃泌素 -17、电子胃镜检查
	可选项目	磁控胶囊胃镜检查
肝癌筛查	基础项目	肝脏 B 超
	优先推荐	甲胎蛋白、甲胎蛋白异质体（AFP-L3）、异常凝血酶原
	可选项目	癌胚抗原（CEA）、糖类抗原 19-9（CA19-9），肝脏增强 CT 或磁共振成像（MRI）
乳腺癌筛查	基础项目	外科乳腺触诊
	优先推荐	乳腺 B 超检查、乳腺 X 线检查、乳腺 X 线联合乳腺超声检查
	可选项目	乳腺 MR 检查

续表

筛查项目	推荐级别	具体检查
宫颈癌筛查	基础项目	宫颈脱落细胞检查
	优先推荐	HPV DNA 检测，液基细胞学检查联合 HPV 检查
	可选项目	HPV mRNA 检测、醋酸染色肉眼观察、光电宫颈癌筛查方法
前列腺癌筛查	基础项目	直肠指检、前列腺超声检查
	优先推荐	总前列腺特异性抗原 (tPSA)、游离前列腺特异性抗原 (fPSA)
	可选项目	前列腺 MRI
其他慢性病筛查		
慢阻肺筛查	基础项目	胸部正位片或正侧位片、血常规、心电图
	优先推荐	肺功能检查
	可选项目	脉搏氧饱和度监测、胸部 CT、心肺功能测试、超声心动图
2 型糖尿病筛查	基础项目	体重和腰围、眼底、尿常规、血压、空腹血糖、肾功能、血尿酸、血脂、心电图
	优先推荐	口服葡萄糖耐量试验、餐后 2 小时血糖、糖化血红蛋白、糖化血清白蛋白、尿蛋白定量、尿蛋白 / 肌酐比值
	可选项目	皮肤糖基化终产物检测、空腹和餐后 2 小时胰岛素及 C 肽、脂联素
骨质疏松筛查	基础项目	血常规、尿常规、肝功能、肾功能
	优先推荐	双能 X 线吸收测定法、血清学骨代谢指标、血清蛋白电泳、血钙、血磷、尿钙、尿钠、超声骨密度
	可选项目	定量计算机断层照相术
慢性肾病筛查	基础项目	尿常规、血肌酐、尿素氮、肾脏彩超
	优先推荐	尿白蛋白 / 肌酐比
	可选项目	血清胱抑素 C、肾小管功能检查（尿 β_2- 微球蛋白、尿视黄醇结合蛋白、尿 α_1- 微球蛋白、尿 N- 乙酰 -β- 葡萄糖苷酶）、24 小时尿蛋白定量

续表

筛查项目	推荐级别	具体检查
病毒性肝炎	基础项目	肝功能、肝脏 B 超
	优先推荐	各类病毒性肝炎标志物、γ- 谷氨酰转移酶、碱性磷酸酶
	可选项目	HBV DNA 定量检测、HCV RNA 定量检测、肝脏瞬时弹性成像、血清壳酶蛋白、血清细胞角蛋白 18（CK18）
脂肪性肝病	基础项目	血糖、血脂、肝功能、血尿酸、肝脏 B 超
	优先推荐	肝脏瞬时弹性成像、肝脏脂肪半定量 CT
	可选项目	磁共振脂肪定量、磁共振弹性成像
肥胖筛查	基础项目	身高、体重、腰围、血压、血脂、空腹血糖、甲状腺功能
	优先推荐	人体成分分析、血糖（餐后 2 小时）、胰岛素（空腹、餐后 2 小时）、糖化血红蛋白、糖耐量试验
	可选项目	同型半胱氨酸、皮质醇、性激素、维生素、微量元素、内脏脂肪检测

体检频率

多久进行一次体检比较科学呢？过去大多数医疗团体都主张每年体检，但美国医学界的最新建议是：40 岁以下群体，每 5 年体检一次；40 岁以上群体，每 1～3 年体检一次。

当然，这只是整体的频率建议，还要考虑重点疾病的筛查。建议根据心血管病和癌症这两个最高发、最严重的疾病安排体检频率。现在心血管疾病的年轻化趋势越来越明显，一定要着重安排血压、血脂、身体质量指数等方面的检查，并尽可能每年都检查一次。

总体来说，建议 20～40 岁群体每年检查血压、血脂、身体质量指数，常规的全面体检可以视情况每 1～3 年进行一次；40 岁以上群体每年都要进行全面体检。

基因测序和防癌筛查

除了常规体检，有必要做基因测序吗？

对大多数人来说，常规情况下无须做基因测序，因为绝大多数常见疾病都并非由单一基因缺陷引起，而是多种基因与环境共同作用的结果。

那什么人适合做基因测序呢？主要包括两类人群：一类是有明确的单基因遗传性疾病家族史的人群，另一类是肿瘤患者，可以利用基因测序确定靶向治疗方案。在这些特殊情况下，基因测序可以用于明确的疾病预防和治疗，而健康人群做基因测序的临床价值有限，反而可能带来不必要的心理负担或过度干预的风险。

那么，在做常规防癌筛查时，有必要做全身 PET-CT（正电子发射计算机断层显像）吗？

这种技术虽然能比 CT 和 MRI 更早地发现器官、组织的细胞变化，但在临床上主要用于已经确诊乳腺癌、肺癌、甲状腺癌、冠心病、阿尔茨海默病等疾病的患者。PET-CT 无法有效检测出早期肿瘤。研究发现，在早期乳腺癌筛查中，昂贵的 PET-CT 反而不如乳腺钼靶有效；在早期结肠癌筛查中，PET-CT 的检查效果甚至不如粪便隐血检查。

因此，在肿瘤早期筛查上，与其做昂贵的 PET-CT 检查，不如选择那些成熟的、更有效的手段。

最后再来说说体检中心的选择。建议优先选择公立三甲医院的体检中心，因为这里的医疗资完善、检查结果可靠，发现问题时也能快速转诊。

体检，不应只是遵循单位的安排，也不应只是随便选一个医院给的"套餐"，而应该是你为自身健康主动谋划的关键一步。只有当你真正关注的，体检结果才具备真正的意义。更重要的是把体检结果作为撬动生活方式管理的支点，从中发现问题，指导改变，最终实现健康状态的持续优化。这才是体检的真正价值所在。

124 | 常用药清单：
家庭药箱应该如何备药

下面这些生活中的场景，你一定不陌生。

父母年纪大了，需要长期服药，准备吃药时却发现药已经吃完了。

孩子玩耍时不小心受伤，需要紧急处理，家里却没药，还得临时去药店买。

出差前想准备一些常用药，记得家里有，却到处找不到。

最近工作压力大，担心心脏突然出问题，想准备一些急救药，却不知道怎么选。

这时，一个精心准备的家庭药箱就能帮上大忙。接下来，我们就系统地梳理一下家庭药箱的科学配置方案。

需要明确的是，家庭药箱并不是越大越好。我有一个朋友，他家的药箱足足有一整面衣柜那么大，堪比社区卫生服务站的药房，结果大量药品过期却不能及时发现。科学的做法是准备 2~3 个专用药箱，分别存放外用药、口服基础药及日常吃的处方药。建议选择有分层、分格设计的药箱，方便分类收纳药品。有了这样一个家庭药箱，今后再有什么紧急情况，就不必一头扎进电视柜的几个大抽屉里使劲儿翻找了。

具体如何打造一个合格又靠谱的家庭药箱呢？我们从家庭常用非处方药和处方药两个维度来详细分析一下。

家庭常用非处方药

首先，家庭药箱里要备齐常用非处方药，这些是处理日常健康问题时最常用到的药品。这类药品涵盖了外伤药、止痛药、退热药、胃肠类药物、过敏药、简单的皮肤病药物及心脏急救药等。

外伤药

外伤药包括大包装生理盐水、20毫升注射器、一次性无菌棉签（独立包装）、无菌纱布、酒精、碘伏、创可贴（防水、透气两种规格）、医用胶布、烫伤膏及无香精肥皂。

我们可以通过处理一个简单的开放性伤口来认识这些药品及其用法。

一般有破损和出血的伤口就属于开放性伤口。处理开放性伤口的第一步是判断出血量。对于持续性大量出血，要及时压迫止血；如果只是少量出血，首要步骤既不是止血也不是消毒，而是冲洗伤口。冲洗是预防伤口感染最有效的手段之一。

需要注意的是，直接用酒精、碘伏冲洗伤口的做法是错误的。酒精、碘伏虽然杀菌效果很好，却会对暴露的伤口及其周围皮肤造成更大的伤害，不利于伤口的愈合。酒精更适合在处理伤口前给双手消毒。

医学上最推荐的冲洗溶液是生理盐水。准备好生理盐水、注射器和肥皂，用注射器抽取生理盐水，持续冲洗伤口，水流方向要和伤口的切面呈一定的角度（如45度)，因为垂直冲洗伤口容易增加伤口的水肿和增加感染风险。

处理疑似狂犬病的暴露伤口，则要使用肥皂水和有一定压力的流动清水交替冲洗，每处伤口持续冲洗约15分钟，最后再用生理盐水冲洗一遍，将伤口内的冲洗液置换出来，并尽快去打狂犬疫苗。如果情况紧急，没有生理盐水可用，可以使用自来水或白开水代替。

冲洗完成后，如果伤口比较干净，可以用无菌纱布、医用胶布简单包扎，注意不要包扎过紧，否则会影响血液循环。如果伤口很大且比较深，应立即去医院就诊，由医生判断是否需要使用抗生素。千万不要自行用抗生素溶液进行局部冲洗，或预防性地局部涂抹，这样有可能导致更严重的感染。

处理烫伤，可以用清凉的流水冲洗降温，不建议冰敷。非开放性烫伤或外部没有溃破的烫伤，可以直接涂抹烫伤膏；开放性烫伤需要先冲洗、清理好伤口，再涂抹药膏。

止痛药

止痛药可以重点关注五种有效成分：对乙酰氨基酚、阿司匹林、布洛芬、萘普生钠、酮洛芬。它们都属于非处方药，在药店就能买到，可用于治疗头痛、肌肉痛、背痛、牙痛、痛经及普通感冒引起的轻微疼痛。

需要注意的是，只有上述几种疼痛可以在家自行服用止痛药缓解。至于其他疼痛，如胃痛、腹痛等，就不能吃这些止痛药了，吃了非但效果不好，甚至有可能加重疼痛。

家庭药箱备一种止痛药就可以了，不用备太多。一方面，如果吃了一段时间止痛药症状还没缓解，就需要及时去医院明确病因；另一方面，备得太多容易过期。

此外，如果家里有老人，可以备一些针对关节疼痛，尤其是软骨问题的非处方药——硫酸氨基葡萄糖。硫酸氨基葡萄糖虽然不是止痛药，但对软骨问题引起的关节疼痛止痛效果不错，一般服用1～2周就能见效。

针对没有伤口的跌打损伤疼痛，可以备一些云南白药气雾剂、红花油，以及急性期使用的冰袋。如果是慢性肌肉疼痛，可以选择双氯芬酸钠乳膏（如扶他林等）。

退热药

对乙酰氨基酚、布洛芬等药物，除了可用于止痛，也能退热。退热药可以有效解热镇痛，缓解身体不适，一般建议在发热高于 38.5℃时使用。

胃肠类药物

胃肠类药物清单包括以下三类。

第一类，抗酸药物，如碳酸氢钠、铝碳酸镁，以及抗酸效果相对较好的奥美拉唑。

第二类，消化功能调节药物，主要包括促胃动力药物，如多潘立酮、莫沙必利；促消化药物，如乳酶生、胰酶；消胀药物，如二甲硅油。

第三类，止泻药，如黄连素、蒙脱石散。

以上三类药每一类可以备 1~2 种，使用原则是对症下药。比如，反酸烧心，就用抗酸药；胃胀、消化不好，用促胃动力药；出现胀气，首选二甲硅油；拉肚子，首选黄连素，既能止泻又能杀菌，且副作用小；如果比较确定不是吃坏肚子，也没有细菌感染，可以少量服用蒙脱石散。这些药物按照说明书吃 3~4 次，如果症状并无缓解，甚至还加重了，建议及时就医。如果胃肠类疾病总是反复出现，也要及时去医院检查。

此外，如果存在便秘情况，可以备一点通便药。长期便秘，建议选择乳果糖口服液；临时急用，可以选择开塞露。

过敏药

过敏药主要包含以下三类。

针对过敏性鼻炎的激素鼻喷剂，如布地奈德、丙酸倍氯米松、糠酸莫米松。

治疗过敏性皮炎的激素药膏，如地奈德，以及抗组胺药，如西替利嗪、氯雷他定。

针对哮喘的抗白三烯药，如孟鲁司特。

有过敏史的家庭需适当准备过敏药，没有过敏史的也建议备一些，因为有些过敏反应会突然发生，比如因为吃某样食物或接触了某种特殊的东西，突然起了荨麻疹。过敏症状通常比较容易识别，可以自行有针对性地用药。

皮肤病药物

皮肤病常备药有两类，一类是抗感染药物，如莫匹罗星软膏、红霉素软膏、克林霉素软膏；另一类是抗过敏药物，如氢化可的松、醋酸曲安奈德。

两类药物各准备一种即可，使用原则依然是对症下药。需要注意的是，一定要按说明书足量、足疗程用药，症状缓解就停药是不行的，很可能会引起病情复发。具体来说，甲沟炎、皮肤外伤感染，涂抹抗感染药物；过敏、湿疹，涂抹抗过敏药物。

如果家里青春期的孩子反复长痘痘、痤疮，还需要备一管阿达帕林凝胶。阿达帕林对痤疮的有效率达 85% 以上。不过它是第三代维 A 酸，对紫外线比较敏感，白天涂抹容易产生黑色素沉着，建议睡前洗完脸后使用，精准涂在长痘痘的地方，早上起床后洗掉。长痘急性期或者皮肤有炎症时，早上洗完脸后还可以用一点抗感染药物。一早一晚配合使用，很快就能好起来。

心脏急救药

如果家人在 45 岁以上且有较高的心脑血管风险，或者担心老人突发心梗，家庭药箱里需要准备两种药：阿司匹林和硝酸甘油气雾剂。

如果出现疑似中风症状，切忌自行服药，因为无法直接判断是脑出血还是脑梗死，吃阿司匹林可能会增加出血风险。

到这里，家庭药箱里的常备药品就基本规划好了。需要提醒的是，所有药物都不要扔掉包装，因为包装盒上的有效期和里面的说明书都是非常重要的信息。

此外，在家庭常备药清单中没有抗生素。因为抗生素，尤其是内服抗生素，使用的前提是已经去医院确诊了细菌感染，所以不建议自行凭感觉使用抗生素。

常用处方药

除了家庭常用基础药药箱，如果家庭成员有高血压、高血脂、高血糖等疾病，还需要再准备一个常用处方药药箱。可以按照疾病做好归类，并规划一份家人用药记录表（表124-1）。

表 124-1 家人用药记录表

疾病名称	服用药品名称	服药时间	服药剂量	服药方式	服药频率	服药开始时间	服药结束时间	药品副作用	服药禁忌	药品储藏方式	药品保质期

家人用药记录表非常重要，如果家人需要去医院复诊或者突发状况需要

去急诊，就可以带上这张表单，医生一看就会对患者的用药情况有一个大致的
了解。如果你或家人经常忘记吃药，可以把这张表单打印出来，贴在家里最醒
目的地方。当用药发生变化时，也要及时更新这张表单。此外，你还可以借助
手机 App 提醒自己或家人按时吃药。在手机应用商店搜索"药物提醒"，会出
现很多相关的 App，可以根据需要选择其中一个。

最后，需要特别强调的是，一定不要把药箱放在孩子够得着、看得见的
地方，平时用完药箱也要立刻放回原处。千万别把药箱、药物留在外面，尤其
不要放在生病孩子的床边，以免孩子误食药物。据统计，每年约有 3.5 万名 5
岁以下的儿童因为误食药物被送进急诊室。这种意外一旦发生，真的是让人追
悔莫及。

定期梳理家庭药箱

有一年春节前夕，夜里 10 点多，隔壁邻居林阿姨敲开我家大门，神色慌
张地说老伴头晕、恶心、出虚汗，这会儿神志也不太清醒了。我赶紧陪着他
们上了救护车，路上陆陆续续问清楚了情况：78 岁的林阿姨老伴胃不太舒服，
林阿姨记得药箱里有治胃酸的药，也没仔细看，就给他吃了两粒，几小时后老
伴就开始浑身不舒服了。

我问吃的是什么药，林阿姨就说不清了，走得急，她也没有带上药盒。
到了医院急诊科，我和医生简单交流后，医生初步判断是急性药物中毒。林阿
姨的孩子紧急送来了剩下的药片，医生辨认出是几年前就被纳入禁用药品名单
的雷尼替丁复合片，再仔细一看，竟然过期两年多了。

雷尼替丁曾作为临床常用的胃酸分泌抑制剂，广泛应用于消化系统疾病
的治疗。但 2020 年，美国 FDA 基于安全性评估结果，决定对雷尼替丁实施
全面撤市。同年，中国相关部门也发布公告，要求所有含雷尼替丁成分的药品

立即下架。研究发现，雷尼替丁可能会导致包括意识障碍、嗜睡、谵妄在内的中枢神经系统不良反应。由于老年人普遍存在肝肾代谢功能减退的情况，药物的代谢清除能力明显下降，致使雷尼替丁在老年人体内蓄积风险显著增加，更易出现不良反应。

家庭药箱的维护不应止步于药品储备，更需要建立科学的动态管理体系。定期梳理药品不仅关乎用药安全，更是健康管理的重要一环。接下来，我就带你逐步清理一下自家的药箱。

第一步：清理"伪常备"药品。

在长期的家庭用药积累后，药箱里总会混入一些"莫名其妙"的药品。说它们"莫名其妙"，是因为家庭成员往往说不清楚它们的来源和用途。而且这类药品在有老年人的家庭中相对更多。这些"伪常备"药品主要包括用途不明但包装精美的"赠品药物"、来路不明的中成药和保健品，以及他人未吃完的处方药。

在清理药箱时，这类药品要重点排查，坚决清理。

第二步：清理过期药品。

购买药品后，首先，要关注药品包装盒上的有效期。我们可以用红色记号笔把有效期着重画出来，这样可以加深对有效期的印象，服用和清理药品的时候也一目了然。

其次，要保持药品原包装完整，并妥善保存药品说明书。如果要扔掉包装盒，则需在无外盒的铝塑包装板上清晰标注药品有效期，以免误服过期药品。

最后，准备一个"近效期"小药箱，专门存放有效期在半年内的药品。在清理过期药品时，也可以先从这个药箱开始，提高清理效率。

需要注意的是，药品如果过期了，即使外观无异常也绝对禁止服用，服用过期药品的危害远超服用过期食品。

第三步：留意药品的贮存状态。

药品的贮存状态直接影响其质量和安全性。在清理药箱时，需要特别注意以下变质迹象。

> 药片：松散、变色、糖衣开裂。
>
> 胶囊：粘连、变形、破裂。
>
> 散剂：结块、发霉、潮解。
>
> 液体制剂（如眼药水、糖浆）：浑浊、沉淀、变色。

如果发现药品过期或变质，一定要立即停止使用，并妥善处理。如果有条件，可将过期药品送到附近药店或社区进行统一回收，或者将药品密封后投入有害垃圾桶内，避免被人或动物误食。

需要特别注意的是，为了提醒家里老人按时服药，有的人习惯将一周要吃的药提前从包装中取出来，放入药品分装盒中。这种做法并不是很建议，因为其中存在一个隐患：有些药品性质不稳定，如果提前取出来，遇到梅雨天气，可能会潮解变质，因此，应遵循"现服现取"原则，避免药品受潮或失效。

第四步：区分药品的"有效期"和"使用期限"，及时清理已开封药品。

药品包装标注的有效期仅适用于未开封的完整药品，比如药片、胶囊等，但是有些药品一旦服用就意味着完全开封，无法回到未开封状态，也就不能根据有效期服用了。比如口服糖浆，多次打开服用，可能会增加药品污染及化学降解的风险。

具体来说，糖浆剂、滴眼液、滴耳剂等液体制剂开封后通常最多保存 4 周；硝酸甘油片作为急救药，要在阴凉处避光保存，避免贴身携带，防止体温过高导致药物失效，开封的硝酸甘油片最多保存 6 个月；大部分胰岛素开封后一般需要在 25℃以下保存，最多保存 4 周。

第五步：药品安全性核查。

药品管理不仅需要关注有效期，更要重视药品安全性的动态更新。随着医学研究的深入，一些曾经广泛使用的药物可能会因为安全性问题而被撤市。对于非专业人士而言，及时获取这些信息确实存在难度，我给你推荐两个简单有效的方法。

第一，现在很多三甲医院都有药师门诊，你可以制作一份自家的药品清单，在去医院就诊时顺便咨询一下这些药品的安全性。

第二，你可以通过国家药品监督管理局"药品说明书数据库"或者专业医疗平台（如"丁香医生"）对药品进行查询，获取最新的用药提示。

建议每半年系统地按照上述五个步骤整理一次家庭药箱。药箱的梳理，不仅是一次整理物品的行动，更是一次思维模式的刷新、责任意识的唤醒。家庭药箱的意义不在于储备的药有多少，而在于用药是否有序、科学、可查；不在于是否囤积了"神药"，而在于是否真正理解每一颗药的风险与边界。

结 语

幸福的家，从践行健康的生活方式开始

健康问题，万变不离其"宗"

家庭中的健康问题千差万别，每个家庭成员在不同的人生阶段、不同的生活场景中都有各自的健康烦恼。尽管我希望这本书能尽可能面面俱到地为你提供解答，但我必须承认，无论写得多全面，一本书能覆盖的家庭健康问题毕竟是有限的，你可能在这本书中找不到你心心念念的问题的答案。其实，不只是健康问题无法穷尽，我们更要承认，哪怕把所有健康问题都放到现有的科学地图上，人类的探索也只是冰山一角，更多的真相仍隐藏在未知的迷雾中。

但是，"夫物芸芸，各复归其根"，再复杂的问题，终有本质和规律可循。除了我们无法改变的基因，大多数身体变化其实都源自你的生活方式。你怎么吃、怎么运动、怎么睡觉，这些日常行为构成了你健康的底层系统。对健康管理来说，无论问题多么复杂，万变不离其宗，这个"宗"正是我们每天践行的生活方式。

现代医学研究也证明了这一点。美国心脏协会发布的指南指出，如果在生活方式上能够遵循四条原则，可显著降低心血管疾病和糖尿病发病率。这四项原则分别是：第一，保持适当的体重；第二，不吸烟；第三，规律运动；第四，合理饮食。生活方式对健康的影响远不止于心脑血管疾病和糖尿病，它对全球第二大疾病——癌症，同样有着不可忽视的影响。2023年美国国家癌症研究所的研究指出，癌症已经不再是衰老的必然结果，只有5%～10%的癌症与遗传直接相关，大多数癌症的发病都与生活方式密切相关，比如不良饮食习惯、肥胖等。据统计，2004—2013年，美国癌症的总体死亡率下降了13%。这个巨大的进步并非单纯依靠医学上的突破，更多的是依靠过去10年间全民生活方式的改善。

所以，无论你面对着怎样的问题，优化生活方式，都是你现在就可以行动起来的最有效解决方案之一。

幸福，需要一个"锚定点"

从医这么多年，亲历过无数家庭的生离死别，见证过太多悲喜交织的故事，我总算明白了一个道理：人这一生，生死是算不准的，但健康可以算；姻缘是算不准的，但家庭和睦可以算；富贵是算不准的，但幸福可以算。年轻时，我总喜欢纠结于那些算不准的事情，但是人生来到下半场，我更愿意在这些算得准的事情上好好下一点功夫。

你可能会觉得"幸福"这道算术题有点抽象，看不清，摸不着。这时候，你就需要一个清晰的锚定点——健康的生活方式。如果能够实现对健康生活方式的管理，你和家人收获的将不只是健康，更可能在不知不觉间获得一个更幸福的家庭。就像俗话说的，"为理想而奋斗，捎带着把钱赚了"，健康和幸福的关系也是这样——你本以为只是为了健康，最后获得的却不只是健康。

健康和幸福本来就存在高度的共通性。首先，健康是幸福的土壤。身心俱疲、长期处于亚健康状态，不可能拥有真正的幸福。其次，两者都以生活为基础，也都需要依靠长期的行为进行构建。最后，健康和幸福都需要被分享。你可能已经发现了，分享本身，就是幸福感的触发器。哈佛商学院做过一项关于金钱与幸福的研究，研究人员把被试者分为两组，一组将金钱花在自己身上，另一组将金钱花在别人身上，结果发现，把钱花在别人身上的人更容易获得幸福感。

如果不知道该如何提升家庭幸福感，或者跟家庭、社会的关系出现了问题，你不妨从培养一个小小的健康习惯开始。比如，周五与家人一起做晚饭，周末与朋友一起打球，或者购买一件能够改善居家环境的礼物送给伴侣或亲人。这种小而确定的行动，往往是幸福的开端。

良好的生活方式往往会塑造幸福的家庭。在人生路上，健康是幸福的"入场券"，而幸福又是健康的"助推器"，两者相伴相生。

健康的三重境界

当你看到这里时，这本书已经接近尾声。如果你已经开始践行健康的生活方式，那么现在不妨放下书本，静下心来对照一下，看看自己修炼到了第几重境界。

第一重境界，"看山是山，看水是水"。

在没有理解"生活方式就是健康，健康就是幸福"的阶段，你或许会觉得吃饭、穿衣是满足温饱需求，睡觉、呼吸是满足生理需求。此时的你，吃饭只是吃饭，睡觉只是睡觉，走路只是走路。生活方式还未被你觉察，它只是自然而然地存在着。

第二重境界，"看山不是山，看水不是水"。

在这一阶段，你开始意识到健康的生活方式，你所有的动静运作、一餐一饭、一呼一吸都是对健康的修行。吃饭时，你会思考营养是否均衡；走路时，你会觉察自己的步伐与姿态是否准确；睡觉时，你会注意作息是否规律、睡眠质量高不高；买菜时，你会留意食材是否天然；吃零食时，你会犹豫是否值得吃；久坐时，你会提醒自己站起来活动一下。这一阶段，吃饭不再只是吃饭，睡觉也不再只是睡觉，生活中的一举一动都开始被重新定义。

这一重境界，你可能会停留很久。但请不要焦虑，只要你持续前行，总会迎来下一次转化。

第三重境界，"看山还是山，看水还是水"。

到达这一重境界，你已经能够真正把健康的生活方式融入生命的肌理，不再需要依赖于打卡、自律、提醒和监督。均衡饮食、坚持运动、规律作息、补充水分、久坐后及时站立都已经内化为你身体本能的选择。不用刻意追求健康，你的一举一动已然构成了你理想中的生活方式，而这就是你最自然、最舒适的状态。此时，无须你掌控一切，一切已经尽在掌控之中。

修炼这三重境界，要下功夫吗？答案是肯定的。人世间有这么多事情要去关注、去完成、去挑战，为什么我们要在这三重境界中精进自己？是为了拥有强健的体魄、强大的内心吗？这些都对，但还不够。

更本质的原因是你自己值得精进。

儒家心学的集大成者王阳明曾说："吾性自足，不假外求。"道家提倡"无为而治，道法自然"，强调顺应本性，不必在外物上过多用力。《六祖坛经》中也有类似的话："何期自性，本自具足；何期自性，能生万法。"当我们还在借助外力让自己成长、依赖完成任务获得人生意义、通过战胜挑战来证明自己时，儒、释、道三家已经给我们指出了一条清晰的路：想要提升能力、获得人生的意义，没有什么方式比精进自己更直接。

让我们带着更好的自己出发吧。

参考文献

第二章　日常生活习惯养成

· STONEROCK G L, BLUMENTHAL J A. Role of Counseling to Promote Adherence in Healthy Lifestyle Medicine: Strategies to Improve Exercise Adherence and Enhance Physical Activity[J]. *Prog Cardiovasc Dis.* 2017 Mar-Apr;59(5):455-462.

· RUNDLE C W, PRESLEY C L, MILITELLO M, et al. Hand Hygiene During COVID-19: Recommendations from the American Contact Dermatitis Society[J]. *Journal of the American Academy of Dermatology*, 2020, 83(6).

· ROSS I, BICK S, AYIEKO P, DREIBELBIS R, WOLF J, FREEMAN M C, ALLEN E, BRAUER M, CUMMING O. Effectiveness of handwashing with soap for preventing acute respiratory infections in low-income and middle-income countries: a systematic review and meta-analysis[J]. *Lancet.* 2023 May 20;401(10389):1681-1690.

· LOTFINEJAD N, PETERS A, TARTARI E, FANKHAUSER-RODRIGUEZ C, PIRES D, PITTET D. Hand hygiene in health care: 20 years of ongoing advances and perspectives[J]. *Lancet Infect Dis.* 2021 Aug;21(8):e209-e221.

· 郭梦茜, 张宁. 助推手卫生的行为干预策略 [J]. 心理科学进展, 2022, 30 (04) :863-876.

· 赵婧. 洗手与日常防疫: 近代中国防疫观念和行为的演进 [J]. 社会科学研究, 2023 (03) :171-180.

· CHAN S, PASTERNAK G M, WEST M J. The place of periodontal examination and referral in general medicine[J]. *Periodontol 2000.* 2017 Jun;74(1):194-199.

· SCZEPANIK F S C, GROSSI M L, CASATI M, GOLDBERG M, GLOGAUER M, FINE N, TENENBAUM H C. Periodontitis is an inflammatory disease of oxidative stress: We should treat it that way[J]. *Periodontol 2000.* 2020 Oct;84(1):45-68.

· GENCO R J, BORGNakke W S. Risk factors for periodontal disease[J]. *Periodontol 2000.* 2013 Jun;62(1):59-94.

· 《中国居民口腔健康行为指南》医护人员手册 [J]. 口腔护理用品工业, 2016, 26 (05) :55-61.

· LIANG M, LIAN Q, KOTSAKIS G A, MICHALOWICZ B S, JOHN MT, CHU H. Bayesian Network Meta-analysis of Multiple Outcomes in Dental Research[J]. *J Evid Based Dent Pract.* 2020 Mar;20(1):101403.

· SCZEPANIK F S C, GROSSI M L, CASATI M, GOLDBERG M, GLOGAUER M, FINE N, TENENBAUM H C. Periodontitis is an inflammatory disease of oxidative stress: We should treat it that way[J]. *Periodontol 2000.* 2020 Oct;84(1):45-68.

· GENCO R J, BORGNAKKE W S. Risk factors for periodontal disease[J]. *Periodontol 2000.* 2013 Jun;62(1):59-94.

· IORGULESCU G. Saliva between normal and pathological. Important factors in determining systemic and oral health[J]. *J Med Life.* 2009 Jul-Sep;2(3):303-7.

· WANG Y, JIANG Y, CHEN Y, YU L, ZHOU J, WANG N, LIU T, FU C. Associations of oral hygiene with incident hypertension and type 2 diabetes mellitus: A population based cohort study in Southwest China[J]. *J Clin Hypertens (Greenwich)*. 2022 Apr;24(4):483-492.

· SHAMSODDIN E. Dental floss as an adjuvant of the toothbrush helps gingival health [J]. *Evid Based Dent*, 2022, 23:94-96.

· BERCHIER C E, SLOT D E, HAPS S, VAN DER WEIJDEN G A. The efficacy of dental floss in addition to a toothbrush on plaque and parameters of gingival inflammation: a systematic review [J]. *Int J Dent Hyg*, 2008, 6:265-279.

· ZHAO Q, WANG S B, XU G, SONG Y, HAN X, LIU Z, ZHOU X, ZHANG T, HUANG K, YANG T, LIN Y, WU S, WANG Z, WANG C. Periodontal health: A national cross-sectional study of knowledge, attitudes and practices for the public oral health strategy in China [J]. *J Clin Periodontol*, 2019, 46(4):406-419.

· SANZ M, MARCO DEL CASTILLO A, JEPSEN S, GONZALEZ-JUANATEY J R, D'AIUTO F, BOUCHARD P, CHAPPLE I, DIETRICH T, GOTSMAN I, GRAZIANI F, HERRERA D, LOOS B, MADIANOS P, MICHEL J B, PEREL P, PIESKE B, SHAPIRA L, SHECHTER M, TONETTI M, VLACHOPOULOS C, WIMMER G. Periodontitis and cardiovascular diseases: Conse [J]. *Periodontol 2000*, 2020, 83(1):213-233.

· NWIZU N, WACTAWSKI-WENDE J, GENCO R J. Periodontal disease and cancer: Epidemiologic studies and possible mechanisms [J]. *Periodontol 2000*, 2020, 83(1):213-233.

· ORLANDI M, GRAZIANI F, D'AIUTO F. Periodontal therapy and cardiovascular risk [J]. *Periodontol 2000*, 2020, 83:107-124.

· ARDA O, GÖKSÜGÜR N, TÜZÜN Y. Basic histological structure and functions of facial skin [J]. *Clinics in Dermatology*, 2014, 32(1):3-13.

· 李东明, 黄芩. 皮肤细菌感染及其诊疗对策 [J]. 皮肤性病诊疗学杂志, 2013, 20 (3) :221-223.

· SUZUKI R, HASHIMOTO H, OKAMOTO O. Scald burns while bathing among elderly people in Japan [J]. *Cureus*, 2021, 13(11):e19842.

· PROKSCH E. pH in nature, humans and skin [J]. *The Journal of Dermatology*, 2018, 45(9):1044-1052.

· OJIMA S, OHISHI M. Effects of hot spring bathing on cardiac and vascular function [J]. *Hypertens Res: Off J Jpn Soc Hypertens*, 2023, 46(7):1705-1706.

· WEI K, STELLA C, WEHMEYER K, CHRISTMAN J, et al. Effects of petrolatum, a petrolatum depositing body wash and a regular body wash on biomarkers and biophysical properties of the stratum corneum [J]. *Int J Cosmet Sci*, 2021, 43(2):218-224.

· BUJAK T, NIZIOT-T UKASZEWSKA Z, ZIEMLEWSKA A. Amphiphilic cationic polymers as effective substances improving the safety of use of body wash gels [J]. *Int J Biol Macromol*, 2020, 147:973-979.

· XU Z, LIU X, NIU Y, SHEN C, et al. Skin benefits of moisturising body wash formulas for children with atopic dermatitis: A randomised controlled clinical study in China [J]. *Australas J Dermatol*, 2020, 61(1):e54-e59.

· HAWKINS S, DASGUPTA B R, et al. Role of pH in skin cleansing [J]. *Int J Cosmet Sci*, 2021, 43(4):474-483.

· SANDER M, SANDER M, BURBIDGE T. The efficacy and safety of sunscreen use for the prevention of skin cancer [J/OL]. *Canadian Medical Association Journal*, 2020, 192(50):E1802-E1808.

· THE LANCET ONCOLOGY. Climate change and skin cancer: urgent call for action [J/OL]. *The Lancet Oncology*, 2023, 24(8):823.

· ANDERSEN P A, BULLER D B, WALKOSZ B J. Environmental cues to UV radiation and personal sun protection in outdoor winter recreation [J/OL]. *Archives of Dermatology*, 2010, 146(11) [2023-08-26].

· ISEDEH P, OSTERWALDER U, LIM H W. Teaspoon rule revisited: proper amount of sunscreen application: Letter to the Editor [J/OL]. *Photodermatology, Photoimmunology & Photomedicine*, 2013, 29(1):55–56.

· BAGGERLY C A, CUOMO R E, FRENCH C B, et al. Sunlight and Vitamin D: Necessary for Public Health [J]. *J Am Coll Nutr*, 2015, 34:359–365.

· HERNIGOU P, SITBON J, DUBORY A, AUREGAN J C. Vitamin D history part III: the "modern times" —new questions for orthopaedic practice: deficiency, cell therapy, osteomalacia, fractures, supplementation, infections [J]. *Int Orthop*, 2019, 43:1755–1771.

· DELVIN E, SOUBER BIELLE J C, VIARD J P, SALLE B. Role of vitamin D in acquired immune and autoimmune diseases [J]. *Crit Rev Clin Lab Sci*, 2014, 51:232–247.

· GIUSTINA A, BOUILLON R, DAWSON-HUGHES B, EBELING P R, LAZARETTI-CASTRO M, LIPS P, MARCOCCI C, BILEZIKIAN J P. Vitamin D in the older population: a consensus statement [J]. *Endocrine*, 2023, 79:31–44.

· BOUILLON R, MARCOCCI C, CARMELIET G, BIKLE D, WHITE J H, DAWSON-HUGHES B, LIPS P, MUNNS C F, LAZARETTI-CASTRO M, GIUSTINA A, et al. Skeletal and Extraskeletal Actions of Vitamin D: Current Evidence and Outstanding Questions [J]. *Endocr Rev*, 2019, 40:1109–1151.

· WIRZ-JUSTICE A, SKENE D J, MUNCH M. The relevance of daylight for humans [J]. *Biochem Pharmacol*, 2021, 191:114304.

· BURNS A C, SAXENA R, VETTER C, PHILLIPS A, LANE J M, CAIN S W. Time spent in outdoor light is associated with mood, sleep, and circadian rhythm-related outcomes: A cross-sectional and longitudinal study in over 400,000 UK Biobank participants [J]. *J Affect Disord*, 2021, 295:347–352.

· LAMBERT G W, REID C, KAYE D M, JENNINGS G L, ESLER M D. Effect of sunlight and season on serotonin turnover in the brain [J]. *Lancet*, 2002, 360:1840–1842.

· TAYLOR C R, STERN R S, LEYDEN J J, GILCHREST B A. Photoaging/photodamage and photoprotection [J]. *J Am Acad Dermatol*, 1990, 22:1–15.

· JIA S S, LIU Q, ALLMAN-FARINELLI M, PARTRIDGE S R, PRATTEN A, YATES L, STEVENS M, MCGILL B. The use of portion control plates to promote healthy eating and diet-related outcomes: a scoping review [J]. *Nutrients*, 2022, 14(4):892.

· LICHTENSTEIN A H, APPEL L J, VADIVELOO M, et al. 2021 Dietary Guidance to Improve Cardiovascular Health: A Scientific Statement From the American Heart Association [J]. *Circulation*, 2021, 144(23):e472–e487.

· MCCARTHY W J, RICO M, CHANDLER M, HERMAN D R, CHANG C, BELIN T R, LOVE S, RAMIREZ E, GELBERG L. Randomized comparative effectiveness trial of 2 federally recommended strategies to reduce excess body fat in overweight, low-income patients: MyPlate.gov vs Calorie Counting [J]. *Ann Fam Med*, 2023, 21(3):213–219.

· SCHUTZ Y, MONTANI J P, DULLOO A G. Low-carbohydrate ketogenic diets in body weight control: A recurrent plaguing issue of fad diets? [J]. *Obes Rev*, 2021, 22 Suppl 2:e13195.

· DICKEN S J, BATTERHAM R L. Ultra-processed food: a global problem requiring a global solution [J]. *Lancet Diabetes Endocrinol*, 2022, 10:691–694.

· BONACCIO M, DI CASTELNUOVO A, RUGGIERO E, et al. Joint association of food nutritional profile by Nutri-Score front-of-pack label and ultra-processed food intake with mortality: Moli-sani prospective cohort study [J]. *BMJ*, 2022, 378:e070688.

· DICKEN S J, BATTERHAM R L. The role of diet quality in mediating the association between ultra-processed food intake, obesity and health-related outcomes: A review of prospective cohort studies [J]. *Nutrients*, 2022, 14:23.

· HALL K D, AYUKETAH A, BRYCHTA R, et al. Ultra-processed diets cause excess calorie intake and weight gain: an inpatient randomized controlled trial of ad libitum food intake [J]. *Cell Metab*, 2019, 30:226.

· HUNTER R W, DHAUN N, BAILEY M A. The impact of excessive salt intake on human health [J]. *Nat Rev Nephrol*, 2022, 18:321–335.

· LICHTENSTEIN A H, APPEL L J, BRANDS M, et al. Diet and lifestyle recommendations revision 2006: A scientific statement from the American Heart Association Nutrition Committee [J]. *Circulation*, 2006, 114:82.

· LLOYD-JONES D M, HONG Y, LABARTHE D, et al. Defining and setting national goals for cardiovascular health promotion and disease reduction: The American Heart Association's strategic impact goal through 2020 and beyond [J]. *Circulation*, 2010, 121(4):586–613.

· U.S. DEPARTMENT OF HEALTH AND HUMAN SERVICES AND U.S. DEPARTMENT OF AGRICULTURE. 2015–2020 Dietary Guidelines for Americans, 8th Edition [M]. Washington, DC: U.S. Government Printing Office, 2015.

· DAUCHET L, AMOUYEL P, HERCBERG S, et al. Fruit and vegetable consumption and risk of coronary heart disease: A meta-analysis of cohort studies [J]. *J Nutr*, 2006, 136:2588–2593.

· DAUCHET L, AMOUYEL P, DALLONGEVILLE J. Fruit and vegetable consumption and risk of stroke: a meta-analysis of cohort studies [J]. *Neurology*, 2005, 65:1193–1197.

· CAO Z, XU C, ZHANG P, WANG Y. Associations of sedentary time and physical activity with adverse health conditions: Outcome-wide analyses using isotemporal substitution model [J]. *eClinicalMedicine*, 2022, 48:101424.

· EKELUND U, TARP J, FAGERLAND M W, et al. Joint associations of accelerometer measured physical activity and sedentary time with all-cause mortality: a harmonised meta-analysis in more than 44,000 middle-aged and older individuals [J]. *Br J Sports Med*, 2020, 54(24):1499–1506.

· MAGNON V, DUTHEIL F, VALLET G T. Benefits from one session of deep and slow breathing on vagal tone and anxiety in young and older adults [J]. *Sci Rep*, 2021, 11:19267.

· PERCIAVALLE V, BLANDINI M, FECAROTTA P, et al. The role of deep breathing on stress [J]. *Neurol Sci*, 2017, 38:451–458.

· LIU Y, JIANG T T, SHI T Y, et al. The effectiveness of diaphragmatic breathing relaxation training for improving sleep quality among nursing staff during the COVID-19 outbreak: a before and after study [J]. *Sleep Med*, 2021, 78:8–14.

· MA X, YUE Z Q, GONG Z Q, et al. The effect of diaphragmatic breathing on attention, negative affect and stress in healthy adults [J]. *Front Psychol*, 2017.

· DE COUCK M, CAERS R, MUSCH L, et al. How breathing can help you make better decisions: Two studies on the effects of breathing patterns on heart rate variability and decision-making in business cases [J]. *Int J Psychophysiol*, 2019, 139:1–9.

· VOSTATEK P, NOVÁK D, RYCHNOVSKÝ T, et al. Diaphragm postural function analysis using magnetic resonance imaging [C]. *IEEE Int Conf Inf Technol Appl Biomed*, 2013.

· KOLAR P, NEUWIRTH J, SANDA J, et al. Analysis of diaphragm movement during tidal breathing and during its activation while breath holding using MRI synchronized with spirometry [J]. *Physiol Res*, 2009, 58:383–392.

· RUSSO M A, SANTARELLI D M, O'ROURKE D. The physiological effects of slow breathing in the healthy human [J]. *Breathe*, 2017, 13(4):298–309.

· WANG Y P, KUO T B J, LAI C T, et al. Effects of respiratory time ratio on heart rate variability and spontaneous baroreflex sensitivity [J]. *J Appl Physiol*, 2013, 115(11):1648–1655.

· GERRITSEN R J S, BAND G P H. Breath of Life: The Respiratory Vagal Stimulation Model of Contemplative Activity [J]. *Front Hum Neurosci*, 2018, 12:397.

· KALYANI B G, VENKATASUBRAMANIAN G, ARASAPPA R, et al. Neurohemodynamic correlates of 'OM' chanting: A pilot functional magnetic resonance imaging study [J]. *Int J Yoga*, 2011, 4(1):3–6.

· INBARAJ G, RAO R M, et al. Immediate effects of OM chanting on heart rate variability measures compared between experienced and inexperienced yoga practitioners [J]. *Int J Yoga*, 2022, 15(1):52–58.

· HAFDI M, HOEVENAAR-BLOM M P, RICHARD E. Multi-domain interventions for the prevention of dementia and cognitive decline [J]. *Cochrane Database Syst Rev*, 2021, 11(11):CD013572.

· GATES N J, VERNOOIJ R W, DI NISIO M, et al. Computerised cognitive training for preventing dementia in people with mild cognitive impairment [J]. *Cochrane Database Syst Rev*, 2019, 3(3):CD012279.

· ARONNE L J, SATTAR N, HORN D B, et al.; SURMOUNT-4 INVESTIGATORS. Continued treatment with tirzepatide for maintenance of weight reduction in adults with obesity: The SURMOUNT-4 randomized clinical trial [J]. *JAMA*, 2024, 331(1):38–48.

· SODHI M, REZAEIANZADEH R, KEZOUH A, ETMINAN M. Risk of gastrointestinal adverse events associated with glucagon-like peptide-1 receptor agonists for weight loss [J]. *JAMA*, 2023, 330(18):1795–1797.

· PALUCH A E, BAJPAI S, BASSETT D R, et al.; STEPS FOR HEALTH COLLABORATIVE. Daily steps and all-cause mortality: a meta-analysis of 15 international cohorts [J]. *Lancet Public Health*, 2022, 7(3):e219–e228.

· HU Y, ZHAO F, DING X, et al. Rates of myopia development in young Chinese schoolchildren during the outbreak of COVID-19 [J]. *JAMA Ophthalmol*, 2021, 139(10):1115–1121.

· GUAN X, FAN G, CHEN Z, ZENG Y, et al. Gender difference in mobile phone use and the impact of digital device exposure on neck posture [J]. *Ergonomics*, 2016, 59(11):1453–1461.

· LIU L, DENG H, TANG X, et al. Specific electromagnetic radiation in the wireless signal range increases wakefulness in mice [J]. *Proc Natl Acad Sci USA*, 2021, 118(31):e2105838118.

· HANSRAJ K K. Assessment of stresses in the cervical spine caused by posture and position of the head [J]. *Surg Technol Int*, 2014, 25:277–279.

· BLODGETT J M, AHMADI M N, ATKIN A J, et al.; PRO PASS COLLABORATION. Device-measured physical activity and cardiometabolic health: the Prospective Physical Activity, Sitting, and Sleep (Pro PASS) consortium [J]. *Eur Heart J*, 2023, ehad717.

· DUNSTAN D W, DOGRA S, CARTER S E, OWEN N. Sit less and move more for cardiovascular health: emerging insights and opportunities [J]. *Nat Rev Cardiol*, 2021, 18(9):637–648.

· TÄHKÄMÖ L, PARTONEN T, PESONEN A K. Systematic review of light exposure impact on human circadian rhythm [J]. *Chronobiol Int*, 2019, 36(2):151–170.

· HE X, SANKARIDURG P, WANG J, et al. Time outdoors in reducing myopia: A school-based cluster randomized trial with objective monitoring of outdoor time and light intensity [J]. *Ophthalmology*, 2022, 129(11):1245–1254.

· GOLDSTICK J E, CUNNINGHAM R M, CARTER P M. Current causes of death in children and adolescents in the United States [J]. *N Engl J Med*, 2022, 386(20):1955–1956.

第三章 日常饮食体系搭建

· APPEL L J, BRANDS M W, DANIELS S R, KARANJA N, ELMER P J, SACKS F M; AMERICAN HEART ASSOCIATION. Dietary approaches to prevent and treat hypertension: a scientific statement from the American Heart Association [J]. *Hypertension*, 2006, 47(2):296–308.

· SACKS F M, LICHTENSTEIN A H, WU J H Y, APPEL L J, CREAGER M A, KRIS-ETHERTON P M, MILLER M, RIMM E B, RUDEL L L, ROBINSON J G, STONE N J, VAN HORN L V; AMERICAN HEART ASSOCIATION. Dietary fats and cardiovascular disease: a presidential advisory from the American Heart Association [J]. *Circulation*, 2017, 136(3):e1–e23.

· WHELTON P K, APPEL L J, SACCO R L, ANDERSON C A, ANTMAN E M, CAMPBELL N, DUNBAR S B, FROHLICH E D, HALL J E, JESSUP M, LABARTHE D R, MACGREGOR G A, SACKS F M, STAMLER J, VAFIADIS D K, VAN HORN L V. Sodium, blood pressure, and cardiovascular disease: further evidence supporting the American Heart Association sodium reduction recommendations [J]. *Circulation*, 2012, 126(24):2880–2889.

· PELETEIRO B, LOPES C, FIGUEIREDO C, LUNET N. Salt intake and gastric cancer risk according to Helicobacter pylori infection, smoking, tumour site and histological type [J]. *Br J Cancer*, 2011, 104(1):198–207.

· BERTINO M, BEAUCHAMP G K, ENGELMAN K. Long-term reduction in dietary sodium alters the taste of salt [J]. *Am J Clin Nutr*, 1982, 36(6):1134–1144.

· LI Q, CUI Y, JIN R, LANG H, YU H, SUN F, HE C, MA T, LI Y, ZHOU X, LIU D, JIA H, CHEN X, ZHU Z. Enjoyment of spicy flavor enhances central salty-taste perception and reduces salt intake and blood pressure [J]. *Hypertension*, 2017, 70(6):1291–1299.

· FRANCESCHI C, GARAGNANI P, OLIVIERI F, SALVIOLI S, GIULIANI C. The contextualized genetics of human longevity: JACC focus seminar [J]. *J Am Coll Cardiol*, 2020, 75(8):968–979.

· SINCLAIR D A, LAPLANTE M D. Lifespan: why we age—and why we don't have to [M]. New York: Simon & Schuster, 2019.

· TIAN X, SELUANOV A, GORBUNOVA V. Molecular mechanisms determining lifespan in short- and long-lived species [J]. *Trends Endocrinol Metab*, 2017, 28(10):722–734.

· LIU G H, QU J. Longevity secret: A pluripotent superpower [J]. *Cell Metab*, 2022, 34(6):803–804.

· LONGO V. The longevity diet: discover the new science behind stem cell activation and regeneration to slow aging, fight disease, and optimize weight [M]. New York: Avery Penguin Random House, 2018.

· LONGO V D, ANDERSON R M. Nutrition, longevity and disease: from molecular mechanisms to interventions [J]. *Cell*, 2022, 185(9):1455–1470.

· HANSEN M, RUBINSZTEIN D C, WALKER D W. Autophagy as a promoter of longevity: insights from model organisms [J]. *Nat Rev Mol Cell Biol*, 2018, 19(9):579–593.

· GREEN C L, LAMMING D W, FONTANA L. Molecular mechanisms of dietary restriction promoting health and longevity [J]. *Nat Rev Mol Cell Biol*, 2022, 23(1):56–73.

· ULGHERAIT M, MIDOUN A M, PARK S J, et al. Circadian autophagy drives iTRF-mediated longevity [J]. *Nature*, 2021, 598(7880):353–358.

· CHAIX A, LIN T, LE H D, CHANG M W, PANDA S. Time-restricted feeding prevents obesity and metabolic syndrome in mice lacking a circadian clock [J]. *Cell Metab*, 2019, 29(2):303–319.e4.

· LI G, XIE C, LU S, et al. Intermittent fasting promotes white adipose browning and decreases obesity by shaping the gut microbiota [J]. *Cell Metab*, 2017, 26(4):672–685.e4.

· BECKER F, BEHRENDS M M, RUDOLPH K L. Evolution, mechanism and limits of dietary restriction induced health benefits & longevity [J]. *Redox Biol*, 2023, 63:102725.

· GUO Y, LUO S, YE Y, YIN S, FAN J, XIA M. Intermittent fasting improves cardiometabolic risk factors and alters gut microbiota in metabolic syndrome patients [J]. *J Clin Endocrinol Metab*, 2021, 106(1):64–79.

· MCSTAY M, GABEL K, CIENFUEGOS S, EZPELETA M, LIN S, VARADY K A. Intermittent fasting and sleep: a review of human trials [J]. *Nutrients*, 2021, 13(10):3489.

· SACKS F M, LICHTENSTEIN A H, WU J H Y, APPEL L J, CREAGER M A, KRIS-ETHERTON P M, MILLER M, RIMM E B, RUDEL L L, ROBINSON J G, STONE N J, VAN HORN L V; AMERICAN HEART ASSOCIATION. Dietary fats and cardiovascular disease: a presidential advisory from the American Heart Association [J]. *Circulation*, 2017, 136(3):e1–e23.

· 程正载, 龚凯, 罗灿, 等. 食用油与人体健康 [J]. 化学教学, 2014, (11):81–86.

· TIAN J, CHEN J, LV F, CHEN S, CHEN J, LIU D, YE X. Domestic cooking methods affect the phytochemical composition and antioxidant activity of purple-fleshed potatoes [J]. *Food Chem*, 2016, 197 Pt B:1264–1270.

· 王璐, 何洪巨, 何湘漪, 等. 不同烹调方式对蔬菜植物化学物及 VC 的影响 [J]. 食品工业科技, 2014, 35 (01):338–341.

· 王凤丽, 方芮, 覃丽明, 等. 烹饪方式对蔬菜营养、抗氧化能力及色泽影响的研究进展 [J]. 食品工业科技, 2022, 43 (02):411–419.

· VERRUCK S, BALTHAZAR C F, ROCHA R S, et al. Dairy foods and positive impact on the consumer's health [J]. *Adv Food Nutr Res*, 2019, 89:95–164.

· GENOVESE A, BALIVO A, SALVATI A, SACCHI R. Functional ice cream health benefits and sensory implications [J]. *Food Res Int*, 2022, 161:111858.

· DALL'OGLIO F, NASCA M R, FIORENTINI F, MICALI G. Diet and acne: review of the evidence from 2009 to 2020 [J]. *Int J Dermatol*, 2021, 60(6):672–685.

· 曹清明, 王蔚婕, 张琳, 等. 中国居民平衡膳食模式的践行——《中国居民膳食指南 (2022)》解读 [J]. 食品与机械, 2022 (06):38–41.

· 赵文芝, 蔡丽雅, 贾忠伟, 石汉平. 基于菜谱的中国 8 大菜系能量及营养素分析 [J]. 中国调味品, 2021.

· 中国营养学会. 中国居民膳食指南 (2022) [M]. 北京: 人民卫生出版社, 2022.

· 健康中国行动 (2019-2030 年) [J]. 标准生活, 2019 (8):34–41.

· 王苏雯. 火锅烹调过程中亚硝酸盐含量的调查 [J]. 上海预防医学, 2005, 17 (8):364–365.

· TBVEY F I, BARDHAN K D, HOBSLEY M. Dietary phospholipids and sterols protective against peptic ulceration [J]. *Phytother Res*, 2013, 27(9):1265–1269.

· 朱东升. 食管癌发病的相关因素探讨 [J]. 中国社区医师, 2019, 35（22）:68–69.

· GESTEIRO E, GARCÍA-CARRO A, APARICIO-UGARRIZA R, GONZÁLEZ-GROSS M. Eating out of home: influence on nutrition, health, and policies: a scoping review [J]. *Nutrients*, 2022, 14(6):1265.

· MCGUFFIN L E, WALLACE J M W, MCCRORIE T A, et al. Family eating out-of-home: a review of nutrition and health policies [J]. *Proc Nutr Soc*, 2013, 72(1):126–139.

· LEEUWENDAAL N K, STANTON C, O' TOOLE P W, BERESFORD T P. Fermented foods, health and the gut microbiome [J]. *Nutrients*, 2022, 14(7):1527.

· WASTYK H C, FRAGIADAKIS G K, PERELMAN D, et al. Gut-microbiota-targeted diets modulate human immune status [J]. *Cell*, 2021, 184(16):4137–4153.e14.

· DIMIDI E, COX S R, ROSSI M, WHELAN K. Fermented foods: definitions and characteristics, impact on the gut microbiota and effects on gastrointestinal health and disease [J]. *Nutrients*, 2019, 11(8):1806.

· GILLE D, SCHMID A, WALTHER B, VERGÈRES G. Fermented food and non-communicable chronic diseases: a review [J]. *Nutrients*, 2018, 10(4):448.

· KAPP J M, SUMNER W. Kombucha: a systematic review of the empirical evidence of human health benefit [J]. *Ann Epidemiol*, 2019, 30:66–70.

· BATISTA P, PENAS M R, PINTADO M, OLIVEIRA-SILVA P. Kombucha: perceptions and future prospects [J]. *Foods*, 2022, 11(13):1977.

· ANANTACHOKE N, DUANGRAT R, SUTTHIPHATKUL T, et al. Kombucha beverages produced from fruits, vegetables, and plants: a review on their pharmacological activities and health benefits [J]. *Foods*, 2023, 12(9):1818.

· KIM C E, YOON L S, MICHELS K B, et al. The impact of prebiotic, probiotic, and synbiotic supplements and yogurt consumption on the risk of colorectal neoplasia among adults: a systematic review [J]. *Nutrients*, 2022, 14(22):4937.

· PARVEZ S, MALIK K A, AH KANG S, KIM H Y. Probiotics and their fermented food products are beneficial for health [J]. *J Appl Microbiol*, 2006, 100(6):1171–1185.

· YANNI A E, KARTSIOTI K, KARATHANOS V T. The role of yoghurt consumption in the management of type II diabetes [J]. *Food Funct*, 2020, 11(12):10306–10316.

· CIFELLI C J, AGARWAL S, FULGONI V L 3RD. Association of yogurt consumption with nutrient intakes, nutrient adequacy, and diet quality in American children and adults [J]. *Nutrients*, 2020, 12(11):3435.

· WU L, SUN D. Consumption of yogurt and the incident risk of cardiovascular disease: a meta-analysis of nine cohort studies [J]. *Nutrients*, 2017, 9(3):315.

· SNIFFEN J C, MCFARLAND L V, EVANS C T, GOLDSTEIN E J C. Choosing an appropriate probiotic product for your patient: an evidence-based practical guide [J]. *PLoS One*, 2018, 13(12):e0209205.

· RUIZ SELLA S R B, BUENO T, DE OLIVEIRA A A B, KARP S G, SOCCOL C R. *Bacillus subtilis* natto as a potential probiotic in animal nutrition [J]. *Crit Rev Biotechnol*, 2021, 41(3):355–369.

· CHILTON S N, BURTON J P, REID G. Inclusion of fermented foods in food guides around the world [J]. *Nutrients*, 2015, 7(1):390–404.

· ZORZELA L, ARDESTANI S K, MCFARLAND L V, VOHRA S. Is there a role for modified probiotics as beneficial microbes: a systematic review of the literature [J]. *Benef Microbes*, 2017, 8(5):739–754.

· LI C, ZHU H, LI C, et al. The present situation of pesticide residues in China and their removal and transformation during food processing [J]. *Food Chem*, 2021, 354(2):129552.

· MIAO S, WEI Y, PAN Y, et al. Detection methods, migration patterns, and health effects of pesticide residues in tea [J]. *Compr Rev Food Sci Food Saf*, 2023.

· MARIA ABOU DIWAN, LAHIMER M, BACH V, et al. Impact of pesticide residues on the gut–microbiota–blood–brain barrier axis: a narrative review [J]. *Int J Mol Sci*, 2022.

· CHUNG S W C. How effective are common household preparations on removing pesticide residues from fruit and vegetables? A review [J]. *J Sci Food Agric*, 2017.

· VANDENBERG L N, HAUSER R, MARCUS M, et al. Human exposure to bisphenol A (BPA) [J]. *Reprod Toxicol*, 2007, 24(2):139–177.

· TSAI W-T. Human health risk on environmental exposure to bisphenol-A: a review [J]. *J Environ Sci Health C Environ Carcinog Ecotoxicol Rev*, 2006, 24(2):225–255.

· HAIGHTON L A, HLYWKA J J, DOULL J, et al. Evaluation of the possible carcinogenicity of bisphenol A to humans [J]. *Regul Toxicol Pharmacol*, 2002, 35:238–254.

· ERYTHROPEL H C, MARIC M, NICELL J A, et al. Leaching of the plasticizer di(2-ethylhexyl)phthalate (DEHP) from plastic containers and the question of human exposure [J]. *Appl Microbiol Biotechnol*, 2014, 98(24):9967–9981.

· SUI H X, ZHANG L, WU P G, et al. Concentration of di(2-ethylhexyl) phthalate (DEHP) in foods and its dietary exposure in China [J]. *Int J Hyg Environ Health*, 2014, 217(6).

· WHO. Burden of disease from household air pollution for 2012: summary of results [R]. Geneva: World Health Organization, 2014.

· ZHAO Y, WANG S, AUNAN K, SEIP H M, HAO J. Air pollution and lung cancer risks in China: a meta-analysis [J]. *Sci Total Environ*, 2006, 366(2–3):500–513.

· SUN S, SCHILLER J H, GAZDAR A F. Lung cancer in never smokers: a different disease [J]. *Nat Rev Cancer*, 2007.

· WU M T, LEE L H, HO C K, et al. Environmental exposure to cooking oil fumes and cervical intraepithelial neoplasm [J]. *Environ Res*, 2004, 94(1):25–32.

· WEI F, NIE G, ZHOU B, et al. Association between Chinese cooking oil fumes and sleep quality among a middle-aged Chinese population [J]. *Environ Pollut*, 2017, 227:543–551.

· WANG L, HU W, GUAN Q, et al. The association between cooking oil fume exposure during pregnancy and birth weight: a prospective mother-child cohort study [J]. *Sci Total Environ*, 2018, 612:822–830.

· HU P, FAN L, DING P, et al. Association between prenatal exposure to cooking oil fumes and full-term low birth weight is mediated by placental weight [J]. *Environ Res*, 2018, 167:622–631.

· IARC. Agents classified by the IARC Monographs [R]. Lyon CEDEX, France: IARC, 2012.

· MA Y, DENG L, MA P, et al. In vivo respiratory toxicology of cooking oil fumes: evidence, mechanisms and prevention [J]. *J Hazard Mater*, 2021, 402:123455.

· PENG C Y, LAN C H, LIN P C, KUO Y C. Effects of cooking method, cooking oil, and food type on aldehyde emissions in cooking oil fumes [J]. *J Hazard Mater*, 2017, 324(Pt B):160–167.

· WANG C K, CHANG L W, CHANG H, et al. Pulmonary changes induced by trans,trans-2,4-decadienal, a component of cooking oil fumes [J]. *Eur Respir J*, 2010, 35(3):667–675.

· TUNG Y H, KO J L, LIANG Y F, et al. Cooking oil fume-induced cytokine expression and oxidative stress in human lung epithelial cells [J]. *Environ Res*, 2001, 87(1):47–54.

· HUANG Y, HO S S, HO K F, et al. Characteristics and health impacts of VOCs and carbonyls associated with residential cooking activities in Hong Kong [J]. *J Hazard Mater*, 2011, 186(1):344–351.

· WANG L, XIANG Z, STEVANOVIC S, et al. Role of Chinese cooking emissions on ambient air quality and human health [J]. *Sci Total Environ*, 2017, 589:173–181.

· ROH S, RYU Y, JOUNG Y S. The effect of PhIP precursors on the generation of particulate matter in cooking oil fumes at high cooking temperatures and the inflammation response in human lung cells [J]. *J Hazard Mater*, 2023, 441:129792.

· CHEN J W, WANG S L, HSIEH D P, YANG H H, LEE H L. Carcinogenic potencies of polycyclic aromatic hydrocarbons for back-door neighbors of restaurants with cooking emissions [J]. *Sci Total Environ*, 2012, 417–418:68–75.

· 周庆华，金赞晖，陈金媛. 一次性塑料餐盒中双酚化合物的迁移规律研究 [J]. 浙江工业大学学报，2019, 47 (03)：334–337+347.

· ZHAO J, HUANG J, NIE F. The income elasticities of food, calories, and nutrients in China: a meta-analysis [J]. *Nutrients*, 2022, 14(22):4711.

· LI X, PAN Y, HAN Y, et al. Chinese food image database for eating and appetite studies [J]. *Nutrients*, 2022, 14(14):2916.

· RAHMAN N, ISHITSUKA K, PIEDVACHE A, et al. Convenience food options and adequacy of nutrient intake among school children during the COVID-19 pandemic [J]. *Nutrients*, 2022, 14(3):630.

第四章　饮品选择攻略

· TIAN D, MO S J, HAN L K, et al. Investigation of dietary factors and esophageal cancer knowledge: comparison of rural residents in high- and low-incidence areas [J]. *Sci Rep*, 2018, 8(1):4914.

· MINAMI Y, KANEMURA S, OIKAWA T, et al. Associations of Japanese food intake with survival of stomach and colorectal cancer: a prospective patient cohort study [J]. *Cancer Sci*, 2020, 111(7):2558–2569.

· MITRA P, PAL D K, DAS M. Does quality of drinking water matter in kidney stone disease: a study in West Bengal, India [J]. *Investig Clin Urol*, 2018, 59(3):158–165.

· VALTIN H. "Drink at least eight glasses of water a day." Really? Is there scientific evidence for "8×8"? [J]. *Am J Physiol Regul Integr Comp Physiol*, 2002, 283(5):R993–R1004.

· KENEFICK R W. Drinking strategies: planned drinking versus drinking to thirst [J]. *Sports Med*, 2018, 48(Suppl 1):31–37.

· YANG C S, CHEN X L. Research on esophageal cancer: with personal perspectives from studies in China and Kenya [J]. *Int J Cancer*, 2021, 149(2):264–276.

· CLAYBAUGH J R, SATO A K, CROSSWHITE L K, et al. Effects of time of day, gender, and menstrual cycle phase on the human response to a water load [J]. *Am J Physiol Regul Integr Comp Physiol*, 2000, 279(3):R966–R973.

· SIENER R. Nutrition and kidney stone disease [J]. *Nutrients*, 2021, 13(6):1917.

· BASKENTLI S, BLOCK L, MORRIN M. The serving temperature effect: food temperature, expected satiety, and complementary food purchases [J]. *Appetite*, 2021, 160:105069.

· ARMSTRONG L E, JOHNSON E C. Water intake, water balance, and the elusive daily water requirement [J]. *Nutrients*, 2018, 10(12):1928.

· LIU M, YANG S, YE Z, et al. Tea consumption and new-onset acute kidney injury: the effects of milk or sweeteners addition and caffeine/coffee [J]. *Nutrients*, 2023, 15:2201.

· VUONG Q V. Epidemiological evidence linking tea consumption to human health: a review [J]. *Crit Rev Food Sci Nutr*, 2014, 54(4):523–536.

· IM T L, JEONG G H, YANG J W, et al. Tea consumption and risk of cancer: an umbrella review and meta-analysis of observational studies [J]. *Adv Nutr*, 2020, 11(6):1437–1452.

· EDWARDS F C, EDWARDS J H. Tea drinking and gastritis [J]. *Lancet*, 1956, 271(6942):543–545.

· CAO S Y, ZHAO C N, GAN R Y, et al. Effects and mechanisms of tea and its bioactive compounds for the prevention and treatment of cardiovascular diseases: an updated review [J]. *Antioxidants (Basel)*, 2019, 8(6):166.

· WATSON E J, COATES A M, KOHLER M, BANKS S. Caffeine consumption and sleep quality in Australian adults [J]. *Nutrients*, 2016, 8(8):479.

· FREEDMAN N D, PARK Y, ABNET C C, et al. Association of coffee drinking with total and cause-specific mortality [J]. *N Engl J Med*, 2012, 366:891–1904.

· ZHAO Y, WANG J, BALLEVRE O, et al. Antihypertensive effects and mechanisms of chlorogenic acids [J]. *Hypertens Res*, 2012, 35(4):370–374.

· MORT J R, KRUSE H R. Timing of blood pressure measurement related to caffeine consumption [J]. *Ann Pharmacother*, 2008, 42:105–110.

· GYONEVA S, SHAPIRO L, LAZO C, et al. Adenosine A2A receptor antagonism reverses inflammation-induced impairment of microglial process extension in a model of Parkinson's disease [J]. *Neurobiol Dis*, 2014, 67:191–202.

· INTERNATIONAL AGENCY FOR RESEARCH ON CANCER (IARC). IARC Monographs on the identification of carcinogenic hazards to humans (Volumes 1–134) [R]. Lyon: IARC, 2023.

· NOGUCHI K, MATSUZAKI T, SAKANASHI M, et al. Effect of caffeine contained in a cup of coffee on microvascular function in healthy subjects [J]. *J Pharmacol Sci*, 2015, 127(2):217–222.

· ESKELINEN M H, NGANDU T, TUOMILEHTO J, et al. Midlife coffee and tea drinking and the risk of late-life dementia: a population-based CAIDE study [J]. *J Alzheimers Dis*, 2009, 16(1):85–91.

· ZHU Y, HU C X, LIU X, et al. Moderate coffee or tea consumption decreased the risk of cognitive disorders: an updated dose-response meta-analysis [J]. *Nutr Rev*, 2023.

· ZHANG Y, YANG H, LI S, et al. Association of coffee and genetic risk with incident dementia in middle-aged and elderly adults [J]. *Nutr Neurosci*, 2022, 25(11):2359–2368.

· KENNEDY O J, FALLOWFIELD J A, POOLE R, et al. All coffee types decrease the risk of adverse clinical outcomes in chronic liver disease: a UK Biobank study [J]. *BMC Public Health*, 2021, 21(1):970.

· ZHANG Y, LEE E T, COWAN L D, et al. Coffee consumption and the incidence of type 2 diabetes in men and women with normal glucose tolerance: the Strong Heart Study [J]. *Nutr Metab Cardiovasc Dis*, 2011, 21(6):418–423.

· CHEN J F, ELTZSCHIG H K, FREDHOLM B B. Adenosine receptors as drug targets—What are the challenges? [J]. *Nat Rev Drug Discov*, 2013, 12:265–286.

· WEI Y, LI Z, LAI H, et al. Instant coffee is negatively associated with telomere length: finding from observational and Mendelian randomization analyses of UK Biobank [J]. *Nutrients*, 2023, 15(6):1354.

· WINIARSKA-MIECZAN A, JACHIMOWICZ K, KISLOVA S, et al. Cadmium and lead concentration in drinking instant coffee, instant coffee drinks and coffee substitutes: safety and health risk assessment [J]. *Biol Trace Elem Res*, 2023, 201(1):425–434.

· O'KEEFE J H, BYBEE K A, LAVIE C J. Alcohol and cardiovascular health: the razor-sharp double-edged sword [J]. *J Am Coll Cardiol*, 2007, 50(11):1009–1014.

· BELL S, DASKALOPOULOU M, RAPSOMANIKI E, et al. Association between clinically recorded alcohol consumption and initial presentation of 12 cardiovascular diseases: population based cohort study using linked health records [J]. *BMJ*, 2017, 356:j909.

· POPKIN B M, ARMSTRONG L E, BRAY G M, et al. A new proposed guidance system for beverage consumption in the United States [J]. *Am J Clin Nutr*, 2006, 83(3):529–542.

· GB/T 31121–2014. 果蔬汁类及其饮料 [S].

· 中国饮料工业协会.《饮料通则》(GB/T 10789—2015)国家标准正式发布 [J]. 饮料工业 , 2015, 18(1):1.

第五章　保健品科学选择指南

· VERRUCK S, BALTHAZAR CF, ROCHA RS, SILVA R, ESMERINO EA, PIMENTEL TC, FREITAS MQ, SILVA MC, DA CRUZ AG, PRUDENCIO ES. Dairy foods and positive impact on the consumer's health [J]. *Adv Food Nutr Res*, 2019;89:95–164.

· GENOVESE A, BALIVO A, SALVATI A, SACCHI R. Functional ice cream health benefits and sensory implications [J]. *Food Res Int*, 2022 Nov;161:111858.

· DALL'OGLIO F, NASCA MR, FIORENTINI F, MICALI G. Diet and acne: review of the evidence from 2009 to 2020 [J]. *Int J Dermatol*, 2021 Jun;60(6):672–685.

· BLUMBERG JB, FREI BB, FULGONI VL, WEAVER CM, ZEISEL SH. Impact of Frequency of Multi-Vitamin/Multi-Mineral Supplement Intake on Nutritional Adequacy and Nutrient Deficiencies in U.S. Adults [J]. *Nutrients*, 2017 Aug 9;9(8):849.

· 杨月欣 , 葛可佑 . 中国营养科学全书 [M]. 第 2 版 . 北京：人民卫生出版社 , 2019.

· MARY H, HANNA E, CLER JAQUA V, NGUYEN J, CLAY B. B Vitamins: Functions and Uses in Medicine [J]. *The Permanente Journal*, 2022;26(2):89–97.

· AMES BN. Prolonging healthy aging: Longevity vitamins and proteins [J]. *Proc Natl Acad Sci USA*, 2018;115(43):10836–10844.

· CARAZO A, MACÁKOVÁ K, MATOUŠOVÁ K, KR MOVÁ LK, PROTTI M, MLADĚNKA P. Vitamin A Update: Forms, Sources, Kinetics, Detection, Function, Deficiency, Therapeutic Use and Toxicity [J]. *Nutrients*, 2021;13(5):1703.

· ALI MA, HAFEZ HA, KAMEL MA, GHAMRY HI, SHUKRY M, FARAG MA. Dietary Vitamin B Complex: Orchestration in Human Nutrition throughout Life with Sex Differences [J]. *Nutrients*, 2022;14(19):3940.

· HRUBŠA M, SIATKA T, NEJMANOVÁ I, VOPRŠALOVÁ M, KUJOVSKÁ KR MOVÁ L, MATOUŠOVÁ K,

JAVORSKÁ L, MACÁKOVÁ K, MERCOLINI L, REMIÃO F, MÁ UŠ M, MLADĚNKA P, ON BEHALF OF THE OEMONOM. Biological Properties of Vitamins of the B-Complex, Part 1: Vitamins B1, B2, B3, and B5 [J]. *Nutrients*, 2022 Jan 22;14(3):484.

· DOSEDĚL M, JIRKOVSKÝ E, MACÁKOVÁ K, KR MOVÁ LK, JAVORSKÁ L, POUROVÁ J, MERCOLINI L, REMIÃO F, NOVÁKOVÁ L, MLADĚNKA P, ON BEHALF OF THE OEMONOM. Vitamin C—Sources, Physiological Role, Kinetics, Deficiency, Use, Toxicity, and Determination [J]. *Nutrients*, 2021 Feb 13;13(2):615.

· HEMILÄ H, CHALKER E. Vitamin C for preventing and treating the common cold [J]. *Cochrane Database Syst Rev*, 2013 Jan 31;2013(1):CD000980.

· 中国营养学会 . 中国居民膳食指南科学研究报告 [M]. 北京：人民卫生出版社 , 2021.

· CUI A, ZHANG T, XIAO P, FAN Z, WANG H, ZHUANG Y. Global and regional prevalence of vitamin D deficiency in population-based studies from 2000 to 2022: A pooled analysis of 7.9 million participants [J]. *Front Nutr*, 2023 Mar 17;10:1070808.

· JANOUŠEK J, PILA OVÁ V, MACÁKOVÁ K, et al. Vitamin D: Sources, physiological role, biokinetics, deficiency, therapeutic use, toxicity, and overview of analytical methods for detection of vitamin D and its metabolites [J]. *Crit Rev Clin Lab Sci*, 2022;59(8):517–554.

· CHAROENNGAM N, HOLICK MF. Immunologic Effects of Vitamin D on Human Health and Disease [J]. *Nutrients*, 2020 Jul 15;12(7):2097.

· BENEDIK E. Sources of vitamin D for humans [J]. *Int J Vitam Nutr Res*, 2022;92(2):118–125.

· MOHD ZAFFARIN AS, NG SF, NG MH, HASSAN H, ALIAS E. Pharmacology and Pharmacokinetics of Vitamin E: Nanoformulations to Enhance Bioavailability [J]. *Int J Nanomedicine*, 2020 Dec 8;15:9961–9974.

· MICHALAK M. Plant-Derived Antioxidants: Significance in Skin Health and the Ageing Process [J]. *Int J Mol Sci*, 2022 Jan 6;23(2):585.

· MEDINA J, GUPTA V. Vitamin E [M]. In: StatPearls. Treasure Island (FL): *StatPearls Publishing*, 2023-05-08.

· YOUNESS R A, DAWOUD A, ELTAHTAWY O, FARAG M A. Fat-soluble vitamins: updated review of their role and orchestration in human nutrition throughout life cycle with sex differences [J]. *Nutr Metab (Lond)*, 2022;19(1):60.

· SHAHIDI F, PINAFFI-LANGLEY A C C, FUENTES J, SPEISKY H, DE CAMARGO A C. Vitamin E as an essential micronutrient for human health: Common, novel, and unexplored dietary sources [J]. *Free Radic Biol Med*, 2021;176:312–321.

· SHAHIDI F, D E CAMARGO A C. Tocopherols and Tocotrienols in Common and Emerging Dietary Sources: Occurrence, Applications, and Health Benefits [J]. *Int J Mol Sci*, 2016;17(10):1745.

· LEEuwendaal N K, STANTON C, O' TOOLE P W, BERESFORD T P. Fermented Foods, Health and the Gut Microbiome [J]. *Nutrients*, 2022 Apr 6;14(7):1527.

· WASTYK H C, FRAGIADAKIS G K, PERELMAN D, DAHAN D, MERRILL B D, Y U F B, TOPF M, GONZALEZ C G, VAN TREUREN W, HAN S, ROBINSON J L, ELIAS J E, SONNENBURG E D, GARDNER C D, SONNENBURG J L. Gut-microbiota-targeted diets modulate human immune status [J]. *Cell*, 2021 Aug 5;184(16):4137–4153.e14.

· DIMIDI E, COX S R, ROSSI M, WHELAN K. Fermented Foods: Definitions and Characteristics, Impact on the Gut Microbiota and Effects on Gastrointestinal Health and Disease [J]. *Nutrients*, 2019 Aug

5;11(8):1806.

- GILLE D, SCHMID A, WALTHER B, VERGÈRES G. Fermented Food and Non-Communicable Chronic Diseases: A Review [J]. *Nutrients*, 2018 Apr 4;10(4):448.

- KAPP J M, SUMNER W. Kombucha: a systematic review of the empirical evidence of human health benefit [J]. *Ann Epidemiol*, 2019;30:66–70.

- BATISTA P, PENAS M R, PINTADO M, OLIVEIRA-SILVA P. Kombucha: Perceptions and Future Prospects [J]. *Foods*, 2022;11(13):1977.

- ANANTACHOKE N, DUANGRAT R, SUTTHIPHATKUL T, OCHAIKUL D, MANGMOOL S. Kombucha Beverages Produced from Fruits, Vegetables, and Plants: A Review on Their Pharmacological Activities and Health Benefits [J]. *Foods*, 2023 Apr 27;12(9):1818.

- KIM C E, YOON L S, MICHELS K B, TRANFIELD W, JACOBS J P, MAY F P. The Impact of Prebiotic, Probiotic, and Synbiotic Supplements and Yogurt Consumption on the Risk of Colorectal Neoplasia among Adults: A Systematic Review [J]. *Nutrients*, 2022 Nov 21;14(22):4937.

- PARVEZ S, MALIK K A, A H KANG S, KIM H Y. Probiotics and their fermented food products are beneficial for health [J]. *J Appl Microbiol*, 2006;100(6):1171–1185.

- YANNI A E, KARTSIOTI K, KARATHANOS V T. The role of yoghurt consumption in the management of type II diabetes [J]. *Food Funct*, 2020;11(12):10306–10316.

- CIFELLI C J, AGARWAL S, FULGONI V L 3RD. Association of Yogurt Consumption with Nutrient Intakes, Nutrient Adequacy, and Diet Quality in American Children and Adults [J]. *Nutrients*, 2020 Nov 9;12(11):3435.

- WU L, SUN D. Consumption of Yogurt and the Incident Risk of Cardiovascular Disease: A Meta-Analysis of Nine Cohort Studies [J]. *Nutrients*, 2017 Mar 22;9(3):315.

- SNIFFEN J C, MCFARLAND L V, EVANS C T, GOLDSTEIN E J C. Choosing an appropriate probiotic product for your patient: An evidence-based practical guide [J]. *PLoS One*, 2018 Dec 26;13(12):e0209205.

- RUIZ SELLA S R B, BUENO T, DE OLIVEIRA A A B, KARP S G, SOCCOL C R. Bacillus subtilis natto as a potential probiotic in animal nutrition [J]. *Crit Rev Biotechnol*, 2021;41(3):355–369.

- LIU X, CHAMPAGNE C P, LEE B H, BOYE J I, CASGRAIN M. Thermostability of Probiotics and Their α-Galactosidases and the Potential for Bean Products [J]. *Biotechnol Res Int*, 2014;2014:472723.

- CHILTON S N, BURTON J P, REID G. Inclusion of fermented foods in food guides around the world [J]. *Nutrients*, 2015 Jan 8;7(1):390–404.

- ZORZELA L, ARDESTANI S K, MCFARLAND L V, VOHRA S. Is there a role for modified probiotics as beneficial microbes: a systematic review of the literature [J]. *Benef Microbes*, 2017;8(5):739–754.

- BAIRD G S. Ionized calcium [J]. *Clin Chim Acta*, 2011;412(9–10):696–701.

- MYUNG S K, KIM H B, LEE Y J. Calcium Supplements and Risk of Cardiovascular Disease: A Meta-Analysis of Clinical Trials [J]. *Nutrients*, 2021;13(2):368.

- YANG B, CAMPBELL P T, GAPSTUR S M. Calcium intake and mortality from all causes, cancer, and cardiovascular disease: the Cancer Prevention Study II Nutrition Cohort [J]. *Am J Clin Nutr*, 2016;103(3):886–894.

- CORMICK G, CIAPPONI A, CAFFERATA M L. Calcium supplementation for prevention of primary hypertension [J]. *Cochrane Database Syst Rev*, 2015;(6):CD010037.

- AUNE D, NAVARRO ROSENBLATT D A, CHAN D S M. Dairy products, calcium, and prostate cancer risk:

a systematic review and meta-analysis of cohort studies [J]. *Am J Clin Nutr*, 2015;101(1):87–117.

· JACKSON R D, LACROIX A Z, GASS M. Calcium plus vitamin D supplementation and the risk of fractures [J]. *N Engl J Med*, 2006;354(7):669–683.

· 中国营养学会. 中国居民膳食营养素参考摄入量 [M]. 北京：人民卫生出版社，2013.

· 中国居民营养与慢性病状况报告（2020 年）[J]. 营养学报，2020;42（6）:521.

· RODRÍGUEZ-OLLEROS RODRÍGUEZ C, DÍAZ CURIEL M. Vitamin K and Bone Health: A Review on the Effects of Vitamin K Deficiency and Supplementation and the Effect of Non-Vitamin K Antagonist Oral Anticoagulants on Different Bone Parameters [J]. *J Osteoporos*, 2019;2019:2069176.

· SHIOI A, MORIOKA T, SHOJI T. The Inhibitory Roles of Vitamin K in Progression of Vascular Calcification [J]. *Nutrients*, 2020;12(2):583.

· REID I R, BOLLAND M J. Controversies in medicine: the role of calcium and vitamin D supplements in adults [J]. *Med J Aust*, 2019;211(10):468–473.

· SOLAH V A, KERR D A, HUNT W J, et al. Effect of Fibre Supplementation on Body Weight and Composition, Frequency of Eating and Dietary Choice in Overweight Individuals [J]. *Nutrients*, 2017 Feb 16;9(2):149.

· LIU H, LU X, HU Y, FAN X. Chemical constituents of Panax ginseng and Panax notoginseng explain why they differ in therapeutic efficacy [J]. *Pharmacol Res*, 2020;161:105263.

· KOTTA S, ANSARI S H, ALI J. Exploring scientifically proven herbal aphrodisiacs [J]. *Pharmacogn Rev*, 2013 Jan;7(13):1–10.

· ALMOHANNA H M, AHMED A A, TSATALIS J P, TOSTI A. The Role of Vitamins and Minerals in Hair Loss: A Review [J]. *Dermatol Ther (Heidelb)*, 2019 Mar;9(1):51–70.

· CICERO A F G, FOGACCI F, BANACH M. Red Yeast Rice for Hypercholesterolemia [J]. *Methodist Debakey Cardiovasc J*, 2019 Jul–Sep;15(3):192–199.

· CONAGLEN H M, SUTTIE J M, CONAGLEN J V. Effect of deer velvet on sexual function in men and their partners: a double-blind, placebo-controlled study [J]. *Arch Sex Behav*, 2003;32(3):271–278.

· SHIN B C, LEE M S, YANG E J, et al. Maca (Lepidium meyenii) for improving sexual function: a systematic review [J]. *BMC Complement Altern Med*, 2010;10:44.

· SOTOS J F, TOKAR N J. Growth hormone significantly increases the adult height of children with idiopathic short stature: comparison of subgroups and benefit [J]. *Int J Pediatr Endocrinol*, 2014;2014(1):15.

· PEI J, WANG Y, ZOU X, et al. Extraction, Purification, Bioactivities and Application of Matrix Proteins From Pearl Powder and Nacre Powder: A Review [J]. *Front Bioeng Biotechnol*, 2021;9:649665.

· 韩阳，黄元伟，孙坚，等. 马面鱼油与鱼肉对老年高血压患者的影响 [J]. 中国高血压杂志，1994;(02):96–97.

· 马丽媛，刘力生，赵培真，等. 鱼油对卒中易感型自发性高血压大鼠高血压发展过程的影响 [J]. 中国高血压杂志，1994;（04）:216–220.

· 高玖鸣，刘力生，张秀娥. 海鱼鱼油和胆固醇对卒中型自发性高血压大鼠血压和脑卒中作用的比较 [J]. 中国高血压杂志，1993;（02）:84–86.

· NADEESHANI H, LI J, YING T, ZHANG B, LU J. Nicotinamide mononucleotide (NMN) as an anti-aging health product – Promises and safety concerns [J]. *J Adv Res*, 2021;37:267–278.

· SONG Q, ZHOU X, XU K, LIU S, ZHU X, YANG J. The Safety and Antiaging Effects of Nicotinamide Mononucleotide in Human Clinical Trials: an Update [J]. *Adv Nutr*, 2023;14(6):1416–1435.

· MILLS K F, YOSHIDA S, STEIN L R, et al. Long-term administration of nicotinamide mononucleotide mitigates age-associated physiological decline in mice [J]. *Cell Metab*, 2016;24(6):795–806.

· DE PICCIOTTO N E, GANO L B, JOHNSON L C, et al. Nicotinamide mononucleotide supplementation reverses vascular dysfunction and oxidative stress with aging in mice [J]. *Aging Cell*, 2016;15(3):522–530.

· DAN X, YANG B, MCDEVITT RA, et al. Loss of smelling is an early marker of aging and is associated with inflammation and DNA damage in C57BL/6J mice [J]. *Aging Cell*, 2023;22(4):e13793.

· LI H R, LIU Q, ZHU CL, et al. β-Nicotinamide mononucleotide activates NAD+/SIRT1 pathway and attenuates inflammatory and oxidative responses in the hippocampus regions of septic mice [J]. *Redox Biol*, 2023;63:102745.

· ZHANG M, CUI J, CHEN H, et al. High-dosage NMN promotes ferroptosis to suppress lung adenocarcinoma growth through the NAM-mediated SIRT1-AMPK-ACC pathway [J]. *Cancers (Basel)*, 2023;15(9):2427.

· WADA H, OTSUKA R, GERMERAAD W T V, et al. Tumor cell-induced macrophage senescence plays a pivotal role in tumor initiation followed by stable growth in immunocompetent condition [J]. *J Immunother Cancer*, 2023;11(11):e006677.

· KIM M, SEOL J, SATO T, et al. Effect of 12-week intake of nicotinamide mononucleotide on sleep quality, fatigue, and physical performance in older Japanese adults: a randomized, double-blind placebo-controlled study [J]. *Nutrients*, 2022;14(4):755.

· YI L, MAIER A B, TAO R, et al. The efficacy and safety of β-nicotinamide mononucleotide (NMN) supplementation in healthy middle-aged adults: a randomized, multicenter, double-blind, placebo-controlled, parallel-group, dose-dependent clinical trial [J]. *Geroscience*, 2023;45(1):29–43.

· KATAYOSHI T, UEHATA S, NAKASHIMA N, et al. Nicotinamide adenine dinucleotide metabolism and arterial stiffness after long-term nicotinamide mononucleotide supplementation: a randomized, double-blind, placebo-controlled trial [J]. *Sci Rep*, 2023;13(1):2786.

· YOSHINO M, YOSHINO J, KAYSER B D, et al. Nicotinamide mononucleotide increases muscle insulin sensitivity in prediabetic women [J]. *Science*, 2021;372(6547):1224–1229.

· LU G, LIU Z, WANG X, WANG C. Recent advances in Panax ginseng C.A. Meyer as a herb for anti-fatigue: An effects and mechanisms review [J]. *Foods*, 2021;10:1030.

· SELLAMI M, SLIMENI O, POKRYWKA A, KUVATI G, HAYES D, MILIC M, PADULO J. Herbal medicine for sports: a review [J]. *J Int Soc Sports Nutr*, 2018 Mar 15;15:14.

· SHI Y Q, HUANG T W, CHEN L M, PAN X D, ZHANG J, ZHU Y G, CHEN X C. Ginsenoside Rg1 attenuates amyloid-beta content, regulates PKA/CREB activity, and improves cognitive performance in SAMP8 mice [J]. *J Alzheimers Dis*, 2010;19(3):977–989.

· 马赫佟，郜玉钢，祝洪艳，赵岩，杨鹤，刘双利，张连学，何忠梅. 人参皂苷 Rg2、Rh1 对神经系统作用及相关机制的研究进展 [J]. 上海中医药杂志，2018;52（12）:110–112.

· LHO S K, KIM T H, KWAK K P, et al. Effects of lifetime cumulative ginseng intake on cognitive function in late life [J]. *Alzheimers Res Ther*, 2018 May 24;10(1):50.

· VUKSAN V, XU Z Z, JOVANOVSKI E, et al. Efficacy and safety of American ginseng (Panax quinquefolius L.) extract on glycemic control and cardiovascular risk factors in individuals with type 2 diabetes: A double-blind, randomized, cross-over clinical trial [J]. *Eur J Nutr*, 2019 Apr;58(3):1237–1245.

· PREDY G N, GOEL V, LOVLIN R, DONNER A, STITT L, BASU T K. Efficacy of an extract of North American ginseng containing poly-furanosyl-pyranosyl-saccharides for preventing upper respiratory tract infections: A randomized controlled trial [J]. *CMAJ*, 2005 Oct 25;173(9):1043–1048.

· KRISHNA K V, ULHAS R S, MALAVIYA A. Bioactive compounds from Cordyceps and their therapeutic potential [J]. *Crit Rev Biotechnol*, 2023 Jul 30:1–21.

· YAN G, CHANG T, ZHAO Y, et al. The effects of Ophiocordyceps sinensis combined with ACEI/ARB on diabetic kidney disease: A systematic review and meta-analysis [J]. *Phytomedicine*, 2023 Jan;108:154531.

· YU X, MAO Y, SHERGIS J L, et al. Effectiveness and safety of oral Cordyceps sinensis on stable COPD of GOLD stages 2–3: Systematic review and meta-analysis [J]. *Evid Based Complement Alternat Med*, 2019 Apr 3;2019:4903671.

· FAGBOHUN O F, JOSEPH J S, ORIYOMI O V, RUPASINGHE HPV. Saponins of North Atlantic sea cucumber: Chemistry, health benefits, and future prospectives [J]. *Mar Drugs*, 2023 Apr 23;21(5):262.

· HOSSAIN A, DAVE D, SHAHIDI F. Northern sea cucumber (Cucumaria frondosa): A potential candidate for functional food, nutraceutical, and pharmaceutical sector [J]. *Mar Drugs*, 2020 May 22;18(5):274.

· ZHENG Z, SUN N, LU Z, et al. The potential mechanisms of skin wound healing mediated by tetrapeptides from sea cucumber [J]. *Food Biosci*, 2023;53:102742.

· ADIBPOUR N, NASR F, NEMATPOUR F, SHAKOURI A, AMERI A. Antibacterial and antifungal activity of Holothuria leucospilota isolated from Persian Gulf and Oman Sea [J]. *Jundishapur J Microbiol*, 2014 Jan;7(1):e8708.

第六章　科学运动方案

· DAKRORY A I, FAHMY S R, SOLIMAN A M, MOHAMED A S, AMER S A. Protective and curative effects of the sea cucumber *Holothuria atra* extract against DMBA-induced hepatorenal diseases in rats [J]. *Biomed Res Int*, 2015;2015:563652.

· LU L, ROBINSON M, TAN Y, et al. Effective Assessments of a Short-Duration Poor Posture on Upper Limb Muscle Fatigue Before Physical Exercise [J]. *Front Physiol*, 2020;11:541974.

· 黄晓琳, 燕铁斌. 康复医学 (第 6 版) [M]. 北京 : 人民卫生出版社, 2018.

· 武冬, 闫晓鹏. 太极拳云手技术对脊柱曲度影响的实证研究 [J]. 北京体育大学学报, 2017;40 (1) :129–137.

· 范元赫, 张宇, 杨永菊. 太极拳对于常见骨科病防治研究进展 [J]. 辽宁中医药大学学报, 2022;24 (10) :147–151.

· 刘美佳. 在中学体育教学中应用运动康复干预学生不良体态的可行性研究 [D]. 延安 : 延安大学, 2022.

· STONEROCK G L, BLUMENTHAL J A. Role of Counseling to Promote Adherence in Healthy Lifestyle Medicine: Strategies to Improve Exercise Adherence and Enhance Physical Activity [J]. *Prog Cardiovasc Dis*, 2017;59(5):455–462.

· FRANKLIN B A, THOMPSON P D, AL-ZAITI S S, et al. Exercise-Related Acute Cardiovascular Events and Potential Deleterious Adaptations Following Long-Term Exercise Training: Placing the Risks Into Perspective—An Update: A Scientific Statement From the American Heart Association [J]. *Circulation*, 2020;141(13):e705–e736.

· BRUCE J, MAZUQUIN B, CANAWAY A, et al; PREVENTION OF SHOULDER PROBLEMS TRIAL

(PROSPER) STUDY GROUP. Exercise versus usual care after non-reconstructive breast cancer surgery (UK PROSPER): multicentre randomised controlled trial and economic evaluation [J]. *BMJ*, 2021;375:e066542.

· HAMER J, WARNER E. Lifestyle modifications for patients with breast cancer to improve prognosis and optimize overall health [J]. *CMAJ*, 2017;189(7):E268–E274.

· DIELI-CONWRIGHT C M, OROZCO B Z. Exercise after breast cancer treatment: current perspectives [J]. *Breast Cancer (Dove Med Press)*, 2015;7:353–362.

· PHILLIPS E M, FRATES E P, PARK D J. Lifestyle Medicine [J]. *Phys Med Rehabil Clin N Am*, 2020;31(4):515–526.

· WHO. Guidelines on Physical Activity and Sedentary Behaviour [M/OL]. Geneva: World Health Organization, 2020. [2023-09-24].

· SANCHIS-GOMAR F, PÉREZ L M, JOYNER M J, et al. Endurance Exercise and the Heart: Friend or Foe? [J]. *Sports Med*, 2016;46(4):459–466.

· MARTIKAINEN T, SIGURDARDOTTIR F, BENEDICT C, et al. Effects of curtailed sleep on cardiac stress biomarkers following high-intensity exercise [J]. *Mol Metab*, 2022;58:101445.

· SHARMA S, MERGHANI A, MONT L. Exercise and the heart: the good, the bad, and the ugly [J]. *Eur Heart J*, 2015;36(23):1445–1453.

· JAMES L J, STEVENSON E J, RUMBOLD P L S, et al. Cow's milk as a post-exercise recovery drink: implications for performance and health [J]. *Eur J Sport Sci*, 2019;19(1):40–48.

· BONILLA DA, PÉREZ-IDÁRRAGA A, ODRIOZOLA-MARTÍNEZ A, et al. The 4R's Framework of Nutritional Strategies for Post-Exercise Recovery: A Review with Emphasis on New Generation of Carbohydrates [J]. *Int J Environ Res Public Health*, 2020;18(1):103.

· EIJSVOGELS T M, MOLOSSI S, LEE D C, et al. Exercise at the Extremes: The Amount of Exercise to Reduce Cardiovascular Events [J]. *J Am Coll Cardiol*, 2016;67(3):316–329.

· AENGEVAEREN V L, MOSTERD A, BAKKER E A, et al. Exercise Volume Versus Intensity and the Progression of Coronary Atherosclerosis in Middle-Aged and Older Athletes: Findings From the MARC-2 Study [J]. *Circulation*, 2023.

· LADDU D R, RANA J S, MURILLO R, et al. 25-Year Physical Activity Trajectories and Development of Subclinical Coronary Artery Disease as Measured by Coronary Artery Calcium: The Coronary Artery Risk Development in Young Adults (CARDIA) Study [J]. *Mayo Clin Proc*, 2017;92(11):1660–1670.

· NEWMAN W, et al. Risk of atrial fibrillation in athletes: a systematic review and meta-analysis [J]. *Br J Sports Med*, 2021;0:1–6.

· SAMPSON H A, ACEVES S, BOCK S A, et al. Food allergy: a practice parameter update–2014 [J]. *J Allergy Clin Immunol*, 2014;134(5):1016–1025.e43.

· N G A E, BOERSMA P. Diagnosed Allergic Conditions in Adults: United States, 2021 [J]. *NCHS Data Brief*, 2023;(460):1–8.

· CLINICAL PRACTICE GUIDELINE - SEIDMAN - 2015 - Otolaryngology–Head and Neck Surgery - Wiley Online Library [EB/OL]. [2023-09-24].

· XIAN M, WANG K, LOU H. Short-term Haze Exposure Predisposes Healthy Volunteers to Nasal Inflammation [J]. *Allergy Asthma Immunol Res*, 2019;11(5):632–643.

· RAJPER S A, ULLAH S, LI Z. Exposure to air pollution and self-reported effects on Chinese students: A case study of 13 megacities [J]. *PLoS One*, 2018;13(3):e0194364.

· BLOOMBERG M, BROCKLEBANK L, HAMER M, STEPTOE A. Joint associations of physical activity and sleep duration with cognitive ageing: longitudinal analysis of an English cohort study [J]. *Lancet Healthy Longev*, 2023;4(7):e345–e353.

· 中国体育科学学会. 健康成年人身体活动能量消耗参考值 : T/CSSS 002—2023 [S]. 北京 : 中国体育科学学会 , 2023.

第七章　　睡眠修复系统

· SUN J, M A C, ZHAO M, et al. Daytime napping and cardiovascular risk factors, cardiovascular disease, and mortality: A systematic review [J]. *Sleep Med Rev*, 2022;65:101682.

· DUTHEIL F, DANINI B, BAGHERI R, et al. Effects of a Short Daytime Nap on the Cognitive Performance: A Systematic Review and Meta-Analysis [J]. *Int J Environ Res Public Health*, 2021;18(19):10212.

· NIKBAKHTIAN S, REED A B, OBIKA B D, et al. Accelerometer-derived sleep onset timing and cardiovascular disease incidence: a UK Biobank cohort study [J]. *Eur Heart J Digit Health*, 2021;2(4):658–666.

· YOON H, BAEK H J. External Auditory Stimulation as a Non-Pharmacological Sleep Aid [J]. *Sensors (Basel)*, 2022;22(3):1264.

· SANER N J, BISHOP D J, BARTLETT J D. Is exercise a viable therapeutic intervention to mitigate mitochondrial dysfunction and insulin resistance induced by sleep loss? [J]. *Sleep Med Rev*, 2018;37:60–68.

· TAKEMURA N, CHEUNG D S T, SMITH R, et al. Effectiveness of aerobic exercise and mind-body exercise in cancer patients with poor sleep quality: A systematic review and meta-analysis of randomized controlled trials [J]. *Sleep Med Rev*, 2020;53:101334.

· MCDONOUGH D J, HELGESON M A, LIU W, GAO Z. Effects of a remote, YouTube-delivered exercise intervention on young adults' physical activity, sedentary behavior, and sleep during the COVID-19 pandemic: Randomized controlled trial [J]. *J Sport Health Sci*, 2022;11(2):145–156.

· FAULKNER S M, BEE PE, MEYER N, et al. Light therapies to improve sleep in intrinsic circadian rhythm sleep disorders and neuro-psychiatric illness: A systematic review and meta-analysis [J]. *Sleep Med Rev*, 2019;46:108–123.

· LEE S, OH J W, PARK K M, et al. Digital cognitive behavioral therapy for insomnia on depression and anxiety: a systematic review and meta-analysis [J]. *NPJ Digit Med*, 2023;6(1):52.

· CHAN SH, LUI D, CHAN H, et al. Effects of mindfulness-based intervention programs on sleep among people with common mental disorders: A systematic review and meta-analysis [J]. *World J Psychiatry*, 2022;12(4):636–650.

· RIEDY S M, SMITH M G, ROCHA S, BASNER M. Noise as a sleep aid: A systematic review [J]. *Sleep Med Rev*, 2021;55:101385.

· BUXTON O M, CAIN S W, O' CONNOR S P, et al. Adverse metabolic consequences in humans of prolonged sleep restriction combined with circadian disruption [J]. *Sci Transl Med*, 2012;4(129):129ra43.

· XIE L, KANG H, XU Q, et al. Sleep drives metabolite clearance from the adult brain [J]. *Science*,

2013;342(6156):373–377.

· WALKER M P, BRAKEFIELD T, MORGAN A, et al. Practice with sleep makes perfect: sleep-dependent motor skill learning [J]. *Neuron*, 2002;35(1):205–211.

· ENDO T, ROTH C, LANDOLT HP, et al. Selective REM sleep deprivation in humans: effects on sleep and sleep EEG [J]. *Am J Physiol*, 1998;274(4):R1186–1194.

· LAHL O, WISPEL C, WILLIGENS B, et al. An ultra short episode of sleep is sufficient to promote declarative memory performance [J]. *J Sleep Res*, 2008;17(1):3–10.

· ROSEKIND M R, SMITH R M, MILLER D L, et al. Alertness management: strategic naps in operational settings [J]. *J Sleep Res*, 1995;4(S2):62–66.

· BROOKS A, LACK L. A brief afternoon nap following nocturnal sleep restriction: which nap duration is most recuperative? [J]. *Sleep*, 2006;29(6):831–840.

· PAZ V, DASHTI H S, GARFIELD V. Is there an association between daytime napping, cognitive function, and brain volume? A Mendelian randomization study in the UK Biobank [J]. *Sleep Health*, 2023.

· WINER J R, DETERS K D, KENNEDY G, et al. Association of Short and Long Sleep Duration With Amyloid-β Burden and Cognition in Aging [J]. *JAMA Neurol*, 2021;78(10):1187–1196.

· BENJAFIELD A V, AYAS N T, EASTWOOD PR, et al. Estimation of the global prevalence and burden of obstructive sleep apnoea: a literature-based analysis [J]. *Lancet Respir Med*, 2019;7(8):687–698.

· SENARATNA C V, PERRET J L, LODGE C J, et al. Prevalence of obstructive sleep apnea in the general population: A systematic review [J]. *Sleep Med Rev*, 2017;34:70–81.

· YEGHIAZARIANS Y, JNEID H, TIETJENS J R, et al. Obstructive Sleep Apnea and Cardiovascular Disease: A Scientific Statement From the American Heart Association [J]. *Circulation*, 2021;144(3):e56–e67.

· ZHANG R, GUO X, GUO L, et al. Prevalence and associated factors of obstructive sleep apnea in hospitalized patients with type 2 diabetes in Beijing, China [J]. *J Diabetes*, 2015;7(1):16–23.

· ZHANG P, ZHANG R, ZHAO F, et al. The prevalence and characteristics of obstructive sleep apnea in hospitalized patients with type 2 diabetes in China [J]. *J Sleep Res*, 2016;25(1):39–46.

· SVATIKOVA A, WOLK R, GAMI A S, et al. Interactions between obstructive sleep apnea and the metabolic syndrome [J]. *Curr Diab Rep*, 2005;5:53–58.

· LOO G H, RAJAN R, TAMIL A M, et al. Prevalence of obstructive sleep apnea in an Asian bariatric population: an underdiagnosed dilemma [J]. *Surg Obes Relat Dis*, 2020;16(6):778–783.

· 中华医学会, 中华医学会杂志社, 中华医学会全科医学分会, 等. 成人阻塞性睡眠呼吸暂停基层诊疗指南 (2018 年) [J]. 中华全科医师杂志, 2019;18 (1) :21–29.

· 中华医学会呼吸分会睡眠呼吸障碍学组, 中国医学装备协会呼吸病学装备技术专业委员会睡眠呼吸 设备学组. 成人阻塞性睡眠呼吸暂停高危人群筛查与管理专家共识 [J]. 中华健康管理学杂志, 2022;16 (8) :520–528.

第八章　从容应对生活“困局”

· LANCET LOW BACK PAIN SERIES WORKING GROUP. Prevention and treatment of low back pain: evidence, challenges, and promising directions [J]. *Lancet*, 2018 Jun 9;391(10137):2368–2383.

· Best Exercise Options for Reducing Pain and Disability in Adults With Chronic Low Back Pain: Pilates, Strength, Core-Based, and Mind-Body. A Network Meta-analysis [J]. *J Orthop Sports Phys Ther*, 2022 Aug;52(8):505–521.

· STUART MCGILL. 腰背维修师：医生没有告诉你的脊柱保健秘诀 [M]. 北京：北京科学技术出版社, 2017.

· GEORGE S Z, FRITZ J M, SILFIES S P, et al. Interventions for the Management of Acute and Chronic Low Back Pain: Revision 2021 [J]. *J Orthop Sports Phys Ther*, 2021 Nov;51(11):CPG1–CPG60.

· CHIU C H, HUANG S H, WANG H M. A Review: Hair Health, Concerns of Shampoo Ingredients and Scalp Nourishing Treatments [J]. *Curr Pharm Biotechnol*, 2015;16(12):1045–52.

· BRENAUT E, MISERY L, LEGEAS C, ROUDOT AC, FICHEUX AS. Sensitive Scalp: A Possible Association With the Use of Hair Conditioners [J]. *Front Med (Lausanne)*, 2021 Mar 15;7:596544.

· D'SOUZA P, RATHI S K. Shampoo and Conditioners: What a Dermatologist Should Know? [J]. *Indian J Dermatol*, 2015 May-Jun;60(3):248–54.

· 亚洲干眼协会中国分会, 海峡两岸医药卫生交流协会眼科学专业委员会眼表与泪液病学组, 中国医师协会眼科医师分会眼表与干眼学组. 中国干眼专家共识：定义和分类（2020 年）[J]. 中华眼科杂志, 2020, 56 (6) :418–422.

· 杨培增, 范先群. 眼科学（第九版）[M]. 北京：人民卫生出版社, 2018.

· PORTELLO J K, ROSENFIELD M, BABABEKOVA Y, ESTRADA J M, LEON A. Computer-related visual symptoms in office workers [J]. *Ophthalmic Physiol Opt*, 2012;32(5):375–82.

· PUNYANI S, TOSTI A, HORDINSKY M, YEOMANS D, SCHWARTZ J. The Impact of Shampoo Wash Frequency on Scalp and Hair Conditions [J]. *Skin Appendage Disord*, 2021 Apr;7(3):183–193.

· MARSH J M, BROWN M A, FELTS TJ, HUTTON H D, VATTER M L, WHITAKER S, WIREKO FC, STYCZYNSKI PB, LI C, HENRY ID. Gel network shampoo formulation and hair health benefits [J]. *Int J Cosmet Sci*, 2017 Oct;39(5):543–549.

· ANZAI A, PEREIRA A F, MALAQUIAS K R, GUERRA L O, MERCURI M. Efficacy and safety of a new formulation kit (shampoo + lotion) containing anti-inflammatory and antioxidant agents to treat hair loss [J]. *Dermatol Ther*, 2020 May;33(3):e13293.

· 邵毅, 陈蔚, 杨卫华, 等. 人工智能在干眼临床诊断中的应用专家共识（2023）[J]. 眼科新进展, 2023, 43 (04) :253–259.

· FARRAND K F, FRIDMAN M, STILLMAN IÖ, SCHAUMBERG D A. Prevalence of Diagnosed Dry Eye Disease in the United States Among Adults Aged 18 Years and Older [J]. *Am J Ophthalmol*, 2017;182:90–98.

· TALENS-ESTARELLES C, CERVIÑO A, GARCÍA-LÁZARO S, FOGELTON A, SHEPPARD A, WOLFFSOHN J S. The effects of breaks on digital eye strain, dry eye and binocular vision: Testing the 20-20-20 rule [J]. *Cont Lens Anterior Eye*, 2023;46(2):101744.

· 刘祖国. 眼表疾病学 [M]. 北京：人民卫生出版社, 2003.

· 中国干眼专家共识：治疗（2020 年）[J]. 中华眼科杂志, 2020, 12 (56) :907-913.

· AZIZ E, et al. Xanthophyll: Health benefits and therapeutic insights [J]. *Life Sci*, 2020, 240:117104.

· ACOSTA M C, GALLAR J, BELMONTE C. The influence of eye solutions on blinking and ocular comfort at rest and during work at video display terminals [J]. *Exp Eye Res*, 1999, 68:663–669.

· MOKDAD A H, et al. Prevalence of obesity, diabetes, and obesity-related health risk factors, 2001 [J]. *JAMA*, 2003, 289(1):76–79.

· CHUANG S Y, et al. Abdominal Obesity and Low Skeletal Muscle Mass Jointly Predict Total Mortality and Cardiovascular Mortality in an Elderly Asian Population [J]. *J Gerontol A Biol Sci Med Sci*, 2016, 71(8):1049–1055.

· BRITTON K A, et al. Body fat distribution, incident cardiovascular disease, cancer, and all-cause mortality [J]. *J Am Coll Cardiol*, 2013, 62(10):921–925.

· GALLAGHER D, et al. Healthy percentage body fat ranges: an approach for developing guidelines based on body mass index [J]. *Am J Clin Nutr*, 2000, 72(3):694–701.

· VELÁZQUEZ-ALVA M C, et al. Comparison of body fat percentage assessments by bioelectrical impedance analysis, anthropometrical prediction equations, and dual-energy X-ray absorptiometry in older women [J]. *Front Nutr*, 2022, 9:978971.

· KYLE U G, et al. Bioelectrical impedance analysis-part II: utilization in clinical practice [J]. *Clin Nutr*, 2004, 23(6):1430–1453.

· GALLAGHER D, et al. Healthy percentage body fat ranges: an approach for developing guidelines based on body mass index [J]. *Am J Clin Nutr*, 2000, 72(3):694–701.

· SHAI I, et al. Weight loss with a low-carbohydrate, Mediterranean, or low-fat diet [J]. *N Engl J Med*, 2008, 359(3):229–241.

· ROMAGUERA D, et al. Mediterranean dietary patterns and prospective weight change in participants of the EPIC-PANACEA project [J]. *Am J Clin Nutr*, 2010, 92(4):912–921.

· GARDNER C D, et al. Comparison of the Atkins, Zone, Ornish, and LEARN diets for change in weight and related risk factors among overweight premenopausal women: the A TO Z Weight Loss Study: a randomized trial [J]. *JAMA*, 2007, 297(9):969–977.

· MATTSON M P, et al. Impact of intermittent fasting on health and disease processes [J]. *Ageing Res Rev*, 2017, 39:46–58.

· LEIDY H J, et al. The role of protein in weight loss and maintenance [J]. *Am J Clin Nutr*, 2015, 101(6):1320S–1329S.

· TINSLEY G M, LA BOUNTY PM. Effects of intermittent fasting on body composition and clinical health markers in humans [J]. *Nutr Rev*, 2015, 73(10):661–674.

· WEWEGE M A, et al. The Effect of Resistance Training in Healthy Adults on Body Fat Percentage, Fat Mass and Visceral Fat: A Systematic Review and Meta-Analysis [J]. *Sports Med*, 2022, 52(2):287–300.

· VIANA R B, et al. Is interval training the magic bullet for fat loss? A systematic review and meta-analysis comparing moderate-intensity continuous training with high-intensity interval training (HIIT) [J]. *Br J Sports Med*, 2019, 53(10):655–664.

· WEWEGE M, et al. The effects of high-intensity interval training vs. moderate-intensity continuous training on body composition in overweight and obese adults: a systematic review and meta-analysis [J]. *Obes Rev*, 2017, 18(6):635–646.

· KEATING S E, et al. A systematic review and meta-analysis of interval training versus moderate-intensity continuous training on body adiposity [J]. *Obes Rev*, 2017, 18(8):943–964.

· SIGAL R J, et al. Effects of aerobic training, resistance training, or both on percentage body fat and cardiometabolic risk markers in obese adolescents: the healthy eating aerobic and resistance training in youth randomized clinical trial [J]. *JAMA Pediatr*, 2014, 168(11):1006–1014.

· SANAL E, et al. Effects of aerobic or combined aerobic resistance exercise on body composition in overweight and obese adults: gender differences. A randomized intervention study [J]. *Eur J Phys*

Rehabil Med, 2013, 49(1):1–11.

· SCHOENFELD B J, et al. Effects of Resistance Training Frequency on Measures of Muscle Hypertrophy: A Systematic Review and Meta-Analysis [J]. *Sports Med*, 2016, 46(11):1689–1697.

· CAPPUCCIO F P, et al. Meta-analysis of short sleep duration and obesity in children and adults [J]. *Sleep*, 2008.

· CHAPUT J P, et al. The association between sleep duration and weight gain in adults: a 6-year prospective study from the Quebec Family Study [J]. *Sleep*, 2008, 31(4):517–523.

· ADAM T C, EPEL E S. Stress, eating and the reward system [J]. *Physiol Behav*, 2007, 91(4):449–458.

· TAHERI S, et al. Short sleep duration is associated with reduced leptin, elevated ghrelin, and increased body mass index [J]. *PLoS Med*, 2004, 1(3):e62.

· SPAETH A M, et al. Effects of Experimental Sleep Restriction on Weight Gain, Caloric Intake, and Meal Timing in Healthy Adults [J]. *Sleep*, 2013, 36(7):981–990.

· NEDELTCHEVA A V, et al. Exposure to recurrent sleep restriction in the setting of high caloric intake and physical inactivity results in increased insulin resistance and reduced glucose tolerance [J]. *J Clin Endocrinol Metab*, 2009, 94(9):3242–3250.

· BENBAIBECHE H, et al. Emotional and external eating styles associated with obesity [J]. *J Eat Disord*, 2023, 11(1):67.

· HERMAN C P, POLIVY J. External cues in the control of food intake in humans: the sensory-normative distinction [J]. *Physiol Behav*, 2008, 94(5):722–728.

· TYLKA T L, WOOD-BARCALOW N L. The Body Appreciation Scale-2: item refinement and psychometric evaluation [J]. *Body Image*, 2015, 12:53–67.

· SALLIS J F, et al. Neighborhood built environment and socioeconomic status in relation to physical activity, sedentary behavior, and weight status of adolescents [J]. *Prev Med*, 2018, 110:47–54.

· MUJICA-PARODI L R, et al. Higher body fat percentage is associated with increased cortisol reactivity and impaired cognitive resilience in response to acute emotional stress [J]. *Int J Obes (Lond)*, 2009, 33(1):157–165.

· ZHAO J, HUANG J, NIE F. The Income Elasticities of Food, Calories, and Nutrients in China: A Meta-Analysis [J]. *Nutrients*, 2022, 14(22):4711.

· LI X, PAN Y, HAN Y, et al. Chinese Food Image Database for Eating and Appetite Studies [J]. *Nutrients*, 2022, 14(14):2916.

· RAHMAN N, ISHITSUKA K, PIEDVACHE A, et al. Convenience Food Options and Adequacy of Nutrient Intake among School Children during the COVID-19 Pandemic [J]. *Nutrients*, 2022, 14(3):630.

· 周庆华, 金赞晖, 陈金媛. 一次性塑料餐盒中双酚化合物的迁移规律研究 [J]. 浙江工业大学学报, 2019, 47 (03) :334-337+347.

· CHARLES A. The pathophysiology of migraine: implications for clinical management [J]. *Lancet Neurol*, 2018, 17(2):174–182.

· SENG E K, MARTIN P R, HOULE T T. Lifestyle factors and migraine [J]. *Lancet Neurol*, 2022, 21(10):911–921.

· AILANI J, LIPTON R B, GOADSBY P J, et al. Atogepant for the Preventive Treatment of Migraine [J]. *N Engl J Med*, 2021, 385(8):695–706.

· GBD 2016 HEADACHE COLLABORATORS. Global, regional, and national burden of migraine and tension-type headache, 1990–2016: a systematic analysis for the Global Burden of Disease Study 2016 [J]. *Lancet Neurol*, 2018, 17(11):954–976.

· ONDERWATER G L J, et al. Large-scale plasma metabolome analysis reveals alterations in HDL metabolism in migraine [J]. *Neurology*, 2019, 92(16):e1899–e1911.

· FAN Z, KANG J, LI W, et al. Trends in migraine incidence among women of childbearing age from 1990 to 2019 and the prediction for 2030: an analysis of national data in China [J]. *J Headache Pain*, 2023, 24(1):158.

· LI X Y, YANG C H, L V J J, et al. Correction: Global, regional, and national epidemiology of migraine and tension-type headache in youths and young adults aged 15–39 years from 1990 to 2019: findings from the global burden of disease study 2019 [J]. *J Headache Pain*, 2023, 24(1):156.

· SEDLEY W, et al. Migraine as an allostatic reset triggered by unresolved interoceptive prediction errors [J]. *Neurosci Biobehav Rev*, 2024, 157:105536.

· TSENG P T, ZENG B Y, CHEN J J, et al. High Dosage Omega-3 Fatty Acids Outperform Existing Pharmacological Options for Migraine Prophylaxis: A Network Meta-Analysis [J]. *Adv Nutr*, 2023, 15(2):100163.

· LARSSON S C, et al. Genetic predisposition to smoking in relation to 14 cardiovascular diseases [J]. *Eur Heart J*, 2020, 41(35):3304–3310.

· LARSSON S C, BURGESS S. Appraising the causal role of smoking in multiple diseases: A systematic review and meta-analysis of Mendelian randomization studies [J]. *EBioMedicine*, 2022, 82:104154. NEUMANN D A. Kinesiology of the Musculoskeletal System: Foundations for Physical Rehabilitation [M]. 2nd ed. St Louis: Mosby, 2010.

· O'SULLIVAN P, et al. Understanding Adolescent Low Back Pain From a Multidimensional Perspective: Implications for Management [J]. *J Orthop Sports Phys Ther*, 2017, 47(10):741–751. LE HUEC J C, et al. Sagittal balance of the spine [J]. *Eur Spine J*, 2019, 28(9):1889–1905.

· ROUSSOULY P, PINHEIRO-FRANCO JL. Sagittal parameters of the spine: biomechanical approach [J]. *Eur Spine J*, 2011, 20(Suppl 5):578–585.

· HARRISON D E, OAKLEY P A, MOUSTAFA IM. Don't Throw the 'Bio' out of the Bio-Psycho-Social Model: Editorial for Spine Rehabilitation in 2022 and Beyond [J]. *J Clin Med*, 2023, 12(17):5602.

· CHUN S W, et al. The relationships between low back pain and lumbar lordosis: a systematic review and meta-analysis [J]. *Spine J*, 2017, 17(8):1180–1191.

· STANDRING S (Ed). Gray's Anatomy E-Book: The Anatomical Basis of Clinical Practice [M]. Elsevier Health Sciences, 2016.

· CHILDS J D, et al. Neck pain: Clinical practice guidelines linked to the International Classification of Functioning, Disability, and Health from the Orthopedic Section of the American Physical Therapy Association [J]. *J Orthop Sports Phys Ther*, 2008, 38(9):A1–A34.

· 李奎成, 闫彦宁. 作业治疗 [M]. 北京: 电子工业出版社, 2019.

· Jet lag syndrome: circadian organization, pathophysiology, and management strategies - PubMed [EB]. 2023.

· Jet Lag: What is it, Symptoms, How Long Does it Last & Treatment [EB] // Cleveland Clinic. 2023.

· Jet Lag: Your Guide to Sound Sleep After Travel [EB]. 2023.

· DOHERTY R, MADIGAN S M, NEVILL A, et al. The impact of long haul travel on the sleep of elite athletes [J]. *Neurobiol Sleep Circadian Rhythms*, 2023.

· JANSE VAN RENSBURG D C, JANSEN VAN RENSBURG A, FOWLER P M, et al. Managing Travel Fatigue and Jet Lag in Athletes: A Review and Consensus Statement [J]. *Sports Med*, 2021, 51(10):2029-2050.

· COTTLE R M, FISHER K G, WOLF S T, KENNEY W L. Onset of cardiovascular drift during progressive heat stress in young adults (PSU HEAT project) [J]. *J Appl Physiol (1985)*, 2023, 135(2):292-299.

· ZENG J, ZHANG X H, YANG J, et al. Humidity may modify the relationship between temperature and cardiovascular mortality in Zhejiang Province, China [J]. *Int J Environ Res Public Health*, 2017, 14:1383.

· ABRIGNANI M G, CORRAO S, BIONDO G B, et al. Effects of ambient temperature, humidity, and other meteorological variables on hospital admissions for angina pectoris [J]. *Eur J Prev Cardiol*, 2012, 19(3):342-348.

· TSAO T M, TSAI M J, HWANG J S, SU T C. Health effects of seasonal variation in cardiovascular hemodynamics among workers in forest environment [J]. *Hypertens Res*, 2019, 42:223-232.

· TSAO T M, HWANG J S, CHEN C Y, LIN S T, TSAI M J, SU TC. Urban climate and cardiovascular health: Focused on seasonal variation of urban temperature, relative humidity, and PM2.5 air pollution [J]. *Ecotoxicol Environ Saf*, 2023, 263:115358.

· SCHWARTZ J, SAMET J M, PATZ J A. Hospital admissions for heart disease: the effects of temperature and humidity [J]. *Epidemiology*, 2004, 15:755-761.

· GOGGINS W B, WOO J, HO S, CHAN E Y, CHAU P H. Weather, season, and daily stroke admissions in Hong Kong [J]. *Int J Biometeorol*, 2012, 56:865-872.

· CHEN S Y, WU C F, WU C, CHAN C C, HWANG JS, SU TC. Urban fine particulate matter and elements associated with subclinical atherosclerosis in adolescents and young adults [J]. *Environ Sci Technol*, 2022, 56:7266-7274.

· BARRECA A I, SHIMSHACK J P. Absolute humidity, temperature, and influenza mortality: 30 years of county-level evidence from the United States [J]. *Am J Epidemiol*, 2012, 176(Suppl. 7):S114-S122.

· VIEGAS M, BARRERO P R, MAFFEY A F, MISTCHENKO A S. Respiratory viruses seasonality in children under five years of age in Buenos Aires, Argentina: A five-year analysis [J]. *J Infect*, 2004, 49:222-228.

· GAO J H, SUN Y Z, LU Y G, LI L P. Impact of ambient humidity on child health: a systematic review [J]. *PLoS ONE*, 2014, 9:e112508.

· ZOU X N, ZHANG X Z, WANG B, QIU Y T. Etiologic and epidemiologic analysis of hand, foot, and mouth disease in Guangzhou city: a review of 4,753 cases [J]. *Braz J Infect Dis*, 2012, 16:457-465.

· ONOZUKA D, HASHIZUME M. Effect of weather variability on the incidence of mumps in children: a time-series analysis [J]. *Epidemiol Infect*, 2011, 139:1692-1700.

· TSENG C M, CHEN Y T, OU S M, et al. The effect of cold temperature on increased exacerbation of chronic obstructive pulmonary disease: a nationwide study [J]. *PLoS ONE*, 2013, 8(3):e57066.

· YOUSSEFAGHA A H, LOHRMANN D K, JAYAWARDENE WP, EL AFANDI GS. Upper-air observation indicators predict outbreaks of asthma exacerbations among elementary school children [J]. *J Asthma*, 2012, 49:464-473.

· KASHIWABARA K, ITONAGA K, MOROI T. Airborne water droplets in mist or fog may affect nocturnal attacks in asthmatic children [J]. *J Asthma*, 2003, 40:405-411.

· IVEY M A, SIMEON D T, MONTEIL M A. Climatic variables are associated with seasonal acute asthma admissions to accident and emergency room facilities in Trinidad, West Indies [J]. *Clin Exp Allergy*, 2003, 33:1526–1530.

· HASHIMOTO M, FUKUDA T, SHIMIZU T, WATANABE S, WATANUKI S, et al. Influence of climate factors on emergency visits for childhood asthma attack [J]. *Pediatr Int*, 2004, 46:48–52.

· ACARIAS O P, MAJLENDER P. Comparison of infant malaria incidence in districts of Maputo province, Mozambique [J]. *Malar J*, 2011, 10:93.

· GAO H W, WANG L P, LIANG S, LIU Y X, TONG S L, et al. Change in Rainfall Drives Malaria Re-Emergence in Anhui Province, China [J]. *PLoS ONE*, 2012, 7.

· KREFIS A C, SCHWARZ N G, KRUGER A, FOBIL J, NKRUMAH B, et al. Modeling the Relationship between Precipitation and Malaria Incidence in Children from a Holoendemic Area in Ghana [J]. *Am J Trop Med Hyg*, 2011, 84:285–291.

· WANG P, GOGGINS W B, CHAN E Y Y. Associations of Salmonella hospitalizations with ambient temperature, humidity and rainfall in Hong Kong [J]. *Environ Int*, 2018, 120:223–230.

· SUAREZ-VARELA M M, GARCIA-MARCOS ALVAREZ L, KOGAN M D, et al. Climate and prevalence of atopic eczema in 6- to 7-year-old school children in Spain. ISAAC Phase III [J]. *Int J Biometeorol*, 2008, 52:833–840.

· D'AMBROSIO ALFANO F R, PALELLA B I, RICCIO G. Thermal environment assessment reliability using temperature--humidity indices [J]. *Ind Health*, 2011, 49(1):95–106.

· ZHAO H, YANG Y, FENG C, et al. Nonlinear effects of humidex on risk of outpatient visit for allergic conjunctivitis among children and adolescents in Shanghai, China: A time series analysis [J]. *J Glob Health*, 2023, 13:04132.

· SAMPSON H A, ACEVES S, BOCK S A. Food allergy: a practice parameter update-2014 [J]. *The Journal of Allergy and Clinical Immunology*, 2014, 134(5):1016–1025.e43.

· NG A E, BOERSMA P. Diagnosed Allergic Conditions in Adults: United States, 2021 [J]. *NCHS Data Brief*, 2023(460):1–8.

· Clinical Practice Guideline - Seidman - 2015 - Otolaryngology–Head and Neck Surgery - Wiley Online Library [EB]. [2023-09-24].

· XIAN M, WANG K, LOU H. Short-term Haze Exposure Predisposes Healthy Volunteers to Nasal Inflammation [J]. *Allergy, Asthma & Immunology Research*, 2019, 11(5):632–643.

· RAJPER S A, ULLAH S, LI Z. Exposure to air pollution and self-reported effects on Chinese students: A case study of 13 megacities [J]. *PLoS ONE*, 2018, 13(3):e0194364.

· 综合医院焦虑、抑郁与躯体化症状诊断治疗的专家共识 [J]. 中华神经科杂志 , 2016, 49 （12） :908–917.

· 中国康复学会心血管病专业委员会 . 在心血管科就诊患者的心理处方中国专家共识 [J]. 中华心血管病杂志 , 2014, 42 （1） :6–13.

· FOURNIER J C, DERUBEIS R J, HOLLON S D, et al. Antidepressant drug effects and depression severity: a patient-level meta-analysis [J]. *JAMA*, 2010, 303(1):47–53.

· GROSS M, NAKAMURA L, PASCUAL-LEONE A, et al. Has repetitive transcranial magnetic stimulation (rTMS) treatment for depression improved? A systematic review and meta-analysis comparing the recent vs. the earlier rTMS studies [J]. *Acta Psychiatr Scand*, 2007, 116(3):165–173.

· MITCHELL A J, CHAN M, BHATTI H, et al. Prevalence of depression, anxiety, and adjustment disorder in oncological, haematological, and palliative-care settings: a meta-analysis of 94 interview-based studies

[J]. *Lancet Oncol*, 2011, 12(2):160-174.

· 凯博文. 苦痛和疾病的社会根源：现代中国的抑郁、神经衰弱和病痛 [M]. 上海：上海三联书店, 2008.

· SUTIN A R, TERRACCIANO A, MILANESCHI Y, et al. The trajectory of depressive symptoms across the adult life span [J]. *JAMA Psychiatry*, 2013, 70(8):803-811.

· WANG J, WANG H, LIN H, et al. Study problems and depressive symptoms in adolescents during the COVID-19 outbreak: poor parent-child relationship as a vulnerability [J]. *Global Health*, 2021, 17(1):40.

· LU J, XU X, HUANG Y, et al. Prevalence of depressive disorders and treatment in China: a cross-sectional epidemiological study [J]. *Lancet Psychiatry*, 2021, 8(11):981-990.

· KONG L Z, LAI J B, HU S H. China initiates depression screening in children and adolescents [J]. *Lancet Psychiatry*, 2022, 9(2):107-108.

· HUANG Y, WANG Y, WANG H, et al. Prevalence of mental disorders in China: a cross-sectional epidemiological study [J]. *Lancet Psychiatry*, 2019, 6(3):211-224.

· LEICHSENRING F, HEIM N, STEINERT C. A Review of Anxiety Disorders [J]. *JAMA*, 2023, 329(15):1315-1316.

· PENNINX B W, PINE D S, HOLMES E A, REIF A. Anxiety disorders [J]. *Lancet*, 2021, 397(10277):914-927.

· NI X, SHERGIS JL, GUO X, et al. Updated clinical evidence of Chinese herbal medicine for insomnia: a systematic review and meta-analysis of randomized controlled trials [J]. *Sleep Med*, 2015, 16(12):1462-1481.

· OVATO N, MILLER C B, GORDON C J, et al. The efficacy of biofeedback for the treatment of insomnia: a critical review [J]. *Sleep Med*, 2019, 56:192-200.

· KRYSTAL A D, PRATHER A A, ASHBROOK LH. The assessment and management of insomnia: an update [J]. *World Psychiatry*, 2019, 18(3):337-352.

· RIOS P, CARDOSO R, MORRA D, et al. Comparative effectiveness and safety of pharmacological and non-pharmacological interventions for insomnia: an overview of reviews [J]. *Syst Rev*, 2019, 8(1):281.

· CHAN N Y, CHAN J W Y, LI S X, WING YK. Non-pharmacological Approaches for Management of Insomnia [J]. *Neurotherapeutics*, 2021, 18(1):32-43.

· TAXIMAIMAITI R, LUO X, WANG X P. Pharmacological and Non-pharmacological Treatments of Sleep Disorders in Parkinson's Disease [J]. *Curr Neuropharmacol*, 2021, 19(12):2233-2249.

· SUN N, HE Y, WANG Z, ZOU W, LIU X. The effect of repetitive transcranial magnetic stimulation for insomnia: a systematic review and meta-analysis [J]. *Sleep Med*, 2021, 77:226-237.

· DE CRESCENZO F, D'ALÒ GL, OSTINELLI E G, et al. Comparative effects of pharmacological interventions for the acute and long-term management of insomnia disorder in adults: a systematic review and network meta-analysis [J]. *Lancet*, 2022, 400(10347):170-184.

· YU D J, RECCHIA F, BERNAL J D K, et al. Effectiveness of Exercise, Cognitive Behavioral Therapy, and Pharmacotherapy on Improving Sleep in Adults with Chronic Insomnia: A Systematic Review and Network Meta-Analysis of Randomized Controlled Trials [J]. *Healthcare (Basel)*, 2023, 11(15):2207.

· LI C, ZHU H, LI C, et al. The present situation of pesticide residues in China and their removal and transformation during food processing [J]. *Food Chem*, 2021, 354(2):129552.

· MIAO S, WEI Y, PAN Y, et al. Detection methods, migration patterns, and health effects of pesticide residues in tea [J]. *Compr Rev Food Sci Food Saf*, 2023.

· MARIA ABOU DIWAN, MARWA LAHIMER, VÉRONIQUE BACH, et al. Impact of Pesticide Residues on the Gut–Microbiota–Blood–Brain Barrier Axis: A Narrative Review [J]. *Int J Mol Sci*, 2022.

· SCHLEIFFER M, SPEISER B. Presence of pesticides in the environment, transition into organic food, and implications for quality assurance along the European organic food chain – A review [J]. 2022, 313.

· CHUNG S W C. How effective are common household preparations on removing pesticide residues from fruit and vegetables? A review [J]. *J Sci Food Agric*, 2017.

· VANDENBERG L N, HAUSER R, MARCUS M, et al. Human exposure to bisphenol A (BPA) [J]. *Reprod Toxicol*, 2007, 24(2):139–177.

· TSAI W T. Human Health Risk on Environmental Exposure to Bisphenol-A: A Review [J]. *J Environ Sci Health C Environ Carcinog Ecotoxicol Rev*, 2006, 24(2):225–255.

· HAIGHTON L A, HLYWKA J J, DOULL J, et al. Evaluation of the Possible Carcinogenicity of Bisphenol A to Humans [J]. *Regul Toxicol Pharmacol*, 2002, 35:238–254.

· ERYTHROPEL H C, MARIC M, NICELL J A, et al. Leaching of the plasticizer di(2-ethylhexyl)phthalate (DEHP) from plastic containers and the question of human exposure [J]. *Appl Microbiol Biotechnol*, 2014, 98(24):9967–9981.

· SUI H X, ZHANG L, WU P G, et al. Concentration of di(2-ethylhexyl) phthalate (DEHP) in foods and its dietary exposure in China [J]. *Int J Hyg Environ Health*, 2014, 217(6).

· CERVICAL OVERVIEW GROUP. Exercises for mechanical neck disorders [J]. *Cochrane Database Syst Rev*, 2015 Jan 28;1(1):CD004250.

· RASMUSSEN-BARR E, HALVORSEN M, BOHMAN T. Summarizing the effects of different exercise types in chronic neck pain – a systematic review and meta-analysis of systematic reviews [J]. *BMC Musculoskelet Disord*, 2023 Oct 12;24(1):806.

· BORRELLA-ANDRÉS S, MARQUÉS-GARCÍA I, LUCHA-LÓPEZ M O. Manual Therapy as a Management of Cervical Radiculopathy: A Systematic Review [J]. *Biomed Res Int*, 2021 Jun 3;2021:9936981.

· BLANPIED P R, GROSS A R, ELLIOTT J M, et al. Neck Pain: Revision 2017 [J]. *J Orthop Sports Phys Ther*, 2017 Jul;47(7):A1–A83.

· XU Y, WANG Y, CHEN J, et al. The comorbidity of mental and physical disorders with self-reported chronic back or neck pain: Results from the China Mental Health Survey [J]. *J Affect Disord*, 2020 Jan 1;260:334–341.

· 苏翠娟, 孙光武. 对科学使用枕头防治颈椎病的建议 [J]. 中国矫形外科杂志, 2002, (11):103.

· HODKINSON J B, GORDON S J, CROWTHER R G, et al. Time to stabilisation of the cervical spine when supported by a pillow in side lying [J]. *Ergonomics*, 2013, 56(9):1474–1485.

· 章光峰等. 运用符合人体颈椎生理曲度的生理圆枕对早期颈椎病预防和临床治疗观察 [J]. 甘肃科技纵横, 2018, 47(11):80–82.

· FAZLI F, FARAHMAND B, AZADINIA F, et al. A preliminary study: The effect of ergonomic latex pillow on pain and disability in patients with cervical spondylosis [J]. *Med J Islam Repub Iran*, 2018 Sep 5;32:81.

· LEI J X, YANG P F, YANG A L, et al. Ergonomic Consideration in Pillow Height Determinants and Evaluation [J]. *Healthcare (Basel)*, 2021 Oct 7;9(10):1333.

· 陈妤. 睡眠护理干预对颈椎病的疗效分析. 延边医学, 2014 (27):57–58.

第九章　从出生到成年

· JULLIEN S. Prevention of unintentional injuries in children under five years[J]. *BMC Pediatr*, 2021, 21(Suppl 1): 311.

· PARKER C, KELLAWAY J, STOCKTON K. Analysis of falls within paediatric hospital and community healthcare settings[J]. *J Pediatr Nurs*, 2020, 50: 31–36.

· HODGES K T, GILBERT J H. Rising above risk: Eliminating infant falls[J]. *Nurs Manage*, 2015, 46(12): 28–32.

· GREENBERG R A, BOLTE R G, SCHUNK J E. Infant carrier-related falls: An unrecognized danger[J]. *Pediatr Emerg Care*, 2009, 25(2): 66–68.

· CHAPUT J P, WILLUMSEN J, BULL F, et al. 2020 WHO guidelines on physical activity and sedentary behaviour for children and adolescents aged 5–17 years: Summary of the evidence[J]. *Int J Behav Nutr Phys Act*, 2020, 17(1): 141.

· ALVES J G B, ALVES G V. Effects of physical activity on children's growth[J]. *J Pediatr (Rio J)*, 2019, 95(Suppl 1): 72–78.

· LIU E, PIMPIN L, SHULKIN M, et al. Effect of zinc supplementation on growth outcomes in children under 5 years of age[J]. *Nutrients*, 2018, 10(3): 377.

· NEIL-SZTRAMKO S E, CALDWELL H, DOBBINS M. School-based physical activity programs for promoting physical activity and fitness in children and adolescents aged 6 to 18[J]. *Cochrane Database Syst Rev*, 2021, 9(9): CD007651.

· 杨振宇. 中国居民营养与健康状况监测报告之九：2010-2013 年中国 0～5 岁儿童营养与健康状况 [M]. 北京：人民卫生出版社, 2020.

· ZHENG W, MCLERRAN D F, ROLLAND B, et al. Association between body-mass index and risk of death in more than 1 million Asians[J]. *N Engl J Med*, 2011, 364(8): 719–729.

· GLOBAL BURDEN OF DISEASE COLLABORATORS. Global burden of 369 diseases and injuries in 204 countries and territories, 1990–2019: A systematic analysis for the Global Burden of Disease Study 2019[J]. *Lancet*, 2020, 396(10258): 1204–1222.

· XIE W, LUNDBERG D J, COLLINS J M, et al. Association of weight loss between early adulthood and midlife with all-cause mortality risk in the US[J]. *JAMA Netw Open*, 2020, 3(8): e2013448.

· PIOT P, ABDOOL KARIM S S, HECHT R, et al. Defeating AIDS—advancing global health[J]. *Lancet*, 2015, 386(9989): 171–218.

· HAAKENSTAD A, ANGELINO O, IRVINE C M S, et al. Measuring contraceptive method mix, prevalence, and demand satisfied by age and marital status in 204 countries and territories, 1970–2019: A systematic analysis for the Global Burden of Disease Study 2019[J]. *Lancet*, 2022, 400(10348): 295–327.

· LI R H W, LO S S T, GEMZELL-DANIELSSON K, FONG C H Y. Oral emergency contraception with levonorgestrel plus piroxicam: A randomised double-blind placebo-controlled trial[J]. *Lancet*, 2023, 402(10405): 851–858.

· RAYMOND E G, CLELAND K. Clinical practice: Emergency contraception[J]. *N Engl J Med*, 2015, 372(14): 1342–1348.

· APTER D. Contraception options: Aspects unique to adolescent and young adult[J]. *Best Pract Res Clin Obstet Gynaecol*, 2018, 48: 115–127.

· 中华人民共和国国家卫生健康委员会 . 成人高血压食养指南（2023 年版）[J]. 全科医学临床与教育，2023, 21（6）:484-485.

· 中华人民共和国国家卫生健康委员会 . 成人糖尿病食养指南（2023 年版）[J]. 全科医学临床与教育，2023, 21（5）:388-391.

· 中华人民共和国国家卫生健康委员会 . 成人高脂血症食养指南（2023 年版）[J]. 全科医学临床与教育，2023, 21（7）:581-583.

· 倪青 . 高尿酸血症和痛风病证结合诊疗指南 [J]. 世界中医药，2021, 16（02）:183-189.

第十章　女性 / 男性健康管理

· SUN J, MA C, ZHAO M, et al. Daytime napping and cardiovascular risk factors, cardiovascular disease, and mortality: A systematic review [J]. *Sleep Med Rev*, 2022;65:101682.

· DUTHEIL F, DANINI B, BAGHERI R, et al. Effects of a Short Daytime Nap on the Cognitive Performance: A Systematic Review and Meta-Analysis [J]. *Int J Environ Res Public Health*, 2021;18(19):10212.

· NIKBAKHTIAN S, REED A B, OBIKA B D, et al. Accelerometer-derived sleep onset timing and cardiovascular disease incidence: a UK Biobank cohort study [J]. *Eur Heart J Digit Health*, 2021;2(4):658–666.

· YOON H, BAEK H J. External Auditory Stimulation as a Non-Pharmacological Sleep Aid [J]. *Sensors (Basel)*, 2022;22(3):1264.

· SANER N J, BISHOP D J, BARTLETT JD. Is exercise a viable therapeutic intervention to mitigate mitochondrial dysfunction and insulin resistance induced by sleep loss? [J]. *Sleep Med Rev*, 2018;37:60–68.

· TAKEMURA N, CHEUNG D S T, SMITH R, et al. Effectiveness of aerobic exercise and mind-body exercise in cancer patients with poor sleep quality: A systematic review and meta-analysis of randomized controlled trials [J]. *Sleep Med Rev*, 2020;53:101334.

· MCDONOUGH D J, HELGESON M A, LIU W, GAO Z. Effects of a remote, YouTube-delivered exercise intervention on young adults' physical activity, sedentary behavior, and sleep during the COVID-19 pandemic: Randomized controlled trial [J]. *J Sport Health Sci*, 2022;11(2):145–156.

· FAULKNER S M, BEE P E, MEYER N, et al. Light therapies to improve sleep in intrinsic circadian rhythm sleep disorders and neuro-psychiatric illness: A systematic review and meta-analysis [J]. *Sleep Med Rev*, 2019;46:108–123.

· LEE S, OH J W, PARK K M, et al. Digital cognitive behavioral therapy for insomnia on depression and anxiety: a systematic review and meta-analysis [J]. *NPJ Digit Med*, 2023;6(1):52.

· CHAN S H, LUI D, CHAN H, et al. Effects of mindfulness-based intervention programs on sleep among people with common mental disorders: A systematic review and meta-analysis [J]. *World J Psychiatry*, 2022;12(4):636–650.

· RIEDY S M, SMITH M G, ROCHA S, BASNER M. Noise as a sleep aid: A systematic review [J]. *Sleep Med Rev*, 2021;55:101385.

· BUXTON O M, CAIN S W, O' CONNOR S P, et al. Adverse metabolic consequences in humans of prolonged sleep restriction combined with circadian disruption [J]. *Sci Transl Med*, 2012;4(129):129ra43.

· XIE L, KANG H, XU Q, et al. Sleep drives metabolite clearance from the adult brain [J]. *Science*, 2013;342(6156):373-377.

· WALKER M P, BRAKEFIELD T, MORGAN A, et al. Practice with sleep makes perfect: sleep-dependent motor skill learning [J]. *Neuron*, 2002;35(1):205-211.

· ENDO T, ROTH C, LANDOLT H P, et al. Selective REM sleep deprivation in humans: effects on sleep and sleep EEG [J]. *Am J Physiol*, 1998;274(4):R1186-1194.

· LAHL O, WISPEL C, WILLIGENS B, et al. An ultra short episode of sleep is sufficient to promote declarative memory performance [J]. *J Sleep Res*, 2008;17(1):3-10.

· ROSEKIND M R, SMITH R M, MILLER D L, et al. Alertness management: strategic naps in operational settings [J]. *J Sleep Res*, 1995;4(S2):62-66.

· BROOKS A, LACK L. A brief afternoon nap following nocturnal sleep restriction: which nap duration is most recuperative? [J]. *Sleep*, 2006;29(6):831-840.

· PAZ V, DASHTI H S, GARFIELD V. Is there an association between daytime napping, cognitive function, and brain volume? A Mendelian randomization study in the UK Biobank [J]. *Sleep Health*, 2023.

· WINER J R, DETERS K D, KENNEDY G, et al. Association of Short and Long Sleep Duration With Amyloid-β Burden and Cognition in Aging [J]. *JAMA Neurol*, 2021;78(10):1187-1196.

· BENJAFIELD A V, AYAS N T, EASTWOOD P R, et al. Estimation of the global prevalence and burden of obstructive sleep apnoea: a literature-based analysis [J]. *Lancet Respir Med*, 2019;7(8):687-698.

· SENARATNA C V, PERRET J L, LODGE C J, et al. Prevalence of obstructive sleep apnea in the general population: A systematic review [J]. *Sleep Med Rev*, 2017;34:70-81.

· YEGHIAZARIANS Y, JNEID H, TIETJENS J R, et al. Obstructive Sleep Apnea and Cardiovascular Disease: A Scientific Statement From the American Heart Association [J]. *Circulation*, 2021;144(3):e56-e67.

· ZHANG R, GUO X, GUO L, et al. Prevalence and associated factors of obstructive sleep apnea in hospitalized patients with type 2 diabetes in Beijing, China [J]. *J Diabetes*, 2015;7(1):16-23.

· ZHANG P, ZHANG R, ZHAO F, et al. The prevalence and characteristics of obstructive sleep apnea in hospitalized patients with type 2 diabetes in China [J]. *J Sleep Res*, 2016;25(1):39-46.

· SVATIKOVA A, WOLK R, GAMI A S, et al. Interactions between obstructive sleep apnea and the metabolic syndrome [J]. *Curr Diab Rep*, 2005;5:53-58.

· LOO G H, RAJAN R, TAMIL A M, et al. Prevalence of obstructive sleep apnea in an Asian bariatric population: an underdiagnosed dilemma [J]. *Surg Obes Relat Dis*, 2020;16(6):778-783.

· 中华医学会，中华医学会杂志社，中华医学会全科医学分会，等. 成人阻塞性睡眠呼吸暂停基层诊疗指南（2018 年）[J]. 中华全科医师杂志，2019;18（1）:21-29.

· 中华医学会呼吸分会睡眠呼吸障碍学组，中国医学装备协会呼吸病学装备技术专业委员会睡眠呼吸设备学组. 成人阻塞性睡眠呼吸暂停高危人群筛查与管理专家共识 [J]. 中华健康管理学杂志，2022;16（8）:520-528.

第十一章　对抗衰老

· CAGIGAS M L, TWIGG S M, FONTANA L. Ten tips for promoting cardiometabolic health and slowing cardiovascular aging [J]. *Eur Heart J*, 2024 Jan 11:ehad853.

· 李建军. 心血管代谢相关危险因素是心血管疾病防控的关键 [J]. 中国循环杂志, 2022, 37:969-973.

· LAU E S, PANIAGUA S M, LIU E, JOVANI M, et al. Cardiovascular Risk Factors are Associated with Future Cancer [J]. *JACC CardioOncol*, 2021;3(1):48-58.

· KRIS-ETHERTON P M, PETERSEN K S, DESPRÉS J P, et al. Special Considerations for Healthy Lifestyle Promotion Across the Life Span in Clinical Settings: A Science Advisory From the American Heart Association [J]. *Circulation*, 2021;144(24):e515-e532.

· LLOYD-JONES D M, ALLEN N B, ANDERSON C A M, BLACK T, et al. Life's Essential 8: Updating and Enhancing the American Heart Association's Construct of Cardiovascular Health: A Presidential Advisory From the American Heart Association [J]. *Circulation*, 2022;146(5):e18-e43.

· GBD 2019 DISEASES AND INJURIES COLLABORATORS. Global burden of 369 diseases and injuries in 204 countries and territories, 1990-2019: a systematic analysis for the Global Burden of Disease Study 2019 [J]. *Lancet*, 2020;396(10258):1204-1222.

· 老年人心理健康评估指南（草案）[J]. 中国老年保健医学, 2018, 16（03）:40-41.

· 张锴婷, 李丽萍. 老年人居家环境评估量表的研究进展 [J]. 伤害医学（电子版）, 2021, 10（02）:41-47.

· 中国老年医学学会营养与食品安全分会, 中国循证医学中心, 《中国循证医学杂志》编辑委员会等. 老年患者家庭营养管理中国专家共识（2017 版）[J]. 中国循证医学杂志, 2017, 17（11）:1251-1259.

· 朱鸣雷, 刘晓红, 董碧蓉, 等. 老年共病管理中国专家共识（2023）[J]. 中国临床保健杂志, 2023, 26（05）:577-584.

· 汪桂琴, 郑鹏远, 付珈珈, 等. 主动式居家养老智慧终端服务模式探讨 [J]. 保健医学研究与实践, 2021, 18（01）:12-18.

· 中国老年人跌倒风险评估专家共识（草案）[J]. 中国老年保健医学, 2019, 17（04）:47-48+50.

· 医疗服务机构老年综合评估基本标准与服务规范（试行）[J]. 中国老年保健医学, 2018, 16（03）:3-10.

· 杨泽, 单鸣华, 徐冰, 等. 失能老年人居家养护标准专家共识（草案）[J]. 中国老年保健医学, 2017, 15（04）:3-7.

· 居家老年人运动功能评估与干预专家共识 [J]. 中国老年保健医学, 2018, 16（03）:52-56.

· 居家（养护）老年人共病综合评估和防控专家共识 [J]. 中国老年保健医学, 2018, 16（03）:28-31.

· 居家（养护）老年人跌倒干预指南 [J]. 中国老年保健医学, 2018, 16（03）:32-34.

· 王雪菲, 宗小燕, 莫永珍.《跌倒预防: 社区老年人的风险评估与管理指南（2021）》跌倒风险评估解读 [J]. 实用老年医学, 2022, 36（11）:1185-1188.

· 何书励, 刘鹏举, 王勃诗, 等. 肌少症膳食指导与营养补充剂使用共识 [J]. 实用老年医学, 2023, 37（06）:649-652.

· 刘金玲, 沈勤, 陈国伶, 等. 杭州市居家老年人家庭型医养护一体化服务需求及影响因素研究 [J]. 中国护理管理, 2018, 18（11）:1485-1491.

· BOUREAU A S, ANNWEILER C, BELMIN J, et al. Practical management of frailty in older patients with heart failure: Statement from a panel of multidisciplinary experts on behalf the Heart Failure Working Group of the French Society of Cardiology and on behalf French Society of Geriatrics and Gerontology [J]. *ESC Heart Fail*, 2022;9(6):4053-4063.

· DENT E, MORLEY J E, CRUZ-JENTOFT A J, et al. Physical Frailty: ICFSR International Clinical Practice Guidelines for Identification and Management [J]. *J Nutr Health Aging*, 2019;23(9):771-787.

· RUIZ J G, DENT E, MORLEY J E, et al. Screening for and Managing the Person with Frailty in Primary

Care: ICFSR Consensus Guidelines [J]. *J Nutr Health Aging*, 2020;24(9):920–927.

· IJAZ N, BUTA B, XUE Q L, et al. Interventions for Frailty Among Older Adults With Cardiovascular Disease: JACC State-of-the-Art Review [J]. *J Am Coll Cardiol*, 2022;79(5):482–503.

· PAOLI A, TINSLEY G, BIANCO A, MORO T. The Influence of Meal Frequency and Timing on Health in Humans: The Role of Fasting [J]. *Nutrients*, 2019;11(4):719.

· ADOLPHUS K, LAWTON C L, DYE L. The effects of breakfast on behavior and academic performance in children and adolescents [J]. *Front Hum Neurosci*, 2013;7:425.

· SCHOENFELD B J, ARAGON A A, KRIEGER J W. Effects of meal frequency on weight loss and body composition: a meta-analysis [J]. *Nutr Rev*, 2015;73(2):69–82.

· ALKHULAIFI F, DARKOH C. Meal Timing, Meal Frequency and Metabolic Syndrome [J]. *Nutrients*, 2022;14(9):1719.

· XIAO Q, GARUALET M, SCHEER F A J L. Meal timing and obesity: interactions with macronutrient intake and chronotype [J]. *Int J Obes (Lond)*, 2019;43(9):1701–1711.

· ST-ONGE M P, ARD J, BASKIN M L, et al. Meal Timing and Frequency: Implications for Cardiovascular Disease Prevention: A Scientific Statement From the American Heart Association [J]. *Circulation*, 2017;135(9):e96–e121.

第十二章　疾病管理

· HEIKKINEN T, JÄRVINEN A. The common cold [J]. *Lancet*, 2003;361(9351):51–59.

· VOLOVITZ B, FADEN H, OGRA P L. Release of leukotriene C4 in respiratory tract during acute viral infection [J]. *J Pediatr*, 1988;112:218–222.

· NOAH T L, HENDERSON F W, WORTMAN I A, et al. Nasal cytokine production in viral acute upper respiratory infection of childhood [J]. *J Infect Dis*, 1995;171:584–592.

· SIMASEK M, BLANDINO D A. Treatment of the common cold [J]. *Am Fam Physician*, 2007;75(4):515–520.

· 林江涛. 普通感冒规范诊治的专家共识 [J]. 中华内科杂志, 2012（04）:330–333.

· GHEBREHEWET S, MACPHERSON P, HO A. Influenza [J]. *BMJ*, 2016;355:i6258.

· ECCLES R. Understanding the symptoms of the common cold and influenza [J]. *Lancet Infect Dis*, 2005;5(11):718–725.

· UYEKI T M. Influenza [J]. *Ann Intern Med*, 2017;167(5):ITC33–ITC48.

· ABIOYE A I, BROMAGE S, FAWZI W. Effect of micronutrient supplements on influenza and other respiratory tract infections among adults: a systematic review and meta-analysis [J]. *BMJ Glob Health*, 2021;6(1):e003176.

· CALDER P C, CARR A C, GOMBART A F, EGGERSDORFER M. Optimal Nutritional Status for a Well-Functioning Immune System Is an Important Factor to Protect against Viral Infections [J]. *Nutrients*, 2020;12(4):1181.

· 陆权, 安淑华, 艾涛, 等. 中国儿童普通感冒规范诊治专家共识（2013 年）[J]. 中国实用儿科杂志, 2013, 28（09）:680–686.

· CAPODICE J L, CHUBAK B M. Traditional Chinese herbal medicine—potential therapeutic application for the treatment of COVID-19 [J]. *Chin Med*, 2021;16(1):24.

· SINGH B, ESHAGHIAN E, CHUANG J, COVASA M. Do Diet and Dietary Supplements Mitigate Clinical Outcomes in COVID-19? [J]. *Nutrients*, 2022;14(9):1909.

· LOMBARDO M, FERACO A, BELLIA C, et al. Influence of Nutritional Status and Physical Exercise on Immune Response in Metabolic Syndrome [J]. *Nutrients*, 2022;14(10):2054.

· 中国流感疫苗预防接种技术指南（2022—2023）[J]. 中国病毒病杂志，2023, 13（01）:1-19.

· SEKIYA T, OHNO M, NOMURA N, et al. Selecting and Using the Appropriate Influenza Vaccine for Each Individual [J]. *Viruses*, 2021;13(6):971.

· BOSAEED M, KUMAR D. Seasonal influenza vaccine in immunocompromised persons [J]. *Hum Vaccin Immunother*, 2018;14(6):1311-1322.

· PELLISSIER S, BONAZ B. The Place of Stress and Emotions in the Irritable Bowel Syndrome [J]. *Vitam Horm*, 2017;103:327-354.

· LEVENSTEIN S. Peptic ulcer at the end of the 20th century: biological and psychological risk factors [J]. *Can J Gastroenterol*, 1999;13(9):753-759.

· FOSTER JA, RINAMAN L, CRYAN JF. Stress & the gut-brain axis: Regulation by the microbiome [J]. *Neurobiol Stress*, 2017;7:124-136.

· WU X, GUO T, ZHANG C, et al. From "Aha!" to "Haha!" Using Humor to Cope with Negative Stimuli [J]. *Cereb Cortex*, 2021;31(4):2238-2250.

· 胡珊，胡事君，吴清平，罗华建，梁卫驱，罗诗，等. 益生菌制剂加工技术的研究概况 [J]. 中国乳品工业，2010（3）:4.

· 中国营养学会. 中国居民膳食指南（2022）[M]. 北京：人民卫生出版社，2022.

· NI Y, WU L, JIANG J, et al. Late-Night Eating-Induced Physiological Dysregulation and Circadian Misalignment Are Accompanied by Microbial Dysbiosis [J]. *Mol Nutr Food Res*, 2019;63(24):e1900867.

· SCHACHTER J, MARTEL J, LIN C S, et al. Effects of obesity on depression: A role for inflammation and the gut microbiota [J]. *Brain Behav Immun*, 2018;69:1-8.

· YANG M C, SU Y T, CHEN P H, et al. Changing patterns of infectious diseases in children during the COVID-19 pandemic [J]. *Front Cell Infect Microbiol*, 2023;13:1200617.

· JIANG W, XU L, WANG Y, HAO C. Exploring immunity debt: Dynamic alterations in RSV antibody levels in children under 5 years during the COVID-19 pandemic [J]. *J Infect*, 2023 Oct 29:S0163-4453(23)00550-9.

· BILLARD M N, BONT LJ. Quantifying the RSV immunity debt following COVID-19: a public health matter [J]. *Lancet Infect Dis*, 2023;23(1):3-5.

· HATTER L, EATHORNE A, HILLS T, et al. Respiratory syncytial virus: paying the immunity debt with interest [J]. *Lancet Child Adolesc Health*, 2021;5(12):e44-e45.

· COHEN R, ASHMAN M, TAHA M K, et al. Pediatric Infectious Disease Group (GPIP) position paper on the immune debt of the COVID-19 pandemic in childhood [J]. *Infect Dis Now*, 2021;51(5):418-423.

· 朱斌，赵志刚. 守护针尖上的安全——中国输液安全与防护专家共识 [J]. 药品评价，2016, 13（10）:8-17.

· GOLD K J, GOLDMAN E B, KAMIL LH, et al. No appointment necessary? Ethical challenges in treating friends and family [J]. *N Engl J Med*, 2014;371(13):1254-1258.

· SANG T, ZHOU H, LI M, et al. Investigation of the differences between the medical personnel's and general population's view on the doctor-patient relationship in China by a cross-sectional survey [J].

Global Health, 2020;16(1):99.

· WANG Y, DU S. Time to rebuild the doctor-patient relationship in China [J]. *Hepatobiliary Surg Nutr*, 2023;12(2):235-238.

· WRITING GROUP MEMBERS; MOZAFFARIAN D, BENJAMIN EJ, GO AS, et al. Executive Summary: Heart Disease and Stroke Statistics—2016 Update: A Report From the American Heart Association [J]. *Circulation*, 2016;133(4):447-454.

· LICHTENSTEIN A H, APPEL L J, VADIVELOO M, et al. 2021 Dietary Guidance to Improve Cardiovascular Health: A Scientific Statement From the American Heart Association [J]. *Circulation*, 2021;144(23):e472-e487.

· SIEGEL R L, MILLER K D, WAGLE NS, JEMAL A. Cancer statistics, 2023 [J]. *CA Cancer J Clin*, 2023;73(1):17-48.

· SCHCOLNIK-CABRERA A, CHÁVEZ-BLANCO A, DOMÍNGUEZ-GÓMEZ G, DUEÑAS-GONZÁLEZ A. Understanding tumor anabolism and patient catabolism in cancer-associated cachexia [J]. *Am J Cancer Res*, 2017;7(5):1107-1135.

· 万学红，卢雪峰.人卫诊断学（第 9 版）[M].北京：人民卫生出版社，2018.

· 北京协和医院营养科.诊疗常规（第 2 版）[M].北京：人民卫生出版社，2012.

· 中华医学会肠外肠内营养学分会，中国医药教育协会加速康复外科专业委员会.加速康复外科围术期营养支持中国专家共识（2019 版）[J].中华消化外科杂志，2019, 18（10）:897-902.

· WISCHMEYER P E, CARLI F, EVANS D C, et al. Perioperative Quality Initiative (POQI) 2 Workgroup. American Society for Enhanced Recovery and Perioperative Quality Initiative Joint Consensus Statement on Nutrition Screening and Therapy Within a Surgical Enhanced Recovery Pathway [J]. *Anesth Analg*, 2018;126(6):1883-1895.

· 顾景范，焦广宇，等.临床营养学 [M].北京：人民卫生出版社，2010.

· LIGIBEL J A, et al. Exercise, Diet, and Weight Management During Cancer Treatment: ASCO Guideline [J]. *J Clin Oncol*, 2022;40:2491-2507.

· Effect of Home Care After Cardiac Surgery [J]. *Am J Manag Care*, 2023;29(4):e96-e103.

· LEE SH, et al. Association Between High Body Mass Index and Mortality Following Myocardial Injury After Noncardiac Surgery [J]. *Anesth Analg*, 2021;132(4):960-968.

· BUTT J H, PETRIE M C, JHUND PS, et al. Anthropometric measures and adverse outcomes in heart failure with reduced ejection fraction: revisiting the obesity paradox [J]. *Eur Heart J*, 2023;ehad083.

· AHMAD A M. Essentials of Physiotherapy after Thoracic Surgery: What Physiotherapists Need to Know. A Narrative Review [J]. *Korean J Thorac Cardiovasc Surg*, 2018;51(5):293-307.

· DOYLE M P, INDRARATNA P, TARDO DT. Safety and efficacy of aerobic exercise commenced early after cardiac surgery: A systematic review and meta-analysis [J]. *Eur J Prev Cardiol*, 2019;26(1):36-45.

· VAN MELICK N, VAN CINGEL R E, BROOIJMANS F. Evidence-based clinical practice update: practice guidelines for anterior cruciate ligament rehabilitation based on a systematic review and multidisciplinary consensus [J]. *Br J Sports Med*, 2016;50(24):1506-1515.

· 中国康复医学会心血管病预防与康复专业委员会，中国老年学学会心血管病专业委员会，中华医学会心身医学分会.在心血管科就诊患者心理处方中国专家共识（2020 版）[J].中华内科杂志，2020, 59（10）:764-771.

· RUEL M C, RAMIREZ GARCIA M P, ARBOUR C. Transition from hospital to home after elective colorectal surgery performed in an enhanced recovery program: An integrative review [J]. *Nurs Open*, 2021;8(4):1550–1570.

第十三章 慢性病日常管理

· BIÖRCK G, WIKLAND B O. "Sudden Death" —What Are We Talking About? [J]. *Circulation*, 1972.

· KRONICK S L, et al. Part 4: Systems of care and continuous quality improvement: 2015 American Heart Association guidelines update for cardiopulmonary resuscitation and emergency cardiovascular care [J]. *Circulation*, 2015.

· HUA W, et al. Incidence of sudden cardiac death in China: analysis of 4 regional populations [J]. *J Am Coll Cardiol*, 2009.

· COOKE G A, et al. Physiological cardiac reserve: development of a non-invasive method and first estimates in man [J]. *Heart*, 1998.

· RYVLIN P, et al. Incidence and mechanisms of cardiorespiratory arrests in epilepsy monitoring units (MORTEMUS): a retrospective study [J]. *Lancet Neurol*, 2013.

· JAMISON D T, et al. Global health 2035: a world converging within a generation [J]. *Lancet*, 2013.

· WILKINSON R G, MARMOT M, eds. Social determinants of health: the solid facts [M]. Geneva: World Health Organization, 2003.

· MENDIS S, PUSKA P, NORRVING B, WORLD HEALTH ORGANIZATION. Global atlas on cardiovascular disease prevention and control [M]. Geneva: World Health Organization, 2011.

· CAMPBELL T C, CAMPBELL T M. The China Study: Startling Implications for Diet, Weight Loss and Long-Term Health [M]. Dallas: BenBella Books, 2005.

· WHO EXPERT CONSULTATION. Appropriate body-mass index for Asian populations and its implications for policy and intervention strategies [J]. *Lancet*, 2004.

第十四章 家庭急救

· 中华医学会消化内镜学分会儿科协作组, 中国医师协会内镜医师分会儿科消化内镜专业委员会, 李兆申, 等. 中国儿童消化道异物管理指南（2021）[J]. 中国循证医学杂志, 2022, 22（1）:22.

· 中华医学会儿科学分会消化学组, 中华儿科杂志编辑委员会. 中国儿童消化道异物诊断、管理和内镜处理专家共识 [J]. 中华儿科杂志, 2022, 60（5）:7.

第十五章 家庭健康监测体系

· BENEDICT K, SMITH D J, CHILLER T, LIPNER S R, GOLD J A W. Topical antifungal prescribing for Medicare Part D beneficiaries – United States, 2021[J]. *MMWR Morb Mortal Wkly Rep*, 2024, 73(1):1-5.

· MURTHY N, WODI A P, MCNALLY V V, DALEY M F, CINEAS S. Advisory Committee on Immunization Practices recommended immunization schedule for adults aged 19 years or older – United States, 2024[J]. *MMWR Morb Mortal Wkly Rep*, 2024, 73(1):11-15.

· 马超, 安志杰, 曾玫, 等.《国家免疫规划疫苗儿童免疫程序及说明（2021 年版）》要点解析 [J]. 中国疫苗和免疫, 2021, 27（3）:235-241.

· ZHANG X, ZHANG Y, LI H, LIU L. Hand-foot-and-mouth disease-associated enterovirus and the development of multivalent HFMD vaccines[J]. *Int J Mol Sci*, 2022, 24(1):169.

· KROGSBALL L T, JARGENSEN K J, GATZSCHE P C. General health checks in adults for reducing morbidity and mortality from disease[J]. *Cochrane Database Syst Rev*, 2019, 1(1).

· US Preventive Services Task Force. Guide to clinical preventive services: report of the preventive services task force[M]. 2nd ed. Baltimore: Williams & Wilkins, 1996.

· MEDICAL PRACTICE COMMITTEE, AMERICAN COLLEGE OF PHYSICIANS. Periodic health examination: a guide for designing individualized preventive health care in the asymptomatic patients[J]. *Ann Intern Med*, 1981, 95(6):729-732.

· HAYWARD R S, STEINBERG E P, FORD D E, ROIZEN M F, ROACH K W. Preventive care guidelines: 1991. American College of Physicians. Canadian Task Force on the Periodic Health Examination. United States Preventive Services Task Force[J]. *Ann Intern Med*, 1991, 114(9):758-783.

· METTLIN C, DODD G D. The American Cancer Society guidelines for the cancer-related checkup: an update[J]. *CA Cancer J Clin*, 1991, 41(5):279-282.

· U.S. Preventive Services Task Force. Screening for lipid disorders in adults, topic page[EB/OL]. 2008-06. Agency for Healthcare Research and Quality, Rockville, MD.

· FENTON J J, CAI Y, WEISS N S, et al. Delivery of cancer screening: how important is the preventive health examination?[J]. *Arch Intern Med*, 2007, 167(6):580-585.

· VERGHESE A, CHARLTON B, KASSIRER J P, RAMSEY M, IOANNIDIS J P. Inadequacies of physical examination as a cause of medical errors and adverse events: a collection of vignettes[J]. *Am J Med*, 2015, 128(12):1322-1324.e3.

· COSTAIN G, COHN R D, SCHERER S W, MARSHALL C R. Genome sequencing as a diagnostic test[J]. *CMAJ*, 2021, 193(42):E1626-E1629.

· SZALAI C. Arguments for and against the whole-genome sequencing of newborns[J]. *Am J Transl Res*, 2023, 15(10):6255-6263.

· HALES C M, SERVAIS J, MARTIN C B, KOHEN D. Prescription drug use among adults aged 40–79 in the United States and Canada[J]. *NCHS Data Brief*, 2019, (347):1-8.

· GAZARIAN M. Delivering better medicines to children: need for better integration between the science, the policy, and the practice[J]. *Paediatr Drugs*, 2009, 11(1):41-44.

· ZED P J. Adverse drug events in children: how big is the problem?[J]. *Drug Metab Lett*, 2015, 9(2):109-110.

· CHAI G, GOVERNALE L, MCMAHON A W, TRINIDAD J P, STAFFA J, MURPHY D. Trends of outpatient prescription drug utilization in US children, 2002–2010[J]. *Pediatrics*, 2012, 130(1):23-31.

· TOMLIN A M, WOODS D J, LLOYD H S, TILYARD M W. Trends in outpatient prescription medicine use in New Zealand children 2010–2015: a national population-based study[J]. *Paediatr Drugs*, 2018, 20(5):465-474.

· CARAVITA S, FAINI A, BARATTO C, et al. Upward shift and steepening of the blood pressure response to exercise in hypertensive subjects at high altitude[J]. *J Am Heart Assoc*, 2018, 7(12).

· ZHENG C, WANG X, TANG H, et al. Habitation altitude and left ventricular diastolic function: a population-based study[J]. *J Am Heart Assoc*, 2021, 10(3).

· SUN Y, JU P, XUE T, ALI U, CUI D, CHEN J. Alteration of faecal microbiota balance related to long-term deep meditation[J]. *Gen Psychiatr*, 2023, 36(1).

· REVERA M, SALVI P, FAINI A, et al. Renin-angiotensin-aldosterone system is not involved in the arterial stiffening induced by acute and prolonged exposure to high altitude[J]. *Hypertension*, 2017, 70(1):75-84.

· LUKS A M, BEIDLEMAN B A, FREER L, et al. WITHDRAWN: Wilderness Medical Society clinical practice guidelines for the prevention, diagnosis, and treatment of acute altitude illness: 2024 update[J]. *Wilderness Environ Med*, 2023-10-11.

· RICHALET J P, HERMAND E, LHUISSIER F J. Cardiovascular physiology and pathophysiology at high altitude[J]. *Nat Rev Cardiol*, 2024, 21(2):75-88.

· LUKS A M, AUERBACH P S, FREER L, et al. Wilderness Medical Society clinical practice guidelines for the prevention and treatment of acute altitude illness: 2019 update[J]. *Wilderness Environ Med*, 2019, 30(4S):S3-S18.

· WANDRAG L, SIERVO M, RILEY H L, et al; CAUDWELL XTREME EVEREST RESEARCH GROUP. Does hypoxia play a role in the development of sarcopenia in humans? Mechanistic insights from the Caudwell Xtreme Everest Expedition[J]. *Redox Biol*, 2017, 13:60-68.